一切为了人民健康

毛泽东

发扬祖国医药遗产，为社会主义建设服务。

周恩来

渊源流长

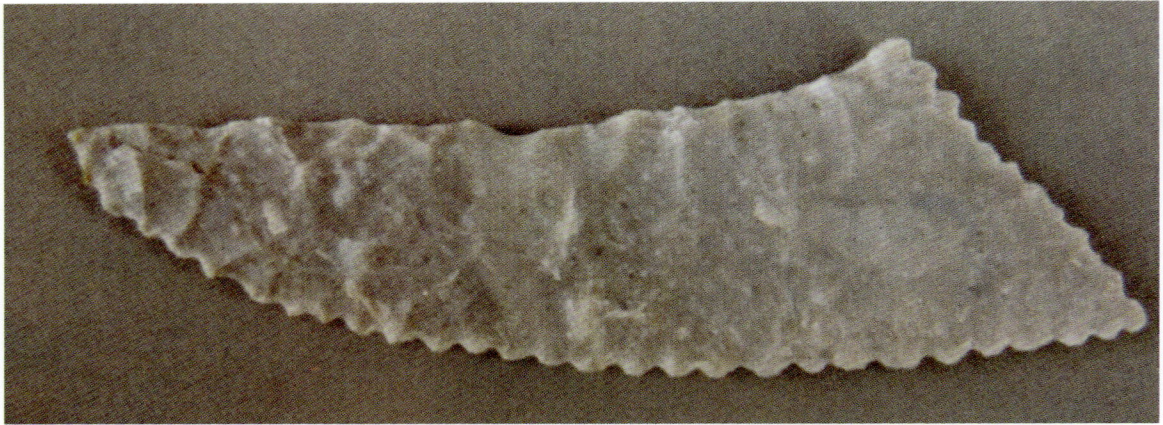

图 1　砭石：新石器时代龙山文化石器，先民可用以放血、破痈排脓（榆林市文物保护所藏）

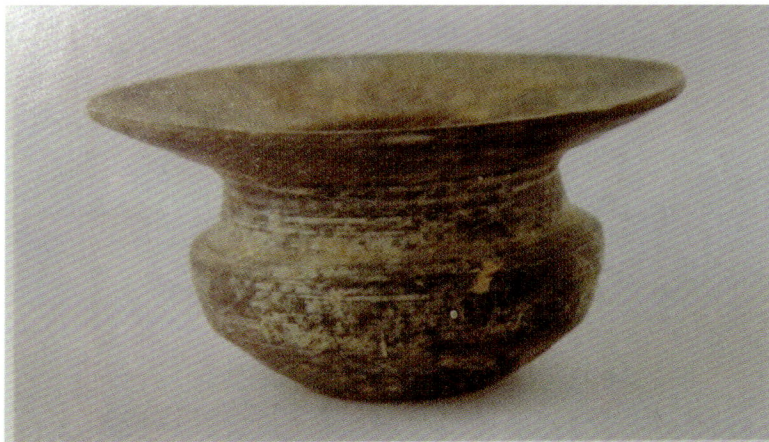

图 2　渣斗（商周）榆林出土，为卫生用具，唾盂（榆林上郡博物馆藏）

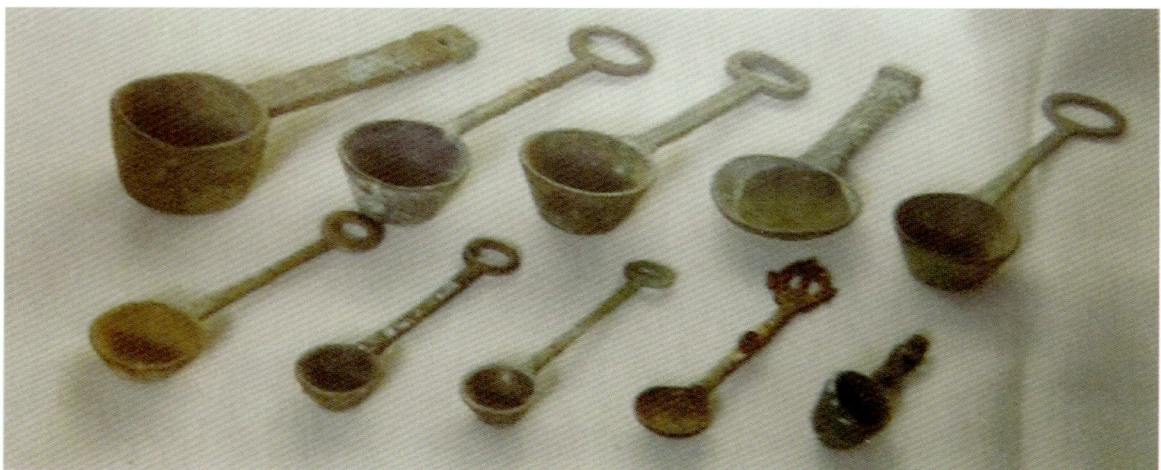

图 3　药量（秦汉）发现于榆林，为量取器（榆阳区收藏）

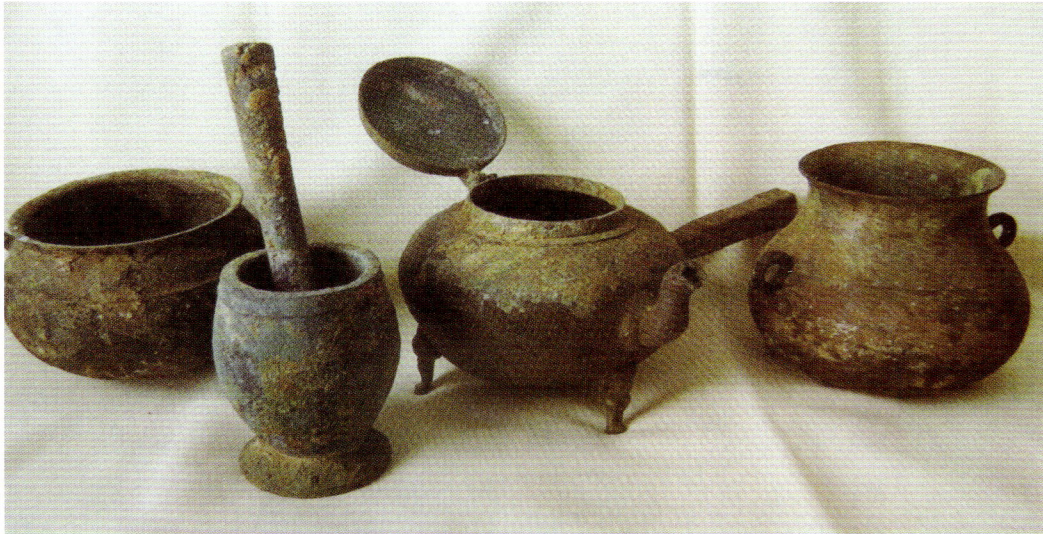

图 4　药具（汉）榆林出土，包括药釜、杵臼、煎药壶（盉）、鉴为汉代青铜药用工具（榆阳区收藏）

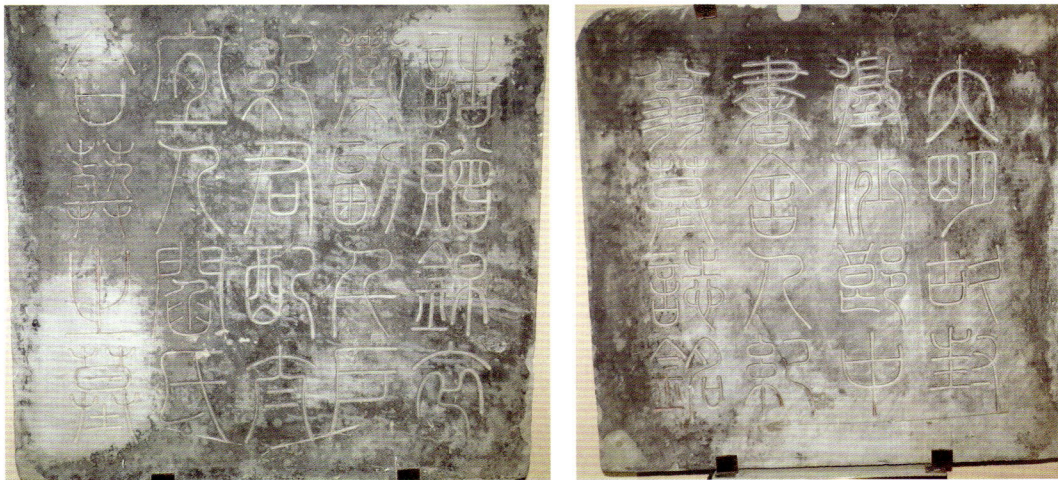

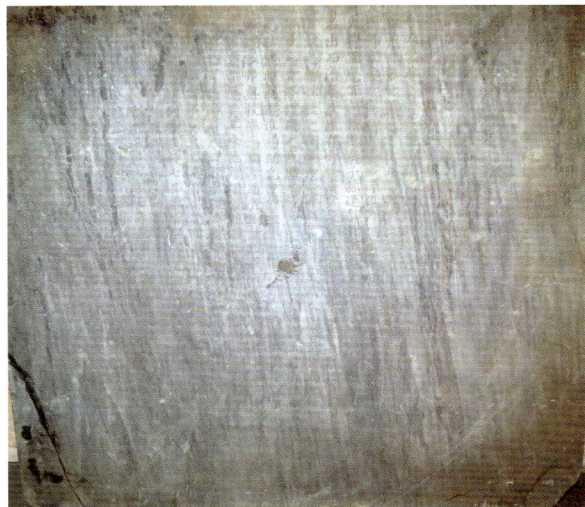

图 5　明洪武至成化年间名医纪二翁、纪溁墓志铭碑

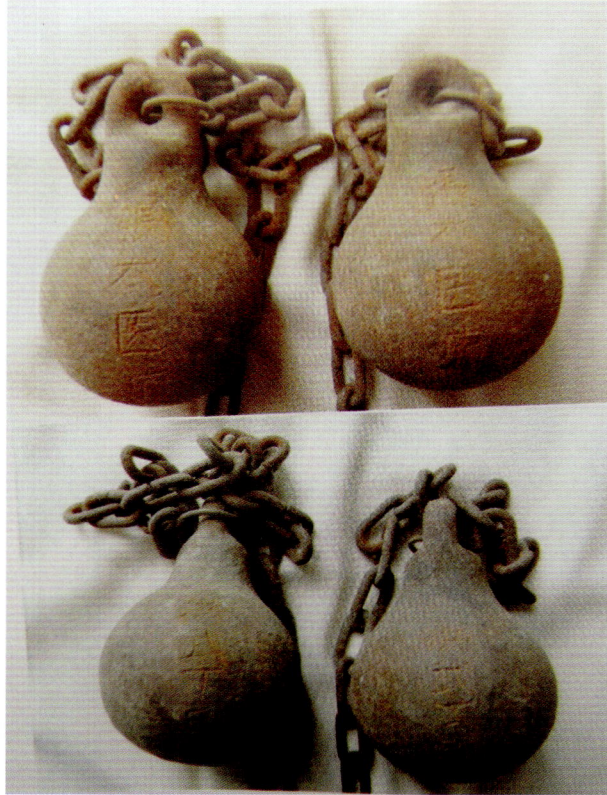

图 6　张太医府安庄拓（明）大门内防卫暗器，分别刻有"张太医府""安庄拓"
"洪武丁巳"字样（榆阳区张瑞龙家藏）

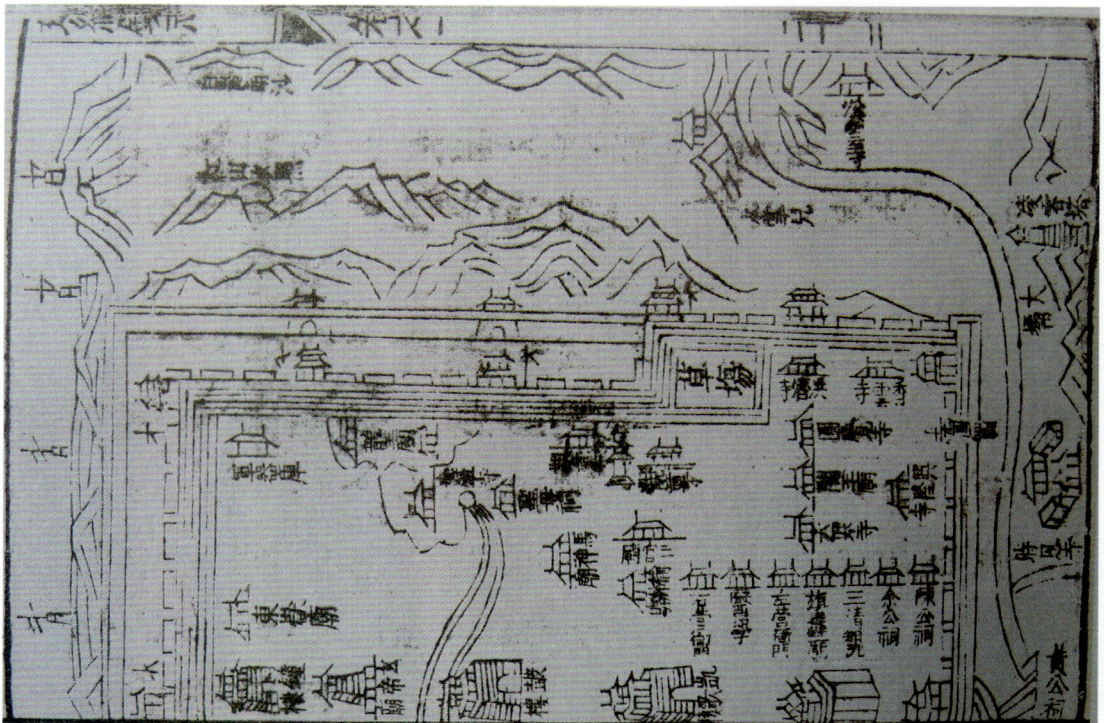

图 7　《延绥镇志》城图绘明设医学

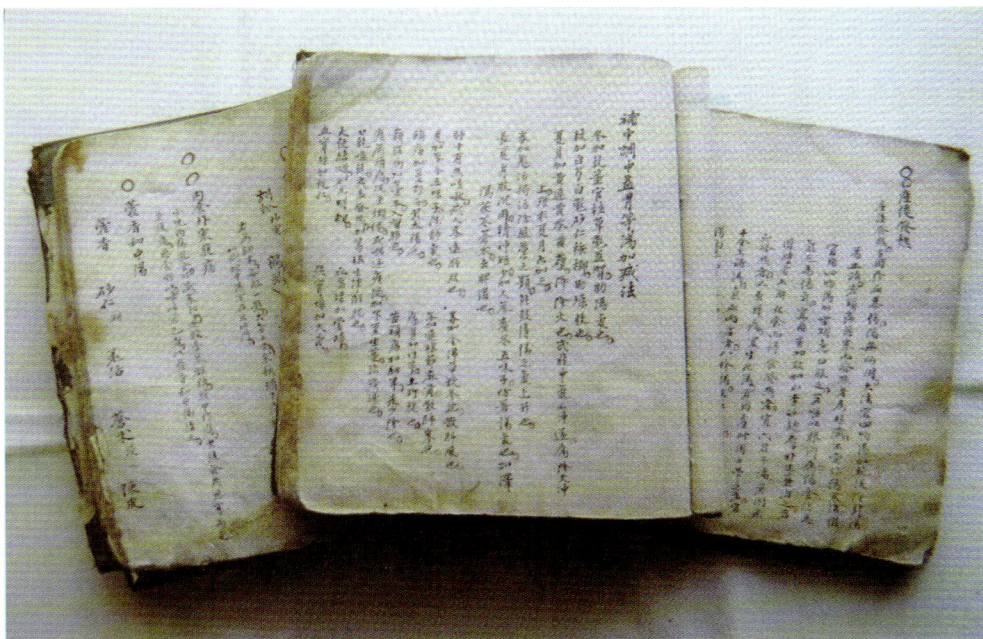

图 8 《临证汇方》)(明) 榆林现存最早的手写医书，分别为内科、妇科、儿科临证汇方（榆阳区收藏）

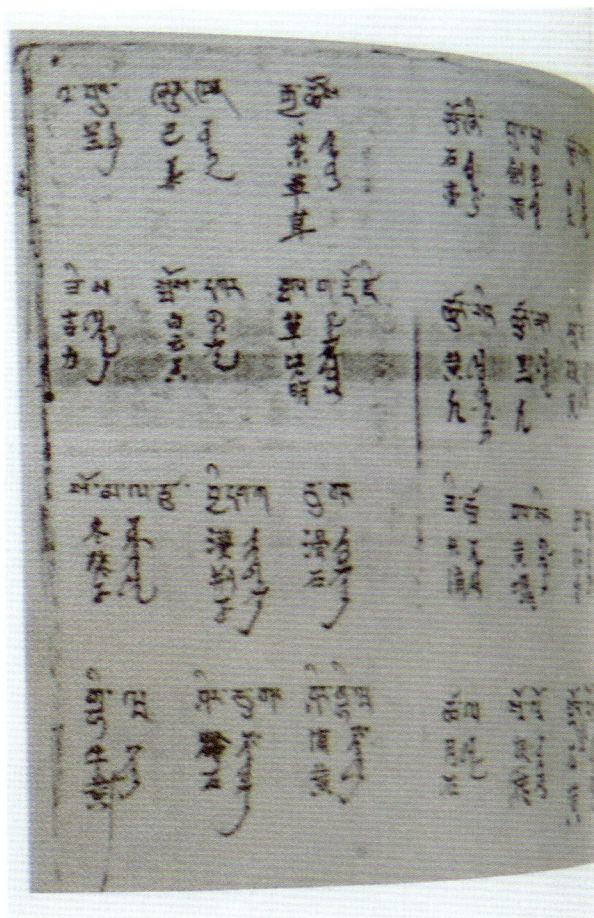

图 9　汉、蒙、藏文药物名录（清）

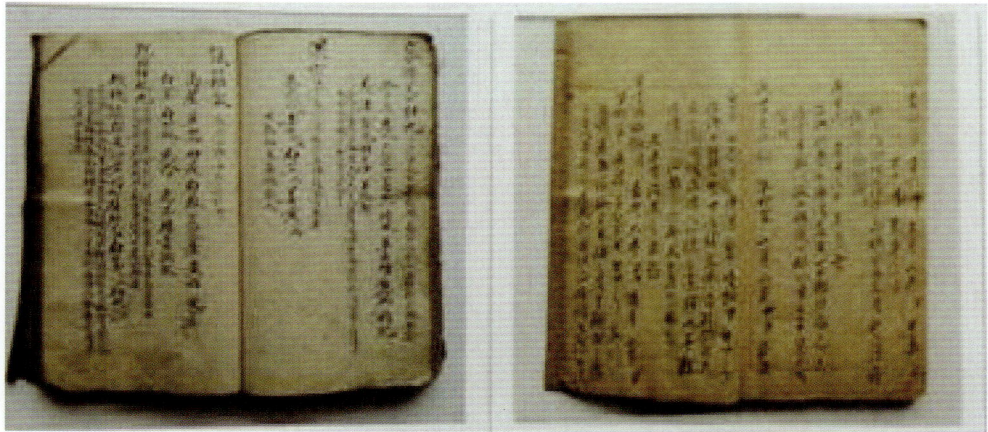

图 10　药店汤头丸散抄本（清末）榆林医家墨迹（清）

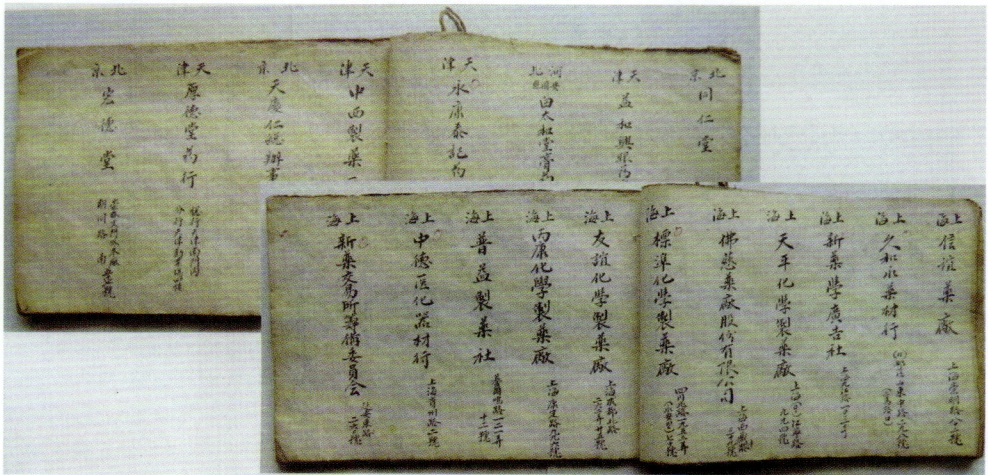

图 11　全国药材行讯录（民国）

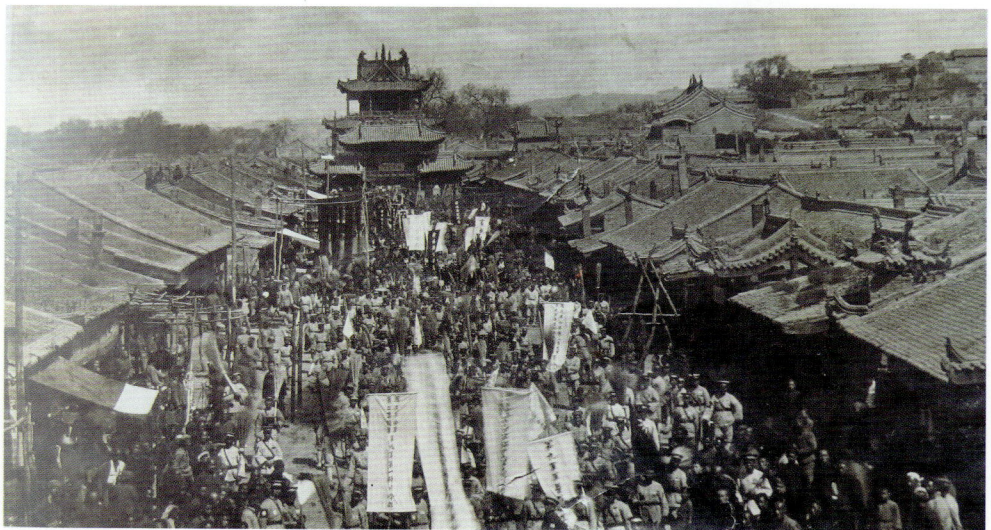

图 12　民国 15 年（1926）榆林军政人员集会打扫卫生留影

新容新貌

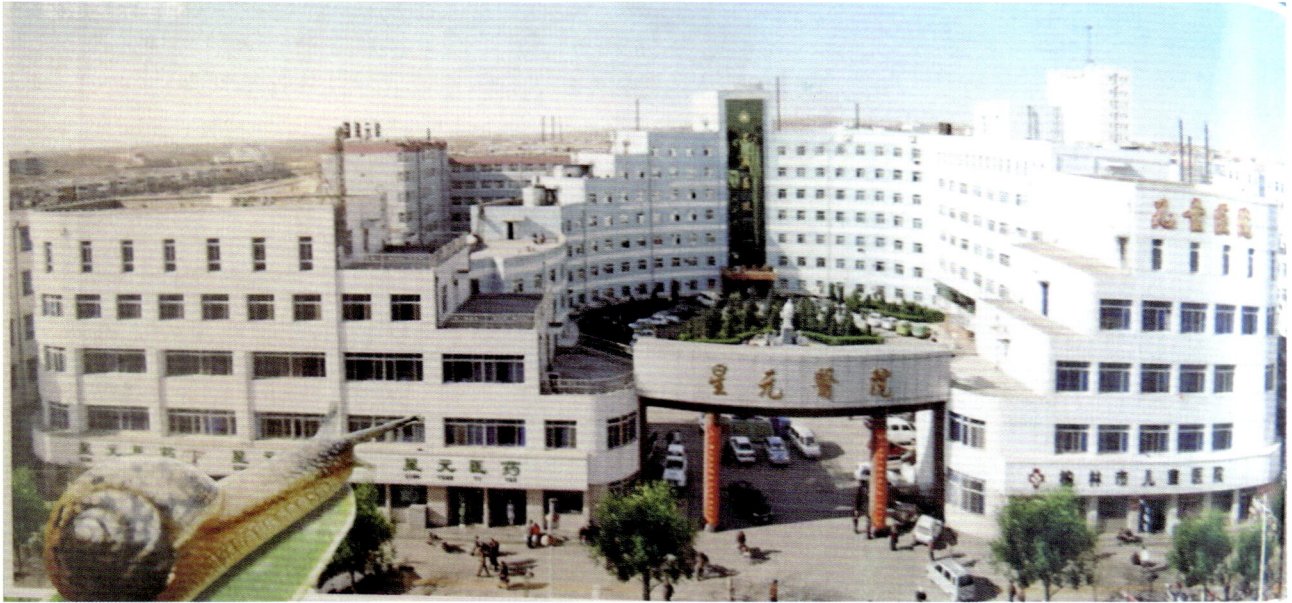

图 13　星元医院

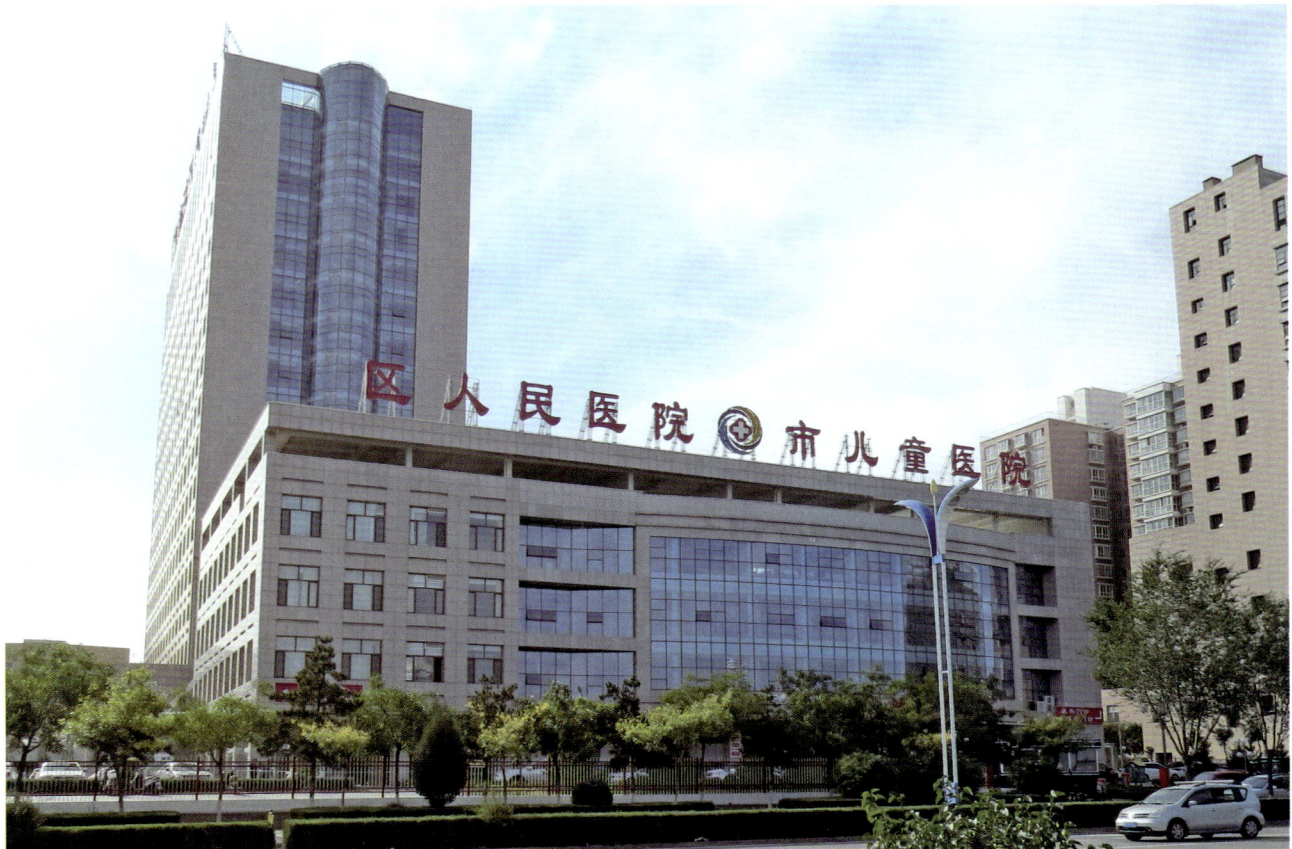

图 14　榆阳区人民医院暨榆林市儿童医院

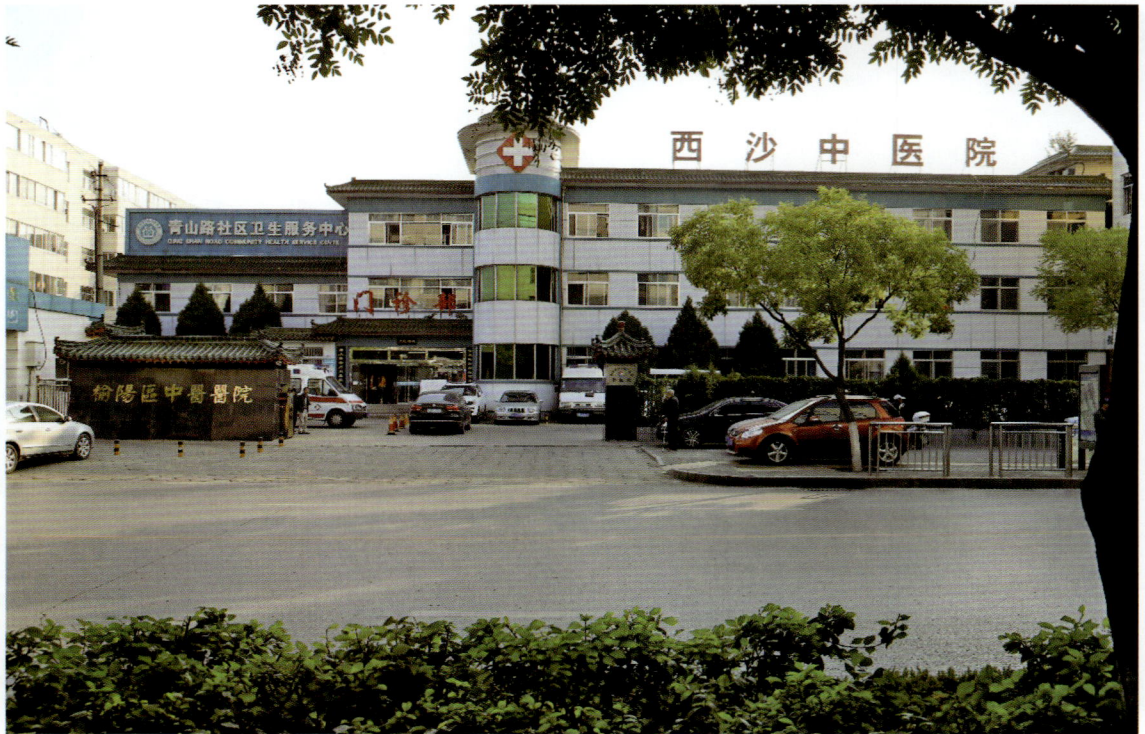

图 15　榆阳区中医院门诊部

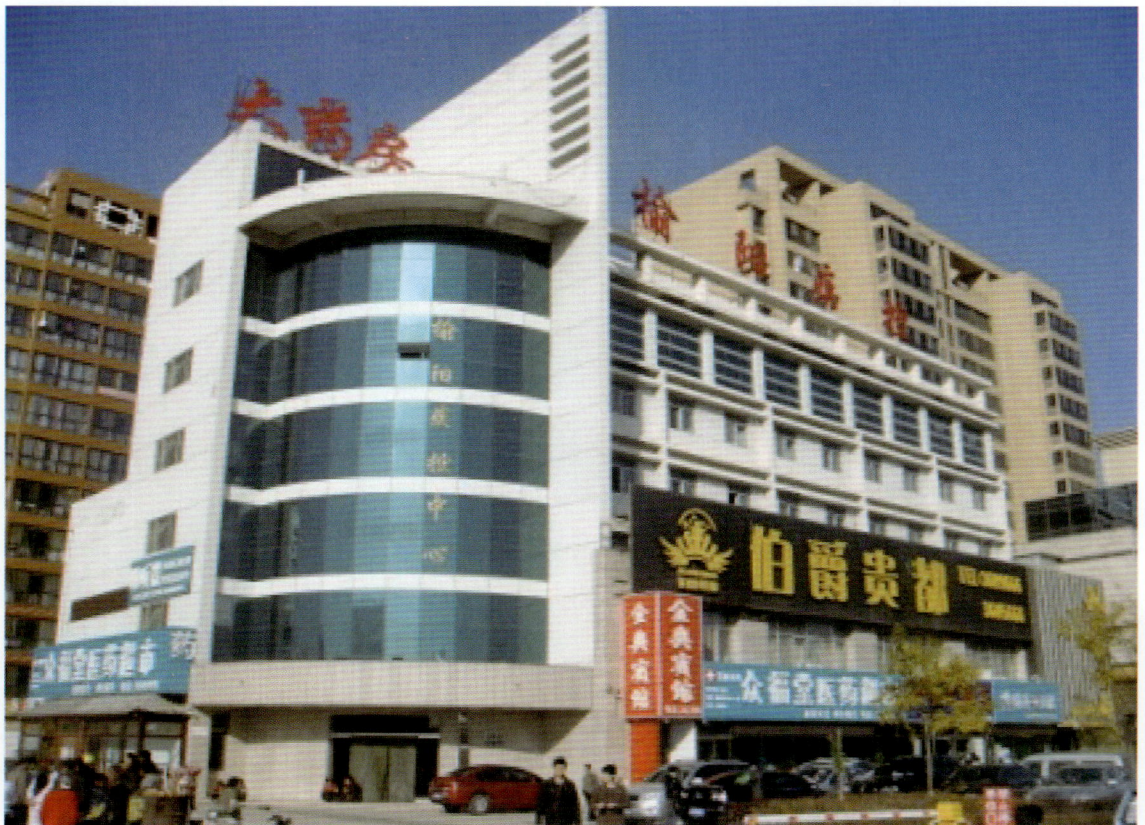

图 16　榆阳区疾病预防控制中心

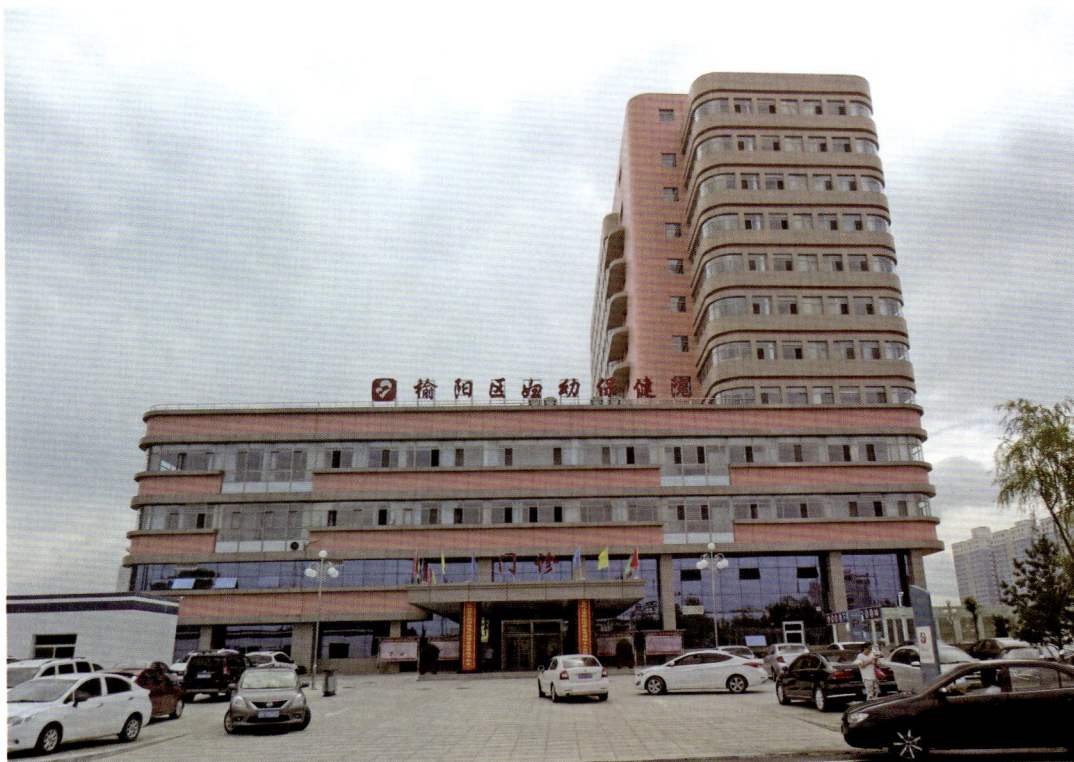

图 17　榆阳区妇幼保健院

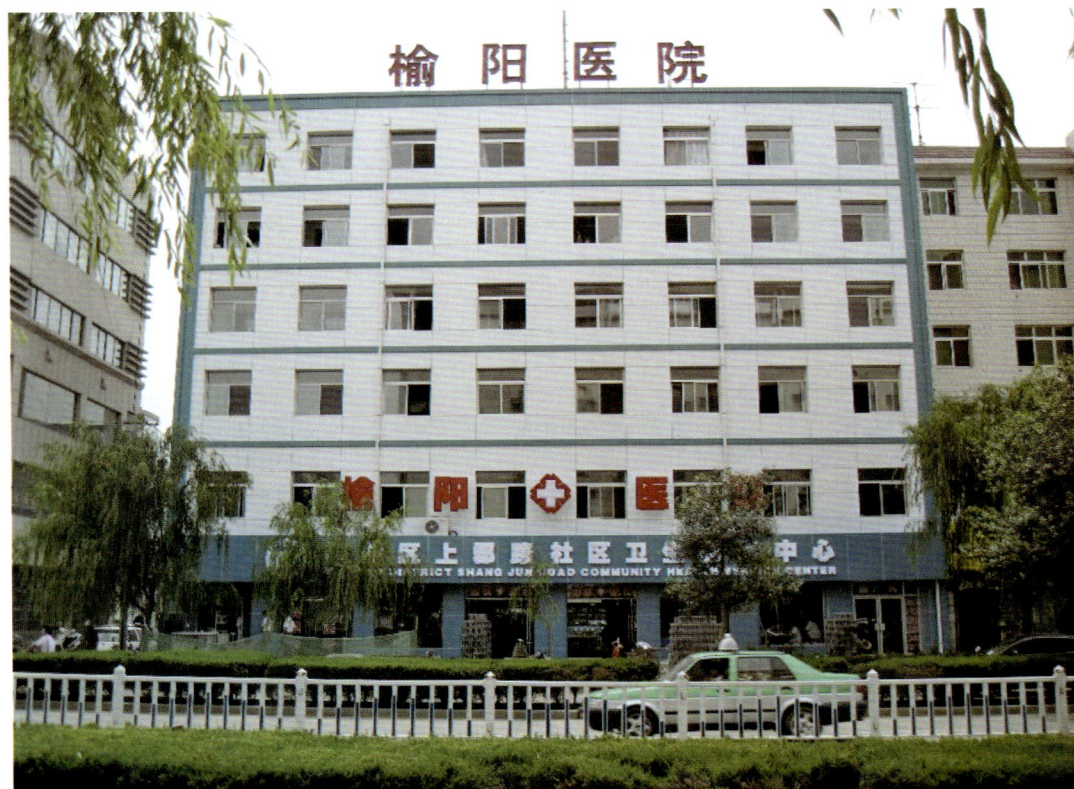

图 18　榆阳区长城路办事处榆阳医院

现代设备

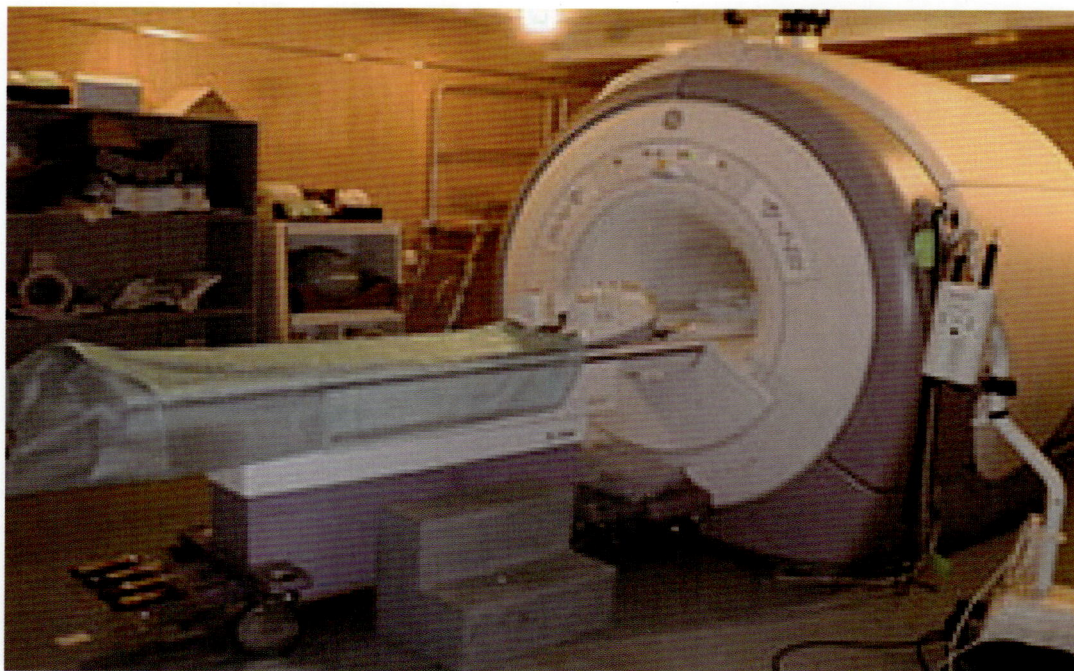

图 19　美国 GE1.5 核磁共振成像系统

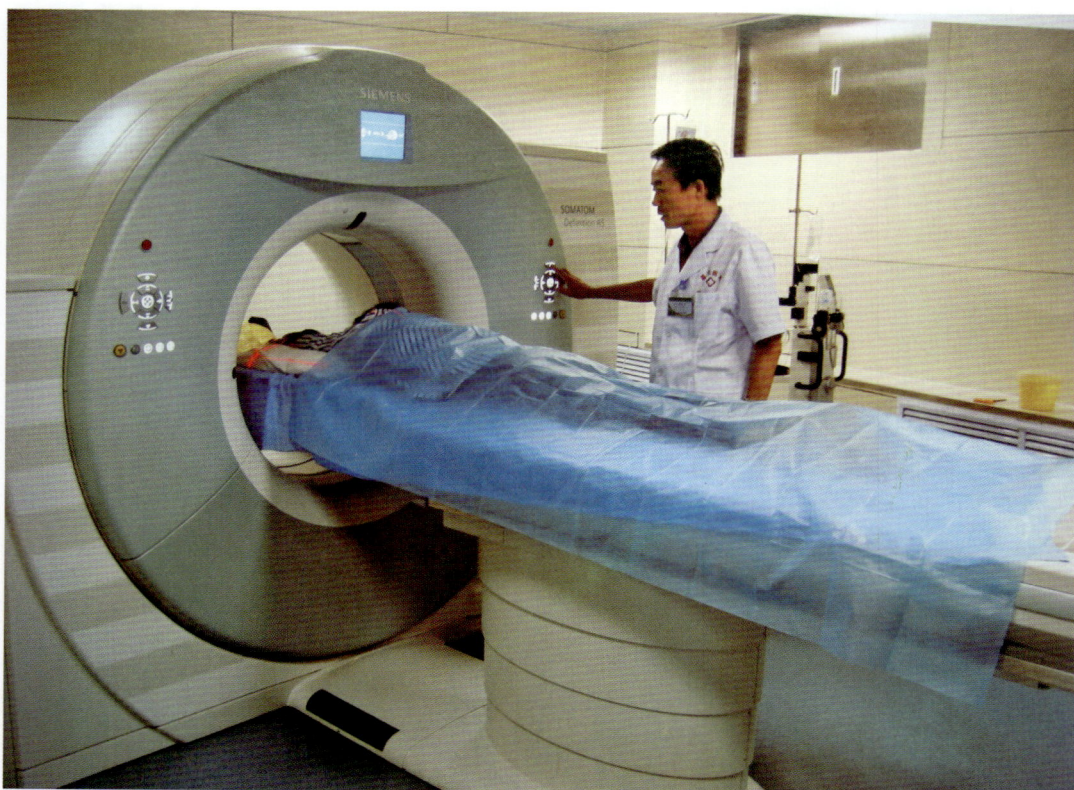

图 20　德国西门子 64 排 128 层螺旋 CT

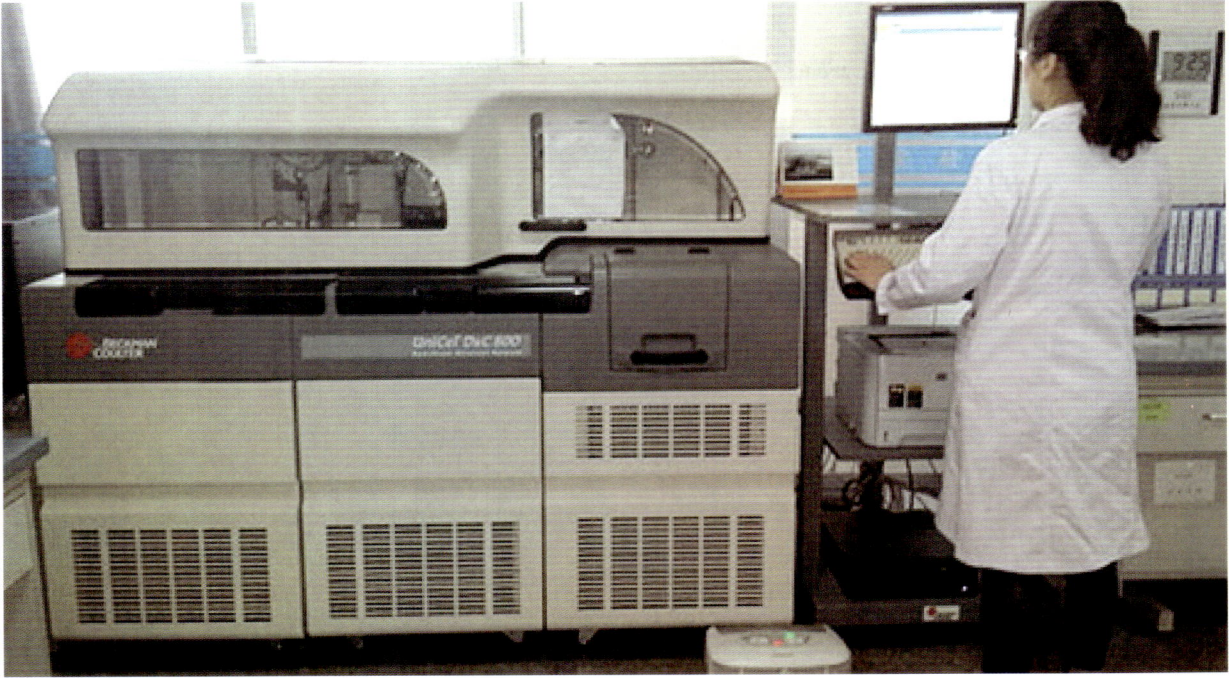

图 21　德国罗氏全自动生化免疫分析仪

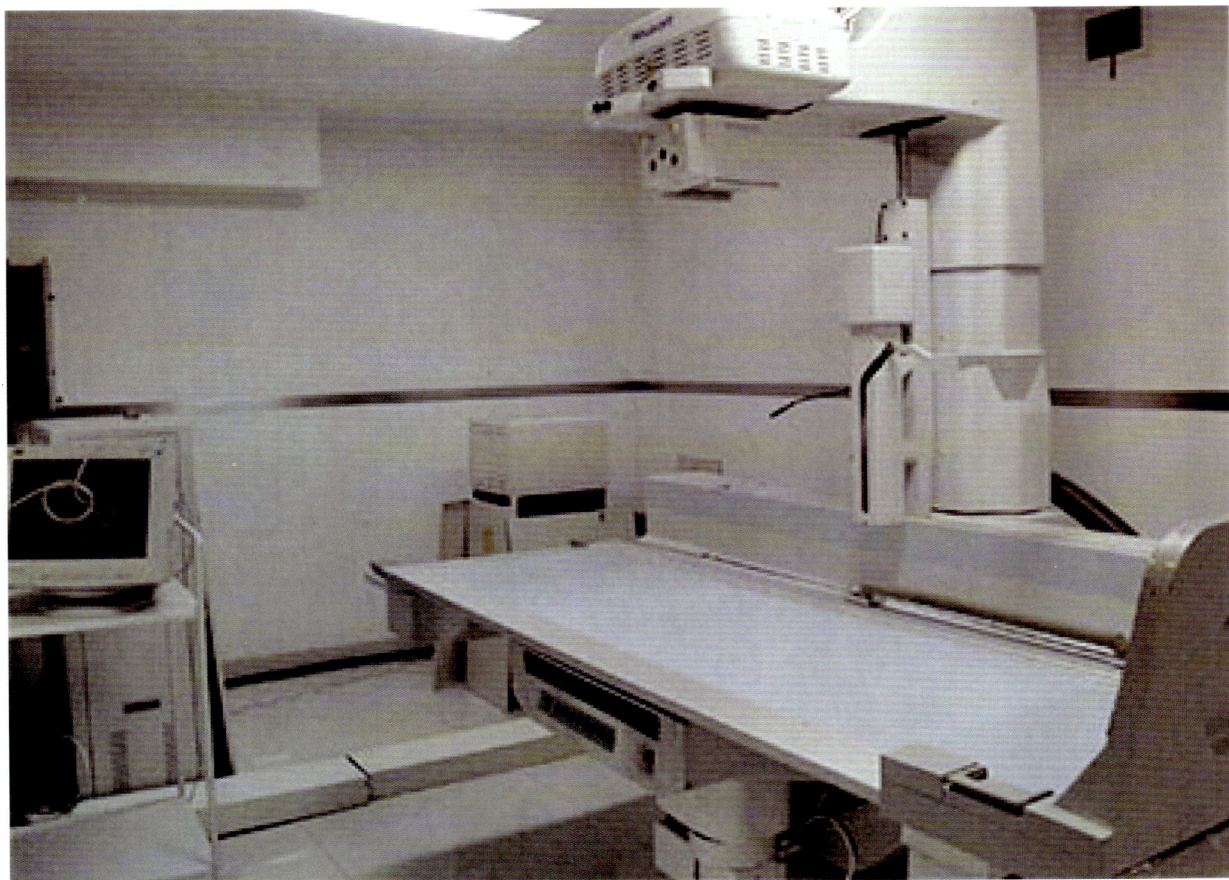

图 22　数字减影放射仪

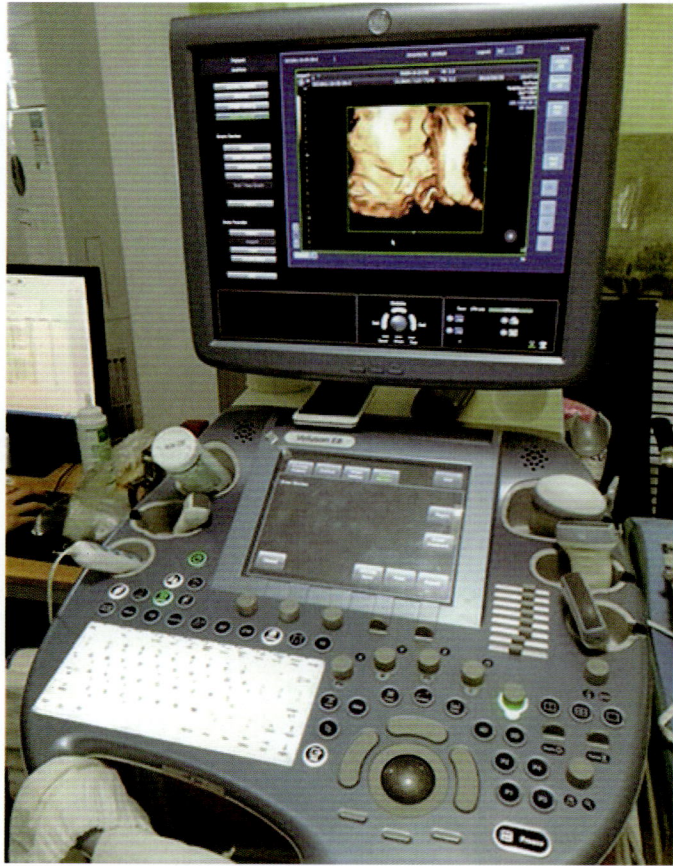

图 23　彩色多普勒超声诊断仪

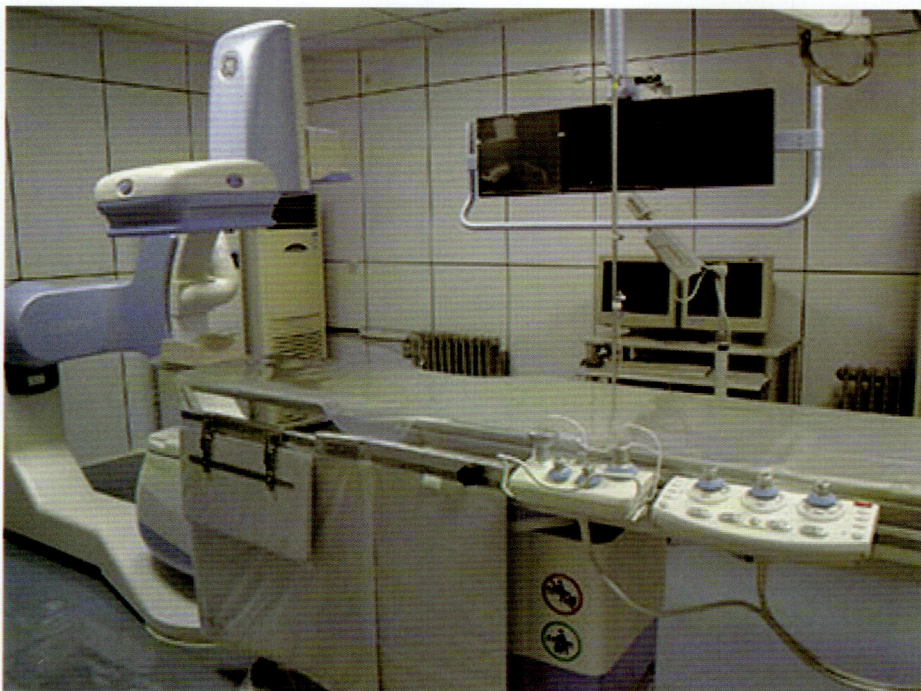

图 24　数字减影血管造影仪

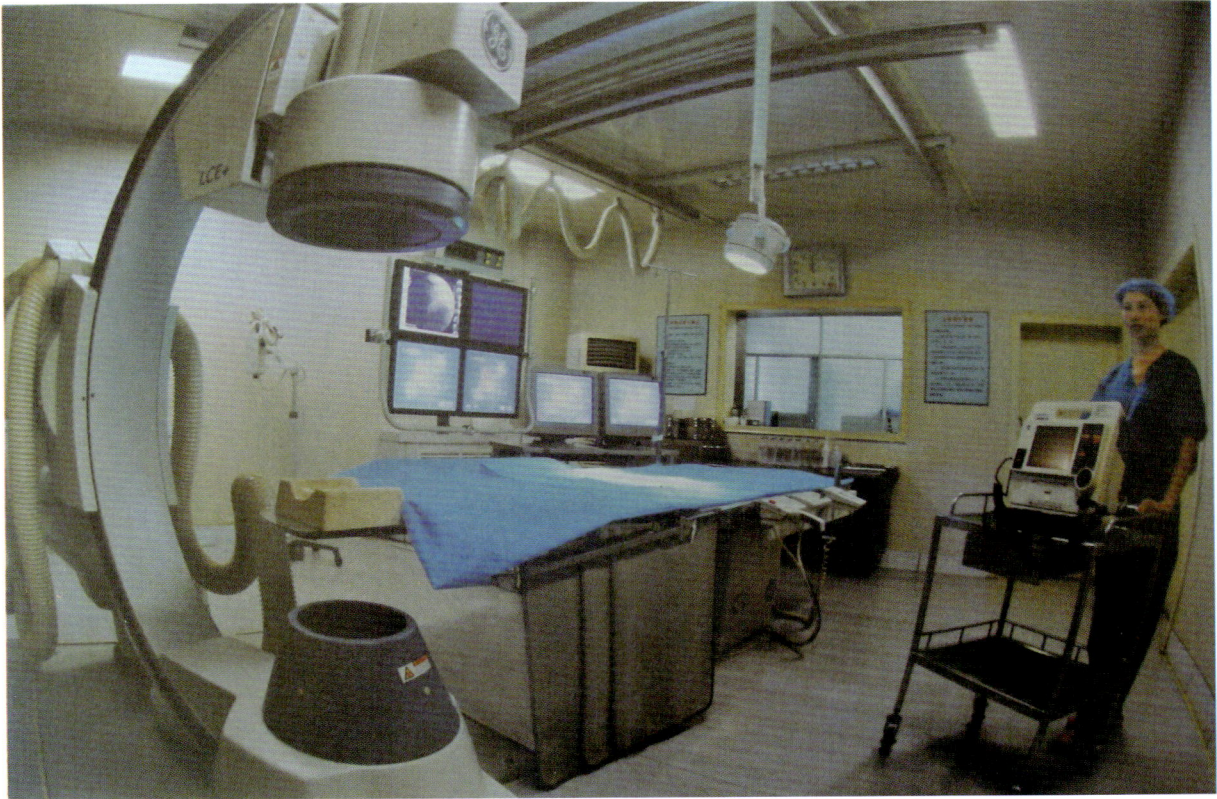

图 25　美国 GE 公司大型 C 型臂

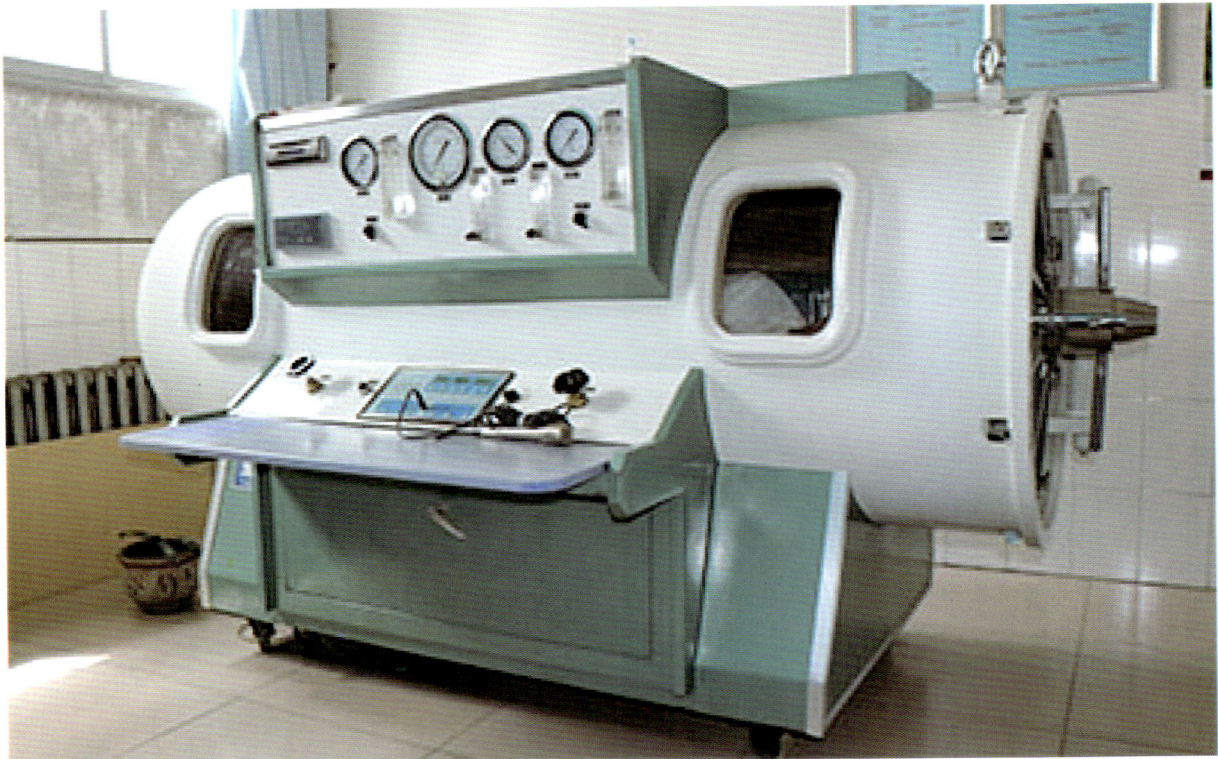

图 26　高压氧舱

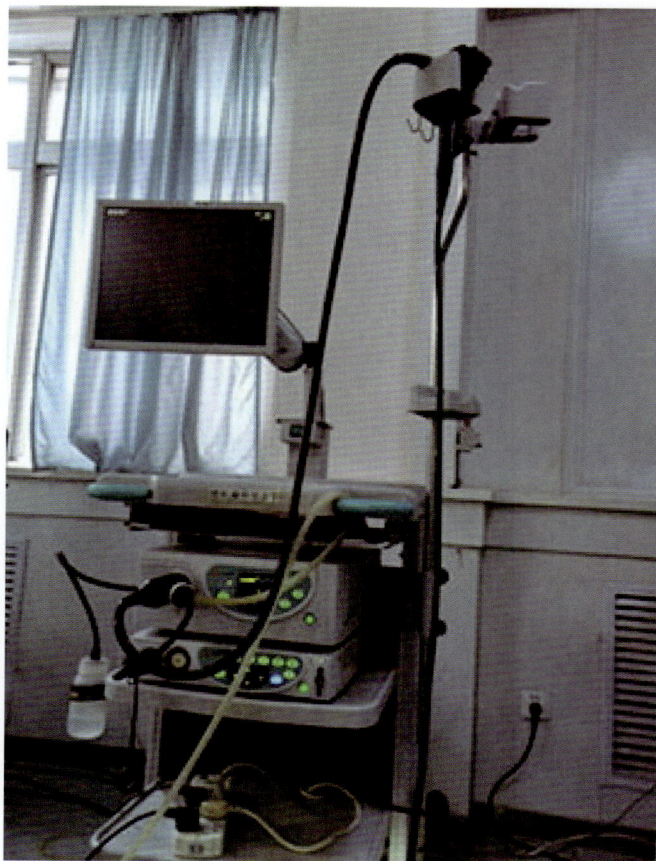

图 27　奥林巴斯电子数字胃肠镜

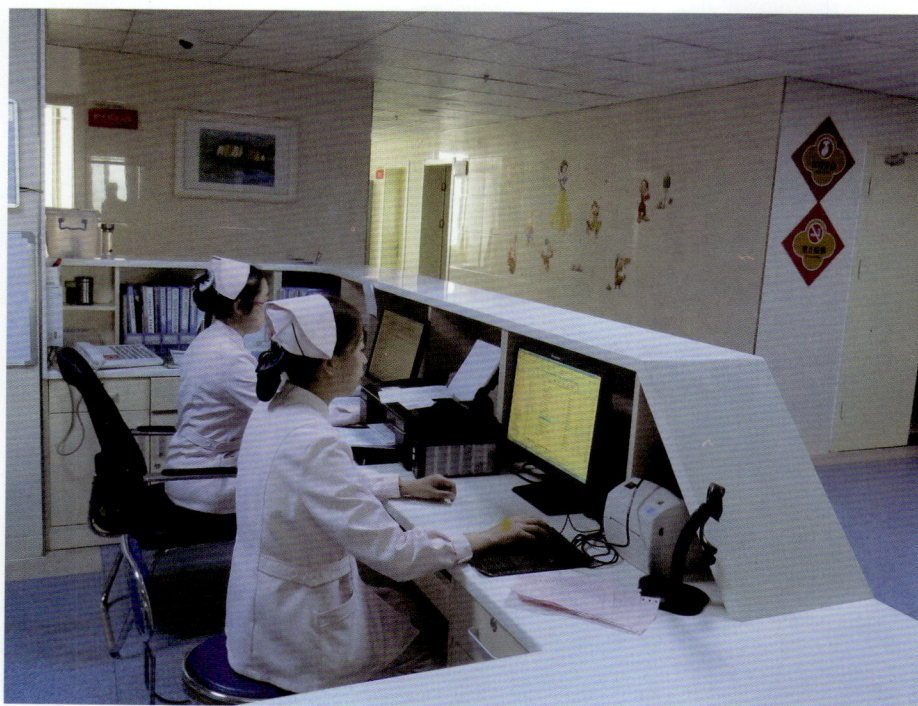

图 28　护士工作站病房计算机管理

关爱指导

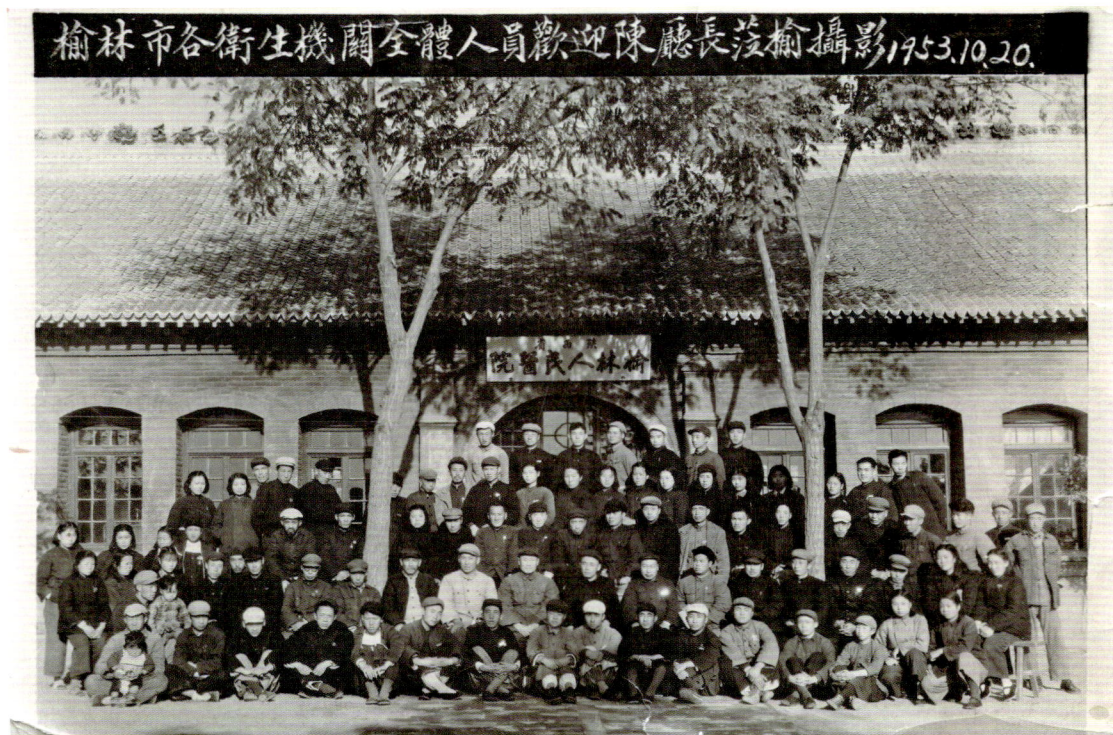

图 29　1953 年陕西省卫生厅陈纯炳厅长同榆林全体卫生人员合影

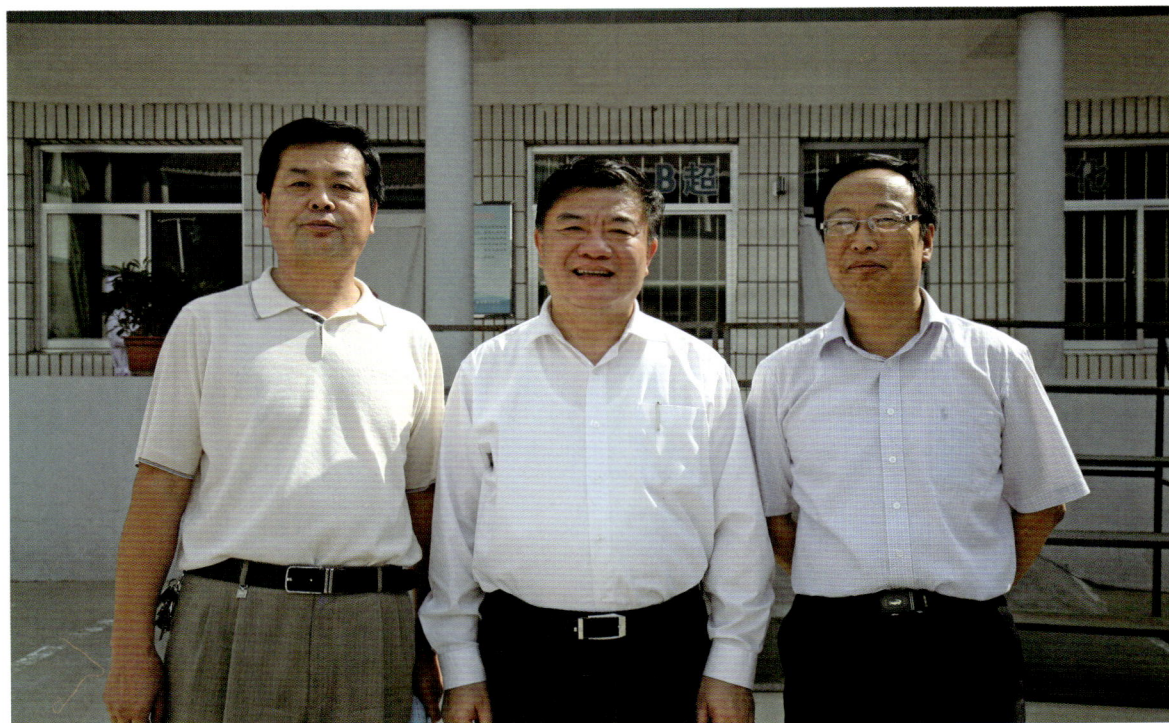

图 30　2010 年 8 月卫生部部长陈竺（中）考察榆阳区卫生工作

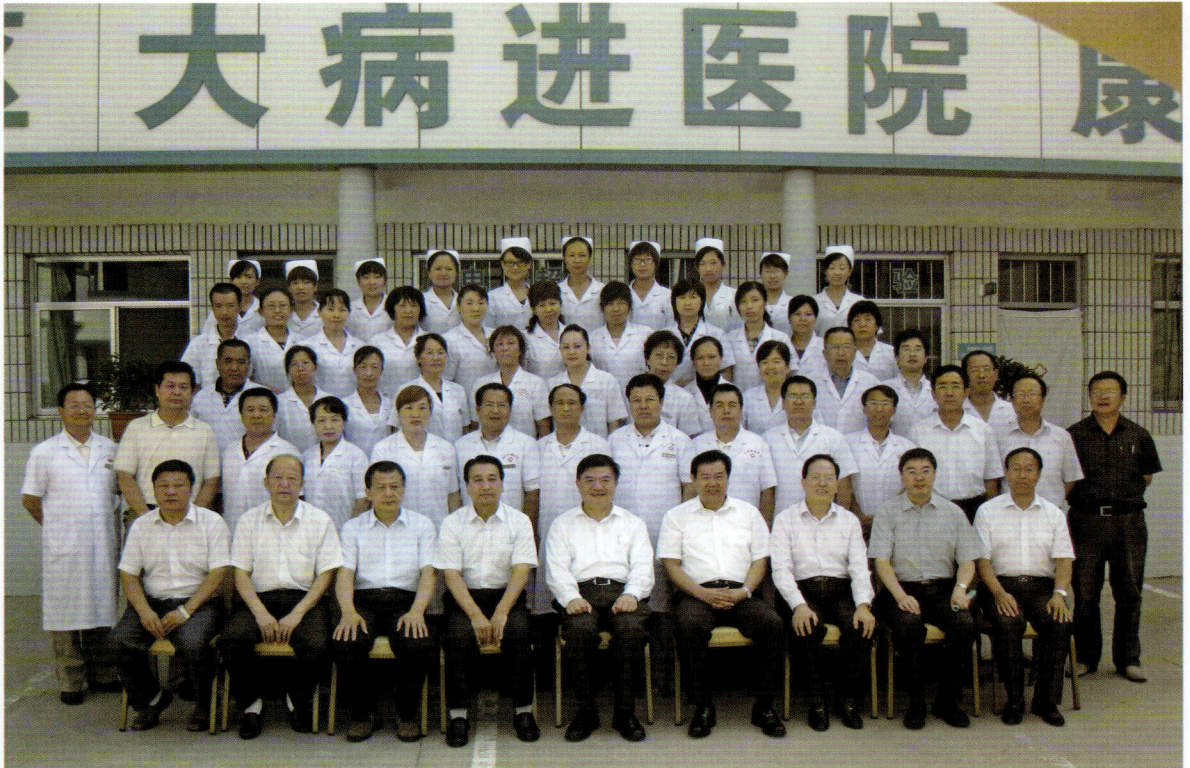

图 31　2010 年 8 月卫生部部长陈竺（前排中）一行参观骆峰路社区卫生服务中心留念

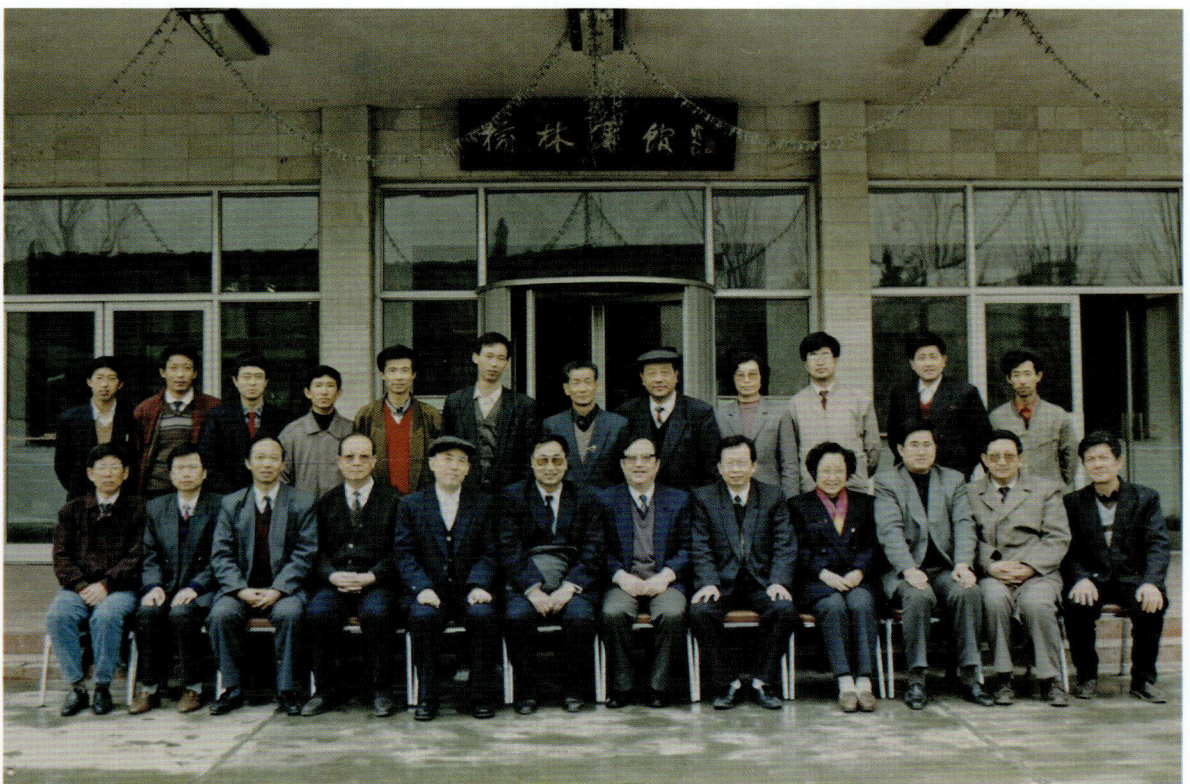

图 32　1999 年卫生部副部长朱庆生（左七）首次回家乡与地市卫生系统负责人留影

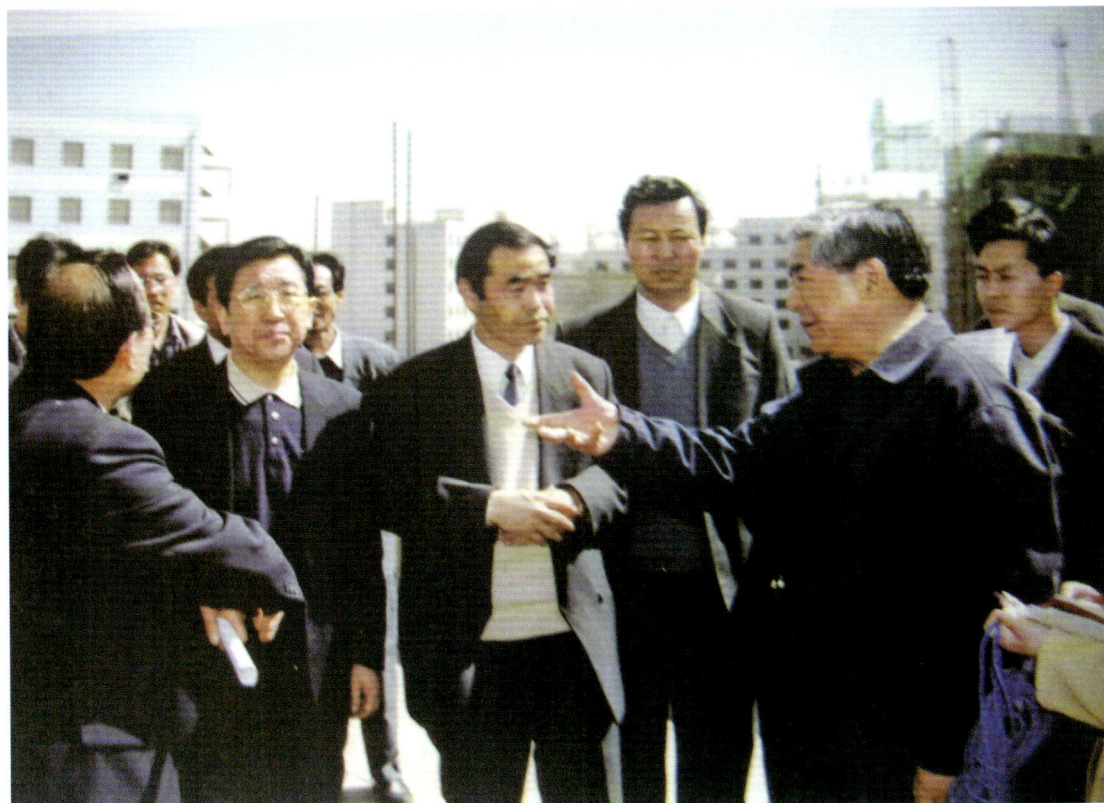

图33　1998年11月程安东（右二）省长、贾治邦（左二）副省长视察星元医院建设

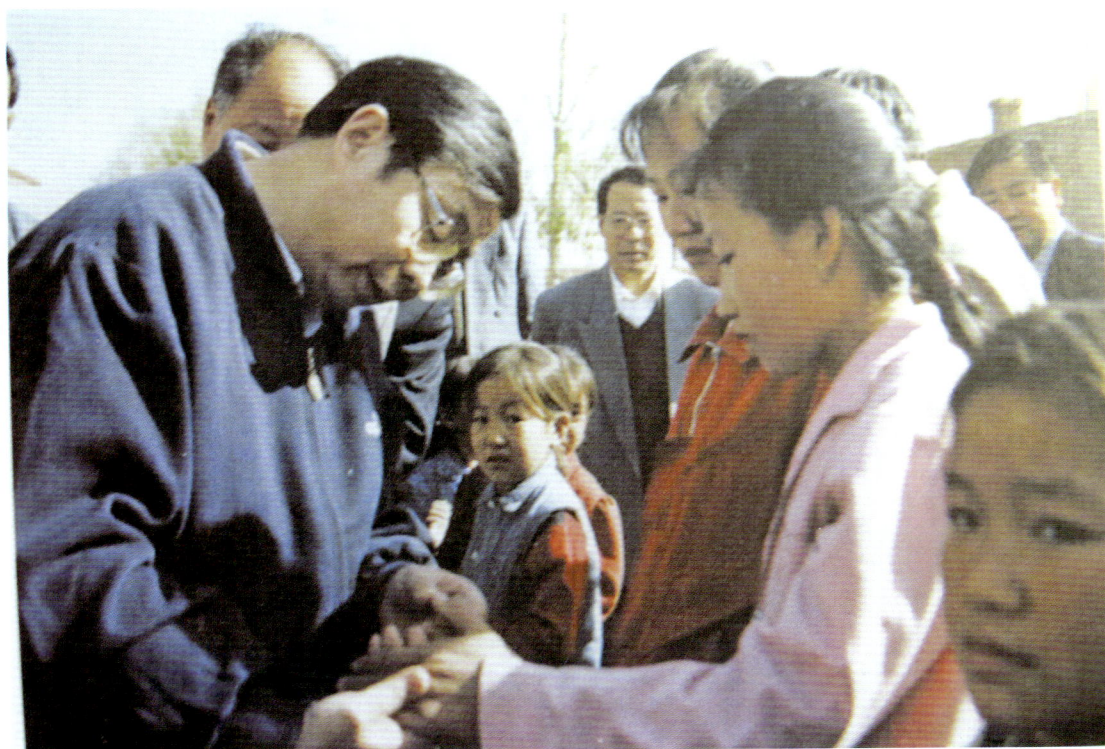

图34　1997年4月赵德全（左一）副省长查看牛家梁镇刀子湾小学学生大骨节病

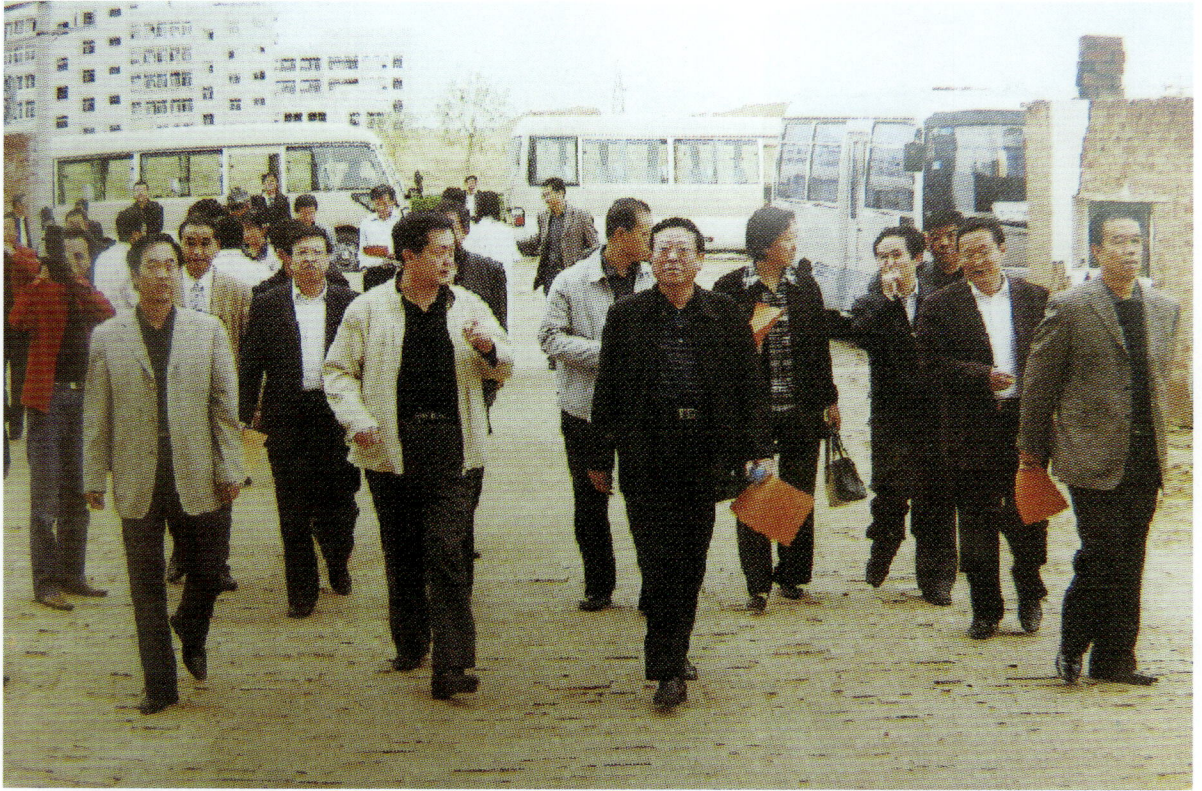

图 35　2005 年 4 月罗振江（前排右二）副省长视察区疾控中心建设

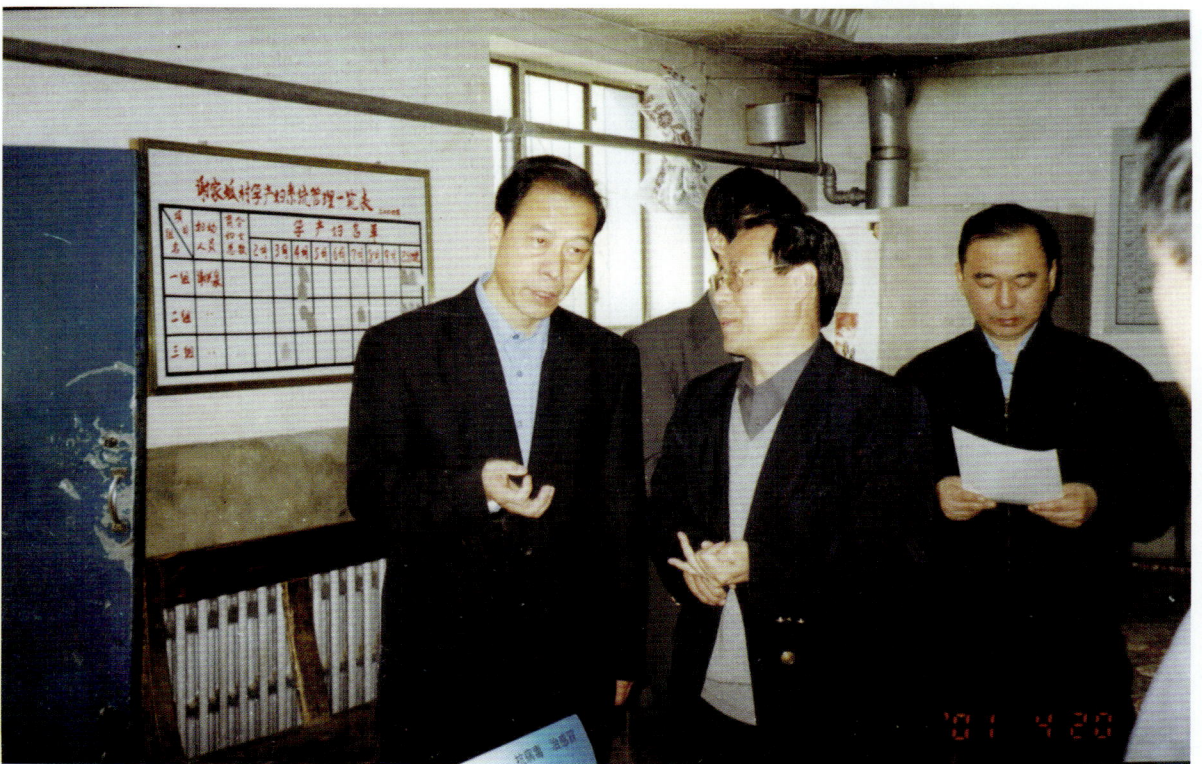

图 36　2001 年卫生厅厅长李鸿光（左 1）到解家圪卫生室调研

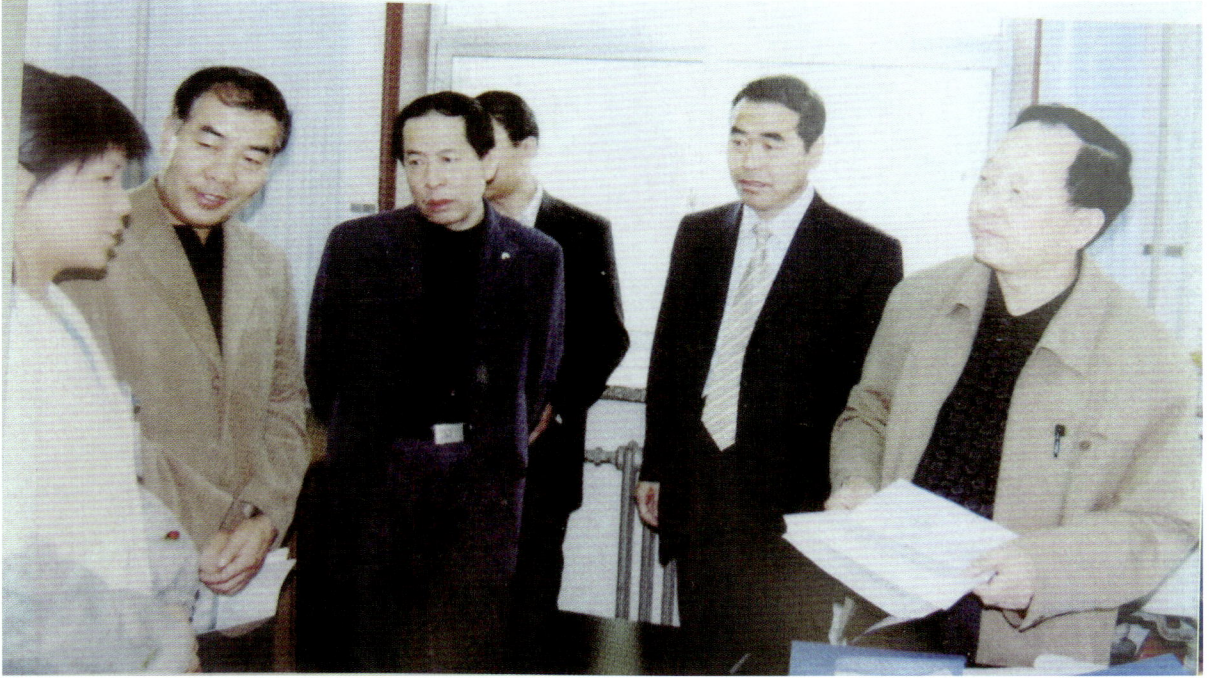

图 37　2007 年卫生厅厅长刘少明（右 1）检查榆阳区农村合作医疗工作

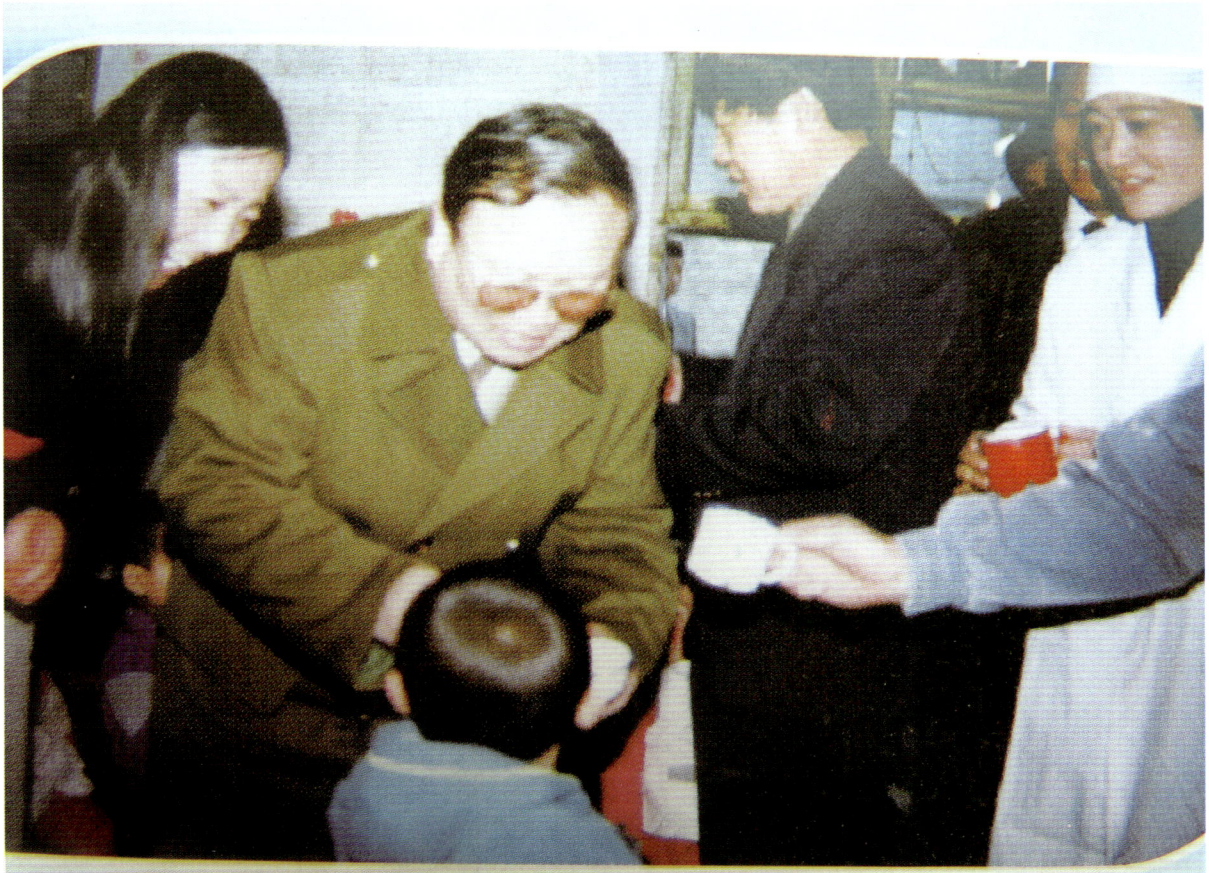

图 38　1996 年地委书记高仰秀（左二）为儿童喂服糖丸疫苗

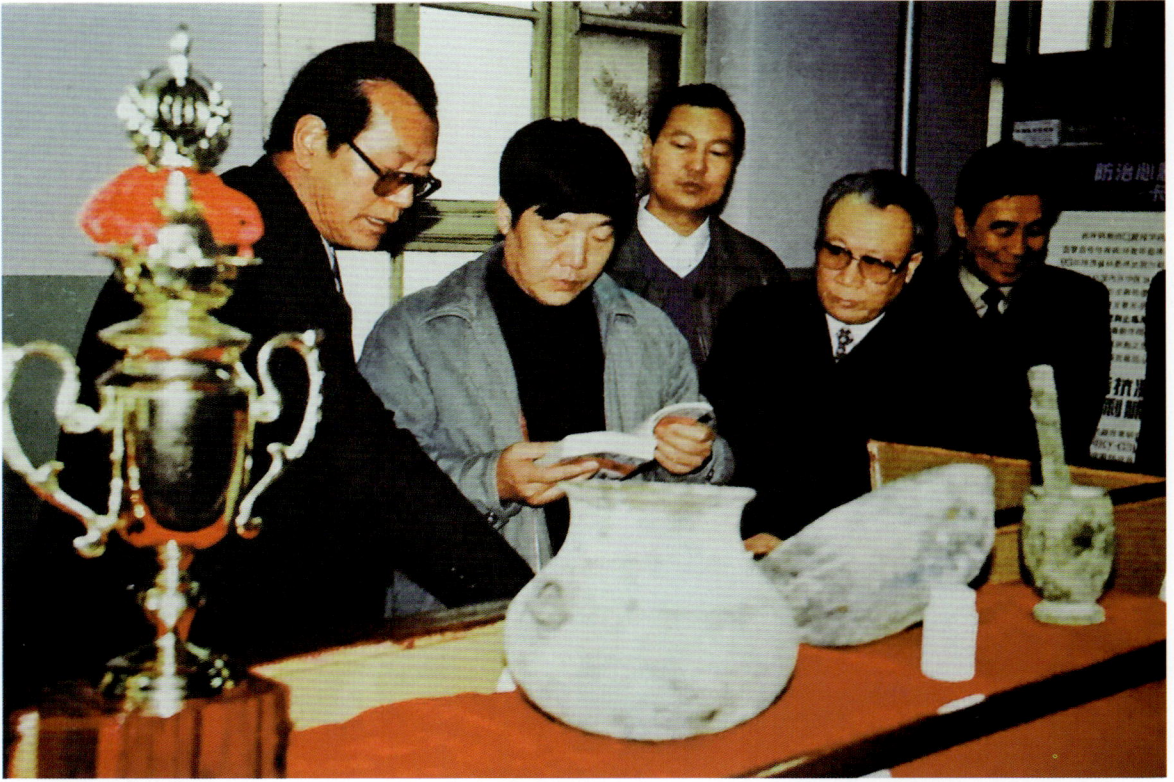

图 39　2000 年市委书记马铁山到医科所检查工作

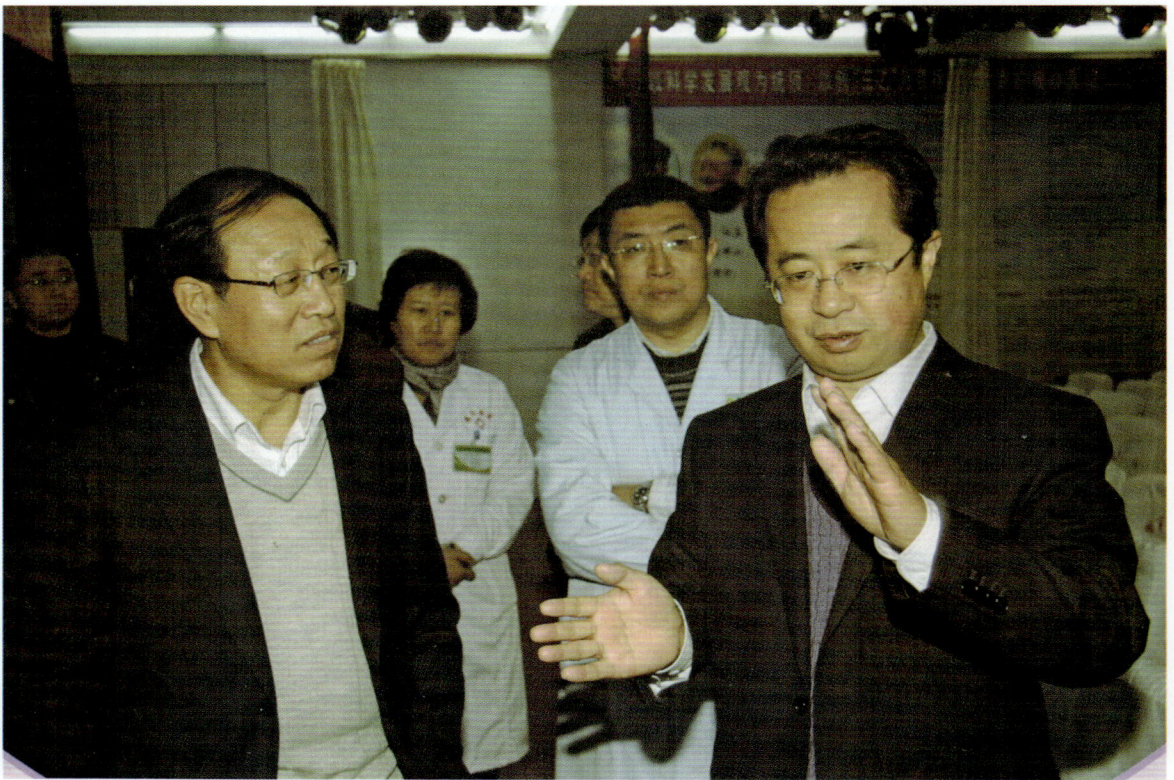

图 40　2014 年榆林市市长陆致远（右一）到儿童医院检查工作

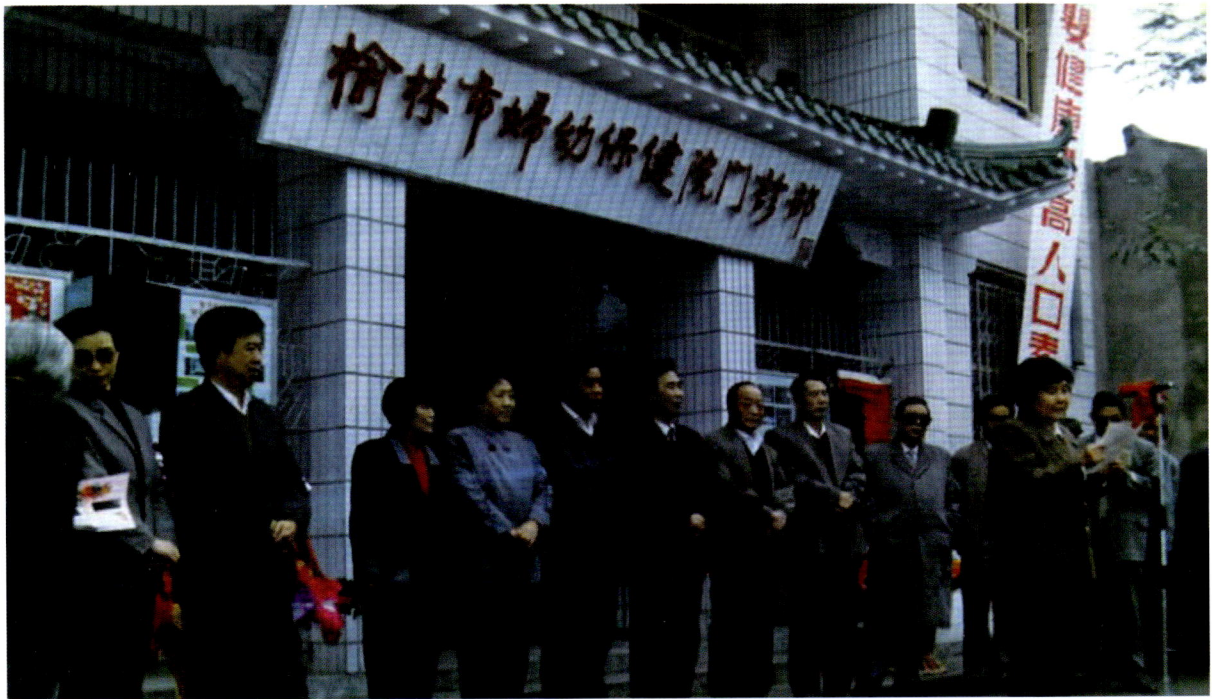

图41　1995年市妇幼保健院举行综合大楼落成典礼，参加剪彩仪式的领导有：省卫生厅妇幼处处长余永贞（左三）、副处长马秀琴（左四），地区政协工委主任赵兴国（左六），市委书记李锦升（左七）、副书记张巨奎（左八）、副书记尤忠义（右二）、人大主任张增厚（左九）、政协主席薛士刚（左五），副市长王东峰（右一）等。

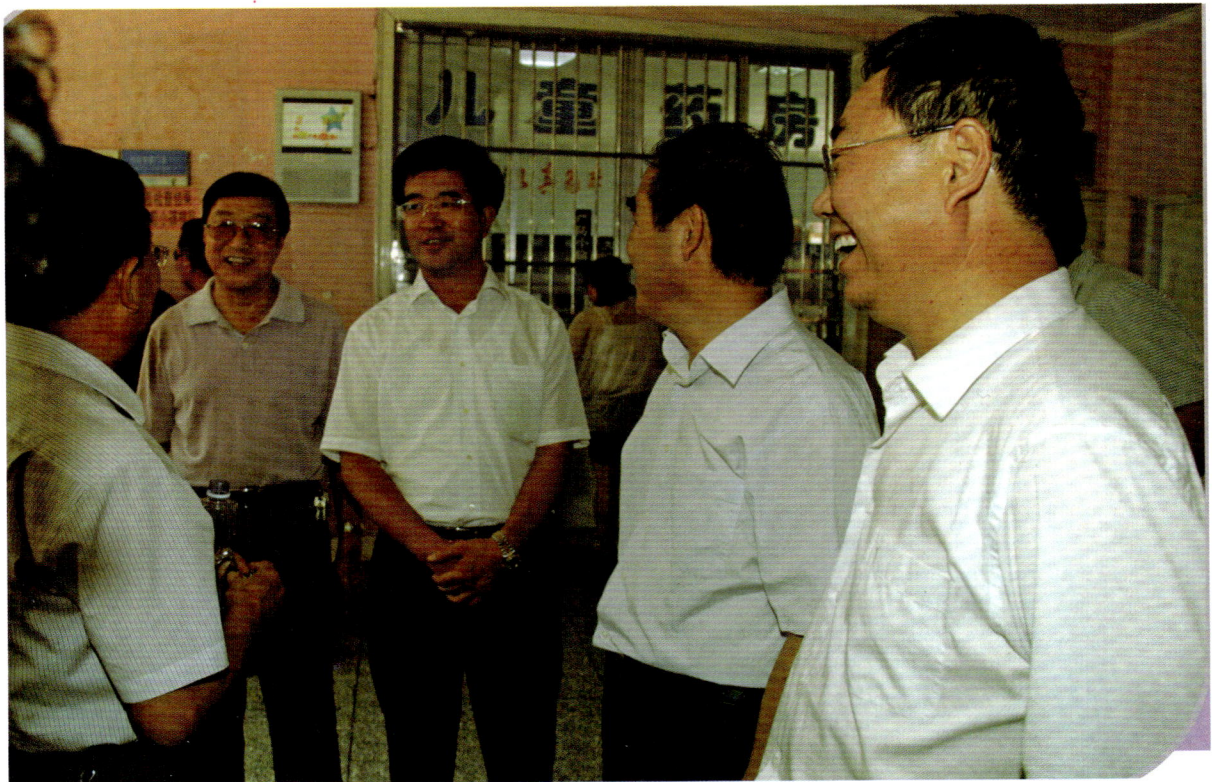

图42　2014年榆阳区区委书记苗丰（中）视察星元医寝

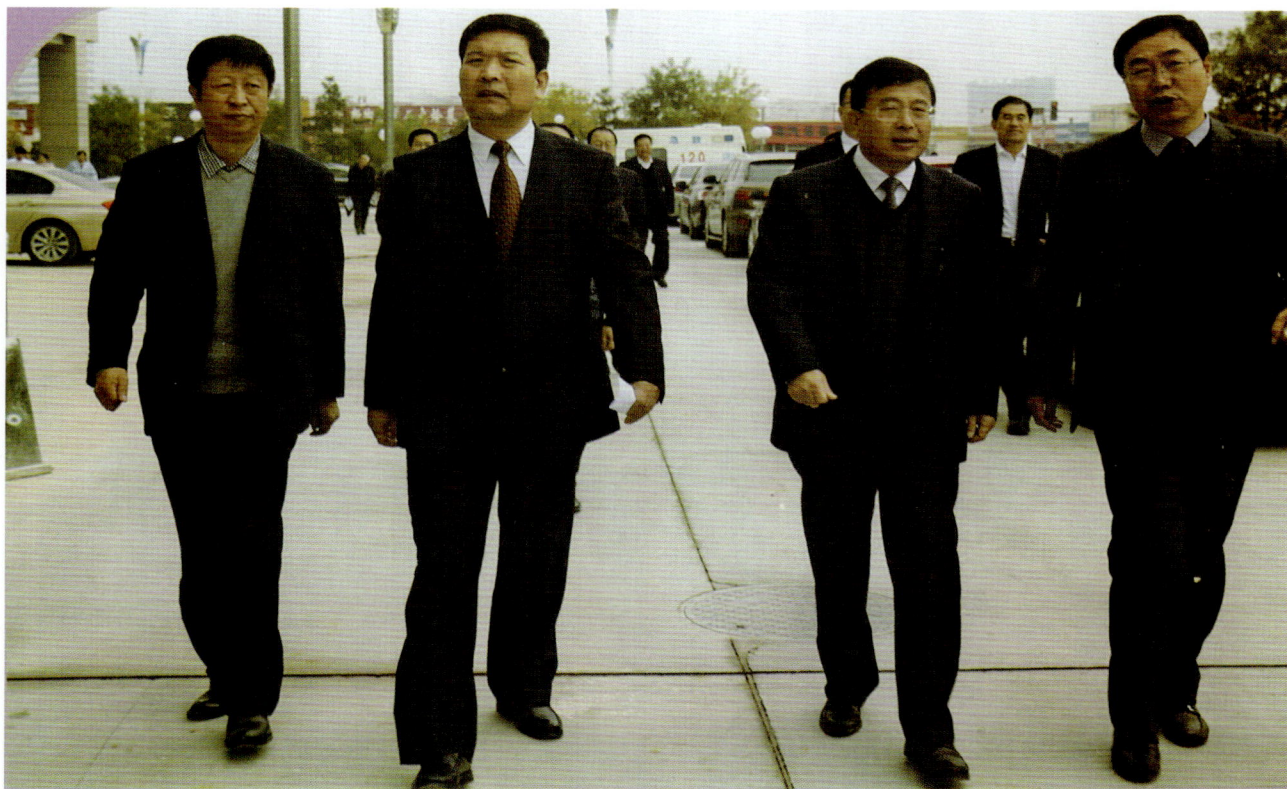

图 43　2014 年榆阳区区长贺利贵（左二）到星元医院扩建工地检查工作

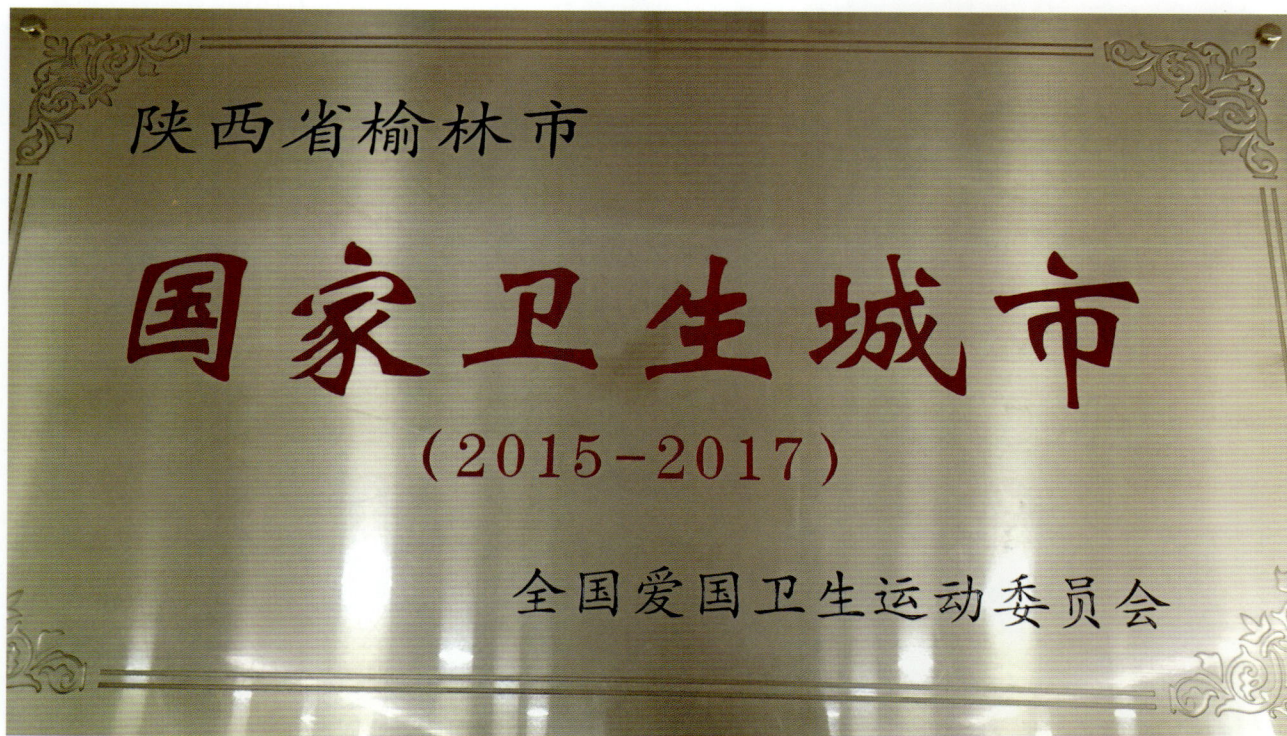

图 44　2015 年榆林市荣获"国家卫生城市"称号

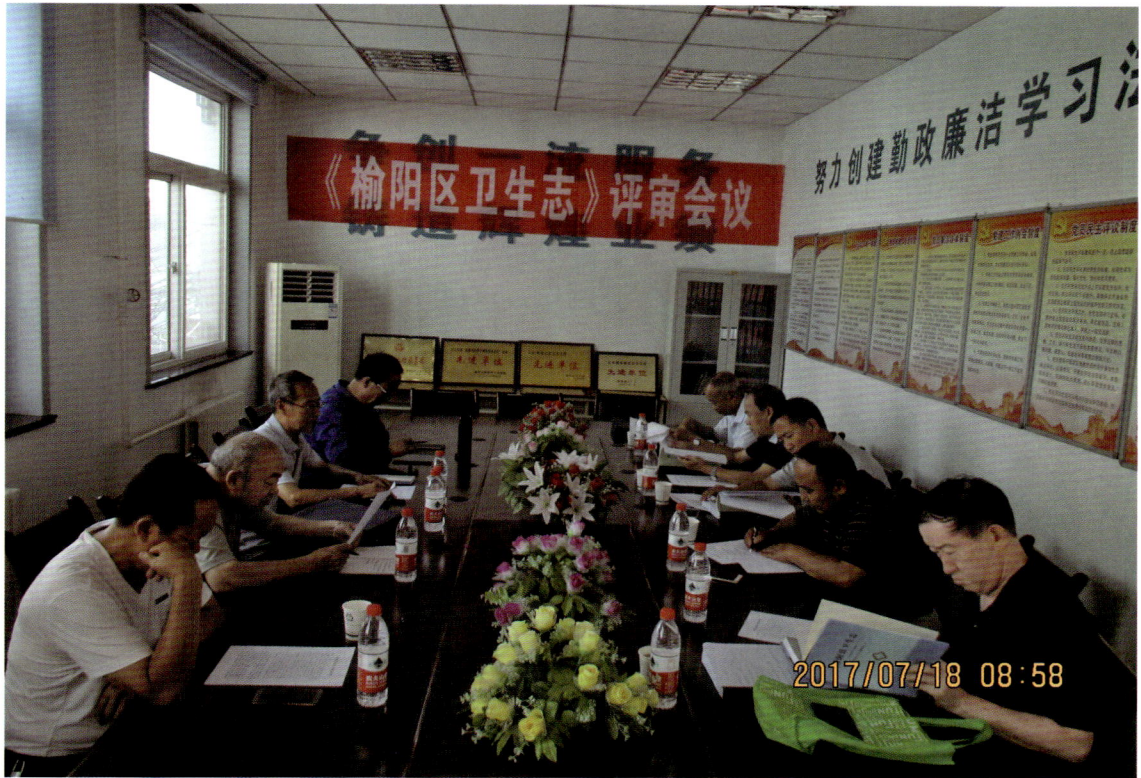

图 45　2017 年 7 月 18 日区志办终审《榆阳区卫生志》
右侧：高亚利　郭建祥　王世禄　王振云　秦启旺
左侧：赵德勇　杨永生　杨德祥　赵永亚

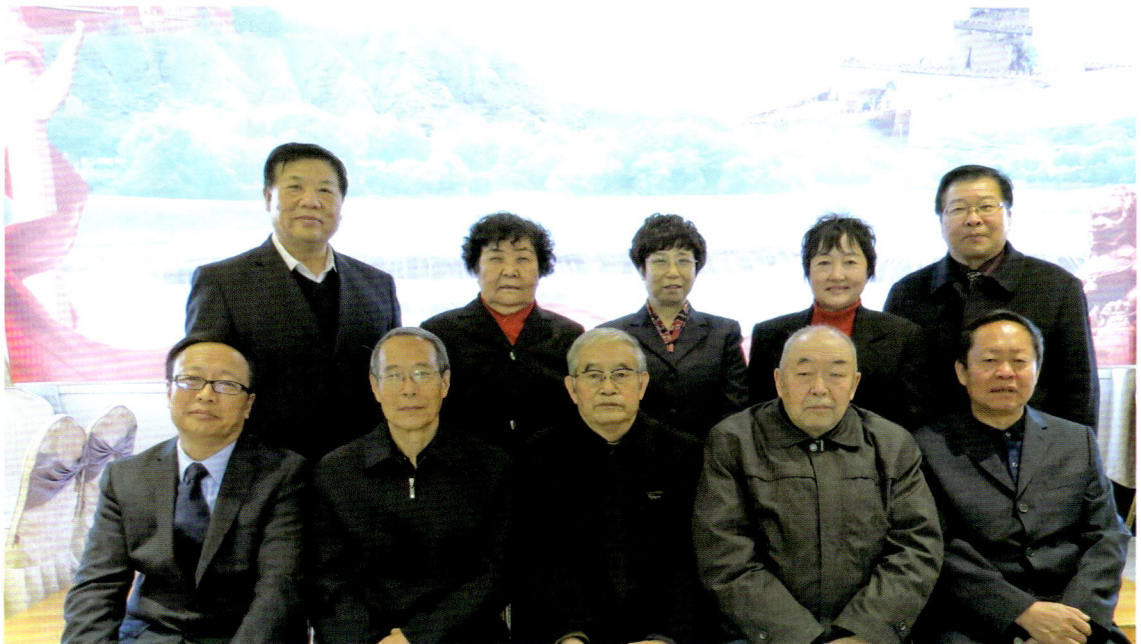

图 46　《榆阳区卫生志》编纂人员合影
前排左起：赵永亚　杨德祥　尤忠义　杨永生　赵德勇
后排左起：师建军　王玉兰　刘艳萍　宋玉英　史志宏

榆林市
榆阳区卫生志

《榆林市榆阳区卫生志》编纂委员会 编

中国文史出版社
CHINA CULTURAL AND HISTORICAL PRESS

图书在版编目（CIP）数据

榆林市榆阳区卫生志 /《榆林市榆阳区卫生志》编
纂委员会编 . -- 北京：中国文史出版社，2018.8
　　ISBN 978-7-5034-9293-8

　　I.①榆…　II.①榆…　III.①区（城市）—卫生志—榆
林　IV.① R199.2

　　中国版本图书馆 CIP 数据核字（2018）第 177933 号

责任编辑：刘　夏
封面设计：华业文创

出版发行：**中国文史出版社**
社　　址：北京市西城区太平桥大街 23 号　　邮编：100811
电　　话：010-66173572　66168268　66192736（发行部）
传　　真：010-66192703
印　　装：北京彩虹伟业印刷有限公司
经　　销：全国新华书店
开　　本：16
印　　张：29.5　　　　　　字数：700 千字
版　　次：2018 年 8 月北京第 1 版
印　　次：2018 年 8 月第 1 次印刷
定　　价：268.00 元

榆林市榆阳区卫生志

名誉主编：杨德祥

主　　编：杨永生

副 主 编：赵永亚　赵德勇

编　　辑：高福祥　史志宏　刘艳萍

特邀编校：尤忠义

阅　　校：王玉兰　王晓惠　师建军　宋玉英

资料收集：（以姓氏笔划为序）

王宏艳　牛素云　马　媛　关　涛　闫　丽

刘　栋　刘小娟　刘海东　李　楠　李　赟

李艳江　许云飞　杨小洁　张莉萍　赵广裕

徐茂虎　胡增美　钞晓荣　党　欢　曹　琍

霍　莉

初审单位：榆阳区卫生局

终审单位：榆阳区地方志办公室

榆林市榆阳区卫生志编纂委员会

主　任： 高有华（前任）　白志强

副主任： 赵永亚　任生华　康世杰　杨德祥

委　员：（以姓氏笔划为序）

王　林　毛永飞　尹庆龙　叶　盛　刘彦东

米耀武　张小龙　张林华　张建国　杨永生

周广华　赵雅林　贺　波　高炳伟　高军强

谢　磊　曹　宏　曹绥平　曹宏尚

序 （一）

　　我是一位走出家乡的卫生工作者，欣闻《榆林市榆阳区卫生志》即将付梓面世，可喜可贺！受榆阳区卫生志编纂委员会面约，以此为序。

　　《榆林市榆阳区卫生志》的编撰出版是榆阳区卫生事业发展中的一件大事，他真实的记录了榆阳区卫生事业的发展沿革，征集、记录和保护了许多珍贵的历史资料，这既是对卫生事业发展历史的继承，也是对今后卫生事业发展的启迪。

　　榆阳区卫生事业的起源可追溯到古河套时期，明清时期作为国粹的中医中药在百姓看病需求的推动下不断得到进步，民国时中医中药已小成规模。直至中华人民共和国成立之后，榆阳区卫生事业快速发展起来，从1949年至2015年，在历届政府和全区卫生工作者的努力下卫生事业取得了巨大成就。全区人均期望寿命由中华人民共和国成立时的32岁增长到2015年的73.5岁，达到全省平均水平；孕产妇死亡率由2000年的100/10万下降到2015年15/10万，婴儿死亡率由2000年的3.2%下降到1%，两项指标提前五年实现国务院2020妇女儿童发展规划《纲要》目标。

　　中华人民共和国成立之后，榆阳区面临威胁群众健康安全的首要问题就是传染病以及地方病的危害，在政府的强力动员和推动下，全社会开展"人人讲卫生，除四害"活动，积极组建防疫队伍宣传卫生知识，采取有效防疫措施，传染病和地方病得到有效控制。在重视防疫工作的同时，医疗卫生事业也有了长足的进步，县乡两级医疗机构基本建立，现代医疗设备和专业卫生技术人员不断充实，中西医并重的方针推动中医中药事业也由以往的个体行医转变为有组织成规模地在医院内开展；以赤脚医生为主体的乡村医生也广泛活跃在田间地头和村民家中，扭转了群众缺医少药的状况。

改革开放以后，榆阳区卫生事业步入快速发展的轨道。防疫工作无论在机构、人员、装备、能力各方面都有了更大的发展和变化。通过普及人畜疫苗接种的范围和种类、开展健康教育、爱国卫生运动、改水改厕、普服碘盐、移民搬迁，几十年来全区没有发生甲类传染病，乙类传染病发病率大幅下降，地方病的危害基本消除。医疗卫生事业也随着群众看病就医需求的大幅增长也迅速发展壮大。辖区达到三级甲等医院标准的医院三所，二级医院五所，妇幼保健、儿童、中医、肛肠专科医院服务特色鲜明。此外社会办医也形成规模，满足多样化的服务需求；医疗卫生人才队伍建设也有了很大的发展，省级医疗机构开展的医疗技术多数都能够在区内开展，一些国家级医疗机构开展的技术，区内也可以开展，优秀专业技术人才不断得到培养和脱颖而出；医疗质量、医疗服务、医疗环境、医疗设施和省级医疗机构几无差别，较好地满足了群众看病就医的要求；完整的区、镇、村三级预防、治疗、保健网络建设，实现了预防为主，防治结合，小病不出村大病不出县和保健进家庭的目标；全区综合预防救治能力经过了抗击"非典"和多次突发公共卫生事件的实践检验；覆盖全人口的医疗保障制度解决了群众看不起病和因病致贫、因病返贫的问题；经过创建省级卫生城市和国家级卫生城市，群众的卫生观念逐步实现由注重家庭卫生向既注重家庭卫生也注重环境卫生的大卫生观念转变。

在旧的卫生问题不断解决的同时新的卫生问题的挑战也越来越紧迫，新发现传染病的危害和慢性非传染性疾病对人群健康的影响已经上升为主要因素，肿瘤发病率的上升同样威胁着人类的生命，老年社会带来的养老保健系列问题也需要有效的应对；此外精神卫生、心理卫生、良好的生活习惯养成都是全社会全行业必须面对的问题，责任重大，丝毫不可懈怠。相信在各级政府的领导下，万众一心，努力拼搏，榆阳区的卫生事业必将迎来辉煌的明天！

原陕西省卫生与计划生育委员会副主任　黄立勋

2017 年 10 月

序（二）

盛世修志是中华民族优秀的文化传统。处在这样一个太平盛世，我们有责任为后人留下一部系统的、翔实的地方卫生史，从而为现在乃至将来卫生事业的发展提供借鉴。为此，历经三十载薪火著专志。

榆阳区自古物华天宝，人杰地灵，传统医药源远流长，卫生文化沉淀丰厚，悬壶济世人才辈出，卫生事业欣欣向荣。历届区卫生局领导重视修志工作，广征博采，搜集巨量素材，励精图治编纂成志。《榆林市榆阳区卫生志》即将面世，我们倍感欣慰，这是榆阳区史无前例的一项卫生文化工程，也是榆阳区卫生事业的一件大事。

光阴荏苒，沧桑流变。1986年县卫生局首次开始收集、整理资料，编纂榆林县卫生志。直至1990年，因诸多因素无果，仅存油印本一册。2012年第二轮续编工作启动，时隔25年，榆阳区卫生局成立了编纂领导小组，委托区老科协卫生分会承担了续修工作，并将上限前伸至远古出现先民活动时期，下限增容到2015年，连续修编过程中，从人力、财力等诸多方面给予鼎力支援，为卫生志的成功编纂奠定了坚实基础。

《榆林市榆阳区卫生志》凝聚着编纂人员和卫生界同人的艰辛、智慧和无私的奉献，秉承实事求是的精神，调查研究，慎重筛选，秉笔直书，使这部志书充分承载了榆阳卫生事业和发展史。在此，我们向卫生志编辑所有参与者及给予关心、帮助和支持的各界人士致以崇高的敬意和衷心的感谢！

"以铜为镜，可以正衣冠；以史为镜，可以知兴替；以人为镜，可以明得失。"《榆林市榆阳区卫生志》就是一部记载榆阳区卫生事业发展历程的史书，承载着"存史、资政、教化、信息、窗口"的功能。我们相信，《榆林市榆阳区卫生志》的出版，必将发挥为卫生事业的发展提供历史基本资料的作用，榆阳区的卫生事业也必将在新的历史起点上，续写更新更灿烂的篇章。

榆阳区卫生和计划生育局局长　　白志强
榆阳区卫生和计划生育局党组书记
原　榆　阳　区　卫　生　局　局　长　　高有华
2017 年 10 月

概　　述

　　《榆林市榆阳区卫生志》从远古鄂尔多斯河套人开始，重点记载了明、清、民国、中华人民共和国至2015年底榆阳区卫生事业兴衰史实。分机构、管理、卫生运动、疾病预防控制、妇幼卫生、中医中药、医疗技术、科教、基层卫生、卫生状况、卫生人物、大事记等12篇，38章，101节，447页，用言40余万，突出卫生事业特色，集纪事性、科学性、资料性、实用性为一体，详尽记述了榆阳区卫生事业始端、发展、转折、提高的发展过程。

　　榆阳区卫生机构，自明成化设医学、药局、养济院始，清同治年间设种痘局。以民国出现教会诊所起，民办医院、公立榆林县卫生院、西医诊所、医学堂相继出现。1949年，全县有医院、卫生所各1所，病床15张，医护人员21人，加私营中、西医生共50余人。经65年的建设，至2015年，区域内卫生机构增至695个（区属662个），共有三级甲等医院3所（综合医院2所、中医院1所），三级乙等医院1所，二级甲等医院2所，二级乙等医院1所。在区属机构中，有综合医院2所、中医院1所、专科医院1所，乡镇卫生院25所，社区卫生服务机构36个（中心7个），公共卫生机构8个，诊所、医务室145个，村卫生室444个；有床位4042张；医护人员6140人；有主任医师68人，副主任医师179人。

　　榆阳区中医。经出土文物考证，生活在5万年前的河套人先民，即有医事活动。因地处民族争战地域，军事医学优于地方。被贬御医入籍榆林，榆阳中医出现御医派。明洪武年间纪二翁一家四代为医至正德初。太医张红郎一族创办中药堂行医，至清道光年间，行成中医世家特色。成化年间官设医学，培养中医人才，持续170余年。设药局管理、储存、营销药物。设养济院收治受伤官兵。明清时期医家所著的《临证汇方》分内、妇、儿三册，计收录168种病证，汇方600余首，将辨证施治广泛应用于临床。清道光年间，御医朱胤（朱豁嘴）落籍榆林，行医授徒，对推动榆林中医发展发挥了积极作用，在他的影响下，涌现出清末朱祥、袁文澜、郭秉钧、郝联魁和郭绣川等清末五大名医及民国郭瑞西、袁卿臣、纪连卿、高兴业四大名医。在民国初的"废止中医案"时期，榆林中医有增无减，城区中药店堂达20多家。榆林解放前，中医没有一所医院，无一张病床。1949年中华人民共和国成立后，在"团结中西医"与"中西医结合"方针指引下，1953年从事中医药有37人。1955年榆林城关中医联合诊所成立，县医院始设中医科。20世纪70年代中西医结合应用针刺麻醉行剖宫产及阑尾切除等手术。1984年成立了中医专科痔瘘医院。20世纪90年代研制的国家新药胆石利通片获生产批件。榆阳中医先后成就了一批国家、省级名中医。截至2015年榆阳区境内有中医机构6所，编制床位1351张，卫生技术人员1042人，执业（助理）医师359人，其中中医类别172人。

榆阳区西医医疗技术，民国9年（1920）榆林戍守部队医院的设立，开创了榆阳区西医诊疗技术始端。自民国23年（1934）榆林县卫生院建立始，以生理学、解剖学、微生物学、病理学为基础的西医学技术，在榆林县逐渐扩大发展。内科技术从听诊器、体温表、血压计、显微镜，到1952年开展血、尿、便常规化验、X线透视等，以及磺胺类药物和青霉素等抗菌药物的应用，开创了药物治疗的新纪元。1958年开展小静脉穿刺补液、给药。1962年心电图、B型超声波应用于临床。1973年相继开展了胃镜、纤维十二指肠镜检查。1984成功地进行了首例电击转律术。1986年开展逆行胰胆管造影，并在胃镜下进行治疗。1985年起，使用B超准确地对肝、心包、腹部肿块进行定位穿刺诊断和治疗，对各肿瘤进行药物联合化疗。外科技术从民国23年（1934）榆林卫生院设立外科始，打开了外科"割症"手术局面。1955年乔荫萍为一名患者摘除了重16公斤的巨大卵巢囊肿，一时轰动全城。1956年将乙醚麻醉应用于手术临床，并由王松年执刀做首例剖腹产手术。马世昌首次施行胃大部切除手术。1958年开展产钳助产术、碎胎术等。1963年相继开展肿块摘除、骨折内固定、食道静脉曲张结扎、甲状腺瘤切除、直肠癌根治、肺叶切除、前列腺切除、中段食道癌切除，以及关节、髋关节融合等手术。1978年，五官科可开展22种手术。1983年，开展颅脑外伤、普胸、骨科、泌尿系和普外各种手术。2010年，星元医院可开展腹腔镜胆囊摘除术、胰头癌胰十二指肠切除、直肠癌根治、胃癌根治、肾上腺嗜铬细胞瘤切除、胸腔纵膈巨型瘤切除、断肢断指再植、颈椎脊柱高难度手术、人工关节置换、先天性巨结肠切除、眼眶肿瘤切除、白内障超声乳等高难度手术。诊断、手术、治疗仪器，从1952年的X线发展到2010年1.5T核磁共振、德国西门子64排128层螺旋CT、血管造影机LCE+、移动式C型臂、全身螺旋CT、内窥镜、全自动生化分析仪、电子显微镜、监护（ICU）病房、BMIC-200型远程医疗会诊系统等大型现代医疗仪器。1949～2015年，榆阳区获全国先进卫生工作者荣誉称号的有7人次，先进集体4个。主任医师王万富、思成怀、刘生荣、安凤莲、曹绥平、贺波为享受国家特殊津贴有突出贡献专家。

榆阳区卫生运动，以民国16年（1927），为连接省府要员，榆林军政官员、士兵、职员大型集会打扫街道卫生为始端，民国25年（1936）成立县卫生委员会，建立专员、县长周检查卫生制度。民国31年（1942）至民国33年（1944）连续三年举办大型卫生宣传展览，向全民进行健康宣传教育。1952年成立榆林县爱国卫生运动委员会。1958年1月，榆林城举行1.2万人参加的"除四害"誓师大会，在全县开展了大规模的以"除四害"为中心的群众性爱国卫生运动。至1959年，共消灭老鼠87.3万只，麻雀225.2万只，清除垃圾2.7万吨，填垫污水沟坑4.4万平方米，疏通污水渠8.4万米，铲除杂草140万公斤，整修厕所2.5万个，修建猪圈2263个，改良水井698个。当时人手一拍，见蚊蝇就打，不计其数。2003年，众志成城，全民抗击"非典"成效显著。2009年创建为省级卫生城市。2015年创建为国家级卫生城市。

榆阳区疾病预防控制，早在商代即有唾盂出现，为吐痰器具。明清时期，榆林曾发生大疫10余次。早在明成化年间，文庙尊经阁内即藏有《痘疹一斑》、《经验痘书》等书籍。清同治年间总兵刘厚基设牛痘局。民国23年（1934），榆林县卫生院成立后始设卫生稽查员 2 名，先后开始预防接种鼠疫、天花、霍乱疫苗。1951～1953 年，针对美国在中朝边境搞细菌战，开展了大规模注射疫菌苗、灭菌防疫工作。1954 年榆林县卫生防疫站成立，医疗机构始设预防保健科。1958 年，榆林县城乡三级预防保健网基本形成。自 50 年代起，从出生婴儿开始打防疫针，并按计划免疫程序普遍接种疫苗，1997 年进入全国计划免疫先进行列，使有史以来第一死因的传染病，到 1956 年退居第二位，1964 年退居第五位。1970～1990 年，城区居民的死因顺位，传染病从前 8 位中消失。民国 37 年（1948）榆林县平均期望寿命 32 岁，至 2015 年榆阳区平均期望寿命为 73.8 岁。始于 20 年代的生物医学模式，至 80 年代已趋生物——心理——社会医学模式。榆阳区主要的地方病有碘缺乏病、大骨节病和饮水型氟中毒。历史上也曾有输入性鼠疫、布鲁氏杆菌病暴发流行，因有疫源性动物的存在，均被列入地方病防治范围。1964～2015 年，历届中共区委或区政府 18 次调整充实地方病防治领导小组成员，长期不懈地坚持"以防氟改水为重点，巩固和发展碘缺乏病防治成果，积极探索大骨节病的成因与防治，加强布病监测，杜绝鼠疫发生"策略。1980 年地方性甲状腺肿防治工作首先达到了全省控制与消除标准。1993 年，布病防治达到稳定控制病区标准。1998 年，榆林市政府在碘缺乏病、大骨节病病区强力推行碘盐和硒碘盐配给制。2007 年，榆阳区通过陕西省地方病防治示范区建设评估。截至 2015 年，碘缺乏病患病率为 3.31％，大骨节病的患病率为 0.59％，地方性氟中毒病区 80％以上的人口饮用上了清洁、卫生、安全的低氟生活饮用水。

榆阳区妇幼保健，明清时期的传统习俗"喜三"，即孕妇产后 3 天只喝小米米汤，婴儿生后第三天用中药煎汤洗浴。清末民国初即有从事接生的"接生婆"。到民国 22 年（1933），榆林县卫生院成立后妇幼保健工作逐渐展开。1950 年首先倡导废止旧法接生。1953 年成立妇幼保健站。1958 年县、乡、村妇幼保健三级网基本形成。1990 年以来，联合国儿童基金会、人口基金会的"加强中国基层妇幼卫生／计划生育服务"合作项目、联合国儿童基金会后续"国际妇幼卫生合作项目"、妇幼"降消"等项目相继启动。2015 年全区孕产妇系统管理率为 88.5%，0～6 岁儿童系统管理率为 88.46%；孕产妇住院分娩率为 98.67%。

　　榆阳区医学成就。榆阳区卫生局从 1950～2015 年：基本建设投资 84440.4 万元，完成建筑面积 258894 平方米，总固定资产达 6.5 亿元；1953～2015 年的 62 年间总卫生经费支出 201435 万元，2015 年卫生事业费支出 17788.9 万元，其中疾病预防控制机构 599.2 万元，占 3.37%，妇幼保健机构 3797.7 万元，占 21.45%，城市社区卫生机构 1093.8 万元，占 6.15%，乡镇卫生院 3143.8 万元，占 17.77%。1974 年始建榆林县卫生学校，至 2004 年，共开办 15 个专业，42 个班次，培育出 1958 名医务人员。据不完全统计，1983～2015 年，全区累计取得获奖医学科技成果 66 项，其中：省级 11 项（一等奖 1 项、二等奖 2 项、三等奖 8 项），市级 55 项（一等奖 6 项、二等奖 17 项、三等奖 32 项）。星元医院 46 项、区人民医院 14 项、区中医院 2 项、痔瘘医院 4 项。获得国家医学发明专利 8 项。编纂医学专著 22 部。榆阳区自 1949 年至 2015 年，获国家、省、市级劳动模范、先进工作者、省管有突出贡献专家 28 人，其中贺波为全国劳动模范；贺瑞林为全国三八红旗手；享受国务院特殊津贴的著名专家有王万富、思成怀、刘生荣、安凤莲、曹随平；榆阳中医成就了李世平、柴有华、韩增、刘茂林、杭逢源、张鹏举、高智等七位国家、省级名老中医。2015 年，全区总人口 55.54 万人，平均每千人拥有床位 6 张。每千人拥有卫生技术人员 9 人，每千人拥有执业（助理）医师 2.8 人，每千人拥有注册护士 3.7 人。其各项卫分指标分别为：出生率 11.77‰，死亡率 4.59‰，自然增长率 7.18‰。法定报告传染病发病率为 107.94／10 万，农村安全饮水普及率 90%，农村卫生厕所普及率 46%，新型农村合作医疗参保人数 34.15 万人，参合率 98.17%，孕产妇死亡率 15.29/10 万，5 岁以下儿童死亡率 11.62‰，婴儿死亡率 10.09‰，新生儿死亡率 9.02‰；全区人口平均期望寿命为 73.8 岁，男为 71.5 岁，女为 74.7 岁。

凡　例

1. 指导思想

本志编纂以马列主义、毛泽东思想、邓小平理论、三个代表重要思想、科学发展观和习近平新时代中国特色社会主义思相为指导，运用辩证唯物主义和历史唯物主义观点，实事求是地记述了榆阳区卫生事业发展的历史和现状。

2. 限至

本志以先民最早在榆阳区的活动为上限，下限至 2015 年。详今略古，重点记载 1949 年以后的活动。因本志成书于 2017 年，故特载录了卫生局与计划生育局并轨为卫生和计划生育局的重要变革事件。

3. 管辖

区境内卫生事业在行政上一直分二级管辖，古为镇、卫二级和府、县二级，今为市、区二级，时有上划、下放的变迁情况。本志主要记载区属卫生事业，对境内市属医疗机构只作必要的略述。

4. 人物

人物以生不立传为原则，分略、简录、名录三部分。略传记载本籍名医、有突出贡献专家等；简录记载全国、省、市劳动模范、五一奖章获得者、卫生事业行政领导、厅局长、历届区卫生局局长、走进榆阳外籍卫技人员、榆阳籍外埠卫技人员及全国、省、市名老中医等；名录记载省级以上先进个人、全国、省、市党代会、人人代和政协表委员等。本志书一律用第三人称。人物排列以生年为序。

5. 体裁结构

本志由篇、章、节、目组成，记、志、传、图、表、录综合应用，采用记事本末体，横排门类，纵述始末。志首冠以序言，附录缀于志尾。篇下设无题简述。

6. 纪年

1949 年以前用历史纪年与公元纪年对照法，括号内的公元纪年省去年字，如明洪武元年（1368）、清顺治元年（1644）、民国 10 年（1921），1949 年后一律用公元纪年。20 世纪各年代，行文中省去"20 世纪"，直书年代。

7. 数字

本志书用阿拉伯数字表示数量，凡是五位数及超过五位数以上的数字，以万为单位，小数点后只保留两位。统计数字以卫生统计及区统计局统计报表为准。

8. 数量词

凡在本志书正文出现的数量词，遇到如下情况，用汉字表示，如三本书、四条意见、读了九篇、第三世界、第三章、"一二·九"；凡邻近的两个数量词连用，一律用汉字"如二三米、三五天、四十五六岁。

9. 地名

本志书出现的地名，应与命题历史时期所称谓的地名相一致如秦上郡（今榆林）、明延绥镇（今榆林）。因行政建制的变更，故 1949 年称榆林县，1989 年始称榆林市，上辖于榆林地区；2000 年始称榆阳区，上辖于地级榆林市。

10. 章节序号

本志书篇、章、节、目序号，一律用第一篇、第一章、第一节；目序号为阿拉伯数字 1、2、3……

11. 图表序号

本志书图（画图）、片（照片）及表顺序，以篇排号，如图 1-3 及表 1-3，分别表示第一篇第三图与第一篇第三表。

12. 计量

本志书一律用毫克、克、千克表示重量单位，但中药处方，仍沿用历史计量。

13. 资料来源

本志书资料来源于档案、文件、文献、史书、社会调查及各区属单位上报的卫生志资料等，一般不注明出处，不加注释。

篇　目

目 录

第一篇 机构篇

第二篇　管理篇

第三篇　卫生运动篇

第四篇　疾病预防控制篇

第五篇　妇幼卫生篇

第八篇 科教科研篇

第九篇 基层卫生篇

第十二篇　大事记篇

第一篇　机构篇

　　明正统十年（1445）榆林卫、双山、常乐、建安，保宁、鱼河诸堡各设医 1 名，为榆阳区官方设医始端。明成化九年（1473）榆林成为镇延绥镇治所后，公署首设医学、养济院和贮存药局。同治年间设牛痘局。民国 9 年（1920），戍防部队军医院入驻榆林城，为榆林首家西医医院。民国 14 年（1925）西班牙传教士伯金福、殷嘉伯在县城天神庙巷天主教堂内开设教会西医诊疗所。民国 20 年（1931），创立民办榆林民众医院。民国 23 年（1934）榆林第一所公立卫生院成立。抗日战争时期，境内先后曾设立过国民党驻军 86 师陆军医院、晋陕绥边区总司令部 63 野战医院及 22 军 230 医院。1949 年 6 月 1 日榆林和平解放，时有公立医院、卫生院各 1 所，床位 12 张，医护人员 21 名。至 2015 年，境内卫生事业机构增至 695 个（区属 662 个），在区属机构中，有综合医院 2 所、中医院 1 所、专科医院 1 所，乡镇卫生院 25 所，社区卫生服务机构 37 个（中心 7 个），公共卫生机构 8 个，诊所、医务室 145 个，村卫生室 444 个，其中标准化建设 234 个。共计有床位 4042 张，卫技人员 6140 人。

第一章　卫生行政机构

第一节　沿　革

　　榆阳区卫生行政机构可追溯至明成化九年（1473）延绥镇治所由绥德迁至榆林之后，始设惠民药局，在镇城抚院门西。万历元年（1573），巡抚张公改置右将署南，建医学坊，贮布政司解到年例川、广诸药料，以医军中之有疾者。万历三十七年（1609），巡抚涂宗濬委官即旧局施药。惠民药局府设提领，州县设官医，治疗贫病的军士和民众。所以实际上是地方的药物兼医疗机构，也可以说是门诊性质的卖药所。州县医学典科，品级未入流，无俸禄，万历年间改从九品。州县官医实行铜条印信制，在边境卫所的军队采取随时派遣军医的办法，没有固定名额，实行子承父业制。清延明制，雍正年间，设医学正（训）科一员，兼（专）医事。同治年间设牛痘局。民国 23 年（1934）公立榆林卫生院成立，管理卫生事宜。民国 35 年（1946）10 月，镇川、清泉、上盐湾、鱼河相继解放，设镇川县，属陕甘宁边区领导，在民政科设卫生科员，乡设卫生委员会。1949 年 6 月 1 日，榆林和平解放。1952 年，榆林县人民委员会设文卫科，配卫生科员 1 人。1953 年配科长 1 人，科员 2 人。1958 年 12 月，横山县与榆林县合并，文卫科并入新设的文教卫生部。1959 年 12 月，文教卫生部分设卫生局、教育局。1960 年 12 月，文教局和卫生局合并为文卫局。1966 年，"文化大革命"开始后，红卫兵造反夺权，文卫局工作瘫痪。1968 年 3 月县革命委员会成立后，生产组下设卫生小组。1971 年 10 月，生产组下设卫生局。1976 年，榆林县卫生局独立设置，编制 5 人，为县政府行政部门，机关驻地胜利上巷 6 号。1988 年 12 月，县改市后，原榆林县卫生局更名为榆林市（县）卫生局，行政编制，10 人，领导职数 1 正 3 副。1996 年 4 月机构改革，县爱卫会办公室并入市卫生局。1997 年 3 月 21 日，榆林市人民政府办公室印发榆政办字〔1997〕7 号《榆林市卫生局"三定"方案》的通知。即定职责、定岗位、定编制。为科级行政建制、编制 15 人，领导职数 1 正 2 副，内设 7 个机构。2000 年 7 月，撤地设市，原榆林市（县）卫生局更名为榆阳区卫生局。2002 年，随政府整体搬迁至西沙榆阳路 2 号南楼。区卫生局机关行政编制 7 人，其中：局长 1 人，副局长 2 人，中共党支部书记 1 人，会计员 1 人，工作人员 2 人。非领导职务职数按有关规定另行核定。2004 年，行政编制 10 名，领导职数 1 正 3 副。2006 年，随政府整体搬迁至西沙兴榆路 6 号。2007 年，增设科级事业单位有榆阳区新型农村合作医疗办公室、榆阳区初级卫生保健办公室和 7 个社区卫生服务中心。2011 年区卫生局行政编制 10 人，领导职数局长 1 名，副局长 3 名。区爱国卫生运动委员会办公室正科级建制，设主任

1名（由区卫生局1名副局长兼任），副主任1人。区红十字会办公室为正科级编制6人，设主任1人（由区卫生局1人副局长兼任），副主任1人。2015年，区卫生局行政编制10人，事业编制6人，实有人员24人，领导职数1正2副。2017年4月28日，榆阳区人民政府职能转变设立区卫生和计划生育局（简称区卫生计生局），为区政府工作部门，行政编制16人，领导职数1正3副。区爱国卫生运动委员会办公室设在区卫生和计划生育局，正科建制，设主任1名（由区卫生和计划生育局1名副局长兼任），副主任1人。因本志，成书于2018年，故将此重要变革收录记载。

第二节　职　责

榆阳区卫生局（简称区、县、市卫生局）是区人民政府主管全区卫生行政工作的职能部门，在不同历史阶段履行的职责有所不同，其2004年调整后的职责如下。

（1）贯彻和执行党和国家的卫生工作方针、政策和法律、法规，拟订全区卫生事业发展规划及全区卫生工作的计划、法规草案、规程、技术规范和卫生标准并监督实施。

（2）研究拟定全区区域卫生规划，统筹规划科学对全区卫生资源配置，组织实施卫生规划和医疗卫生行业服务要素准入制度。

（3）研究拟定全区农村卫生发展规划和政策措施并组织实施；负责初级卫生保健工作；负责新型农村合作医疗的监督管理工作。

（4）拟定社区卫生、妇幼卫生发展规划和政策措施及服务标准，规划并实施社区卫生服务体系建设；负责妇幼保健的综合管理和监督，指导母婴保健专项技术的实施。

（5）贯彻预防为主的方针，开展全民健康教育；拟定实施重大疾病防治规划与措施，贯彻国家免疫规划及政策措施，对重大疾病实施防控与干预；负责传染病、地方病和其他常见病、多发病的监测防治。

（6）负责卫生应急工作，拟定卫生应急预案和政策措施；负责突发公共卫生事件监测预警和风险评估；负责组织调度全区卫生技术力量，会同有关部门对重大疫情、病情、灾情、突发事件实施紧急处置；发布突发公共卫生事件应急处置信息。

（7）贯彻执行中、省、市关于卫生、药品、医疗器械法律法规及有关标准和技术规范，贯彻实施中、省、市关于卫生改革与发展战略目标、规划和方针政策。

（8）贯彻实施中、省基本药物制度和药品法典。

（9）承担食品安全综合协调、组织查处食品安全重大事故责任，组织贯彻中、省食品安全标准；负责食品及相关产品全风险评估、预警工作，统一发布重大食品安全信息。

（10）贯彻中、省促进中医药事业发展的法律法规，深化医药卫生体制改革，坚持公共医疗卫生的公益性质，坚持预防为主，以农村为重点，中西医并重的方针，坚持为人民健康服务的方向。

（11）指导规范卫生行政执法工作，按照职责分工负责职业卫生、放射卫生、环境卫生和学校卫生的监督管理，负责公共场所和饮用水卫生安全监督管理，负责传染病防治监督。

（12）负责医疗机构医疗服务的全行业监督管理，贯彻中、省医疗机构医疗服务、技术、医疗质量的政策、规范、标准，组织拟定医疗卫生职业道德规范，建立全区医疗机构服务评价和监督体系。

（13）拟定并组织实施全区工生人才发展规划和医药卫生科技发展规划；组织实施卫生技术人员资格认定、专业技术职称晋升、培训、考试、继续教育和卫生行业人才交流工作。

（14）贯彻执行《红十字法》，开展抢险救灾和社会救助工作；依法监督管理采供血及临床用血质量。

（15）负责拟订并实施城乡公共卫生均等化项目指导方案和各项公共卫生项目的补助考核。

（16）承担区爱国卫生运动委员会办公室的日常工作。

（17）承办区政府交办的其他事项。

第三节　职能调整

1960年11月，县商业局将药材公司职能调整所经营新药业务交县卫生局管理。1962年设中国医药公司陕西省榆林县药品器械公司，隶属县卫生局。1963年县文教卫生局交县商业局管理。1968年成立榆林县人民防治院，药材公司撤销。1970年药材公司单设，隶属县商业局。

1973年榆林县计划生育领导小组办公室与县卫生局合署办公。1984年单独成立县计划生育局。

2011年，根据"以农村为重点、预防为主、中西医并重、依靠科技与教育、动员全社会参与、为人民健康服务、为社会主义现代化服务"的新时期卫生工作方针，对区卫生局的主要职能做以下调整。

（1）取消已由区政府公布取消的行政审批事项。

（2）将食品卫生许可，餐饮业、食堂等消费环节食品安全监管和保健食品、化妆品卫生监督管理职责划给食品药品监督管理局。

（3）将区食品药品监督管理局承担的综合协调食品安全、组织查处食品安全重大事故的职责划入区卫生局。

（4）增加贯彻执行国家食品安全标准、药品法典、国家基本药物制度的职责。

（5）负责新型农村合作医疗综合管理工作。

划出职能：

撤销榆阳区药品监督检验所，将药政、药检职能交给榆林市药品监督管理局榆阳分局。将食品餐饮环节监管职能划归食品药品监督管理局。其职能有：

（1）依法对药品行业实施监督管理的职能。

（2）管理麻醉药品、精神药品、毒性药品和放射药品的职能。

（3）审批药品类广告的职能。

（4）将区直机关事业单位基本医疗保险基金管理职能移交给区劳动和社会保障局。

划入职能：

原区劳人局承担的职业卫生（包括矿业卫生）监察职能列入。

加强职能：

（1）实施区域卫生规划，实行卫生工作行业管理。

（2）依据卫生法律、法规、规章、技术规范，实行综合执法，强化卫生监督管理。

（3）强化农村卫生、预防保健、社区卫生服务。

2017年职能调整如下。

取消的职责：

（1）母婴保健技术服务机构开展新生儿疾病筛查许可职责。

（2）职业卫生安全许可。

（3）医疗卫生机构承担预防性健康检查审批。

（4）计划生育技术人员合格证核发。

承接的职责：

（1）公立医疗机构：不设床位的和设置床位不足100张的医疗机构的审批；设置床位在100张以上499张以下的医院、卫生院或100张以上199张以下床位的中医医院的初审，审核同意后报市卫生计生行政部门审批。

（2）社会办医：199张以下的综合医院、99张床位以下的专科医院（中医院）、护理院以及门诊部、诊所的审批。

（3）医疗广告的审查。

（4）区级公共场所改、扩建卫生许可。

（5）饮用水供水单位卫生许可。

（6）乡、镇计划生育技术服务机构设立变更撤销许可。

（7）计划生育技术服务人员执业证书核发。

（8）单采血浆站设置审核。

调整的职责：

（1）将原区卫生局的职能整合后划入卫生和计划生育局。

（2）将原人口和计划生育局的职能整合后划入卫生和计划生育局。

（3）将区发展和改革局承担的区深化医药卫生体制改革领导小组办公室的职责，划入区卫生和计划生育局。

（4）将研究拟定人口发展规划及人口政策职责划入区发展和改革局。

（5）将组织实施药品法典，贯彻落实国家食品安全检验机构资质认定条件和检验规范的职责，划给区食品药品监督管理局。

加强的职责：

（1）深化医药卫生体制改革，协调推进医疗保障、医疗服务、公共卫生、药品供应和监督体制综合改革，巩固完善基本药物制度和基层运行新机制，加大公立医院改革力度，推进基本公共卫生服务均等化，强化公共卫生服务项目监督管理，提高全区人民健康水平。

（2）坚持计划生育基本国策，加强对乡镇（街道）执行计划生育政策和法律法规情况的监督考核，加强对基层计划生育工作服务指导，促进出生人口性别平衡和优生优育，提高出生人口素质。

（3）推进计划生育工作服务和医疗卫生在政策法规，资源配置、服务体系、信息化建设、宣传教育、健康促进方面的融合。

（4）鼓励社会力量提供医疗卫生和计划生育工作服务，加大政府购买服务力度，加强急需紧缺专业人才培养。

第四节　岗位设置

1976 年恢复县卫生局建制，设政秘、财统、业务三个岗位。1988 年 12 月，榆林市卫生局设人秘股、医政股、卫防股、计财股、爱卫会办公室、公费医疗办公室等。1997 年 3 月 21 日榆林市人民政府办公室印发《榆林布卫生局"三定"方案》，卫生局内设科室岗位有：政秘、财统、医政、药政、预防保健、爱国卫生、红十字会等 7 个科室。2004 年，调整为政秘、财统、卫生法制与监督、医政中医、疾病控制、基层卫生与妇保等 6 个岗位。

2011 年岗位设置有：政秘、财统、疾控、食品安全与卫生监督、医政中医、基层卫生与妇幼保健 6 个岗位。

2015 年区卫生局内设岗位有：办公室、政秘、财统、卫生法制与监督、医政中医、疾病控制、基层卫生与妇保等。内设机构有爱卫办、红十字会，共 9 个。

2011 年岗位设置及职责：

（1）政秘岗位：负责局机关政务工作；负责重要会议的组织和会议决定事项的督办；负责公文处理、重要文件的起草、政务信息、议案、建议；提案、机要、保密、档案、信访、安全和接待联络工作；负责局机关后勤服务工作，负责局机关和直属单位的人事、劳资、专业技术职务管理和干部考核工作。

（2）财统岗位：编制卫生财务预算、决算，对卫生事业经费使用进行监督管理；监管下属单位的财务工作和国有资产，统筹规划与协调全区卫生资源配置，管理大型医用装备的配置；负责卫生系统财务集中核算工作；负责医疗卫生单位服务价格管理、审计监督工作；负责全区卫生事业、疾病分类统计工作和卫生系统信息网络建设工作。

（3）疾控岗位：拟定全区传染病。慢性非传染性疾病及公共卫生相关疾病的防治规划和措施并组织实施；组织开展重大疾病防控；拟定全区卫生应急和突发公共卫生事件的预案、措施并实施；负责计划免疫工作；承担区爱国卫生运动委员会的日常工作，牵头落实卫生"创国卫"工作；负责全区地方病防治管理工作，开展健康教育，普及卫生知识。

（4）食品安全与卫生监督岗位：贯彻执行中、省食品安全标准，组织查处食品安全重大事故，开展食品安全监测、风险评估和预警工作；承担重大食品安全信息发布工作；负责卫生行政复议和卫生执法监督；负责公共场所、饮用水等卫生监督管理；负责职业、环境、放射、学校卫生的监督管理，整顿和规范医疗市场。

（5）医政中医岗位：制定区域卫生和医疗机构发展规划并组织实施；负责医疗机构、设备、技术和人员准入审批；监管医疗服务质量，建立全区医疗机构医疗质量评价和监督体系，组织开展医疗质量、安全、服务监督和评价工作；负责医疗机构内部药事和临床重点专科建设工作；负责全区血液规划和临床用血质量的监督；拟定全区中医药发展规划，开展中医医疗、科研、培训工作；拟定有关中医医疗管理规范和技术标准并组织实施；拟定全区医学科技发展规划，组织医疗卫生科研攻关；负责卫生科技交流和医学教育工作；承担推进公立医院管理体制改革工作；负责新型农村合作医疗的监督管理工作。

（6）基层卫生与妇幼保健岗位：负责全区农村卫生和城市社区卫生服务工作，拟定有关政策，规划并组织实施；负责农村卫生服务体系和城市社区卫生服务体系建设工作；指导农村卫生服务体系和城市社区卫生服务体系的改革；负责农村、城市社区公共卫生项目补助的考核兑现工作及农村卫生相关政策的落实；拟定全区妇幼卫生和提高出生人口素质工作的政策、规划、规范并组织实施；指导开展母婴保健专项技术，对妇幼保健实施监督管理。

2015年，区卫生局内设岗位科室有：办公室、政秘、财统、卫生法制与监督、医政中医、疾病控制、基层卫生与妇保等。内设机构有爱国卫生、红十字会，共9个。

第五节　隶属机构

1950年榆林县仅有县卫生院1所。1952年成立榆林县妇幼保健站。1954年成立榆林县防疫站。1959年成立榆林县中医联合医院。几经并转，至1981年县革命委员会改为榆林县人民政府时，县卫生局辖科级事业单位有榆林县医院、榆林县防疫站、榆林县妇幼保健站、榆林县中医院、榆林县药品检验所、榆林县卫生学校及9所地段医院，19所乡镇卫生院。2003年，区编委核编，卫生局下辖科级事业单位9个，即区卫生防疫站、区卫生监督所、星元医院、区中医医院、区妇幼保健院、痔瘘医院、医学科学研究所、地方病防治办公室、爱委办及25所乡镇（中心）卫生院。2007年后，相继增设榆阳区新型农村合作医疗管理办公室、榆阳区社区卫生管理办公室、榆阳区药品采购与结算管理中心等卫生事业机构。2015年隶属区卫生局的科级事业单位有：星元医院、区人民医院（含市儿童医院）、区中医医院、区疾病预防控制中心、区妇幼保健院、区卫生监督所、区痔瘘医院、区地方病防治办公室、区爱国卫生委员会办公室、区初级卫生保健办公室、区新型农村合作医疗办公室、区社区卫生管理办公室、区红十字会、区药品采购与结算管理中心等14个卫生事业机构和7个社区卫生服务中心、20所乡镇卫生院及5所卫生分院。

表1-1　榆阳区卫生局历届领导名录

任职时间	机构名称	职务	姓名	备注
1952～1958.2	榆林县卫生科	卫生科科长	张世雄	
1958.12～1959.12	榆林县文教卫生部	部长	艾绳光	
1960.8～1961.12		局长	马建雄	分设文教局和卫生局
1961.12～1963.4	榆林县文卫局			
1965.4～1965.6		局长	乔公增	
1965.6～1965.9			王进德	
1965.9～1966.5			郭文广	

任职时间	机构名称	职务	姓名	备注
1971.10 ～ 1975.3	榆林县卫生局	局长	王侠	
1976.8 ～ 1979.4			蔺振祥	
1979.5 ～ 1981.1			艾秦	
1982.1 ～ 1984.1			潘高	
1984.1 ～ 1996.5	榆林市卫生局	局长	张毛珍	
1996.6 ～ 2002.2	榆阳区卫生局	局长	杨德祥	
2002.3 ～ 2012			李锦明	
2013.12 ～ 2015.12			高有华	
1958.12 ～ 1959.2	榆林县文教卫生部	副局长	李学孝	主持工作至 1959.12
1958.12 ～ 1959.12			赵良英	主持工作至 1961.9
1961.12 ～ 1965.7	榆林县文卫局		姚飞	
1961.12 ～ 1964.3			马日晖	
1966.2 ～ 1966.5			李雄梧	
1973.5 ～ 1975.3	榆林县卫生局		折建生	主持工作至 1976.8
1974.2 ～ 1982.11			吴建生	
1978.10 ～ 1979.5			艾绳光	
1982.11 ～ 1984.1			张毛珍	
1984.1 ～ 1985.10			牛炳华	
1985.10 ～ 1993.3	榆林市卫生局		陈占训	
1988.8 ～ 1996.5			韩俊枝	
1993.3 ～ 2013.5	榆阳区卫生局		赵德勇	
1996.11 ～ 2002.2			张振华	
2002.2 ～ 2002.9			韩利民	
2003.5 ～ 2015.12			赵永亚	
2003.5 ～ 2012.3			张学东	
2011 ～ 2013			高有华	总支书记
2013 ～ 2015.12			康世杰	

第二章 公共卫生机构

第一节 榆阳区爱国卫生运动委员会办公室

1. 沿革

榆阳区爱国卫生运动委员会办公室（简称区爱卫办）是区人民政府领导下的爱国卫生运动委员会的办事机构，主管全区爱国卫生工作。1949 年榆林解放后成立了县防疫委员会。1953 年，榆林县爱国卫生委员会成立，主任由县长（后由分管副县长）担任，委员由卫生、公安、民政、文教等部门负责人组成，其办公室多设在卫生局。"文化大革命"期间撤销。1977 年 5 月恢复建制。1978 年配副主任 1 名主持工作。1981 年 1 月，榆林县革命委员会改为榆林县人民政府，县爱卫办驻钟楼下巷 3 号。1984 年任命主任 1 名。1989 年，称榆林市（县）爱国卫生运动委员会办公室，至 1993 年 5 月，编制 9 人。1996 年 4 月机构改革中，市（县）爱卫办并入卫生局。配专职领导职数 1 正 2 副。1998 年后，办公室主任由卫生局副局长兼任。2000 年 7 月，更名为榆林市榆阳区爱国卫生委员会办公室。2007 年 5 月，任命专职主任 1 名。2011 年，任命专职副主任 1 名。2011 ～ 2015 年设领导职数 1 正 1 副。

2. 职责

贯彻执行国家、省、市爱国卫生工作的方针、政策和有关法规；制订全区爱国卫生规划、工作计划和总结；负责组织、协调各委员部门共同履行社会卫生工作职责，落实任务；组织实施爱国卫生监督、检查，动员全社会参加爱国卫生运动；组织开展全区各系统单位创建"卫生先进单位"活动；总结推广爱国卫生工作经验，推动创建国家卫生城市工作；组织、协调、指导全区各街道办事处及辖区各居委会开展科学灭鼠、灭蚊、灭蝇和灭蟑螂等"除四害"工作，并对各街道办事处"除四害"消杀队的消杀服务承包质量进行检查、监督、指导，巩固和发展城区"除四害"全面达标工作成果；组织、协调有关部门开展健康教育和公共场所禁止吸烟工作；搞好卫生宣传，普及卫生科学知识，引导广大群众树立社会大卫生观念，提高自我保健能力；组织、协调有关部门处理有关群众来访来信反映的爱国卫生热点、难点问题；协助有关部门做好重大疫情的控制处理和救灾防病工作；及时和各委员部门联系，通过会议、文件、简报等形式，搞好信息交流，并对各委员部门爱卫工作进行业务指导，督促检查。

表 1-2　榆阳区爱卫办历任领导名录

任职时间	机构名称	职务	姓名	备注
1978.9 ～ 1982.1		副主任	余克能	主持工作
1984.9 ～ 1987.10		副主任	张鸿喜	
1984.3 ～ 1985.5		主任	牛炳华	兼
1985.5 ～ 1990.7	榆林县爱国卫生委员会办公室	主任	赵德仁	兼
1987.3 ～ 1987.9		副主任	李能让	
1987.1 ～ 1987.12		副主任	张鸿喜	
1988.4 ～ 1989.4		副主任	董才山	
1989.4 ～ 1991.6		副主任	刘统厚	
1991.6 ～ 1993.4		主任	刘统厚	
1990.1 ～ 1993.5		副主任	张彦祥	
1993.3 ～ 1993.5	榆林市爱国卫生委员会办公室	副主任	张文祥	
1993.4 ～ 1996.4		主任	张子平	
1993.6 ～ 1996.4		副主任	张彦祥	
1993.6 ～ 1996.4		副主任	张文祥	
1998.8 ～ 2002.2		主任	张振华	兼
1999.11 ～ 2007.5		副主任	韦志华	
2002.2 ～ 2002.9	榆阳区爱国卫生委员会办公室	主任	韩利民	
2007.5 ～ 2014.1		主任	韦志华	
2007.5 ～ 2015.2		副主任	景艳春	

第二节　榆阳区疾病预防控制中心

1. 沿革

榆阳区疾病预防控制中心（简称区疾控中心）前身是 1954 年 10 月榆林县卫生院与榆林专区防疫队合并组建的榆林县卫生防疫站，隶属县文卫科，有工作人员 28 名，设防疫、卫生、检验、总务四个股，领导职数 1 正 1 副，地址在榆林县城关镇北大街 223 号。1959 年 3 月，榆林县卫生防疫站并入榆林县人民医院，名为榆林县第一医院防疫科，对外称防疫站。1960 年 5 月从榆林县第一医院分出单设。1961 年 10 月，榆林县卫生防疫站与榆林地区地方病防治所合并，称榆林专区卫生防疫站，地址在二街西新明楼巷口南。至 1970 年，榆林县防疫工作先后由榆林县卫生院、榆林县工农医院、榆林县人民卫生防治院承担。1970 年 10 月 18 日，榆林县人民防治院设防疫保健组，编制 7 人。1971 年 8 月，县革委决定恢复卫生防疫站建制，选址三教庵农校养殖场。1972 年 6 月为事业编制，隶属县卫生局，编制 5 人。1973 年 1 月 27 日，防疫站工程竣工，占地面积 2400 平方米，建筑面积 760 平方米，总投资 40800 元。有职工 9 人。7 月，成立革命领导小组，设组长、书记 1 人，副组长、副书记 1 人，副组长主持业务工作。1979 年 5 月，撤销革命领导小组，任命站长、副书记 1 名。1980 年，防疫站地病科改建为榆林县地方病防治所，设兼职所长

1 人。1989 年，原榆林县卫生防疫站更名为榆林市（县）卫生防疫站，编制 78 人。2000 年 7 月，原榆林市（县）卫生防疫站更名为榆阳区卫生防疫站。2002 年 8 月，卫生局组建榆阳区卫生监督所，将榆阳区卫生防疫站承担的卫生监督执法职能划归区卫生监督所。2004 年 11 月 10 日，榆阳区卫生防疫站改制为榆阳区疾病预防控制中心，全额预算正科级事业建制，隶属于区卫生局，核定编制 70 人。2006 年 4 月，整体搬迁到榆林市经济开发区榆溪大道北侧新建的疾控中心综合办公楼。占地面积 1853 平方米，建筑面积为 5883 平方米，业务使用面积 3369 平方米，总投资 944.5 万元。2009 年 3 月 19 日，区疾控中心增挂榆阳区健康教育所牌子。2015 年，编制 70 人，实有 85 人，其中专业技术人员 54 人，包括高级职称 7 人，中级职称 18 人，初级职称 29 人。领导职数 1 正 3 副。中心设置流行病防治科、性病艾滋病防控科、计划免疫科、慢性病健康教育科、地方病防治科、结核病防治科、预防性健康体检科、卫生检验科、办公室、总务科、财务科共 11 个职能科室和健康教育所。拥有原子吸收分光光度计、气象色谱仪、mp-2 溶出仪、酶标仪、洗板机、500 毫安 X 光机等大型仪器设备 40 多件（台）。承担着全区疾病预防控制与卫生监测和健康教育等任务。先后荣获国家卫生部授予的"全国计划免疫先进集体""全国消灭脊髓灰质炎工作先进单位"称号。

2. 职责

（1）负责全区传染病、地方病、慢性非传染性疾病的检测、预防和控制，落实各项防治措施；（2）负责具体实施儿童计划免疫工作，包括免疫规划、疫苗管理、冷链运转、安全接种、督导检查、现场评估等；（3）承担卫生检测、检验工作和预防性健康检查；（4）负责全区基层防保网的业务建设和管理，包括人员培训、业务指导、督导检查，负责对社会公众的健康及卫生知识的宣传普及工作；（5）在上级业务部门指导下，开展与疾病预防控制有关科研调查工作；（6）负责全区的疫情管理、统计分析和报告及信息系统的管理与维护；（7）承办同级卫生行政部门和上级疾病预防控制机构交付的其他相关工作任务。

表 1-3 榆阳区防疫站疾控中心历任领导名录

任期时间	单位名称	职务	姓名	备注
1954.10 ～ 1959.3	榆林县卫生防疫站	站长	张世雄	
1959.3 ～ 1960.3	榆林县第一医院防疫科	科长	王维保	
1960.2 ～ 1961.10	榆林县卫生防疫站	站长	王振民	
榆林县防疫站上划陕西省榆林防疫站，县卫生防疫站工作先后由县卫生院、工农医院承担				
1970.10 ～ 1973	榆林县人民防治院设防疫保健组	组长	李金祥	
1973.7 ～ 1977.5	榆林县卫生防疫站革命领导小组	组长	王进荣	
1979.5 ～ 1997.1	榆林县、市防疫站	站长	李志春	
1984.5 ～ 1993.3	榆林市（县）卫生防疫站	站长、书记	李志春	
1997.2 ～ 2004.12	榆林市卫生防疫站	站长	高福祥	
2004.12 ～ 2006.12	榆阳区疾病预防控制中心	主任	高福祥	
2006.12 ～ 2015.12	榆阳区疾病预防控制中心	主任	张建国	
1953.12	卫生院等联合党支部	书记	王振民	

任期时间	单位名称	职务	姓名	备注
1957.6	防疫站党支部	书记	何长仁	防疫站 妇幼所
1973～1977.5	榆林县卫生防疫站党支部	书记	王进荣	
2001.3～2007.5		书记	白马罗	
2006.12～2015.12	榆阳区疾病预防控制中心党支部	书记	燕　翔	
1954.10～1957.8	榆林县卫生防疫站	副站长	何长仁	
1958.3～1960.5	榆林县第一医院	副站长	王维宝	
1960.3～1961.10		副站长	刘树怀	
1972.2～		副组长	李志春	
1973.7～1984.5		副书记	李志春	
1978.3～1981.3		副组长 副站长	吴　映	
1980.1～1993.3	榆林市卫生防疫站	副站长	申明昌	兼地防所所长
1980.7～1989.4		副站长	艾彩花	
1989.6～1997.1		副站长	高福祥	
1990.8～2001.9		副书记	席自祥	
1990.8～2001.8		副站长	杨永生	
1997.1～2002.8		副站长	杨敏德	
1997.12～2002.8		工会主席	姚宏来	
2002.10～2006.8	榆阳区疾病预防控制中心	副主任	贺树元	
2003.2～2006.8		副主任	刘艳萍	
2006.12～2015.12		副主任	李平书	
2006.12～2015.12		工会主席	王　刚	

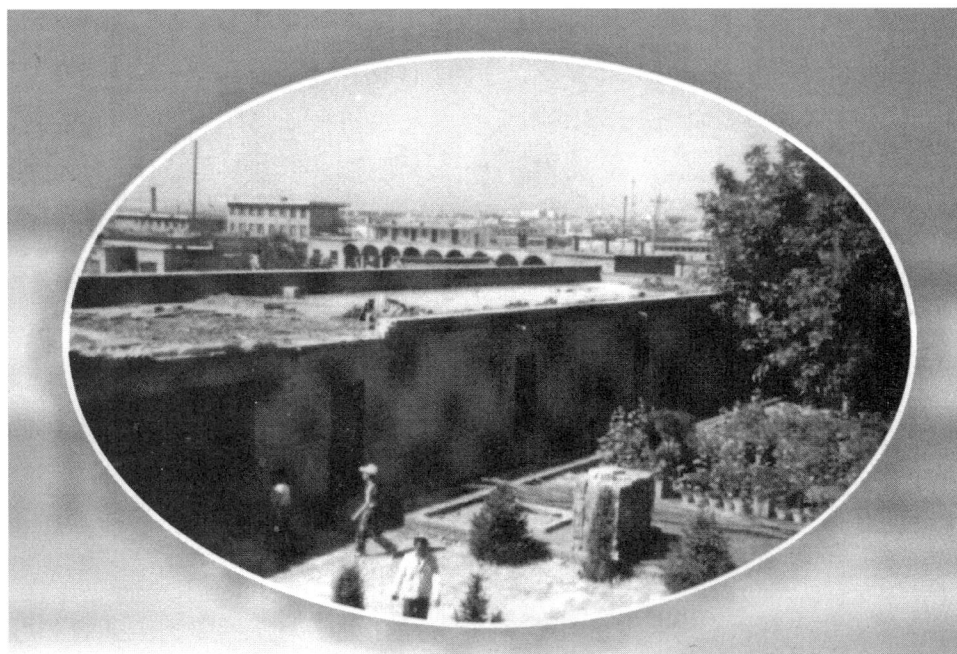

图 1-1　1972 年新建防疫站一角

第三节　榆阳区妇幼保健院

1. 沿革

榆阳区妇幼保健院（简称区妇保院）于 1952 年 9 月，经榆林专署批准，由陕西省妇幼工作队队员米蕙英、古培兰、崔桂兰等 3 人组建榆林县妇幼保健站，负责宣传推广新法接生、预防治疗妇女儿童的常见病。1953 年 10 月 27 日，由省卫生厅拨款，投资 5100 万元人民币旧币，购买榆林县城关镇北大街 223 号房铺产 28 间为办公用房（民国年间为山西临汾商人公理会房产）。1957 年称榆林县妇幼保健所，编制 9 人，固定资产 5270 元。1959 年，精简机构，妇幼保健所撤销。1975 年 12 月，恢复榆林县妇幼保健站，为股级事业单位，与县防疫站合署办公，编制 4 人，地址三教庵 1 号。1982 年 5 月改称榆林县妇幼保健所，隶属县卫生局。占用 20 世纪 50 年代政府错误没收的私产北大街 190 号，开展简单妇儿门诊业务。1988 年 11 月，升格为正科级妇幼保健院，首任院长王玉兰。适逢落实政策，政府将 190 号房产退还原主，政府依据 1953 年省卫生厅拨款购买妇幼保健站用房的契约，让妇幼保健院迁回北大街 223 号原址，核编 35 人，设有内儿科、妇产科、保健科、检验科、护理部、药剂科、行政总务办公室、财务科等科室。1990 年，妇保院被省卫生厅确定为联合国儿童基金会、人口基金会开展的"加强中国基层妇幼卫生 / 计划生育服务合作项目"执行单位。为了改变用房窄狭、陈旧状况，经该院多方努力，先后争取到联合国"两会"、省、地、市多方支援资金 125 万元，在原址上重建新妇幼保健综合大楼，总建筑面积 1740 平方米，设置床位 30 张。1995 年竣工启用，临床、保健业务得以全面开展，当时处于全地区妇幼保健工作的领先位置。1999 年顺利通过国家"爱婴医院"评审。2011 年创建为二级甲等妇幼保健院，是集保健、医疗、教学为一体的区妇幼卫生保健业务指导中心，承担着全区妇幼卫生工作的监督、指导、管理及妇儿疾病诊治工作。刘治文任院长在东沙红山银沙路东、红山路北购地 20 亩。2012 年 6 月，启动了榆阳区妇幼保健院迁建项目，区政府投资 2 亿元，总建筑面积 3.05 万平方米，设置床位 300 张。2015 年榆阳区妇幼保健院核定编制 68 人，实有职工 208 人，专业技术人员 172 人，其中高级职称 15 人、中级职称 37 人，初级职称 96 人。设病床 50 张。设置行政科室 10 个，临床、保健科室 26 个，医技科室 8 个。拥有西门子托排双螺旋 CT、乳腺铝靶、数字平板胃肠机、四维彩超 GEE8、全自动生化分析仪、宫腹腔镜等大型专科设备 40 余台（件）。

2. 职责

（1）坚持以保健为中心，以保障生殖健康为目的，保健与临床相结合，面向群体、面向基层和预防为主的妇幼卫生工作方针。

（2）坚持以群众保健工作为基础，面向基层、预防为主，为妇女儿童提供健康教育、预防保健等公共卫生服务。在履行公共卫生职责的同时，开展与妇女儿童健康密切相关的基本医疗服务。

（3）公共卫生服务完成各级政府和卫生行政部门下达的指令性任务；掌握全县妇女儿童健康状况及影响因素，协助卫生行政部门制定本县妇幼卫生工作的相关政策、技术规范及各项规章制度；受卫生行政部门委托对本县各乡镇卫生院开展的妇幼卫生服务进行检查、考核与评价；负责指导和开展全县的妇幼保健健康教育与健康促进工作，组织实施全县母婴保健技术培训，对各乡镇卫生院开展业务指导，并提供技术支持；负责全县孕产妇死亡、婴儿及 5 岁以下儿童死亡、出生缺陷监测、妇幼卫生服务及技术管理等信息的收集、统计、分析、质量控制和汇总上报；开展妇女保健服务，包括青春期保健、婚前和孕前保健、孕产期保健、更年期保健、老年期保健。重点加强心理卫生咨询、营养指导、计划生育技术服务、生殖道感染、性传播疾病等妇女常见病防治；开展儿童保健服务，包括胎儿期、新生儿期、婴幼儿期、学龄前期及学龄期保健，受卫生行政部门委托对托幼园（所）卫生保健进行管理和业务指导。重点加强儿童早期综合发展、营养与喂养指导、生长发育监测、心理行为咨询、儿童疾病综合管理等儿童保健服务；完成国家、自治区妇幼重大公共卫生项目。

（4）基本医疗服务负责妇女儿童常见疾病诊治；计划生育技术服务；产前筛查；新生儿疾病筛查；助产技术服务；根据需要和条件，开展产前诊断、产科并发症处理、新生儿危重症抢救和治疗等。

表1-4　榆阳区妇幼保健院历任领导名录

任期时间	单位名称	职务	姓名	备注
1952.9 ～ 1956	榆林县妇幼保健站	站长	张世雄	
1956 ～ 1958	榆林县妇幼保健所	所长	张世雄	
1988.11 ～ 1998.8	榆林市妇幼保健院	院长	王玉兰	
1998.12 ～ 2009.12	区妇幼保健院	院长	刘智文	
2010.1 ～ 2015.12		院长	米耀武	
1956 ～ 1957	榆林县妇幼保健所	副所长	米蕙英	
1957 ～ 1958	榆林县妇幼保健所	副所长	赵乐凤	
1977.6 ～ 1979.1	榆林县妇幼保健站	副站长	马春霄	
1979.1 ～ 1988.11	榆林县妇幼保健所	副所长	王玉兰	
		副院长	牛　文	
1979.2 ～ 1993.3		副院长	张凯庆	
1997.2 ～ 1998.12		副院长	刘智文	
1997.2 ～ 1998.12		副院长	袁建新	
1998.12 ～ 2002.6		副院长	李生旺	
2002.6 ～ 2012.3		副院长	杨黎明	
2003.2 ～ 2009.9		副院长	王晓慧	
2012.1 ～ 2012.6		副院长	张艳萍	
2012.6 ～ 2015.12			张清兰	
1957.6 ～ 1958		书记	何长仁	
1989.4 ～ 1990.8	榆阳区妇幼保健院		艾彩花	
1990.8 ～ 1996.10			赵文德	
1996.10 ～ 1997.8			张文祥	
1998.12 ～ 2000.11			袁建新	
2003.6 ～ 2010.1	榆林市妇幼保健院		米耀武	

续表

任期时间	单位名称	职务	姓名	备注
2012.6～2015.12			边登峰	
1997.2～2003.6			米耀武	
2007.7～2012.1		副书记	边登峰	
2012.1～2015.12			闫　杰	

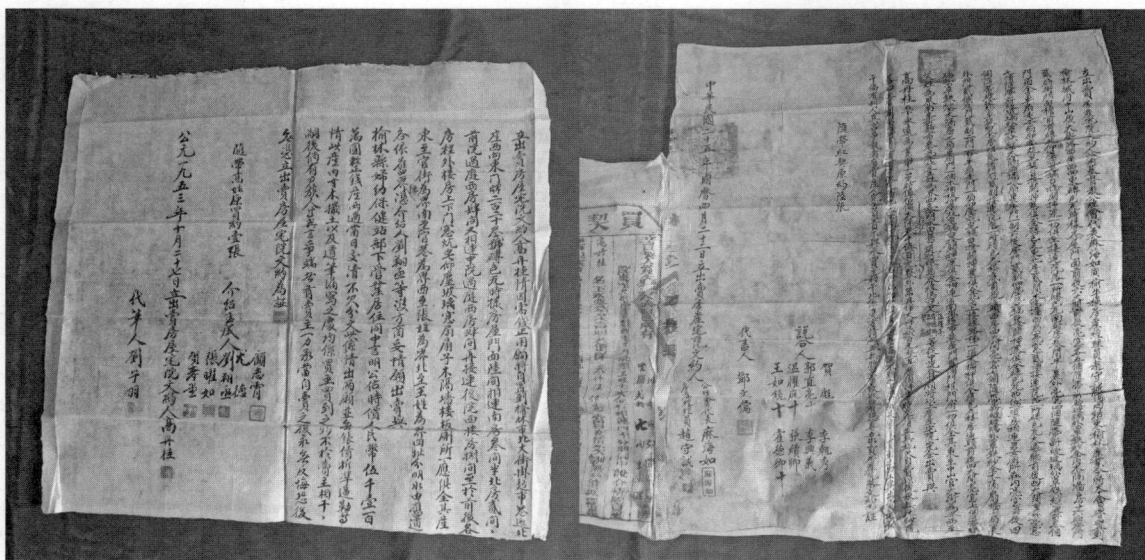

图 1-2　1953 年妇幼保健站购置房产原始契约

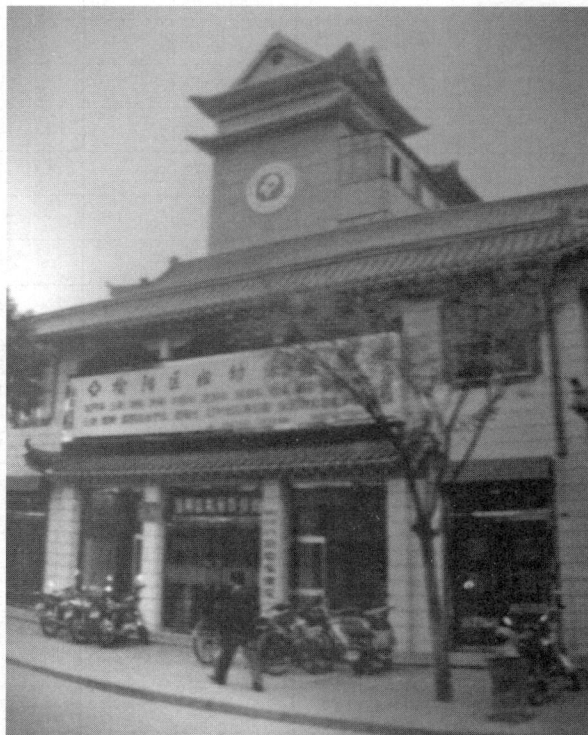

图 1-3　1995 年新建榆林市妇幼保健综合大楼

第三章 医疗机构

第一节 榆林市医疗机构

1. 榆林市第一医院榆林医院

榆林市第一医院的前身是 1950 年创建于宝鸡的陕西省第二康复医院。1970 年为支援陕北老区建设，整体迁驻绥德文化路 16 号，随迁来陕北的卫生技术人员共 294 人，称榆林地区中心医院，1970 年 10 月 1 日开诊时仅设门诊部。1971 年 1 月 1 日住院部开始收治患者，设综合病床 40 张。1982 年病床增到 300 张。1985 年底，病床 371 张。设住院部和门诊部。有职工 453 人，其中副主任医师 2 人，副主任药师 1 人，主治医生 13 人，1989 年 5 月，更名为榆林地区第一医院。1993 年 5 月，经国家卫生部批准，地区第一医院又被附加命名为"马海德国际友好医院"，未挂牌；医院先后在镇川和石湾开办了两个分院。1996 年 2 月，在全国等级医院评审中，被评为三级甲等医院。同年 9 月被国家卫生部、联合国儿童基金会世界卫生组织授予"爱婴医院"称号。2000 年 7 月，更名为榆林市第一医院。2006 年 4 月 26 日，在榆林高新开发区榆溪大道举行榆林院区奠基仪式，2008 年 12 月 18 日开诊运营，新建的榆林院区占地 72.51 亩，建筑面积 52000m²，设置病床 1000 张，临床医技科室 41 个，总投资 2.6 亿元。2010 年 6 月 4 日以优异的成绩顺利通过省卫生厅"三甲"复审及整改阶段工作专项验收。2015 年"三甲"医院再次复审合格。

2015 年，榆林市第一医院是陕北地区最早的一所集医疗、教学、预防保健、科研、计划生育指导为一体的三级甲等综合医院，同时承担着全市危急重症患者救治任务和延安大学医学本科生临床教学任务，是市级新型农村合作医疗保险和城镇职工医疗保险定点医院。设榆林、绥德两个院区，为差额正县级事业建制，隶属市卫生局。医院总占地面积 172.51 亩，业务建筑面积 17.9 万 m²，拥有固定资产 11.4 亿元，编制床位 2500 张，已开放 1400 张；在职职工 2106 人，其中专业技术人员 1676 人、副高以上 244 人、博士 6 人、硕士 174 人，先后有 6 名专业技术人员被省上评为有突出贡献专家，享受国务院特殊津贴；万元以上医疗设备 1211 台件，其中有 PET-CT、三光子直线加速器、回旋加速器、3.0T 核磁共振、ECT、256 排螺旋 CT 等大型设备 700 余台（套）。设置临床、医技科室 75 个，附设榆林市口腔医院、榆林市体检中心、榆林市住院医师规范化培训基地、榆林市远程会诊中心、榆林市突发公共事件应急救治中心及肿瘤、腔镜、神经内外科、检验等 12 个市级诊疗中心，建成全市首家医疗专家工作站与全市唯一的医学专业在职硕士、博士研究生教学基地。开展的体外循环下心脏直视手术、镜下单鼻孔入路垂体瘤切除、颅内血管疾病介入治疗、同位素治疗甲状腺疾病等技术项目填补了市内技术空白，部分项目已达省级先进水平。医院年收入达 5.9 亿元。医院职工人数、住院病人、门诊病人、手术例数、经济收入均跃居全省市级医院第一名，综合实力跻身全省前 10 强。自迁址陕北以来，医院累计接诊患者 1000 多万人次，培养基层专业技术人员 1 万余名，为保障陕北人民生命健康和带动区域卫生事业发展做出了巨大贡献，被誉为"陕北医院的一面旗帜"。2015 年院长赵彦峰。

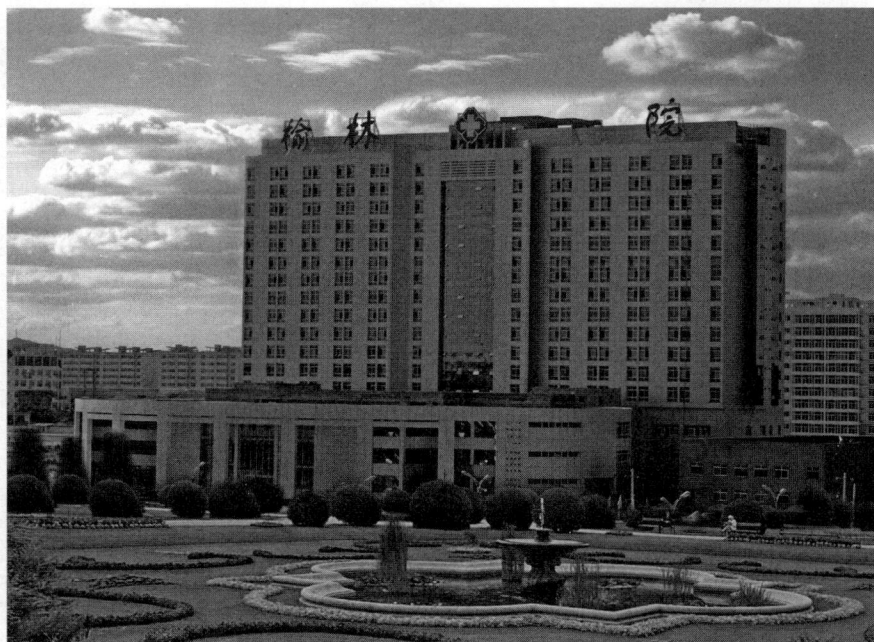

图 1-4　榆林市第一医院榆林医院

2. 榆林市第二医院

　　榆林市第二医院前身是始建于 1931 年的民办榆林民众医院，地址城内宽巷（今钟楼巷）王麟辉的院内，院长王献庭。1934 年改建为公立榆林卫生院。1989 年 1 月 31 日，将榆林市（县）医院收归榆林地区管理，升格为县级建制，更名为榆林地区第二医院。1997 年被评审为三级乙等综合医院。2000 年 7 月，榆林地改市，更名为榆林市第二医院。2010 年 4 月，成为一所集医疗、科研、教学、预防、保健、康复、急救于一体的三级甲等综合医院，是北京大学第一医院，西安交通大学第一医院、陕西省人民医院友好协作医院，系延安大学医学院教学医院。2015 年 10 月 16 日，医院整体搬迁至位于文化南路西，康安路北，占地 115.4 亩，总建筑面积 17.3 万平方米的新址。医院编制床位 1650 张，有在职职工 1299 人，医院拥有西门子 3.0T 超导核磁、飞利浦 3.0T 超导核磁共振、256 层高端 CT、大型数字减影 C 型臂、ECT、彩色 B 超等国际国内先进的医疗设备达 800 多台（件）。设临床、医技和行政职能科室 70 个及三个市级医学中心（市医学影像中心、市产科质量中心、市糖尿病诊疗中心）。目前可开展冠状动脉造影及支架植入术，射频消融术，先天性心脏病、风湿性心脏病的治疗，血液透析、血液透析滤过、腹水回输、单纯超滤治疗急慢性肾功能衰竭、肝动脉灌注栓塞术、肺癌等介入治疗，颈椎的前后入路手术，高位胸椎骨折内固定术，颅脑肿瘤切除术，喉全部切除术等。肾病科、影像科、康复医学科于 2014 年 7 月被确定为榆林市第一批市级临床重点专科、特色专（病）科。院长惠德生。

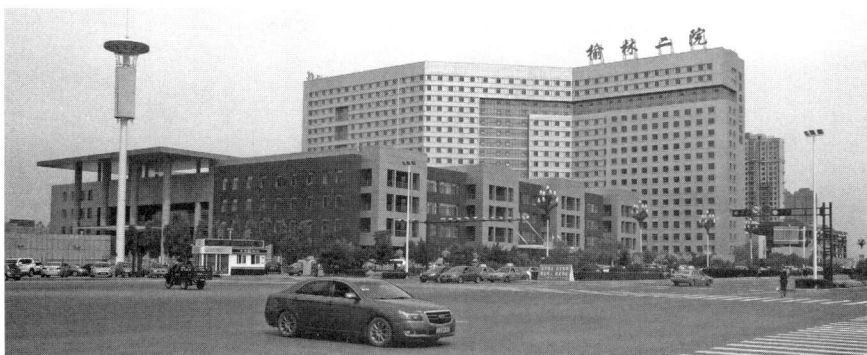

图 1-5 榆林市第二医院

3. 榆林市第三医院

榆林市第三医院系 2003 年抗击"非典"时成立的榆林市传染病医院，隶属于市中医院。2008 年 6 月 2 日更名为榆林市第三医院，为市卫生局下属事业单位，正县级建制，经费实行财政全额预算。院长云峰。2009 年 7 月 29 日市政府批准立项建设，项目选址在红山热电厂以北，环北路以南，占地 120 亩。规划新建床位 480 张，总建筑面积 5125 平方米，总投资 30449 万元。2015 年，医院占地 6085 平方米，建筑面积 11068 平方米，编制床位 200 张，实际开放 226 张，设置 14 个临床科室，10 个医技科室，行政设业务部和行政部，下设院办、医务科、护理部等 14 个职能科室，有职工 261 人。医院拥有美国 GE16 牌螺旋 CT、美国 GE 全数字化 X 线摄像系统（单板多功能 DR 移动板）等先进大型医疗设施。

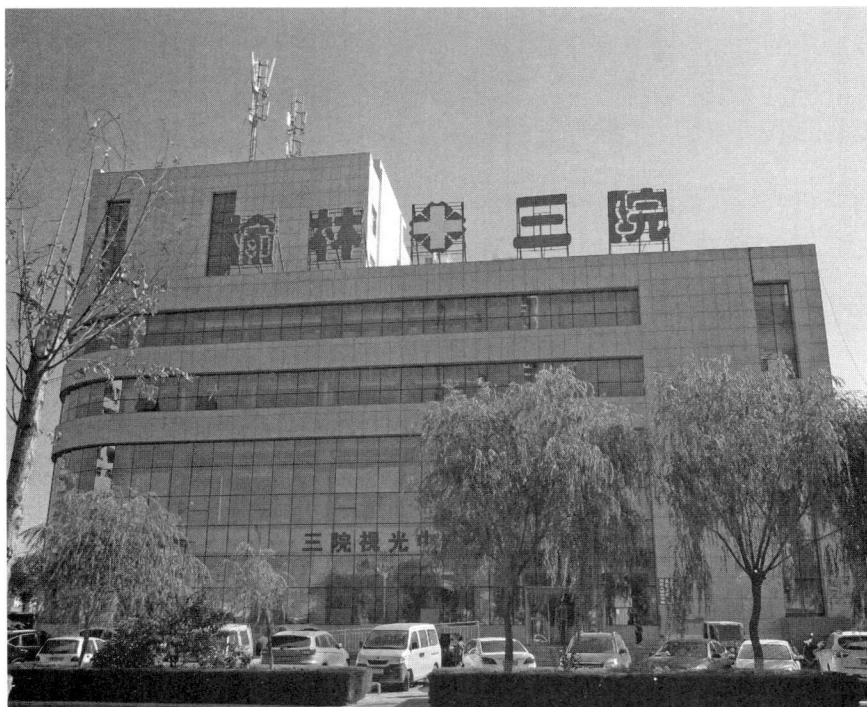

图 1-6 榆林市第三医院

4. 榆林市中医医院

榆林市中医医院前身是榆林县于 1975 年 5 月开始筹建的南郊职工医院。1978 年 6 月，上划为榆林地区中医院。医院占地面积 92455 平方米，建筑面积 13106 平方米，设住院部和门诊部，地址在榆林城南郊。2000 年 7 月，更名为榆林市中医医院。2011 年创建了针灸医院。2012 年顺利通过全国"三甲"医院复审。2012 年整合市第三医院（市传染病医院）、市神经精神病院，步入了集团化发展的道路。2015 年，榆林市中医医院为差额正县级事业建制，隶属市卫生局。下设单位有南郊医院、北方医院、国医馆、榆林市第三医院、榆林市精神卫生中心、脑肾病医院和中医研究所。总占地面积 16105 平方米，建筑面积 23575 平方米，固定资产 4 亿多元，床位编制 1500 张，有职工 1280 人，副高以上专家 129 人。设有 11 个住院病区，28 个临床科室，12 个医技科室和 12 个中医专科、40 个中医专家门诊。医院有现代化大型医疗设备 1.5T 磁共振、64 排 CT、飞利浦 DR、日本阿洛卡彩超、美国 GE 螺旋 CT、日本东芝数字化 X 拍片系统等设备 200 多台（件）。总价值 3000 余万元。妇（产）科、肝病科、外科为国家级重点专科；糖尿病专病科、儿科、脑病科、针灸科、肛肠科为省级重点专科；市级重点专科 6 个，院内重点专科 10 个，院长苏买泉。

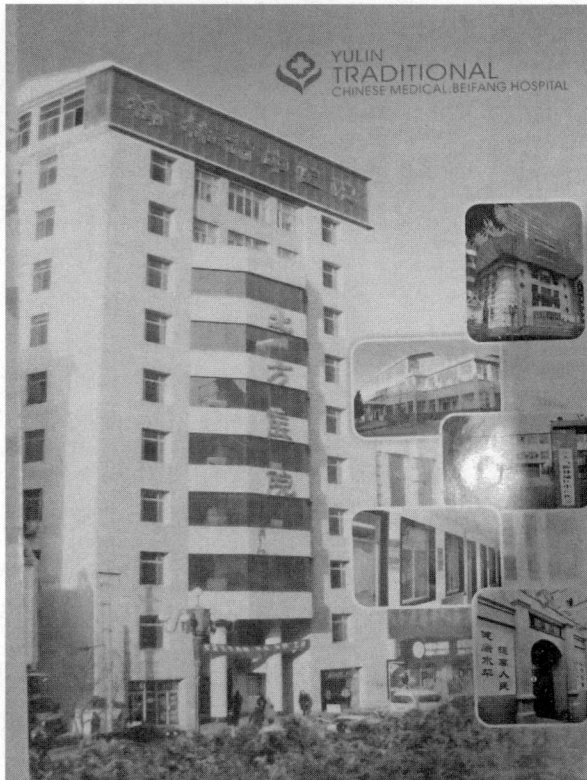

图 1-7　2015 年榆林市中医医院北方医院

5. 榆林市脑肾病中医专科医院

榆林市脑肾病中医专科医院于 1987 年成立，为中医专科医院，科级事业单位，隶属地区卫生局领导，事业编制 15 人，经费属地区卫生局系列。1990 年迁南大街 60 号，设病床 30 张。1992 年改为自收自支事业单位。2000 年 8 月改称榆林市脑肾病中医专科医院。增设中医儿科、中医内科、中医康复科、针灸科等。2015 年，占地 141.71 平方米，建筑面积约 236.54 平方米，开设病床 30 张，有职工 9 人，其中专业技术人员 5 人，高级技术人员 1 人。实际开展的有中医内科、中医脑病科和中医肾病科，其中中医肾病科为陕西省中医重点专科建设单位。2015 年院长郭补林。

6. 榆林市精神卫生中心

榆林市精神病院始建于 1990 年，医院挂靠榆林地区中医研究所，称榆林地区中医研究所精神病院，设置床位 29 张，医护人员 6 人，年门诊量约 1000 余人次，住院达 100 余人次。1991 年，榆林地区卫生局接管为事业单位，编制 10 名，并给与每年 2 万元人头经费。1992 年起，变更为自收自支的事业单位，至 1996 年停业。2003 年恢复建制，有专业医技人员 13 人。2004 年，被省卫生厅确定为陕西省（西安市）

精神卫生中心对口扶持单位，2009 年被省发改委确定为扩大内需建设项目单位，规划占地面积 26 亩，建筑面积近 18000 平方米，设置床位 400 张，2012 年市政府重新规划将精神病院并入市中医院，称榆林市精神卫生中心。2015 年称榆林市精神卫生中心。

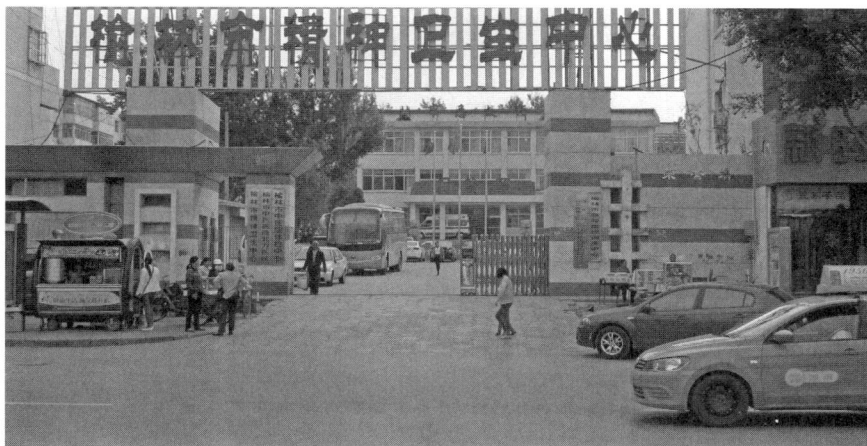

图 1-8　2015 年榆林市精神卫生中心

7. 市级民营医院

表 1-5　2015 年榆阳区市属民营医院状况一览表

批复机构	名称	地址	创建时间	建筑面积（平方米）	注册资金（万元）	编制人数	床位	设备台件	设备总值	年业务总收入	法人姓名
榆林市卫生局	榆林市康复医院	榆阳西路	2007	50000	2500	400	500	30		1300	王　荣
	榆林高新医院	高新区广达路建业路交会处	2015		800		150				李海林
	榆林妇产医院	长城中路	2009		80		100				刘云英
	榆林泰福体检中心	沙河农贸市场三楼（火车站南）	2009		700						闫卫三
	榆林旭永眼科医院	西沙长乐路 27 号	2007		800		29				张旭永
	榆林肿瘤医院	红山中路 17 号	1995	2000	750	34	40	30	400	756	刘俊山
	榆林颈肩腰腿痛康复医院	肤施路 139 号	2008	2800	2200	82	100	20			党静东
	榆林风湿胃肠皮肤病中医专科医院	南大街 203 号	2008		5		20				闫林萍
	榆林皮肤病医院	西沙长乐南路 28 号	2011		500		30				赵双璧
	榆林医学专修学院附属医院	西人民路 26 号	2008		1500		100				王世喜
	榆林永祥不孕不育专科医院	榆横开发区草海则新村	2009		120		10				刘永祥
	榆林口腔医院	长城路 135 号	2013		300		15				张启慧
	榆林泌尿专科医院	肤施路 97 号	2011		20		30				卓金山
	榆林市针灸按摩医院	肤施路吉祥巷二楼	2006		7619		30				张德斌

民营医院选介：

榆林市康复医院：创办于 1998 年，2004 年将康复医院改组为股份制医院。2007 年改建为民营非营利性二级综合医院。开设病床 150 张，设临床医技科室 16 个，有职工 165 名。2011 年投资 3.5 亿元，建筑面积 5 万平方米，医院按照三级医院标准建设，设置病床 500 张，2014 年竣工。拥有 128 排多层螺旋 CT 一台、1.5T 磁共振（MRI）等先进设备 30 余台（件）。人员编配 400 名。

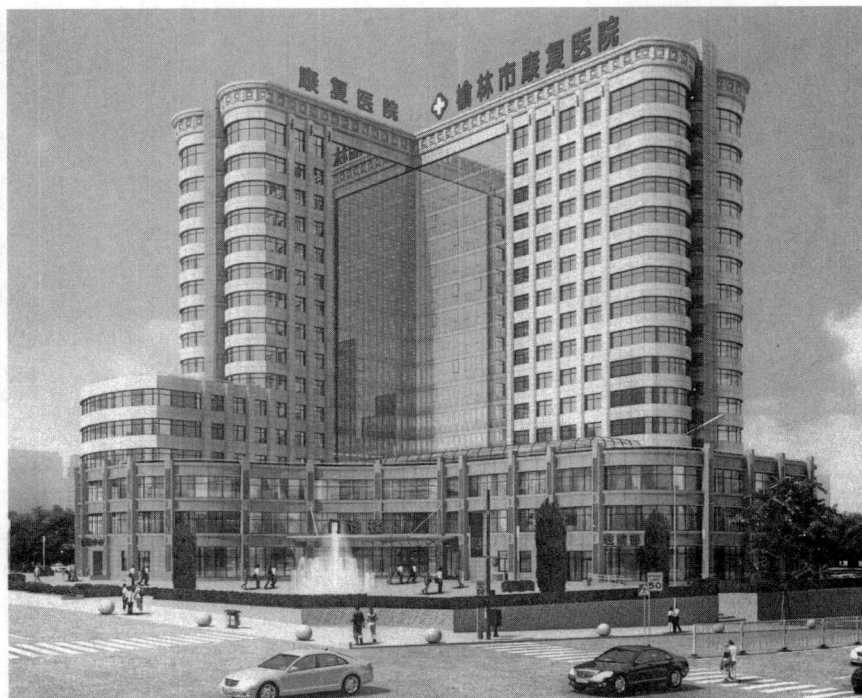

图 1-9　榆林市康复医院

榆林颈肩腰腿痛康复医院：前身是靖边颈肩腰腿痛医院，于 2010 年注册为榆林颈肩腰腿痛康复医院，法人党靖东。2013 年加冠榆林微创外科医院，2014 年与榆林市卫校协作挂牌榆林市卫校附属医院。2015 年，医院位于榆林中心城区肤施路 28 号。医用面积 2800 平方米，设置床位 100 张，注册资金 2200 万元，全额民营投入。全院员工 82 人，开设急诊科、脊柱微创外科、中医骨伤科、风湿免疫科、疼痛治疗中心等科室。拥有瑞士 storz 体外冲击波疼痛治疗系统、瑞典射频温控治疗仪、移动式 C 型高频 X 射线机、核磁共振机等大型医疗设施。2015 年被国家中医药管理局评审通过为全国重点专科建设项目。董事长党靖东。

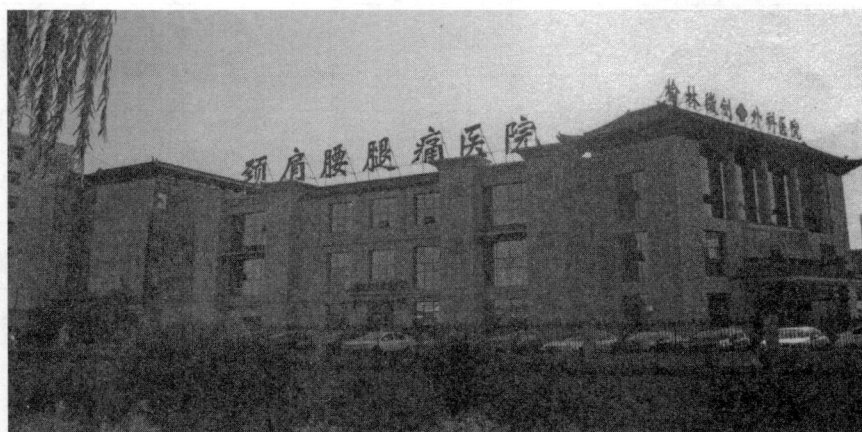

图 1-10　榆林市颈肩腰腿痛医院

榆林肿瘤医院: 1995 年由刘俊山创建,集肿瘤放疗、化疗、手术、免疫、中医治疗为一体的肿瘤规范治疗二级专科医院。建筑面积 2000 平方米,固定资产 750 万元,设床位 40 张,有职工 34 人。设有肿瘤内科、肿瘤外科、妇乳科、肿瘤放疗料、光子刀治疗基地、骨干科室以及手术室、麻醉科、药剂科、心电、B 超、放射、检验等全面配套的辅助科室。医院拥有钴 60 伽玛刀、钴 60 放疗机、模拟定位机、微波热疗机、高频电刀等 50 余件大型医疗设备,总价值为 400 万元。地址在榆林市红山中路 17 号。

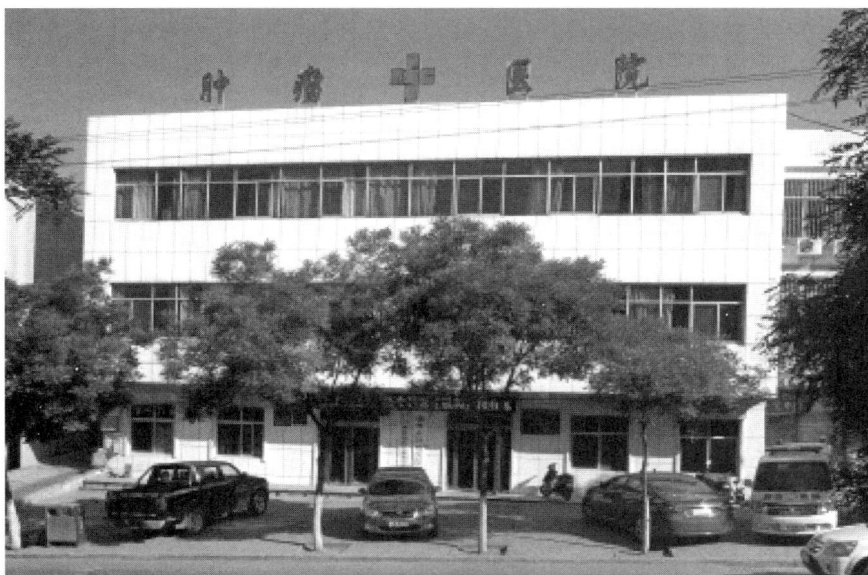

图 1-11　榆林市肿瘤医院

第二节　榆阳区医疗机构

1. 榆林市〔县〕医院

榆林市〔县〕医院前身是民国 20 年(1931)创立的"榆林民众医院",地址城内宽巷(即钟楼巷)。民国 23 年(1934),在南京政府全国经济委员会西北办事处筹划下,成立了陕西省第一所公办县级医疗机构——榆林卫生院,是陕西最早建立的 3 个模范县卫生院之一,选址南大街定慧寺。1949 年 6 月,榆林和平解放,中国人民解放军榆林军管会接管了榆林县卫生院,称榆林市人民医院。1949 年 10 月,称榆林分区人民医院。有工作人员 25 人,病床 15 张。1950 年 7 月,榆林撤市改县,称榆林县人民医院。1951 年 5 月,升格为榆林专区人民医院,隶属省卫生厅管理。设院长,支部书记各 1 名,编制 30 人,病床 30 张。1952 年 6 月,称陕西省榆林人民医院,直接由省卫生厅领导。1956 年 4 月,省卫生厅将医院管理权下放,由榆林县政府管理,改称"榆林县人民医院"。1958 年 12 月,榆林、横山两县合并,1959 年 3 月,改称为"榆林县第一医院"。医院有病床 78 张,卫技人员增加到 150 人。1961 年 12 月,榆林县第一医院由榆林专区管理,改称榆林专区人民医院。1966 年 3 月,榆林专区把人民医院管理权下放给榆林县,称榆林县人民医院,为科级事业单位,隶属于县卫生局。1968 年 3 月,榆林县人民医院成立革命委员会。同年10月与县防疫站、县工农医院、药材公司合并，称榆林县卫生防治院革命委员会。1972年3月，将原并入单位分出，称榆林县医院革委会。1979年2月，撤销革委会，改称榆林县医院。1988年9月，榆林撤县改市，榆林县医院更名为榆林市医院。1989年1月31日，榆林行署将榆林市医院收归榆林地区管理，升格为县处级建制，称榆林地区第二医院。

表1-6　榆林市医院历届领导任职一览表

任职时间	机构名称	职务	姓名	备注
1931～1933	榆林民众医院	院长	王瑞图	民营
		董事长	高崇	
1933～1940	榆林县卫生院	院长	叶瑞禾	
1940～1942		院长	舒万杰	
1942～1947		院长	张硕英	
1947～1948		院长	胡文光	
1948～1949		院长	高瑞五	
1949.6～1949.9	榆林市人民医院	院长	白金璧	
1949.9～1950.6	榆林分区人民卫生院	院长	马幼波	
1950.7～1951.4	榆林县人民卫生院	院长	马幼波	
1951.5～1952.5	榆林专区人民卫生院	院长	尤仙航	
		支部书记	马汉民	兼副院长
1952.6～1956.3	陕西省榆林人民医院	院长	尤仙航	
		支部书记	冯卫民	兼副院长
1956.4～1959.2	榆林县人民医院	院长	尤仙航	
		支部书记	冯卫民	兼副院长
		支部书记	叶旺元	兼副院长
		支部书记	艾龙飞	兼副院长
1959.3～1	榆林县第一医院	院长	尤仙航	
		支部书记	艾龙飞	兼副院长
1961.12～1965	榆林专区人民医院	院长	尤仙航	
		支部书记	王逢耀	
1965～1968.5	榆林县人民医院	院长	尤仙航	
		支部书记	王逢耀	
1968.6～1968.9	榆林县人民医院革命	第一副主任	杨锦文	
1968～1972	榆林县人民防治院革委会	主任	李志春	
1972.4～1977.4	榆林县医院革委会	主任	李文华	
		书记	郭文广	
1977.4～1989.1	榆林县医院	院长	徐华霖	
		支部书记	杨雄建	
1988.9～1989.1		支部书记	陈光玉	
1989.3～1989.12	榆林地区第二医院	副院长	陈光玉	主持工作

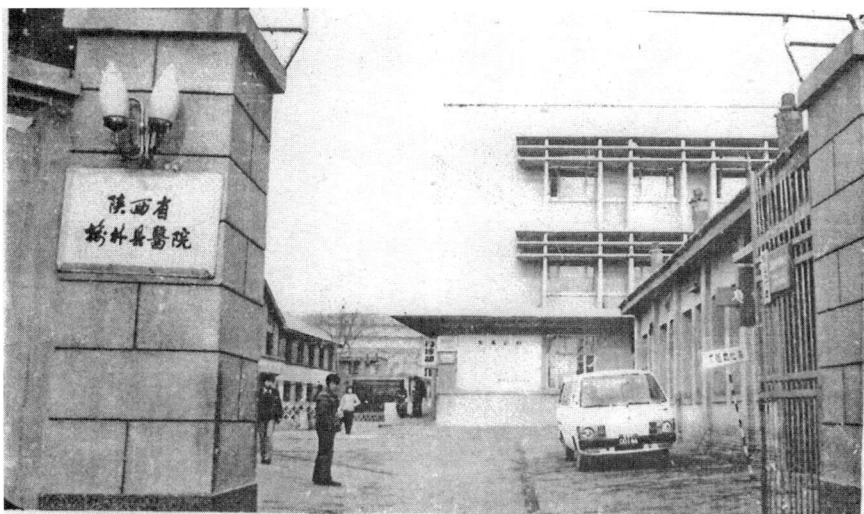

图 1-12 1985 年榆林县医院

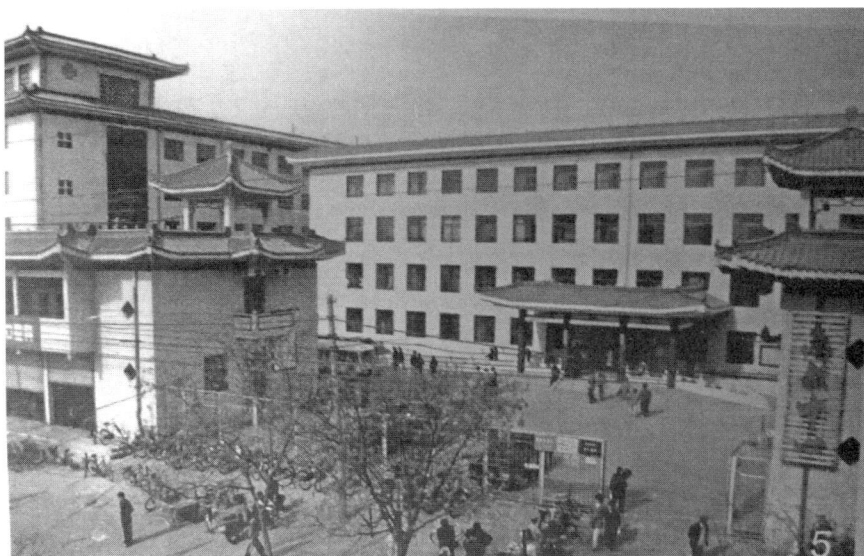

图 1-13 1989 年榆林市医院上划时院貌

2. 榆林市星元医院

榆林市星元医院（简称星元医院）是一所由榆林籍爱国港商胡星元先生个人捐资 1000 多万元创建，逐步发展为以榆阳区政府为投资主体的综合医院。医院由省政府命名，程安东省长题写院名，是全省唯一的一所区县二级晋升为三级乙等综合医院。是西安交大医学院附属第二医院、延安医学院教学医院。医院于 1992 年 6 月 23 日破土动工。1997 年由榆林市政府正式批准成立，任命首任院长。1999 年 6 月 23 日正式开诊运营。2004 年 11 月，经市卫生局批准，将星元医院儿科改扩建为榆林市儿童医院，由星元医院托管，编制在星元医院内调整。2009 年 9 月被中共榆林市委、市政府确定为榆林市第四人民医院，隶属于榆阳区卫生局。2015 年，星元医院占地面积 1.7 万平方米，建筑面积 4 万平方米，固定资产 1.6 亿元。开设病床 500 张，设有临床科室及门类齐备的医技科室 40 多个。医院编制 339 人，实有工作人员 1029

人，其中卫生技术人员占 85%，高级卫技人员 104 人，中级卫技人员 182 人，市、区拔尖人才 7 人，省管专家 3 人，享受国务院特殊津贴专家 4 人。拥有全球领先的美国 GE 公司 1.5T 核磁共振、德国西门子 64 排 128 层螺旋 CT 等先进医疗设备 300 余台（件），总价值达 1 亿多元。全年门诊 27 万多人次；住院 23000 人次，业务收入 2.9 亿元。

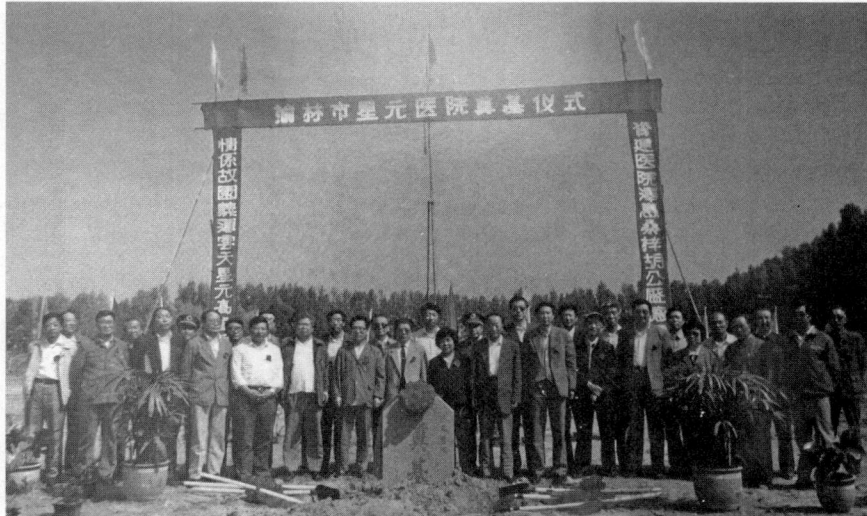

图 1-14　1992 年新修建星元医院开工奠基仪式

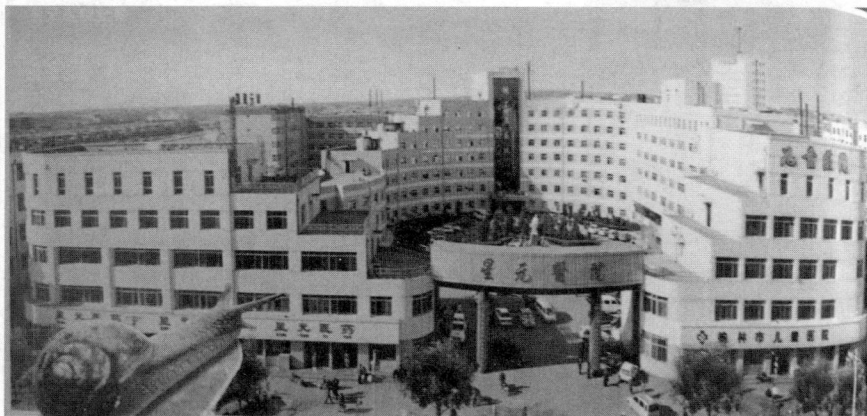

图 1-15　2010 年星元医院院景图

表 1-7　星元医院历任领导任职一览表

任职时间	机构名称	职务	姓名	备注
1997.9.4 ～ 2013.8.2	榆林市星元医院	院长	李　瑞	
2013.8 ～ 2015.4		董事长		
1998.8.4 ～ 2009.6.1		书记	陈晓玲	
2009.6.27 ～ 2015.12		顾问		
2000.6 ～ 2013.8.2		副院长	张林华	
2003.2 ～ 2009.6.1		副书记		
2009.6.1 ～ 2015.12		书记		
2013.8.2 ～ 2015.12		院长		

任职时间	机构名称	职务	姓名	备注
1999.6 ～ 2005.5.20	榆林市星元医院	副院长	高明强	内聘
1999.6.25 ～ 2015.12		副院长	郭晓明	内聘
1999.6 ～ 2001.6.18		院长助理	郝慧灵	内聘
2001.6.18 ～ 2015.12		副院长		内聘
1999.6 ～ 2005.5.20		顾问	曹丕彦	内聘
1999.6 ～ 2012.5.9		顾问	杨国宁	内聘
1999.6 ～ 2009.1.4		顾问	韩俊枝	内聘
1999.6.25 ～		顾问	杨永生	内聘
2001.12.5 ～ 2015.12	榆林市星元医院 榆林市第四医院	副院长	贺海龙	内聘
2001.1 ～ 2005.5.20		副院长	王万富	内聘
2009.1 ～ 2012.5.9				内聘
2002.4.16 ～ 2015.12		副院长	曹汉昌	内聘
2004.7 ～ 2012.9.20		副院长	吕登仕	内聘
2004.11.8 ～ 2015.12		副院长	王来林	内聘
2004.11.8 ～ 2015.12		副院长	贺波	内聘
2004.11.8 ～ 2015.12		儿童医院院长		内聘
2005.5 ～ 2012.5.9		副院长	思成怀	内聘
2003.2.1 ～ 2009.6.1		副书记	曹锦飞	
2009.6 ～ 2013.9.22		顾问		内聘
2009.1.4 ～ 2012.5.9		副院长	马莲芳	内聘
2005.5.2 ～ 2012.5.9		顾问	杨培忠	内聘
2005.8 ～ 2009.6.27		副院长	郝榆平	内聘
2009.1.4 ～ 2012.5.9		副院长	安凤莲	内聘
2009.1.4 ～ 2012.5.9		顾问	高步生	内聘
2009.5 ～ 2015.12		工会主席	杨文学	
2009.11.2 ～ 2015.12		副院长	刘智文	内聘
2009.6.2 ～ 2012.5.9		副院长	刘生荣	内聘
2001.6.18 ～ 2015.12		副院长	赵秀英	内聘
2013.11.13 ～ 2015.12		副书记	刘增亮	
2013.11.13 ～ 2015.12		纪检书记	王建睿	
2015.1.18 ～ 2015.12		副书记	纪东世	
2013.9.22 ～ 2015.12		总会计师	侯世芳	内聘
2013.9.22 ～ 2015.12		顾问	高屿	内聘
2013.9.22 ～ 2015.12		院长助理	张鹏辽	内聘
2013.9.22 ～ 2015.12		院长助理	王庆虎	内聘
2013.9.22 ～ 2015.12		院长助理	贺艳霞	内聘

3. 榆阳区人民医院

榆阳区人民医院（简称区人民医院）是一所集临床医疗、医药科研、院前急救、医学教育为一体的二级乙等综合医院。其前身是 1983 年成立的榆林县医学科学研究所，与榆林县卫校合署办公，地址在南郊上郡南路。1985 年在榆林城区设立第一、第二、第三门诊部，科研人员迁至城内办公。医学教育、临床医疗、医学、科研同步开展，初步形成了医教研三结合的格局。1988 年 1 月 1 日，医学科学研究综合大楼建成，医科所迁入，正式挂牌运营，地址新建路北 2 号。1994 年，为正科级事业编制，隶属市卫生局，内设 6 个专业研究室、18 个医技辅助科室，两个病区，拥有 60 张病床，并设两个所外门诊部。所（校）共有职工 117 人，其中医护人员 87 人。1997 年，经政府批准，医科所自行筹资创办了榆林市红十字急救中心，开通"120 急救"业务，首开榆林地区院前急救先河。2002 年，因市政建设需要，建筑面积为 2600 平方米的医科大楼拆毁，整体搬迁至榆林市肤施路西侧榆阳桥南租赁办公。至 2004 年，医科所有资产 2000 余万元，是一所集临床医疗、医药科研、院前急救、医学教育为一体的现代综合医疗机构。2010 年 8 月，医院职能由医药科研向综合医疗转型，将榆林市医学科学研究所更名为榆阳区人民医院。设有六个研究室。临床医院设二个疾病防治中心，三个病区，病床 100 张。内科、外科、骨科、脑科、妇产科、口腔科等专科明确，辅助治疗及医技科室齐全。有在岗职工 169 人，各类专业技术人员 142 人，其中高级职称 22 人，中级职称 39 人，省管专家 1 人；省管中青年专家 1 人，特聘全国知名专家教授 5 人。2011 年，榆阳区政府预算 1.5 亿元新建区人民医院，选址西沙建榆路青山西路口。

2015 年，根据榆阳区区域卫生资源整合总体规划，将区人民医院与榆林市儿童医院合并，挂两个牌子，一套班子，一体化管理，成为一所集医疗、急救、科研、康复、教学、保健为一体的三级儿童专科医院和二级乙等综合医院，三级医疗二级收费，为差额科级事业建制，隶属榆阳区卫生局，地址位于西沙青山西路 1 号。建筑面积 5.1 万平方米。设置床位 500 张（儿童医院 300 张），开放床位 450 张。设置科室 47 个，其中临床科室 22 个，医技科室 10 个，职能科室 15 个。拥有美国 GE64 排多层螺旋 CT、美国 GE1.5T 磁共振、美国 GE 全数字化 X 线摄像系统、美国移动 DR、美国 GE 多功能数字化胃肠机等先进仪器设备 300 余台（件）。编制 132 人，实有职工 593 人，拥有省管专家 5 名，市管专家 15 名。全年医疗收入 8712.66 万元。手术 1633 人次，入院 11178 人次，出院 10820 人次，门诊 112617 人次。

表 1-8　榆阳区人民医院历任领导名录

任期时间	单位名称	职务	姓名	备注
1974.7 ~ 1981.2	榆林县卫生学校	校长	韩 增	
1983.7 ~ 2007.5	榆林市医科所	所（校）长	郭冠英	
2007.11 ~ 2014.8	榆林市医科所	院长	师建军	
2014.9 ~ 2015.12	榆阳区人民医院	院长	贺 波	
1980 ~ 1983	榆林县卫生学校	副校长	郭冠英	
1980 ~ 1983	榆林县卫生学校	副校长	席永康	
1983 ~ 1999	榆林市医科所	副所长	杨国宁	
1997.2 ~ 2007.8	榆林市医科所	副所长	杨永红	
1999.11 ~ 2014.8	榆林市医科所	副所长	郭宝明	

任期时间	单位名称	职务	姓名	备注
2001.8～2007.8	榆林市医科所	工会主席	张小龙	
2002.6～2010.2	榆林市医科所	副所长	李志远	
2002.6～2009.7	榆林市医科所	副所长	李生旺	
2007.8～2014.8	榆林市医科所	副所长	张小龙	
2012.1～2015.12	榆林市医科所	副所长	李长国	
1979.8～1981.2	榆林县卫生学校	书记	韩　增	
1981.2～1988.4	榆林市医科所	书记	白振强	
1988.4～1996.10	榆林市医科所	书记	乔思勇	
1996.10～1998.12	榆林市医科所	书记	张彦祥	
2005.11～2007.5	榆林市医科所	书记	张林华	
2007.10～2011.9	榆林市医科所	书记	杨敏德	
2012.1～2015.12	榆阳区人民医院	书记	冯佳林	
1980～1983	榆林市医科所	副书记	席永康	
1998.12～2002.6	榆林市医科所	副书记	张建国	
2002.6～2009.7	榆林市医科所	副书记	李生旺	
2012.1～2013.2	榆阳区人民医院	副书记	刘海梅	

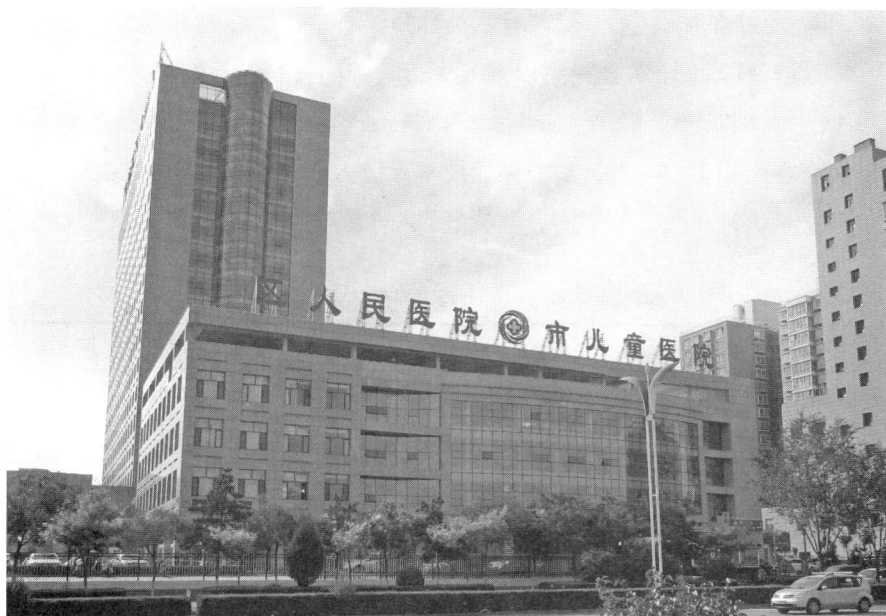

图 1-16　2015 年配榆阳区人民医院暨榆林市儿童医院

4. 榆阳区中医医院

榆阳区中医医院（简称区中医院）是以中医药为特色，集医疗、卫生、康复、保健、科教为一体的二级甲等中医医院，是全区中医药三级网络的龙头，全区中医药适宜技术推广培训基地。其前身是 1955 年

4 月由 7 位中医合作组建的榆林县城关区中医联合诊疗所。1958 年 10 月，称城关镇中医联合医院。1959 年 3 月，县人委决定更名榆林县中医联合医院，属集体所有制单位。1960 年 7 月与天主教堂诊疗所合并。1965 年，中医院迁入天主教堂大院，修建了门诊楼和住院楼，地址胜利上巷 6 号，编制 35 人，床位 15 张。1966 年 3 月与县卫生院合并，称榆林县工农医院。1968 年 10 月，县工农医院与县药材公司并入县人民医院，统称榆林县人民卫生防治院。1980 年 1 月，为贯彻中央"有条件的地区成立中医院"指示，县革委会决定恢复榆林县中医医院，为全民所有制科级事业单位，隶属县卫生局，编制 24 人。1981 年 6 月正式开诊，院址设在北大街 241 号。1986 年，医院从榆林城区北大街搬迁至西沙长乐路中段新址，医院占地面积 1.2 万平方米，建筑面积 2020 平方米，业务用房 1400 平方米，病床 30 张，临床设内科、外科、中医科，医技设放射、检验科，有业务技术人员 50 人，其中中医技术人员 30 人。1989 年，医院更名为榆林市中医院。1994 年，由差额预算转为自收自支。1997 年 3 月，被省卫生厅批准为陕西省第四批重点中医院建设单位。2000 年更名为榆林市榆阳区中医院。2002 年 10 月 1 日，冠名"西沙医院"，医院住院楼建成运营，建筑面积 3956 平方米，设病床 150 张，总投资 258 万元。2007 年，部分转型为"青山路社区卫生服务中心"，区中医院核编 109 人。2010 年，区中医院与青山路社区卫生服务中心实行一体化管理，床位 150 张，编制 131 人，实有 207 人，其中专业技术人员占 85%，高级职称 24 人。2010 年 1 月，被列入陕西省农村医疗机构中医特色专科建设项目。2013 年成功创建为国家级二级甲等中医医院。

2015 年，医院位于西沙常乐路 32 号，固定资产总值 4233 万元，病床 150 张。设内科、外科、骨伤科（椎间盘微创外科）、妇儿科、急诊科、脾胃科、口腔科、针灸推拿科、男性养生保健科、皮肤科、断肢再植显微外科、体外碎石科等 12 个临床科室，设检验科、放射科（CT 室）、心电 B 超室、脑电地形图室、经颅多普勒室、消化内镜室、药剂科等 7 个医技科室以及 6 个行政职能科室。医院配备美国 GE 双排螺旋 CT，美国 GE 双板 DR，美国 GE 高档四维彩超，GEvividE9 四维心脏彩超等大型医疗设备及中医诊疗设备 300 多台（件）。编制 109 人，实有在岗职工 226 人，其中专业技术人员占 87%，高级职称 24 人，中级职称 36 人，市突出贡献专家 1 人，区拔尖人才 1 人。全年门、急诊量 64657 人次，住院 3448 人次，业务收入 2764 万元。

表 1-9　榆阳区中医院历任领导名录

任期时间	单位名称	职务	姓名	备注
1955～1956	榆林县城关区中医联合诊疗所	主任	郭谦亨	
1955～		副主任	高镇南	
1955～		副主任	雷泽霖	
1959.3～1961.9		院长	张世雄	后兼 1964.9
1966.3～1967.1	榆林县工农医院	院长	张世雄	
1968.4～1968.10	榆林县工农医院革命委员会	主任	高启昧	
1981.12～1990.6	榆林县中医医院	院长	韩增	
1990.8～1997.2	榆林市中医医院	院长	刘德华	兼
1997.2～2007.5	市、区中医医院	院长	史志宏	
2007.5～2015.12	榆阳区中医院	院长	谢磊	
	榆林县中医医院	副院长	陈德智	

续表

任期时间	单位名称	职务	姓名	备注
1997.2 ～ 1999.5	榆林市中医医院	副院长	郝汉远	
1997.2 ～ 2002.6	榆林市中医医院	副院长	李志远	
2002.8 ～ 2007.5	榆阳区中医医院	副院长	谢 磊	
2007.7 ～ 2011.12	榆阳区中医医院	副院长	高文军	
2007.11 ～ 2010.4	榆阳区中医医院	副院长	孙成军	
2007.11 ～ 2012.7	青山路社区卫生服务中心	副主任	曹宏尚	
2013.1 ～ 2015.12	青山路社区卫生服务中心	副主任	陈 斌	
2012.1 ～ 2015.12	榆阳区中医医院	副院长	许云飞	
2012.1 ～ 2015.12	榆阳区中医医院	副院长	侯丰忠	
1961.9 ～ 1963.9	榆林县中医联合医院	书记	张世雄	
1963.9 ～ 1966.3	榆林市工农医院	书记	杨雄健	
1980.1 ～ 1981.2	榆林县中医医院	书记	杨雄健	
1987.3 ～ 1997.2	榆林市中医医烷	书记	刘德华	
1997.11 ～ 1998.5	榆林市中医医院	书记	许子勤	
1999.5 ～ 2010.4	市、区中医医院	书记	郝汉远	
2010.4 ～ 2015.12	榆阳区中医院	书记	孙成军	
2009.7 ～ 2015.12	青山路社区卫生服务中心	副书记	贾亚林	
2012.1 ～ 2015.12	榆阳区中医院	副书记	席旺荣	
2009.1 ～ 2015.12	榆阳区中医院	工会主席	高建荣	

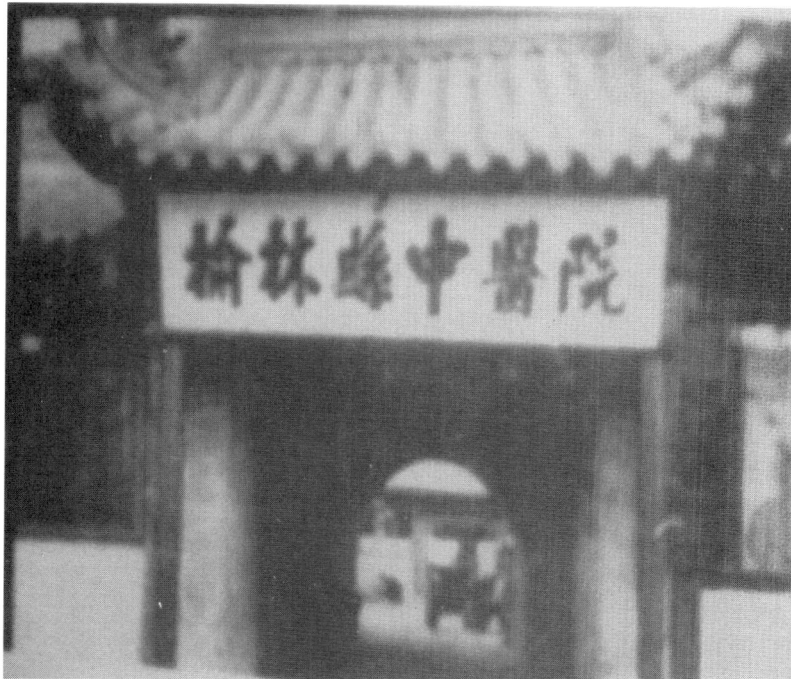

图 1-17　1981 年榆林县中医医院

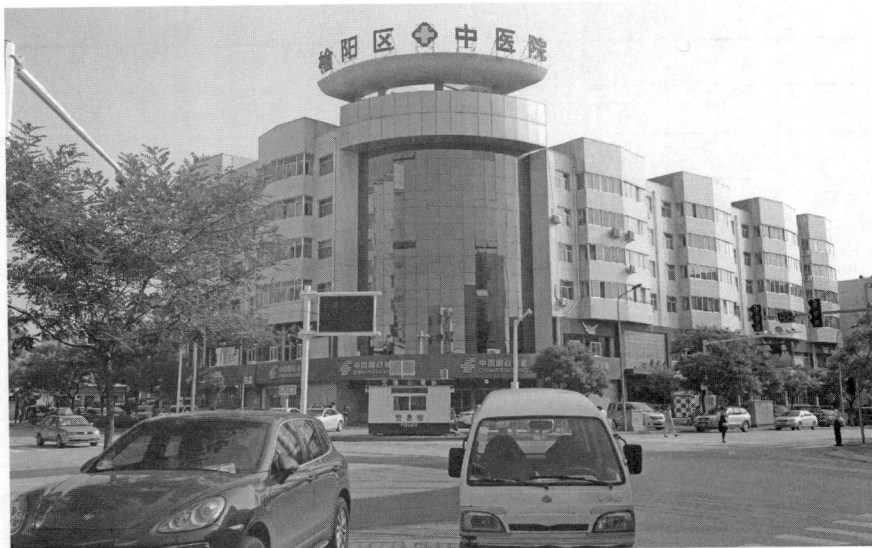

图1-18 2015年榆阳区中医医院行政楼

5. 榆阳区痔瘘医院

　　榆阳区痔瘘医院（简称痔瘘医院）是一所以中医痔瘘为特色的专科医院。1986年3月，中医院痔瘘科迁至1984年成立的榆林县东沙医院，一套人员，两块牌子，隶属县卫生局，股级建制。占地面积2000多平方米，编制32人。驻榆林县东沙驼峰路中段。1988年11月，榆林市人民政府决定将榆林县东沙医院命名为榆林县痔瘘医院，任命院长1名，为科级事业单位，成为榆林地区唯一的一所集科研、临床为一体的中医痔瘘专科医院。1989年称榆林市（县）痔瘘医院，隶属市卫生局，拥有病床40张，设13个科室，职工45人，领导职数1正2副。1998年，由单一的痔瘘专科增加到11个专科。2000年，更名为榆林市榆阳区痔瘘医院。2007年11月，医院部分转型为榆阳驼峰路社区卫生服务中心，痔瘘医院核编35人。2010年，痔瘘医院与驼峰路社区卫生服务中心实行一体化管理，床位40张，编制55人，实有95人。设有痔瘘科、变态反应科、全科诊室、中医科、预防保健科、妇幼保健科、护理部、制剂室、检验科等15个临床职能科室。痔瘘专科被列为陕西省重点专科建设项目。2011年成功创建为"全国先进社区中医药先进单位"。2013年创建为"陕西省示范社区卫生服务中心"。卫生部部长陈竺、副省长郑小明和市委书记李金柱等领导先后到医院视察参观，给予高度评价。

　　2015年，痔瘘医院与驼峰路社区卫生服务中心总建筑面积2570平方米，固定资产159万元，有职工130人，90%为专业技术人员，其中高级职称10人，中级职称48人。拥有500mA高频X光机、全自动生化分析仪、彩色B超、心电监护仪、医用臭氧治疗仪及专科设备过敏源检测仪、纤维结直肠镜、激光射频痔疮治疗仪、肛门中药熏洗机等医疗设备100多台（件）。驻榆林市东沙驼峰中路4号。

表1-10 榆阳区痔瘘医院历任领导名录

任职时间	单位名称	职务	姓名	备注
1984～1989.4	榆林县东沙医院	院长	高栓华	
1989.4～1997.7	榆林市痔瘘医院	院长	李端	
1998.6～2007.5	市、区痔瘘医院	院长	曹绥平	

任职时间	单位名称	职务	姓名	备注
2007.11～2015.12	榆阳区痔瘘医院	院长	高炳伟	
2000.1～2002.7		副院长	杨黎明	
2002.7～2007.11		副院长	高军磁	
2007.11～2012.1		副院长	王秦川	
2007.11～2015.12		副主任	王永宏	
2007.11～2015.12		副主任	曹桂军	
1989.4～1990.8	榆林市痔瘘医院	书记	张崇保	未到职
1990.8～1993.3		书记	艾彩花	
2012.1～2015.12	榆阳区痔瘘医院	书记	王秦川	
2007.11～2012.6		副书记	白照和	
2012.6～2015.12		副书记	孙占前	

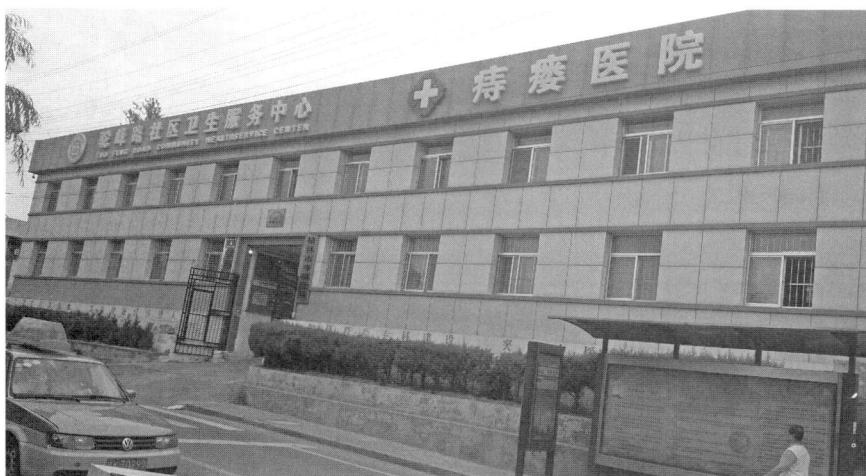

图 1-19　榆阳区痔瘘医院

6. 榆阳区红山医院

榆阳区红山医院（简称红山医院）于 1992 年建立，位于红山光华巷东 1 排 1 号。1994 年为股级事业编制，隶属于市卫生局，核编 8 人，领导职数 1 正 1 副。2000 年，更名为榆林市榆阳区红山医院。2002 年 9 月 18 日，迁至望湖路 3 号。2003 年核编 18 人。2007 年 11 月，红山医院整体转型为榆林市榆阳区鼓楼社区卫生服务中心，核编 22 人。

表 1-11　榆阳区红山医院历任领导名录

任职时间	单位名称	职务	姓名	备注
1992～2002	榆林市红山医院	院长	薛小利	
1992～2002		副院长	崔　伟	
2002～2006	榆林市红山医院	院长	冯佳林	
2002～2007		副院长	郭应林	
2006～2007		院长	曹继林	

7. 榆林市儿童医院

榆林市儿童医院（简称儿童医院）是一所集医疗、教学、科研、预防、保健、康复于一体的三级儿科医学基地，也是榆林市儿童医疗中心、延安大学医学院教学医院。

2004年11月，榆林市卫生局和星元医院邀请在陕西省人民医院工作的贺波回榆林筹建榆林市儿童医院。经市卫生局审批，将星元医院儿科改扩建为儿童医院，由星元医院托管，编制在星元医院内调整。2005年6月23日开诊运营，建筑面积2224平方米，设病床位100张，编制100人，内置临床科室有儿童输液中心、儿童重症监护中心、新生儿重症监护中心、新生儿无陪人病区、儿内病区、儿外病区等。创建了新生儿游泳、新生儿外科手术、贫困儿童医疗救助、儿童心理营养评估等10项具有特色的儿科医疗服务。拥有新生儿培养箱、婴幼儿高压氧舱、新生儿热辐射抢救台、新生儿蓝光暖箱、美国小儿监护系统等先进的儿科设备。2015年4月，医院搬迁至西沙青山西路2号，同区人民医院实行一体化管理。设病床300张，编制160人。临床科室有：儿童重症医学科、新生儿科、小儿外科、小儿呼吸消化内科、小儿神经心肾内科、门诊部、儿童康复保健中心、护理学科等。拥有高端医疗设备：美国产Weekang呼吸机、德国Sophie呼吸机、德国贝朗血液透析机、美国中央心电监护系统等50余台（件）。历年开展新技术、新项目共100项。其中经颅微创术治疗婴幼儿颅内出血项目居国内领先水平；超低出生体重儿（全省最低体重650克救治成功）的救治达国内先进水平。2015年门诊量13万人次，住院病人近9000人次，手术600多例。

表1-12 榆林市儿童医院历任领导名录

任职时间	单位名称	职务	姓名	备注
2005.6～2015.12	榆林市儿童医院	院长	贺波	
2005.6～2015.12		党支部书记	李慧荣	
2005.6～2015.12		副院长	曹汉昌	
2005.6～2015.12		副院长	陈宏雄	
2005.6～2015.12		副院长	高翠莲	

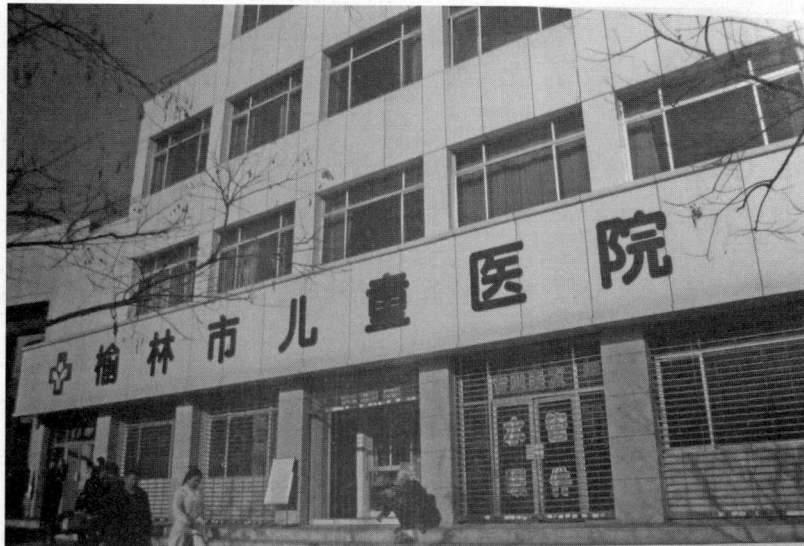

图1-20 2004年成立的榆林市儿童医院

8. 区属民营医疗机构

民国 14 年（1925），西班牙传教士伯金福、殷嘉伯在榆林城天神庙巷天主教堂内开设教会西医诊疗所。民国 20 年（1931）在榆林城宽巷（即钟楼巷）创办民办公助的"民众医院"。民国 29 年（1940）后，外籍人舒万杰在城内开设眼科诊所。1949 年榆林城区有私人诊所 3 个，连同个体行医人员共有医生 16 人。1956 年，有私人诊所 4 个，公私合营改造并入榆林县医院。"文化大革命"期间，强令关闭个体诊所，禁止个体行医。1983 年后，私人办医开始出现，多为个体诊所。1994 年，有 10 个私人诊所，有卫生技术人员 28 人。1995 年，医科所离岗职工在北大街创办了榆林市创伤医院、榆林肿瘤医院等民营医院。1997 年增至 13 个，卫生专业人员 37 人。1999 年增至 18 个，有卫生专业人员 63 人。2010 年增至 122 个，有卫生技术人员 277 人。2015 年，榆阳区境内有民营医院共有 26 个，其中市卫生局批建 14 个，区卫生局批建 12 个。据统计：仅 26 个民营医院总建筑面积 131886 平方米，固定资产 26092 万元，床位 2098 张，卫技人员 2936 人，年业务收入 3528 万元。

表 1-13 2015 年榆阳区民营医院状况一览表

批复机构	名称	地址	创建时间	建筑面积（平方米）	注册资金（万元）	编制人数	床位	设备台件	设备总值（万元）	年业务总收入	法人姓名
区卫生局审批	榆林红十字会医院	镇川北大街	1996	2800	357	36	40	10	60	597	刘国峰
	榆林老医协医院	鱼河镇	1998	2586	113	52	50	11	63	883	赵世平
	榆阳区创伤医院	望湖路 1 号	1995	800	300		30	15	211	352	赵 明
	榆林众康医院	上郡路 170 号	2004	2000	800	36	30	6	118	358	陈虎森
	广济中西结合医院	上郡南路 138 号	2002	1000	50	30	30	4	20	230	陈国良
	榆林博爱医院	长城北路 59 号	2013	2000	273	57	30	46	130	422	赵世平
	榆林安康医院	湖滨南路 1 号	2003	900	420	10	23			507	刘靖宇
	榆林华康医院	航宇路南段	2014	4000	1000	39	30	4	62	285	
	榆林协和医院	新建南路		3200	310	34	30	5	190	201	刘福聪
	榆林阳光医院	上郡北路 8 号	2009	2100	620	75	30	20	410	317	尚海艳
	郭家伙场医院	牛家梁郭家伙场	2005	3000	180	40	30	25			张军波
	高强盲人按摩所	上郡北路 210 号	2013								高 强

第三节 榆阳区公立医疗集团

1. 沿革

榆阳区公立医疗集团于 2014 年 9 月成立。集团由星元医院、区人民医院、儿童医院、区妇幼保健院、区中医院、痔瘘医院等 6 所公立医院和机构组成。集团在区卫生局的领导下，由政府授权，承担办医职能。各成员医院和机构承担的医疗预防、应急、康复、保健等公共卫生职能，事业单位性质、财政体制不变。实现资源共享、优势互补、分级诊疗、合作共赢、共同发展。集团设在新建的区人民医院16楼。

集团实行理事会领导下的各医院院长负责制。理事会是集团的决策、执行机构、集团运行受监事会监督。由区卫生、组织、编办、发改、财政、审计、监察、人社等部门负责人，区人大教科文卫工委、政协文史和教科文卫体工委负责人，以及成员医院的工会主席等组成监事会，对理事长、院长行使职权进行监督。

集团理事会下设行政部、改革发展部、业务管理部、人力资源部、财务审计部、效能督察部等6个机构。逐步成立后勤保障服务中心、信息化建设和远程会诊中心、医疗纠纷调解中心、临床检验中心、培训中心等5个服务机构。

2. 主要任务

整合现有区内公立医疗资源，通过深化人事制度改革和分配制度改革，建立权责明晰，分权制衡、富有生机、运转高效的管理体制和有责任、有激励、有约束、有竞争、有活力的运行机制；建立和完善公立医院法人治理结构，实现政事分开、管办分离，不断提高医院的管理能力和水平；以医疗集团为平台，根据各成员医院的优势和特点，统一功能定位和学科布局，打造各有侧重、各具特色、竞争力强的品牌学科，提升各医院知名度和技术水平，为全区广大人民群众提供安全、有效、方便、价廉的医疗服务。

3. 职责

（1）按照有关法律法规及卫生行业标准、技术服务规范等规章制度，强化医疗质量管理，规范医疗服务行为，控制医疗服务费用，在促进各成员医院发展的同时，为群众提供满意的医疗服务。

（2）依据国家医疗卫生政策和法律法规，确定医疗集团发展战略和规划。

（3）建立集团内各成员医院之间的技术协作机制，制定教学科研、学科发展、双向转诊、多点执业、人才培养、资源共享等方面的方案和制度措施，并负责推动实施。

（4）制定集团的基本管理制度，审查各成员医院院长工作报告、年度财务预决算、人才和学科发展规划等，并纳入督查考核范畴，督促其组织实施。

（5）按程序规定，聘任或解聘成员医院院长和集团内设管理机构负责人。

（6）制定成员医院及医院领导干部的聘用、管理制度和办法。对医院及领导班子进行监督管理和考核评价。

（7）制定和修改理事会章程。

（8）完成区委、区政府交办的其他工作任务。

4. 首届理事会组成人员

理事：李 瑞　张林华　张小龙　贺 波　谢 磊　米耀武　高炳伟　曹 宏　解秋明
　　　安凤莲　赵广裕

理事长：李　瑞

常务副理事长：张林华

副理事长：张小龙（专职）　贺　波　谢　磊　米耀武　高炳伟

秘书长：赵广裕

监事会组成人员名单：

监事长：杨文慧

副监事长：高有华

监事：曹治国　付选中　周凤斌　张亚平　朱依华　高保明　吕　卓　纪　勋　赵永亚

　　　　杨文学　宏　梅　高建荣　陈　琳　孙占前

第四章　专项管理与监督机构

第一节　榆阳区地方病防治领导小组办公室

榆阳区地方病防治领导小组是政府管理地方病防治工作常设的领导决策组织，其下设办公室（简称地病办）是同级地方病防治领导小组处理日常事务的办事机构。早在 1956 年为了控制布鲁氏菌病流行，榆林县人民委员会成立榆林县布病防治领导小组。1964 年成立中共榆林县委鼠疫和布病防治领导小组。由中共榆林县委分管领导担任组长，成员由卫生、财政、计委、商业、供销、水利、畜牧、工商、公安、交通、教育、民政、税务、物资等有关部门的负责人组成，是地方病防治工作的决策中心，其办公室多设在卫生局，主任由卫生局局长兼任，分管干事处理日常事务。1973 年 12 月 3 日，始称中共榆林县委北方地方病防治领导小组。1979 年，卫生局配备地方病防治专职干事 1 名。1982 年 5 月 2 日，原中共榆林县委北方地方病防治领导小组改称中共榆林县委地方病防治领导小组。1984 年 6 月 13 日调整后的中共榆林县委防治地方病领导小组组建专职办公室，科级事业编制，核编 4 人，隶属县卫生局，地址在三教庵巷 1 号。1986 年 5 月 26 日中共榆林县委组织部任命县地病办副主任 1 名主持工作。1988 年 1 月 9 日，中共榆林县委常委会议决定，将地方病防治工作交由县政府领导。4 月 30 日，榆林县人民政府地方病防治领导小组成立，组长由分管副县长担任。9 月 1 日榆林县改市称榆林市（县）地方病防治领导小组。1990 年 9 月 5 日，任命专职主任 1 名。2000 年原榆林市（县）地方病防治领导小组改称榆阳区地方病防治领导小组办公室。2006 年 4 月，搬迁至西沙开发区榆溪大道北侧疾控中心大楼。2007 年，区编委核编 5 人，领导职数 1 正 1 副，驻榆阳西路 2 号。2015 年区地方病办为全额正科级事业建制，隶属区卫生局，地址在榆林城区北大街天神庙巷 6 号院。占地面积 70 平方米，固定资产 40.4 万元，编制 5 人。

领导小组职责：

一、宣传、贯彻有关地方病防治的法律法规和政策。

二、拟定全区地方病防治规划，确定年度防治计划，协调有关部门制定地方病重大病情的防范措施和应急对策。

三、组织、指导、协调、督导有关部门履行地方病防治职责。

四、组织有关部门对地方病病因和防治药品、防治方法、防治技术进行研究和推广。

五、宣传、普及地方病防治科学知识，组织开展地方病防治的合作交流。

榆阳区地方病防治办公室职责：

一、在区政府的领导下，认真贯彻执行地方病防治工作的方针、政策、法律法规及有关规定，及时掌握情况，反映信息，提出建议。

二、负责起草地方病防治工作规划、计划、总结和其他文件，组织有关部门起草地方病防治工作计划的管理制度、办法，病组织实施。总结推广防治工作经验，表彰好人好事。

三、调查、掌握地方病病（疫）情，分析全区发病情况，研究流行因素，掌握流行规律，制定地方病防治对策，推动、检查防治措施的落实，加强与有关部门联系，提供有关地方病资料，研究防治工作中的问题。

四、负责组织地方病病（疫）情，监测和防治效果观察，考核、验收防治成果。

五、负责地方病防治经费、物资、药械、交通工具等计划的申报，提出分配方案。监督检查使用情况，防止浪费、挪用。

六、抓好地方病防治的宣传教育工作，组织防治人员的技术培训，开展学术交流。

七、主动与有关部门协作，搞好地方病防治科研和技术培训指导工作。

八、圆满完成上级和领导小组交办的临时任务。

附：历届地方病防治领导小组组长名单：

杜存歧　刘进宝　姚崇华　张保真　刘　哲　张巨奎

刘启文　贾亮晓　刘俊明　李爱珍　雷亚成　李建林

表 1-14　榆阳区地方病防治办公室历任专职领导名录

任职时间	机构名称	职务	姓名	备注
1985.5～1990.9	中共榆林县地方病防治领导小组办公室	主任	张毛珍	兼
1986.5～1990.9		副主任	杨永生	
1990.9～1993.5	榆林市地方病防治领导小组办公室	主任	张崇保	
1999.10～2012.1		副主任	毛永飞	
1997.2～2011.12		主任	赵德勇	兼
2012.1～2015.12	榆阳区地方病防治领导小组办公室	主任	毛永飞	
2012.1～2015.12		副主任	王　青	

第二节　榆阳区药品检验所

榆林县药品检验所（简称药检所）成立于1980年，履行药品质量检验和监督职能，当时仅有1人，事业编制，隶属于卫生局，驻三教庵巷1号防疫站院内。1989年，更名为榆林市药品检验所。1994年编制10人，领导职数1正2副、驻东沙驼峰路鸿雁巷34号。2000年，更名为榆林市榆阳区药品检验所。

自《药品管理法》颁布后，药品监督管理主体由卫生行政部门变更为药品监督管理局。2001 年榆阳区药品检验所整体上划榆林市药品监督管理局。

职责：负责全区药品质量监督、检验和技术仲裁工作，有计划地进行抽验，掌握药品质量情况；负责拟定地方药品标准，承担部分国家药典、部颁药品标准的起草修订工作，研究、标定、保管、分发检验用地方标准品（对照品），并承担部分国家标准品的标定工作；有计划、有重点地开展有关药品质量、药品标准、中草药制剂、药检新技术等科研工作，积极推广药检新技术、新方法；指导药品生产、供应、使用单位质检机构的业务技术工作，协助研究解决技术上的疑难问题，组织全区药品检验工作交流；积极做好采、种、制、用中草药的质量监督工作，会同有关单位研究制定中草药及其制剂的规范；培训、提高药品检验技术人员；执行区卫生局交办的有关药品检验任务。

表 1-15　榆阳区药检所历任领导名录

任职时间	单位名称	职务	姓名	备注
1980 ～ 2001		所长	王文斌	
1980 ～ 2001	榆阳区药品检验所	副所长	赵永亚	
1980 ～ 2001		副所长	李建新	

第三节　榆阳区卫生局卫生监督所

2002 年 9 月 10 日，根据榆政机编（2002）号文件《关于撤销各县（区）卫生防疫站，组建疾病预防控制中心和卫生局卫生监督所的通知》精神，成立榆阳区卫生局卫生监督所（简称卫生监督所），正科级事业编制，隶属区卫生局，核编 45 人，领导职数所长 1 名，副所长 3 名，书记 1 名，副书记 1 名，职工 39 人。地址在肤施路榆阳镇卫生院办公楼，是区卫生局行使卫生监督执法职能的办事机构，承担区卫生局、区卫生防疫站、区妇幼保健院原卫生监督职能。2003 年迁胜利上巷 6 号。2006 年 8 月迁榆阳西路 2 号。2014 年迁胜利上巷 6 号。占地面积 1200 平方米，建筑面积 620 平方米，固定资产 80 万元，编制 35 人，实有 32 人，领导职数 1 正 5 副。有高级职称 2 人，中级职称 14 人，初级职称 3 人。内设六科一室（综合办公室、卫生许可管理科、现场监测科、医疗卫生监督科、公共场所监督一科、公共场所监督二科、学校卫生监督科）。全区共监管约 2200 户，其中学校 75 所、医疗机构 300 个，集中供水单位 37 个，公共场所 1788 个。

职责：组织拟订卫生监督执法综合管理工作计划，并组织实施；负责卫生许可和执业许可的申请受理、初审、上报及批准后证书的发放，以及从业人员健康证明发放的具体工作；组织卫生监督执法检查，定期上报卫生监督抽检结果；依法对所管辖的卫生行政处罚案件进行调查取证，提出并上报处罚建议，执行同级卫生行政部门作出的处罚决定；依法对适用简易处罚程序的违法行为作出处罚决定；依法对所管辖的污染、中毒事故进行调查取证，采取必要的控制措施，并提出处理意见；组织现场卫生监督检测、采样工作，负责卫生监督信息的收集、整理、分析和报告。

表 1-16　榆阳区卫生监督所领导名录

任职时间	单位名称	职务	姓名	备注
2002.6～2007.5		所长	赵永亚	
2007.11～2011.12			史志宏	
2012.6～2015.12			赵亚林	
2002.6～2007		副所长	杨敏德	
2002.6～2011.12			姚宏来	
2002.6～2004.2			张亚飞	
2003.12～2007.11	榆阳区卫生监督所		艾　阳	
2008.5～2015.12			白应海	
2008.5～2015.12			黄来祥	
2002.6～2006.11		书记	张建国	
2007.11～2011.2			艾　阳	
2012.6～2015.12			姚宏来	
2002.5～2007.11		副书记	尹庆龙	
2007.11～2015.1			薛晓红	
2007.11～2015.12			常秀芬	
2009.11～2015.12			冯继红	

第四节　榆阳区初级卫生保健办公室

榆阳区初级卫生保健办公室（简称初保办）前身是榆林县农村卫生工作者协会，始建于 1986 年，地址设在三教庵巷 2 号县防疫站北 2 楼，编别 2 人。1988 年 6 月，榆林县委、县政府为了实现"2000 年人人享有初级卫生保健"战略目标，组建了榆林县初级卫生保健领导小组，由分管副县长担任组长，由 20 多个成员部门组成，办公室设在卫生局，办公地址在三教庵巷 2 号县防疫站北 2 楼会议室。1989 年，更名为榆林市初级卫生保健办公室，设专职干事 1 人。1994 年与市卫协会合并，为股级事业单位，核编 7 人。2000 年 7 月更名为榆阳区初级卫生保健办公室。2003 年迁至胜利上巷 6 号，核编 11 人。2007 年迁至榆阳西路 2 号。2012 年榆阳区初级卫生保健办公室为正科级事业建制，隶属区卫生局，地址在榆阳区金沙北路劳动和社会保障服务中心 6 楼，建筑面积 165 平方米。编制 11 人，实有 12 人。领导职数 1 正 2 副。

职责：负责镇村一体化村级绩效补助考核、兑现工作；指导全区各乡镇卫生院和村卫生室做好基本公共卫生均等化服务工作中的居民健康档案、老年人健康管理、老年人中医药健康管理，以及考核补助兑现等相关工作；指导、监督乡村医生做好全区居民的签约式服务，以及考核、补助兑现等相关工作；负责村卫生室建设的规划设置工作；承担村卫生室《医疗机构执业许可证》的申报、年审、换证工作；村卫生室日常工作指导、监督、管理、人员设置、申请开通合作医疗的初审工作；乡村医生的培训、学习、职称考核工作；村医 60 岁到养老工龄的认定和审报工作及医疗政策宣传、信访维稳工作。

表 1-17 榆阳区初保办领导名录

任职时间	单位名称	职务	姓名	备注
2000.7～2015.12		主任	王 林	
2000.7～2015.12	榆阳区初级卫生保健办公室	副主任	谢拴奎	
2000.7～2015.12		副主任	薛 梅	

第五节 榆阳区新型农村合作医疗办公室

榆阳区新型农村合作医疗办公室（简称农合办）是区政府为全区推行新型农村合作医疗制度成立的专门办事机构。2006年12月榆阳区被确定为2007年陕西省新型农村合作医疗试点县。2007年2月8日成立榆阳区新型农村合作医疗管理办公室，科级事业建制，隶属于区卫生局，核定编制12名，领导职数1正2副，地址榆林市榆阳西路2号。2014年10月搬迁到榆阳区金沙北路劳动和社会保障服务中心6楼，实用面积320平方米，核定编制13名，领导职数主任1名、书记1名、副主任2名、副书记1名。实有工作人员28名，有本科学历7名、大专学历3名。具有专业技术职称者8名，其中副主任医师1名、主治医师4名、医师2名，助理会计师1名。设有综合科、财务科、业务科、稽查科、办公室等5个科室。2009年榆阳区被省人民政府评为新农合先进县区。2011年被陕西省合疗办授予"陕西省新农合先进经办机构"。

职责：（一）负责对区属各定点医疗机构准入的初审，负责对指定定点医疗机构进行监督管理；负责医疗机构垫付费用的审核工作。（二）负责转外或非定点医疗机构治疗患者的备案登记和相关医疗机构的稽查核对工作；负责非直通车报销患者医疗费用的审核报付工作。（三）负责慢性病患者的审批与病历发放工作，以及费用的审核发放工作。（四）负责病人回访核实工作，处理各类信访和投诉事件，及时查处各种违规行为。（五）指导乡镇合疗办和定点医疗机构的日常业务工作；负责新农合就医卡的补办和基础信息的修正工作。（六）负责统计汇总门诊、住院费用等相关信息数据，并及时上报各种报表，通报公示相关信息。（七）在市合疗办的管理与指导下负责辖区内新农合基金的监督使用。定期分析本县区新农合基金支出情况，公示参合农民费用补偿情况。（八）负责新农合政策制度的宣传工作。（九）完成市合疗办、县区新农合管委会和上级业务部门交办的其他工作。

表 1-18 榆阳区新合疗办历任领导名录

任职时间	单位名称	职务	姓名	备注
2007.2～2012.6		主任	高福祥	
2012.6～2015.2		主任	曹 宏	
2007.12～2012.5		副主任	曹 宏	
2008.5～2012.1		副主任	冯佳林	
2007.2～2015.12	榆阳区新型农村合作医疗办公室	副主任	韩国荣	
2012.1～2015.12		副主任	梅 丽	
2012.6～2015.12		副主任	吴艳玲	
2008.5～2012.5		副书记	韩国荣	
2012.6～2015.12		副书记	杨刚晓	

第六节 榆阳区社区卫生管理办公室

榆阳区社区卫生服务中心管理办公室（简称社管办）成立于 2011 年 6 月，科级事业建制，隶属于区卫生局，编制 6 人，领导职数 1 正 1 副。驻西沙兴榆路 6 号区政府后楼 3 层。2015 年下辖社区卫生服务中心 7 个，社区卫生服务站 28 个。领导职数 1 正 3 副。

职责：负责对城市社区卫生服务机构各项业务工作的指导、考核和监督管理。负责对城市社区卫生服务机构公共卫生服务补助经费的考核兑现和监督管理。负责指导城市社区卫生服务健康宣传教育和人员培训工作。负责对城市社区卫生服务工作信息收集、分析和上报工作。完成区卫生局交办的其他工作。

表 1-19 榆阳区社区卫生管理办公室领导名录

任职时间	单位名称	职务	姓名	备注
2012.1～2015.12	榆阳区社区卫生管理办公室	主任	尹庆龙	
2012.1～2015.12		副书记	何文祥	
2011.7～2015.12		副主任	张芝国	
2012.1～2015.12		副主任	杨斌	

第七节 榆阳区药品采购与结算管理中心

榆阳区药品采购与结算管理中心（药管中心）成立于 2012 年 3 月，科级建制，隶属区卫生局，办公地址在区卫生局。核定编制 8 人，实有 6 人，设主任 1 名，副主任 2 名。

职责：负责全区医疗机构药品统一采购、药品购销结算、药品"零差率"销售补助经费的考核兑现工作；负责区药品"三统一"（即药品统一招标采购、统一配送、统一结算）领导小组办公室的日常工作；负责全区药品"三统一"工作的监督、检查、指导；负责召开联席会议，通报药品"三统一"工作情况；负责基层医疗机构基本药物使用和统一配送的监督检查使用情况的统计、汇总及上报工作。

表 1-20 榆阳区药品采购与结算管理中心领导名录

任职时间	单位名称	职务	姓名	备注
2012.7～2015.12	榆阳区药品采购与结算管理中心	主任	康世杰	
2012.6～2015.12		副主任	张建斌	
2012.6～2015.12		副主任	杜杰	

第八节 榆阳区红十字会

红十字会是从事人道主义工作的社会救助团体。会长多由政府分管领导担任，其办事机构为红十字会办公室。早在 1965 年，榆林县医院组建了红十字会组织，"文化大革命"期间停止活动。1994～2006

年，榆阳区红十字会工作由区卫生局负责组织实施，局长张毛珍兼任办公室主任，景艳春任干事。2006年3月，卫生局内设红十字会办公室（简称红会办），正科事业级建制，定编3人，领导职数设主任1名，经费实行财政全额预算。2009年核定事业编制6名。2015年有工作人员5名。

历任负责人：2007年至2012年1月，由卫生局副局长张学东兼任主任。2012年1月，由卫生局康世杰兼任主任，任建斌任副主任。

职责：贯彻落实红十字会的各项方针、政策，承担榆阳区红十字会的日常工作。组织公民无偿献血，参与建设陕西造血干细胞库捐献者的有关资料，参与艾滋病防治的宣传教育工作。开展救灾的准备工作，在自然灾害和突发事件中组织开展救护和救助工作，承办接受国内外组织和个人捐赠的有关事宜，及时向灾区提供人道主义援助。开展卫生救护的宣传和普及工作，组织开展群众性初级卫生救护。组织会员和志愿者开展人道领域内的社区服务和社会公益活动。完成上级业务部门和区委，区政府交办的其他工作。

第五章　医学教育科研机构

第一节　榆阳区卫生学校

　　1974 年 6 月 26 日，经中共榆林县委批准，榆林县卫生学校（简称卫校）正式成立，暂定 3 人筹建，为事业单位，隶属县卫生局。选址南郊。1975 年，首届开办半耕半读"赤脚医生班"，招生 40 人，学制 3 年。与卫校一墙之隔的附属医院开始筹建，称南郊职工医院。建校伊始在太白庙设立简易门诊。1975 年借居榆林地区农科所办公，并设立正式门诊。期间，全校师生自力更生，艰苦奋斗，自己动手、边建校，边教学，历时两年半，于 1976 年新建成校园占地 50 亩，建筑面积 1800 平方米。同时开设临时住院部，设置病床 40 张，有教职员工 20 余人。该校以培养乡村医生（赤脚医生）为主，同时也开办了中专护士班、检验班等。1978 年榆林县南郊职工医院上划为榆林地区中医院。1983 年 7 月，陕西省榆林县医学科学研究所成立，与榆林县卫生学校一套人员、两块牌子，实行一体化管理。1988 年 1 月 1 日，位于新建路中段的榆林医科大楼建成，医科所迁入。1989 年，原榆林县卫生学校更名为榆林市（县）卫生学校。2000 年，撤地建市更名为榆阳区卫生学校。2004 年卫生学校停办。建校 30 年，先后开办了 15 个专业，42 个班次，培养出 1958 名医务人员。榆阳区卫生学校历任领导名录详见榆阳区人民医院表 1-8。

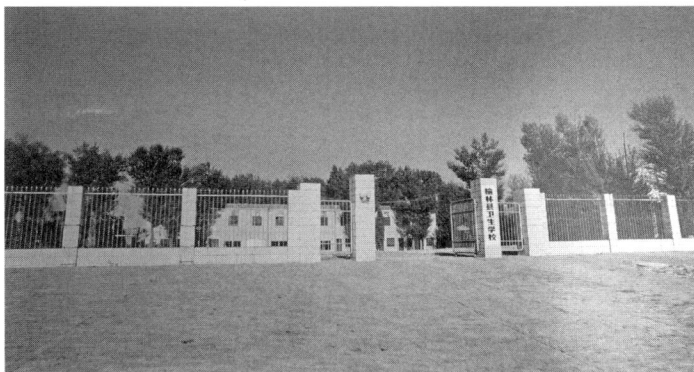

图 1-21　20 世纪 80 年代榆林县卫生学校

第二节　榆阳区医学科学研究所

　　榆阳区医学科学研究所始建于 1983 年，是一所以医学科学研究为主，集教学、临床为一体的科研单位。2010 年从以科研为主整体转型为综合医疗单位。详见榆阳区人民医院。

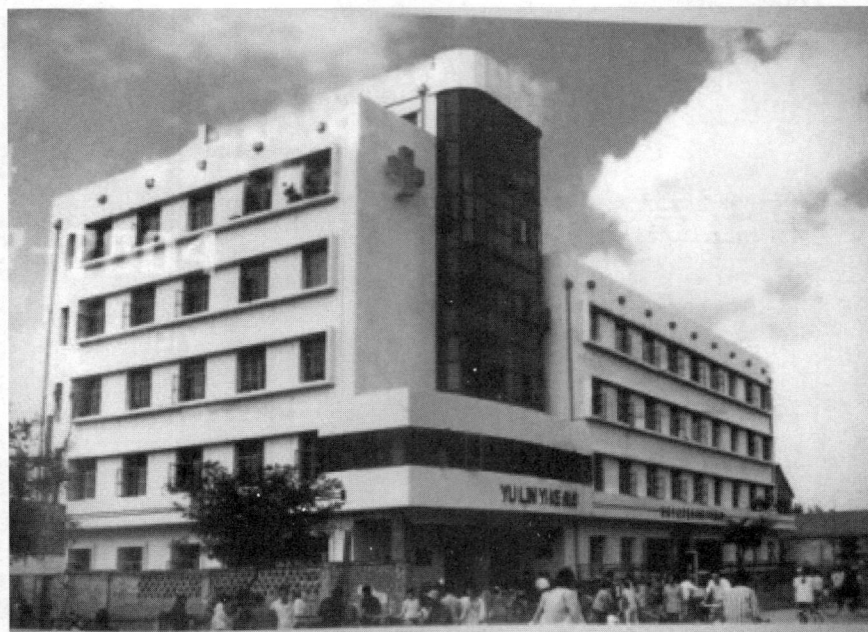

图 1-22　1988 年榆林县医学科学研究所

第六章　基层卫生机构

第一节　农　村

1. 乡镇卫生院

民国 34 年（1945），牛家梁、镇川卫生所成立。1952 年，清泉、鱼河、安崖、马合区卫生所相继建立。1958 年人民公社化后，全县 23 个公社都组建了卫生所，称公社卫生院，农村共有 40 个卫生机构，为集体所有制。1960 年，镇川、鱼河、清泉、安崖、青云（设古塔）、马合、孟家湾、巴拉素 8 个公社卫生院更名为全民所有制公社地段医院。1962 年又将清泉、青云、鱼河、马合、孟家湾 5 个地段医院改为公社集体或农场卫生院。1972 年将 9 个地段医院转为全民所有制，17 个公社卫生院为集体所有制，共有医务人员 148 人，设病床共 207 张。1994 年，全区有镇川、鱼河、清泉、安崖、巴拉素、古塔、余兴庄、孟家湾、岔河则 9 个地段医院，为全民所有制单位，科级事业编制，编制总额 96 人。牛家梁乡卫生院虽非地段医院，也为全民所有制，编制 8 人。榆阳、刘官寨、上盐湾、桐条沟、董家湾、刘千河、青云、大河塔、麻黄梁、金鸡滩、小壕兔、耳林、马合、小纪汗、可可盖、补浪河、红石桥、芹河为乡镇卫生院，共 18 个，为集体所有制，编制总额 160 人。城区 4 个办事处设 4 个防保组，各编制 5 人。1996 年 4 月，地段医院更名为中心卫生院。2010 年，全区有乡镇中心卫生院 11 个，乡镇卫生院 14 个。其中一级甲等 7 个，一级乙等 14 个，一级丙等 4 个。编制 313 人，实有 388 人。床位 317 张。2013 年，撤乡并镇，榆阳区辖 21 个乡镇。2015 年，榆阳区行政规划调整后，设 14 个镇卫生院，5 个乡卫生院，5 个办事处卫生院。诸多因素，原有印章仍继续延用至 2015 年 12 月。

长城路办事处榆阳医院虽属乡镇卫生院之列，因其位于榆林市区，除承担长城路办事处农民的医疗、卫生防疫、妇幼保健等卫生工作外，同时也承担了城区居民的大量医疗工作。

表 1-21　2015 年榆林市乡镇卫生院基本情况一览表

名称	成立时间	法人	建筑面积（m²）	固定资产（万元）	年事业编制（人）	床位（张）	等级管理
1. 长城路办事处榆阳医院	1958	曹绥平	5600	1699	53	16	一甲
2. 青云镇卫生院	1958	高石锁	2145	145	6	3	一丙

名称	成立时间	法人	建筑面积（m²）	固定资产（万元）	年事业编制（人）	床位（张）	等级管理
3. 古塔镇卫生院	1958	郝光彩	734	68	6	6	一乙
4. 鱼河镇卫生院	1952	吴进林	1584	160	19	20	一甲
5. 鱼河峁镇卫生院	1958	常鹏升	2069	270	6	10	一乙
6. 上盐湾镇卫生院	1958	蒋占好	1200	160	8	10	一乙
7. 镇川镇卫生院	1945	薛丰良	3185	474	52	30	一甲
8. 牛家梁镇卫生院	1945	赵锦军	840	77	11	12	一乙
9. 金鸡滩镇卫生院	1958	张虎林	1800	300	9	20	一甲
10. 麻黄梁镇卫生院	1958	白成峰	1100	146	7	5	一乙
11. 大河塔镇卫生院	1958		1000	140	6	6	一丙
12. 巴拉素镇卫生院	1958	刘红斌	1350	100	17	9	一甲
13. 马合镇卫生院	1952	万永华	2000	243	12	9	一甲
14. 芹河镇卫生院	1958	段世明	1260	236	8	6	一甲
15. 小纪汗镇卫生院	1958	王国华	960	80	6	6	一乙
16. 补浪河乡卫生院	1958	孙华涛	765	90	8	6	一甲
17. 孟家湾乡卫生院	1958	韩元国	990	93	7	10	一乙
18. 岔河则乡卫生院	1958	陈小军	720	90	8	8	一乙
19. 小壕兔乡卫生院	1958	常 英	840	96	8	8	一甲
20. 红石桥乡卫生院	1958	叶永峰	5600	182	8	8	一乙
21. 清泉办事处卫生院	1952	陈海波	825	120	8	16	一乙
22. 刘千河办事处卫生院	1958	罗怀林	810	53	6	6	一丙
23. 余兴庄办事处卫生院	1958	李锦荣	849	129	10	10	一丙
24. 安崖办事处卫生院	1952	刘登成	1400	18	6	7	一乙

镇卫生院

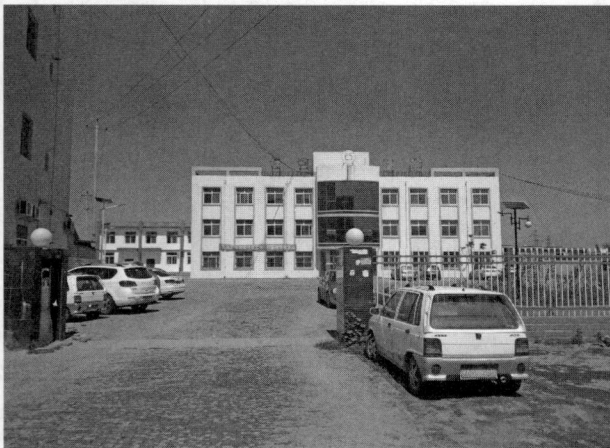

图 1-23　芹河镇卫生院

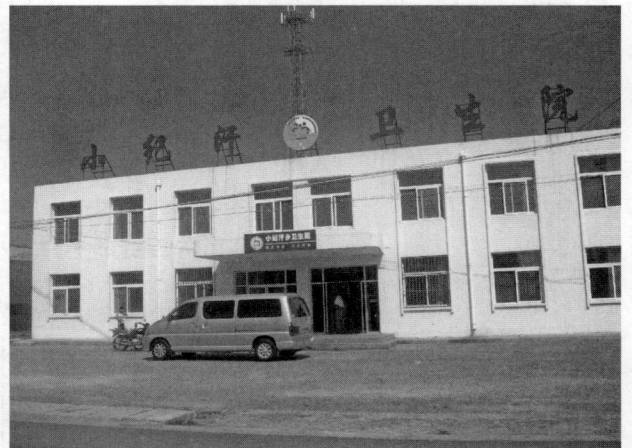

图 1-24　小纪汗镇卫生院

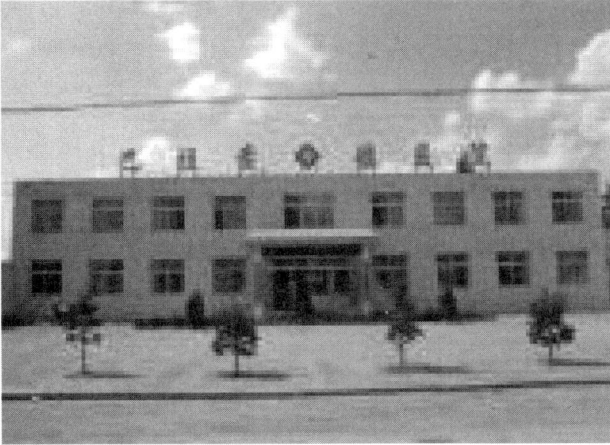

图 1-25　巴拉素镇卫生院

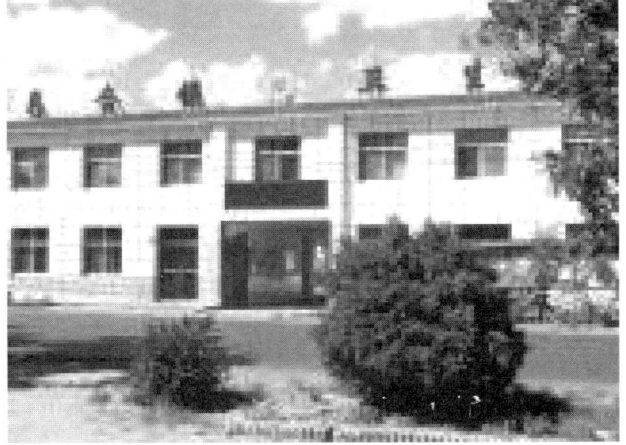

图 1-26　马合镇卫生院

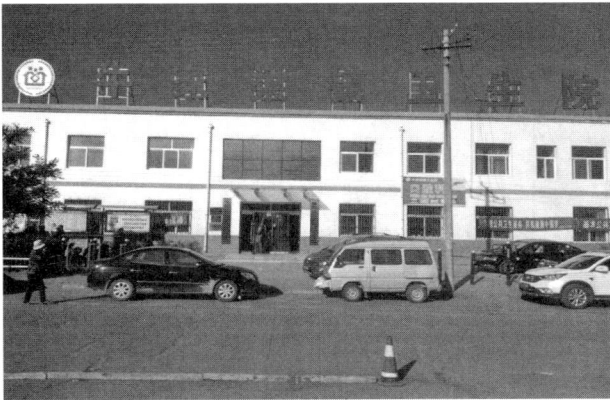

图 1-27　牛家梁镇卫生院

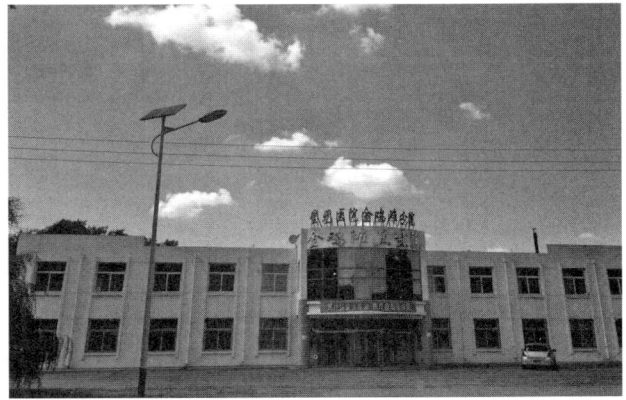

图 1-28　金鸡滩镇卫生院

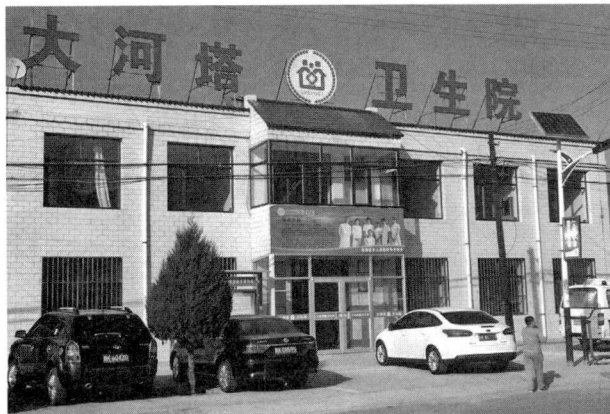

图 1-29　大河塔镇卫生院

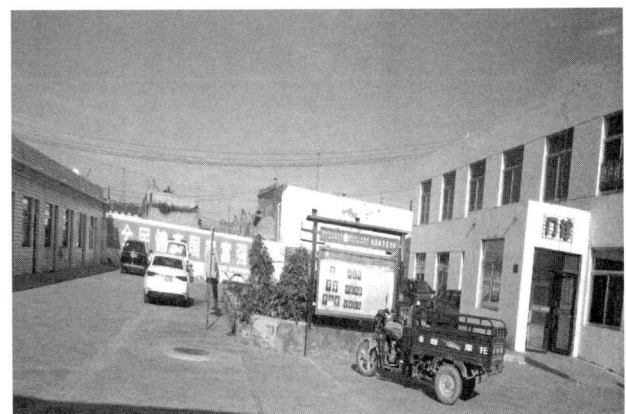

图 1-30　麻黄梁镇卫生院

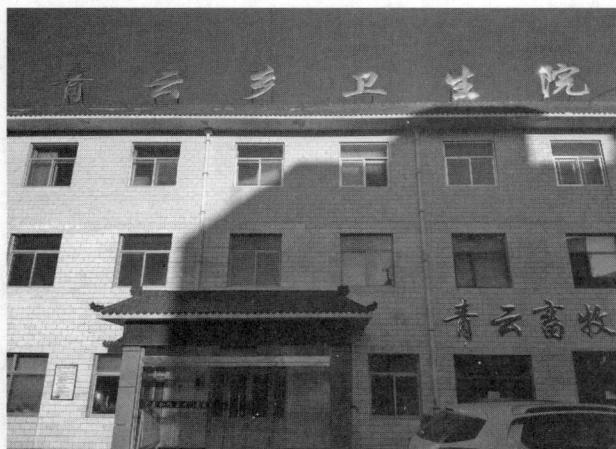

图 1-31　青云镇卫生院

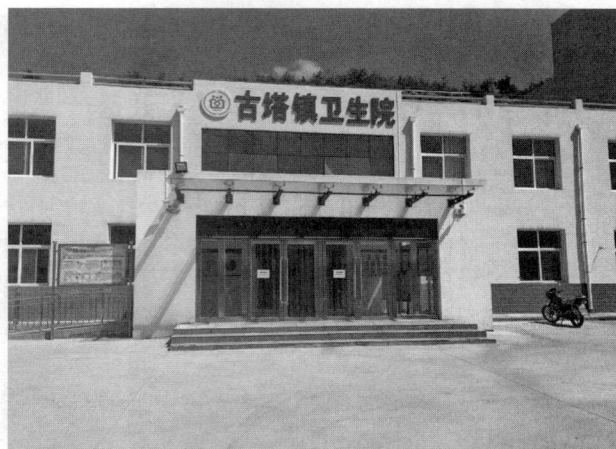

图 1-32　古塔镇卫生院

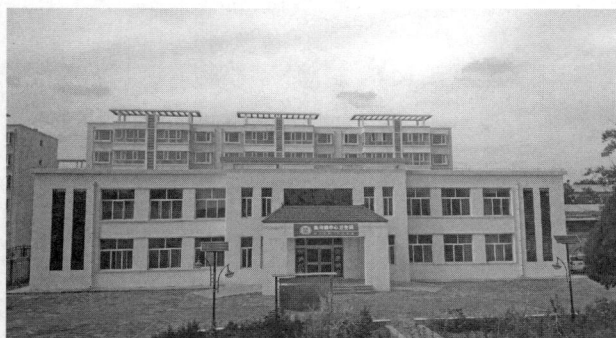

图 1-33　鱼河镇卫生院

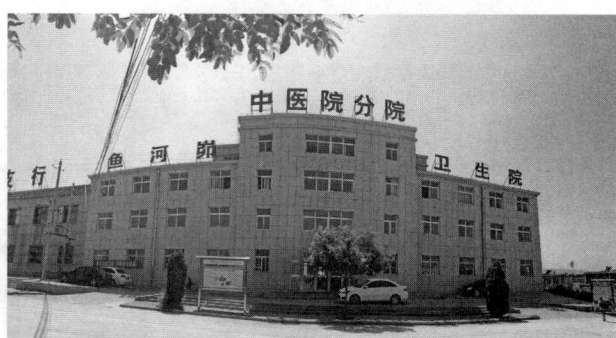

图 1-34　鱼河峁镇卫生院

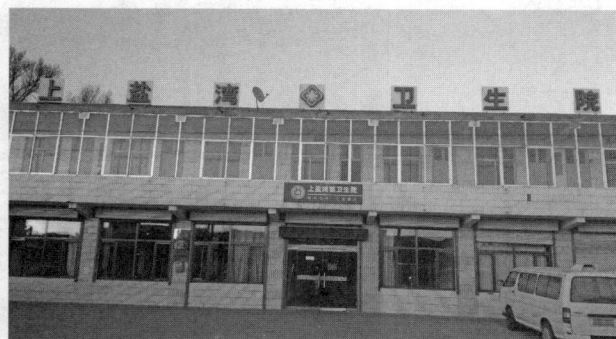

图 1-35　上盐湾镇卫生院

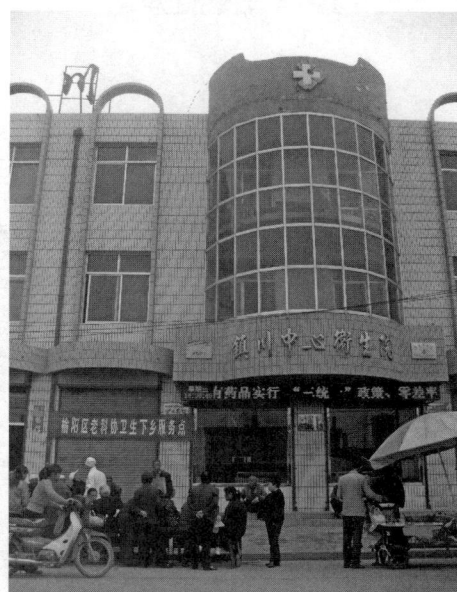

图 1-36　镇川镇卫生院

乡卫生院

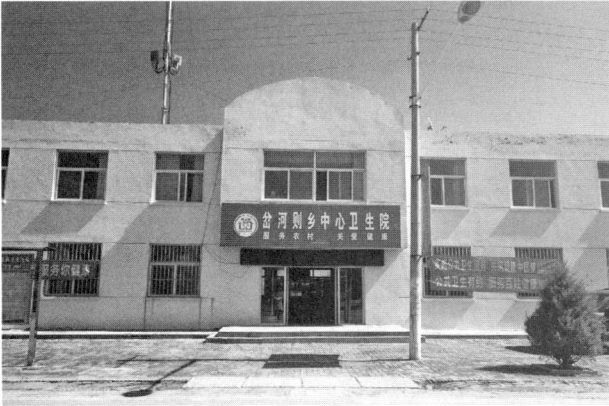

图 1-37　岔河则乡卫生院

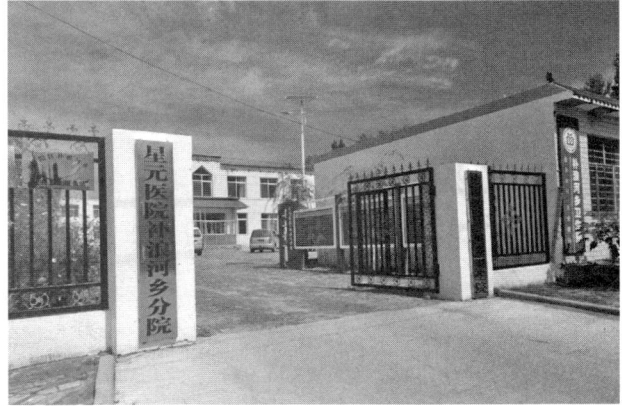

图 1-38　补浪河乡卫生院

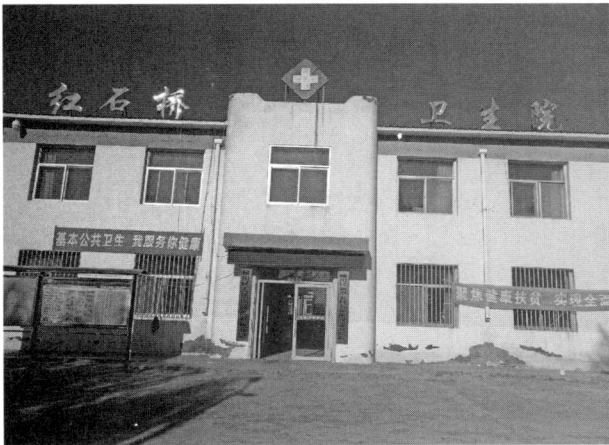

图 1-39　红石桥乡卫生院

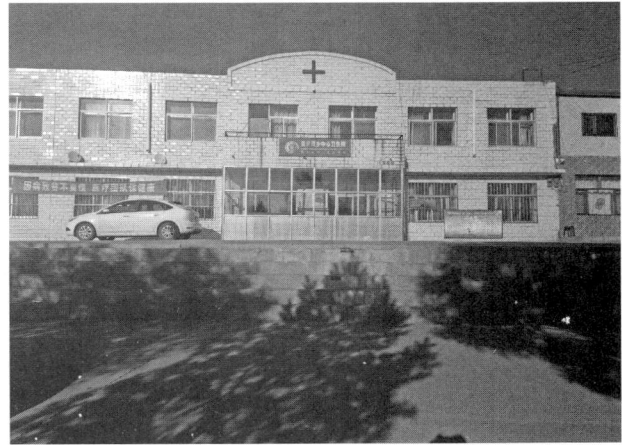

图 1-40　孟家湾乡卫生院

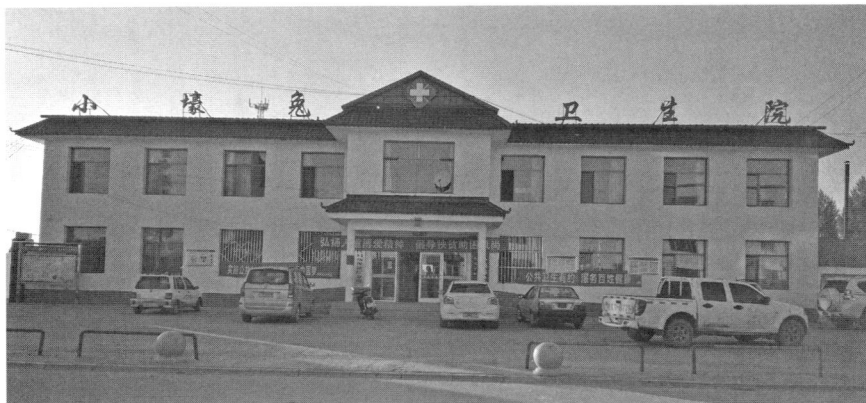

图 1-41　小壕兔乡卫生院

办事处卫生院

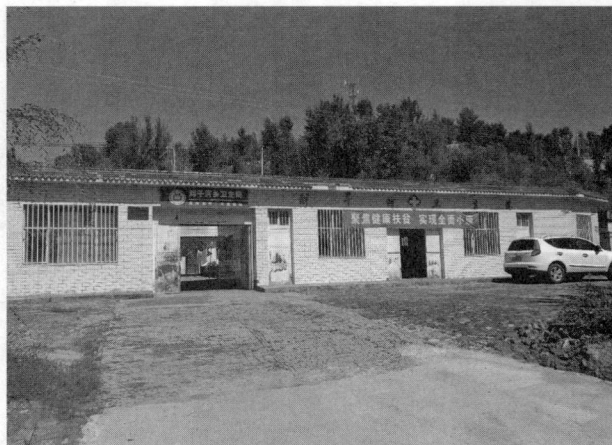

图 1-42　刘千河办事处卫生院

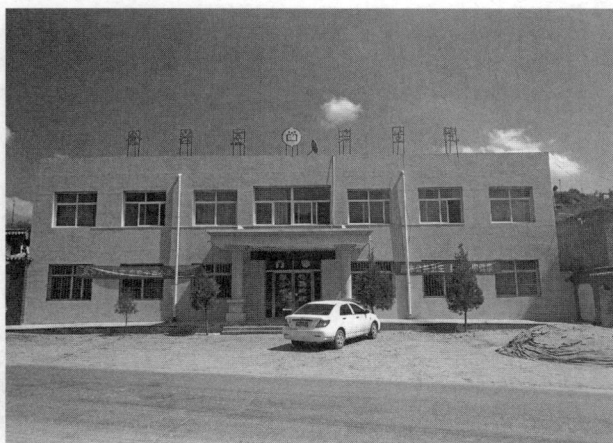

图 1-43　余兴庄办事处卫生院

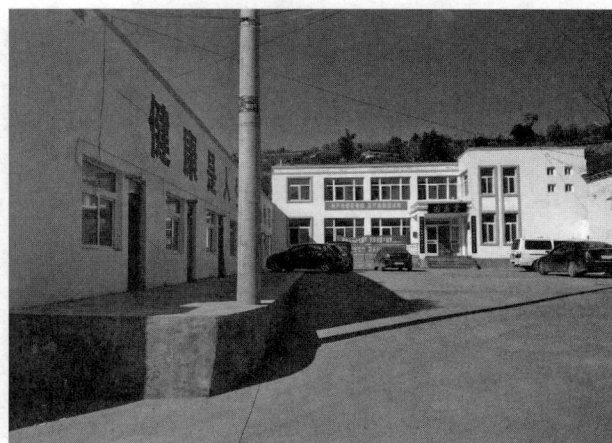

图 1-44　安崖办事处卫生院

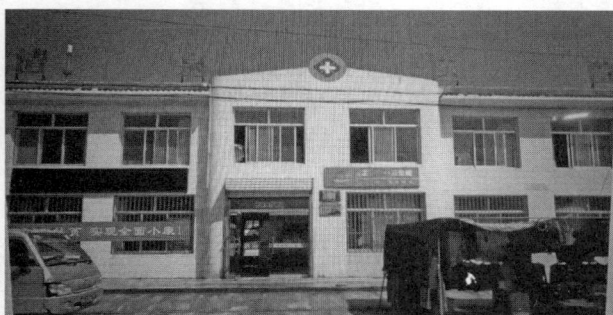

图 1-45　清泉办事处卫生院

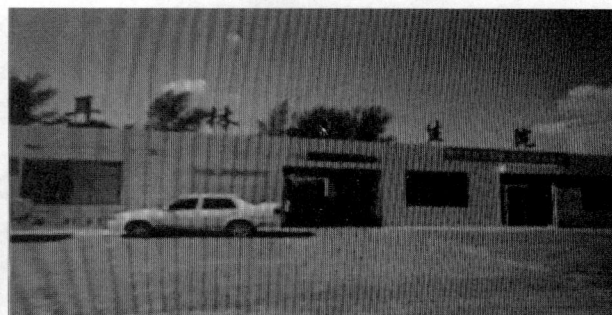

图 1-46　耳林卫生分院

2. 村卫生室

1955 年，本县开展农村不脱产卫生保健员、接生员培训工作，在孟家湾、金鸡滩、马合、巴拉素、双山、牛家梁等地的边远乡村相继开办村级保健站。至1965年全县先后办起大队保健站86个。1969年，全县推广农村合作医疗站和"赤脚医生"经验，首先在牛家梁、镇川等公社推广建办大队合作医疗站。1979年全县合作医疗站发展至361个，有赤脚医生675人。1982年，本县农村实行生产责任制，大部分队办合作医疗站由"赤脚医生"个人承包。1986年全县农村合作医疗站几乎全部改为由乡村医生个体承包加补贴形式的村卫生保健站（所），年底全县有村级保健站（所）共410个，有乡村医生505人。1999年，村卫生室发展到476个，有乡村医生622人。2008年，有276所村卫生室基本达到三室分离，甲级卫生室达到60%。2010年，有村卫生室444个，其中规范化建设的村卫生室有220个，共有卫生技术人员497人，其中有执业医师9人，助理执业医师35人，持证乡村医师342人。

2009～2012年，对全区24个乡镇办事处的村卫生室进行标准化建设，截至2015年共有标准化卫生室234个，总建筑面积13791平方米，注册资金702万元，有乡村医生272人，持证269人，公共卫生服务年可获得补偿经费257.1万元。

表1-22　2015年榆阳区村卫生室基本情况一览表

乡镇名称	村卫生室名称	整建年份	负责人	用房面积（m²）	注册资金（万元）	核准人数（人）	持证人数（人）	年补偿经费（万元）
麻黄梁	王家湾村卫生室	2010	纪占福	80	3	1	1	1
	东刘畔村卫生室	2010	张荫鲁	80	3	1	1	0.7
	旧堡村卫生室	2010	任如珍	50	3	1	1	0.7
	麻黄梁村卫生室	2009	康彦亮	48	3	2	2	1.5
	李家峁村卫生室	2009	程怀德	48	3	1	1	0.7
	十字焉村卫生室	2009	王世恩	45	3	1	1	0.7
	断桥村卫生室	2009	段荣清	45	3	1	1	0.7
	店房村卫生室	2009	刘　飞	45	3	1	1	0.7
	乔界村卫生室	2010	林建飞	80	3	1	1	1.3
孟家湾	恍惚兔村卫生室	2009	纪忠林	84	3	1	1	1.2
	马大滩村卫生室	2009	石治忠	76	3	1	1	1.2
	波直汗村卫生室	2009	蒋　平	87	3	1	1	1.2
	书肯壕村卫生室	2009	郭战雄	108	3	1	1	1.2
	野目盖村卫生室	2009	李治华	78	3	1	1	1.1
	四道河则卫生室	2009	王彦飞	79	3	1	1	1.4
	板城滩村卫生室	2009	尚翠梅	72	3	1	1	0.7
	三滩村卫生室	2009	李进国	75	3	1	1	1.2
	孟家湾村卫生室	2009	高占华	50	3	1	1	0.8
	神树湾村卫生室	2009	张奋奇	59	3	1	1	1.2
	马场村卫生室	2009	韩树英	74	3	1	1	1
	王家圪堵村卫生室	2009	杨亮飞	62	3	1	1	1
	三道河则村卫生室	2009	王树林	55	3	1	1	0.7

续表

乡镇名称	村卫生室名称	整建年份	负责人	用房面积（m²）	注册资金（万元）	核准人数（人）	持证人数（人）	年补偿经费（万元）
马合	西马合村卫生室	2009	赵子泉	66	3	1	1	0.8
	脑冒海则卫生室	2010	陈拴拴	66	3	1	1	0.8
	补兔村卫生室	2009	郭彩华	83	3	1	1	1.2
	杨家滩村卫生室	2009	郭利平	68	3	1	1	1.2
	吾杜当村卫生室	2009	米金华	45	3	1	1	1
	达拉什村卫生室	2009	马文宽	68	3	3	3	1
	东马合村卫生室	2009	李锦国	75	3	2	2	1.4
	麻生圐圙卫生室	2009	高树怀	55	3	1	1	1.2
	郝家伙场卫生室	2009	杜彦平	45	3	1	1	1.2
	补浪河村卫生室	2009	张锁针	59	3	1	1	0.8
红石桥	房梁村卫生室	2009	边永春	81	3	1	1	1.2
	闹牛海则卫生室	2009	思文贵	57	3	1	1	0.7
	井界村卫生室	2009	宋海军	60	3	1	1	0.8
	左界村卫生室	2009	左界义	50	3	1	1	1.4
	油房湾村卫生室	2009	郑奋前	50	3	1	1	1.2
	双红村卫生室	2009	刘子忠	45	3	1	1	0.7
	马路湾村卫生室	2009	边振恩	45	3	1	1	0.7
	肖峁村卫生室	2010	肖春海	50	3	1	1	1.2
	红石桥村卫生室	2012	思海牛	60	3	1	1	1
小纪汗	奔滩村卫生室	2009	许和平	56	3	1	1	1.4
	波罗滩村卫生室	2009	罗殿峰	68	3	1	1	0.9
	长草滩村卫生室	2009	李瑞旭	52	3	1	1	0.9
	可可盖村卫生室	2009	苏华林	75	3	1	1	0.5
	昌汗峁村卫生室	2009	席东飞	65	3	1	1	1.2
	大海则村卫生室	2009	纪永成	52	3	1	1	1
	黄土梁村卫生室	2009	田锁霞	66	3	1	1	1.4
	昌汗界村卫生室	2009	米生礼	55	3	1	1	1
	小纪汗村卫生室	2009	高启飞	56	3	2	2	1
	井克梁村卫生室	2009	冯　斌	49	3	1	1	0.7
	大纪汗村卫生室	2009	张志祥	46	3	1	1	0.7
	可可盖村卫生室	2010	李锁柱	50	3	2	2	1.3

乡镇 名称	村卫生室 名称	整建 年份	负责人	用房面积 （m²）	注册资金 （万元）	核准人数 （人）	持证人数 （人）	年补偿经费 （万元）
青云	色草湾村卫生室	2009	张　英	60	3	1	1	1.4
	刘家洼村卫生室	2010	高翠芳	74	3	1	1	1.3
	钟家沟村卫生室	2009	李芳娃	56	3	1	1	0.7
	李家山村卫生室	2010	郝翠玲	60	3	1	1	0.7
	郑家川村卫生室	2010	高美霞	60	3	1	1	0.8
	崔家畔村卫生室	2009	柳建军	57	3	1	1	1.1
	跳沟村卫生室	2009	张志升	60	3	2	2	1.2
	尤家湾村卫生室	2009	尤虎臣	60	3	1	1	1.2
	柳树沟村卫生室	2009	祁淑珍	45	3	1	1	0.7
	青云村卫生室	2011	雷　莹	45	3	1	1	0.7
	刘家洼村三卫生室	2011	尚文明	60	3	2	2	0.7
	刘家洼村二卫生室	2011	边国华	50	3	2	2	1.2
	青云村卫生室	2012	奚建兵	60	3	1	1	0.8
	钟家沟村卫生室	2012	刘统华	80	3	2	2	1.4
	跳沟村卫生室	2011	高　峰	45	3	1	1	1
	宣沟村卫生室	2012	彭文姝	50	3	1	1	0.7
	南峁庄村卫生室	2010	刘巧峰	65	3	1	1	0.7
牛家梁	牛家梁村卫生室	2010	王三保	85	3	1	1	1
	什拉滩村卫生室	2009	王海东	70	3	1	1	1
	赵元湾村卫生室	2009	蔺彦平	64	3	2	2	1.8
	转龙湾村卫生室	2009	张润成	73	3	1	1	1.3
	榆卜界村卫生室	2009	王世军	47	3	1	1	1
	王则湾村卫生室	2009	刘建斌	61	3	1	1	0.8
	长乐堡村卫生室	2009	高　峰	50	3	2	2	1.6
	高家伙场卫生室	2009	高亚东	81	3	2	2	1.3
	城大圪堵卫生室	2009	黄先飞	88	3	1	1	1.2
	大伙场村卫生室	2009	李永东	54	3	2	2	1.7
	谢家洼村卫生室	2009	刘锦成	56	3	2	2	1.5
	谢家洼井毛石湾	2010	谢东飞	85	3	2	2	1
	牛家梁村卫生室	2009	王　凯	45	3	1	1	1
	赵元湾村卫生室	2009	米志军	68	3	2	2	1
	郭家伙场卫生室	2009	郭福山	45	3	1	1	1.2
	郭家伙场卫生室	2009	郭　金	45	3	1	1	1.2
	城大圪堵卫生室	2009	郑　伟	45	3	2	2	1.6
	高家伙场卫生室	2009	高金堂	45	3	1	1	1.6
	边墙村卫生室	2009	赵文斌	45	3	2	2	1.2
	高家伙场卫生室	2011	吴恩德	45	3	1	1	1.2
	庙咀村卫生室	2011	高芳芳	45	3	1	1	1

续表

乡镇名称	村卫生室名称	整建年份	负责人	用房面积（m²）	注册资金（万元）	核准人数（人）	持证人数（人）	年补偿经费（万元）
安崖	红花渠村卫生室	2009	李潘霞	60	3	1	1	0.8
	卢家铺村卫生室	2009	卢正荣	46	3	1	1	0.6
	杨会塔村卫生室	2009	王志珍	45	3	1	1	0.6
巴拉素	忽惊兔村卫生室	2009	白祥	55	3	1	1	0.8
	小旭吕村卫生室	2009	李茂林	55	3	1	1	0.9
	元大滩村卫生室	2009	付永东	74	3	2	1	1.5
	巴拉素村卫生室	2010	王占国	80	3	2	1	0.8
	三场村卫生室	2009	樊雁翔	56	3	1	1	0.7
	讨忽兔村卫生室	2009	王保全	52	3	1	1	0.7
补浪河	巴石壕村卫生室	2010	马世祯	75	3	1	1	1
	那泥滩村卫生室	2009	周兴华	72	3	1	1	1.2
	魏家峁村卫生室	2009	边生富	50	3	1	1	0.8
	蒿老兔村卫生室	2009	肖凤林	54	3	1	1	1.5
	尔林村卫生室	2011	吕忠格	50	3	1	1	0.8
鱼河镇	李家沟村卫生室	2009	李华东	48	3	1	1	1
	许家崖村卫生室	2010	许雪旺	60	3	1	1	1.1
	米家园则村卫生室	2009	米生勇	62	3	1	1	1.5
	高家洼村卫生室	2009	高明飞	60	3	1	1	1.2
	新建村卫生室	2010	李飞山	80	3	1	1	1.2
	寺伙沟村卫生室	2009	许朋飞	50	3	1	1	1.1
	郑家沟村卫生室	2009	曹立峰	48	3	1	1	1
	王沙洼村卫生室	2009	王小龙	49	3	1	1	0.8
	农场卫生室	2012	米海飞	55	3	2	2	1.2
	鱼河村卫生室	2012	鱼克治	50	3	1	1	0.8
	南沙村卫生室	2011	刘子龙	60	3	1	1	0.8
芹河镇	红墩村卫生室	2009	周飞强	87	3	1	1	1.2
	前湾滩村卫生室	2010	白占军	96	3	1	1	1.2
	张滩村卫生室	2009	袁春成	78	3	1	1	1.6
	纪小滩村卫生室	2009	柳怀怀	61	3	1	1	1.2
	天鹅海则村卫生室	2010	方芳	60	3	1	1	1.2
	谷地峁村卫生室	2009	苏广斌	47	3	2	2	1.5
	水掌村卫生室	2009	张海鱼	45	3	1	1	1.3
	阿达汗村卫生室	2009	贺建明	45	3	1	1	0.8
	白家伙场卫生室	2009	魏云飞	60	3	1	1	0.9
	酸梨海则卫生室	2009	许海雄	45	3	1	1	1.3
	黄沙七墩卫生室	2009	席向发	45	3	1	1	1.2
	蟒坑村卫生室	2010	刘列梅	50	3	1	1	0.7
	马家峁村卫生室	2009	燕富山	51	3	1	1	0.7

续表

乡镇名称	村卫生室名称	整建年份	负责人	用房面积（m²）	注册资金（万元）	核准人数（人）	持证人数（人）	年补偿经费（万元）
金鸡滩	柳树滩村卫生室	2009	乔宽荣	68	3	2	1	1.5
	柳卜滩村卫生室	2009	米世平	88	3	1	1	1.2
	金鸡滩村卫生室	2009	纪东东	102	3	1	1	1.6
	白舍牛滩村卫生室	2009	蒋小飞	92	3	1	1	1.3
	金海北村卫生室	2009	李杜林	45	3	1	1	1.2
	曹家滩村卫生室	2009	曹凤华	45	3	1	1	1
	海流滩、薛家庙滩	2009	郝爱芳	45	3	1	1	1
	小坟滩村卫生室	2009	慕成祥	50	3	1	1	0.9
	上河村卫生室	2009	王拴成	45	3	1	1	1.2
	金海南村卫生室	2009	张广金	45	3	2	1	1.3
	上河村卫生室	2009	张志林	45	3	1	1	1
	井界村卫生室	2011	白广军	50	3	1	1	1
清泉	尹家庄村卫生室	2009	尹 红	50	3	1	1	1.6
	吴庄村卫生室	2010	吴凤成	75	3	1	1	0.8
	新庄则村卫生室	2009	刘玉先	45	3	1	1	0.8
	崔坪村卫生室	2009	叶广东	52	3	1	1	0.8
	义山村卫生室	2009	高圣华	60	3	1	1	1
	石窑坪村卫生室	2009	叶庆和	45	3	1	1	1
岔河则	排则湾村	2009	高虎栓	56	3	1	1	1
	什它汗村	2009	杨真君	58	3	1	1	1.5
	河口村	2009	赵占军	62	3	1	1	1.3
	灯炉滩村	2010	郑继孝	60	3	1	1	1.5
	灯炉滩村	2009	纪晓平	60	3	1	1	1.6
	石崣村卫生室	2009	米怀军	45	3	1	1	1.2
	白河庙村	2009	罗 富	45	3	1	1	1.3
鱼河峁镇	鱼河峁村卫生室	2009	谢安伟	94	3	1	1	1
	东岔村卫生室	2010	席 鹏	50	3	2	2	1.2
	白家沟村卫生室	2009	白生才	47	3	1	1	0.5
	董家湾村卫生室	2009	高万飞	45	3	1	1	0.6
	刘寨村卫生室	2009	刘春照	64	3	1	1	0.8
	西岔村卫生室	2009	席自来	46	3	1	1	0.6
	朱庄村卫生室	2009	朱继仁	54	3	1	1	0.8
大河塔	香水村卫生室	2010	杨候喜	60	3	1	1	0.7
	方家畔村卫生室	2009	徐彦峰	87	3	1	1	1.1

续表

乡镇名称	村卫生室名称	整建年份	负责人	用房面积（m²）	注册资金（万元）	核准人数（人）	持证人数（人）	年补偿经费（万元）
小壕兔	武素村卫生室	2009	王彦平	74	3	1	1	1.2
	早留太村卫生室	2009	牛彦喜	83	3	1	1	1.6
	大壕兔村卫生室	2009	王振华	65	3	1	1	1.2
	贾明村卫生室	2009	王喜平	88	3	1	1	1.2
	刀兔村卫生室	2009	蒋召堂	72	3	1	1	1
	公合村卫生室	2009	武喜忠	51	3	1	1	1.5
	沙则汉村卫生室	2009	王茂忠	45	3	1	1	1.5
	旋河村卫生室	2009	杨 飞	60	3	1	1	1
耳林	耳林村卫生室	2009	刘占堂	67	3	1	1	1
	贾拉滩村卫生室	2009	张玉梅	88	3	1	1	1.5
	掌高兔村卫生室	2009	刘元明	45	3	2	2	1
	特拉采当卫生室	2009	苏忠祥	45	3	1	1	1
上盐湾	赵家畔村卫生室	2009	陈发荣	47	3	1	1	1
	石马沟村卫生室	2010	刘 飞	60	3	1	1	0.6
刘千河	刘千河村	2010	刘建军	80	3	1	1	0.8
	李家崾村	2010	韩仲柱	80	3	1	1	0.5
镇川镇	高梁村卫生室	2009	杜永莉	66	3	1	1	1.5
	刘家湾村卫生室	2010	任 飞	80	3	1	1	1.5
	秦山村卫生室	2009	任秀英	55	3	1	1	1.5
	葛村卫生室	2009	秦谋贵	56	3	2	2	1.5
	庙湾村卫生室	2009	张梅梅	55	3	1	1	1.2
	东街村卫生室	2009	常庆珍	48	3	1	1	1.5
	候渠村卫生室	2009	候忠胜	45	3	1	1	1.2
	朱寨村卫生室	2009	张世权	50	3	2	2	1.2
	南洼村卫生室	2009	申 飞	45	3	1	1	1.2
	瓦岗寨村卫生室	2009	申 毅	76	3	1	1	1.5
	居民二组卫生室	2009	刘光明	52	3	1	1	1.5
	寺沟村卫生室	2009	折宝玲	45	3	1	1	1.2
	西街村卫生室	2009	曹 强	45	3	2	2	1.5
	红柳滩村卫生室	2009	高晓霞	60	3	2	2	1.2
	高沙沟村卫生室	2009	吴天荣	47	3	1	1	1.2
	八塌湾村卫生室	2009	张子明	54	3	1	1	1.2
	南洼村卫生室	2009	刘 江	50	3	1	1	1.2
	刘家湾村卫生室	2009	张 莉	60	3	1	1	1.2

乡镇 名称	村卫生室 名称	整建 年份	负责人	用房面积 （m²）	注册资金 （万元）	核准人数 （人）	持证人数 （人）	年补偿经费 （万元）
古 塔 镇	堡山村卫生室	2010	曹换霞	95	3	2	2	1
	罗硷村卫生室	2010	罗树国	72	3	1	1	1
	石井村卫生室	2010	折应兵	80	3	1	0	1
	张雷沟村卫生室	2009	陈伟	60	3	2	2	1
	黄圪崂村卫生室	2009	马海艳	48	3	2	2	1
	张大沟村卫生室	2010	张强	55	3	1	1	1
	赵庄村卫生室	2009	张虎飞	64	3	2	2	1
长城路 办事处	三岔湾村卫生室	2009	蔺富伟	74	3	1	1	1.1
	王家楼、葡萄园	2010	余文发	80	3	1	1	1.4
	北岳庙村卫生室	2009	尤萍	110	3	1	1	1.4
	金岗寺村卫生室	2009	马广平	65	3	2	2	1.6
	沙河口村卫生室	2009	卢红梅	62	3	1	1	1.7
	吴家梁村卫生室	2009	高建军	45	3	2	2	1.6
	三岔湾村卫生室	2009	刘利平	70	3	1	1	1.8
	永乐东村卫生室	2009	刘艳红	45	3	1	1	1.2
	沙河村卫生室	2009	李世茹	56	3	1	1	1.4
	西村卫生室	2009	白艳梅	60	3	1	1	1.8
	流水沟村卫生室	2009	杨发华	45	3	1	1	1
	广济南村卫生室	2009	张美丽	45	3	1	1	1.2
	大河滩村卫生室	2009	张树花	60	3	1	1	1.1
	王家楼村麻地湾	2009	思耀鹏	45	3	1	1	1.2
	王家楼村卫生室	2009	杨瑞	49	3	1	1	1.4
	官井滩村卫生室	2010	米俊梅	50	3	1	1	1
	韦家楼村卫生室	2009	陈利飞	45	3	2	2	1.1
	榆阳东村卫生室	2009	曹秀芳	45	3	1	1	1.4
	新乐村卫生室	2010	谢雨珍	48	3	1	1	1.6
	新乐村卫生室	2010	尤俊娥	45	3	1	1	1.3
	五雷沟村卫生室	2009	高丽琦	54	3	1	1	1.2
	金岗寺村卫生室	2009	张艳妮	45	3	1	1	1.2
	北岳庙村卫生室	2009	张治国	50	3	1	1	1.1
	沙河口村卫生室	2012	邓景瑜	50	3	1	1	1
	杏焉村卫生室	2012	王小静	45	3	2	2	1
	永乐西村卫生室	2009	许利平	45	3	1	1	1.6
	南川村卫生室	2010	王维	60	3	1	1	1.2
	广济南村卫生室	2012	付艳	50	3	1	1	1
	沙河村第二卫生室	2012	胡改美	45	3	1	1	1
	红山村卫生室	2012	张永霞	50	3	1	1	0.8
计	234 个			13791	702	272	269	257.1

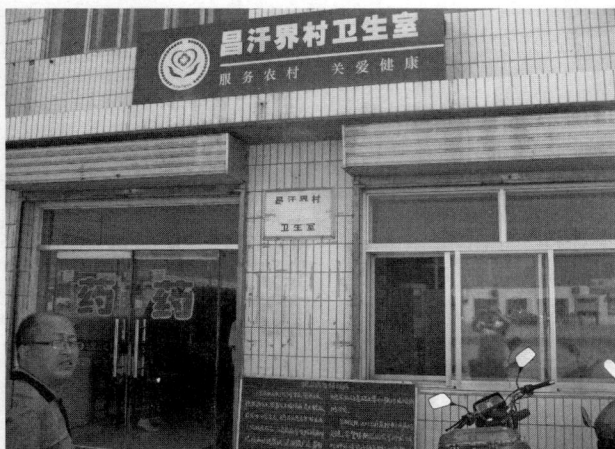

图 1-47　小纪汗镇昌汗界村卫生室

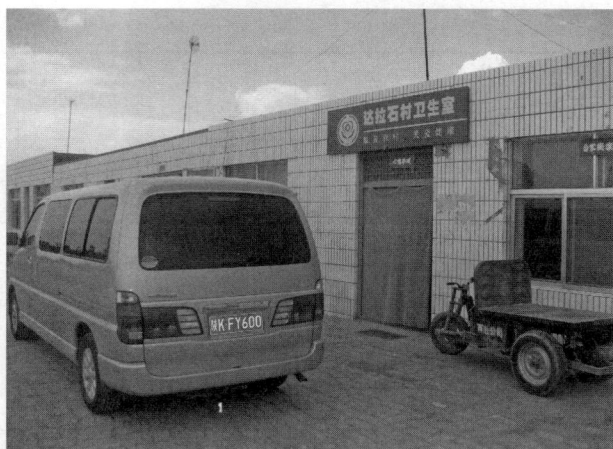

图 1-48　马合镇打拉石村卫生室

第二节　城　市

1. 社区卫生服务中心

2002 年前，榆林县、市、区城镇街道办事处的卫生工作主要依托街道办事处防保组、个体诊所等进行疾病防治、健康检查、预防保健和卫生宣传教育。

2002 年，榆阳医院启动社区卫生服务试点工作。2003 年 9 月 8 ～ 12 日，组织区卫生局有关人员及医院院长考察学习了西安市、铜川市与宝鸡市的社区卫生服务建设工作。于 10 月份制定了《社区卫生服务发展规划》，全年完成入户调查 13122 户，调查 32198 人，建立家庭档案 11299 册，签订入网合同 1724 份。

2004 年 9 月 21 日，市卫生局批复榆阳区榆阳医院设立社区卫生服务中心。

2007 年，榆阳区人民政府成立了社区卫生服务建设领导小组。3 月 29 日，出台了《关于发展城市社区卫生服务的实施意见》和《榆阳区城市社区卫生服务机构设置规划的通知》，9 月 20 日，区编委印发了《关于成立榆阳区上郡路等七个街道办事处社区卫生服务中心的通知》。11 月 9 日，榆阳区政府召开了"榆阳区城市社区卫生服务工作启动大会"，批准在原街道办事处防保组的基础上组建了航宇路、崇文路、上郡路、青山路、驼峰路、鼓楼、新明楼 7 个社区卫生服务中心，同时审核批准成立社区卫生服务站 25 个。

2008 年为 7 个社区卫生服务中心核定事业编制 140 名，其中划转 53 名，新增加 87 名。落实了 519 万元基本建设经费和 128 万元公共卫生服务工作经费，有 16 名临床执业医师、21 名护士完成社区全科医师转岗培训。

2009 年，区政府投入 300 多万元，首创研发了全国比较先进的榆阳社区卫生服务信息管理系统，即"榆阳区社区卫生服务档案管理"和"榆阳区公共卫生服务证"等软件，社区卫生服务实现了规范化、程序化和信息化，机构管理一体化，监督考核日常化。

2010年，榆阳区的7个社区卫生服务中心和28个社区卫生服务站全面完成社区卫生服务机构规范化建设。社区卫生服务体系达到全覆盖。

2009～2010年，中、省、市、区财政安排社区建设建设经费总计5150.64万元。其中投入基础设施建设3590.71万元，完成4个中心改扩建和3个中心的新建工程；投入1431万元，为7个中心和28个站配备了必要的标配医疗设备。2011年7月，榆阳区社区卫生服务中心管理办公室成立。

2015年，榆阳区7个社区卫生服务中心总占地面积15395平方米，建筑面积18265平方米，总投资1445.4万元，设床位259张，人员332人，其中：卫生技术人员164人，有执业（助理）医师52人。诊疗10.29万人次，入院334人，医师日均担负诊疗7.9人次，日均担负住院0.10床日，病床使用率5.15%。有社区卫生服务站28个，人员337人，其中：卫生技术人员297人，有执业（助理）医师63人。诊疗51.76万人次，医师日均担负诊疗33.4人次。

表1-23　2015年社区卫生服务中心基本情况一览表

社区	类别	占地面积（m²）	设置规模（m²）		总投资（万元）	床位	设备配制（台件）	卫技人员（人）	法人	服务区面积及人口
			标准	现状						
航宇路	新建	3200	1000	3860	280.1	60	除按标准全部配备外增设：综合功能健康检查床、视力筛查仪、听力筛查仪、儿童综合发展评价系统、妊娠高血压综合症监测系统、多参数母胎监护仪、心电监护仪、除颤监护仪、酶标仪、胎儿监护仪、新生儿访视包、多普勒胎心听诊仪、微量元素检测仪、医用臭氧治疗仪、红外线治疗仪、全自动中药煎药机、社区卫生服务车共20多台（件），共计200余台（件）	36	高文军	38.2平方千米，人口：6.2万人
崇文路	新建	3000	1000	3755	212.3	64		35	周光华	11.8平方千米，人口：5万人。
鼓楼	扩建	1141	1000	1650	208.6	30		36	高军强	38.2平方千米，人口：6.2万人
新明楼	新建	860	1000	1460	126.9	15		46	曹宏尚	38.2平方千米，人口：6.2万人
驼峰路	改建	2000	1000	2946	164.2	40		46	高炳伟	38.2平方千米，人口：6.2万人
青山路	改建	600	1000	600	119.3		25	谢磊	38.2平方千米，人口：6.2万人
上郡路	改建	4594	1000	3994	334.0	50		108	曹绥平	38.2平方千米，人口：6.2万人
合计		15395	7000	18265	1445.4	259		332		241平方千米，人口：42.2万人。

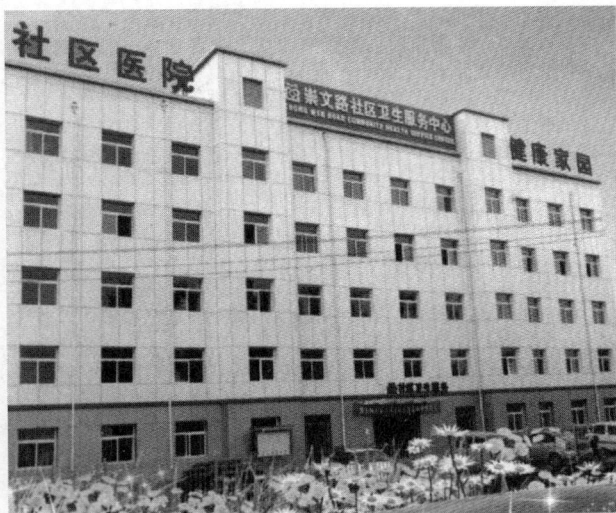

图 1-49　崇文路社区卫生服务中心

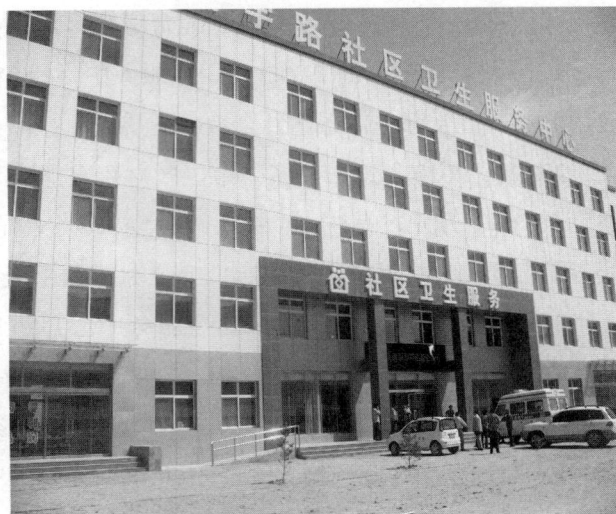

图 1-50　航宇路社区卫生服务中心

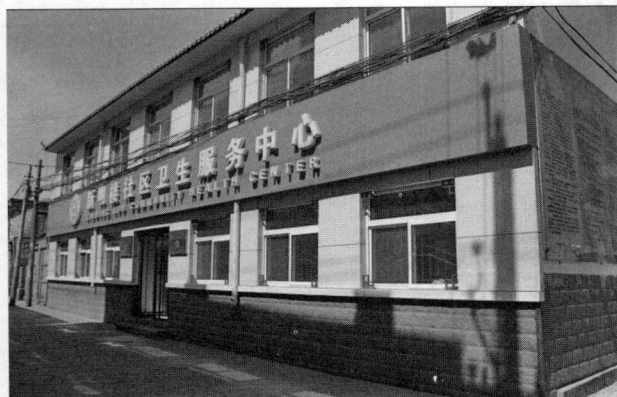

图 1-51　新明楼社区卫生服务中心

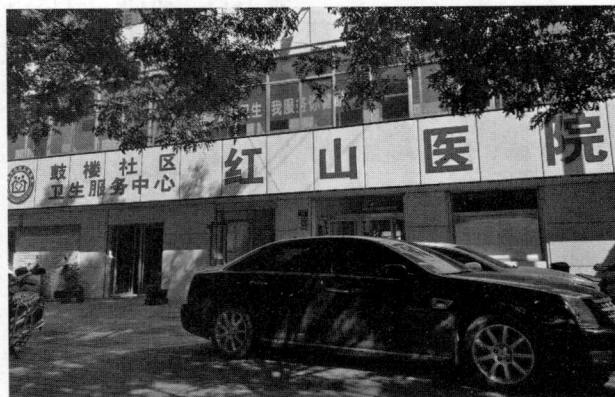

图 1-52　鼓楼社区卫生服务中心

2. 社区卫生服务站

2007 年，按照每个社区卫生服务中心服务区内设 3 个服务站的要求，根据各中心的实际情况共建设了 15 个社区卫生站。2011 年社区卫生站增加到 26 个。2015 年榆阳区社区卫服务站增至 30 个，总建筑面积达 10173 平方米，注册资金 1458.5 万元，有卫生技术人员 296 人，持证上岗 213 人，年公共卫生补偿经费 692.16 万元。

表 1-24　2015 年榆阳区社区卫生服务站基本情况一览表

社区名称	服务站名称	整建年份	负责人	用房面积（m²）	注册资产（万元）	核准人数（人）	持证人数（人）	年补偿经费（万元）
上郡路	永康路	2010	高　晶	189	20	11	8	20
	开光路	2001.9	刘　虹	400	68	16	8	28.76
	德静路	2009	蒋改花	220	15	12	6	13.5
	夏洲路	2007	柳　娟	206	100	11	8	31.23
	秦怀路	2007	贺小峰	170	20	11	8	20.75

续表

社区名称	服务站名称	整建年份	负责人	用房面积（m²）	注册资产（万元）	核准人数（人）	持证人数（人）	年补偿经费（万元）
青山路	保宁路	2008	蔡永琴	230	35	7	6	24
	文化路	2008	李海林	640	60	8	8	14.6
	柳营路	2008	王学萍	210	35	7	7	21
	福安路	2008	徐继梅	240	40	7	6	27.5
鼓楼	鸳鸯湖	2007	赵　明	240	10	6	6	18.41
	普惠泉	2007	刘彩红	150	50	3	3	16.77
	凯歌楼	2007	米耀武	300	20	12	12	13.01
	二里半	2009	陈国良	156	20	12	1	10.63
崇文路	文化北路	2009	陈国良	418	50	19	5	20
	崇文路	2012	武　鑫	190	50	8	7	21
	春苑	2010	吴　昊	156	80	7	5	33.4
	芹涧路	2007	张永文	150	50	8	7	21
航宇路	中心站	2007	叶　盛	3200	263	18	14	15～72
	幸福路	2009	陈国良	160	25	8	8	22
	建设建	2007	任晓锐	150	68	3	2	23
	桃园站	2010	赵晓输	160	45	10	8	27
	明珠站	2011	姬　霆	200	40	8	8	21
	松林站	2009	高建军	126	1.5	6	6	25
	榆康站	2010	蒋进华	236	2	12	12	32
驼峰路	长虹路	2008	杨红光	295	80	18	8	29
	金阳铭	2010	尚海霞	273	41	15	7	32.3
	东岳路	2008	张小艳	260	80	11	6	22.9
	金华路	2009	张春艳	178	10	7	5	42.5
新明楼	新明楼	2007	张少清	150	10	8	8	9
	定慧寺	2007	戴广斌	520	20	8	8	9
共计	30			10173	1458.5	297	213	692.16

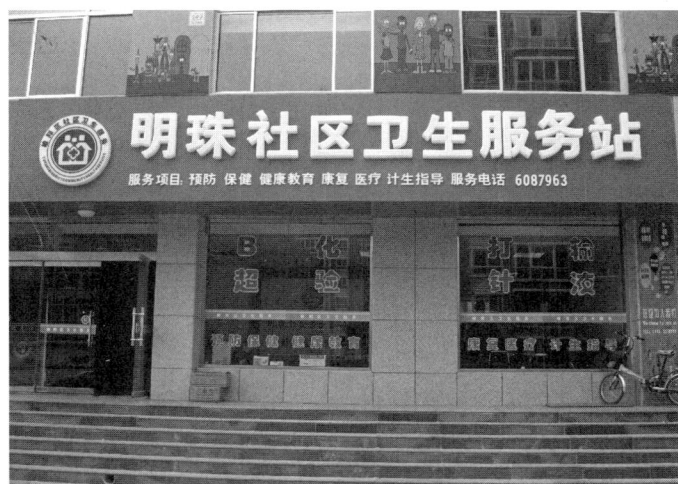

图 1-53　高新开发区明珠社区卫生服务站

3. 单位卫生所、医务室

1958 年本县一些厂矿、学校、农场相继办起医务室，到 70 年代一些党政机关也设立医务室。1980 年全县设厂校医务室？个。至 1993 年全市有厂矿、学校、机关医务室共 65 个（包括地区属单位 35 个），有医务技术人员共 185 人，其中中、西医师 70 人。这类医务室均配置常用药品和一般医具。1999 年 70 个，203 人。2011 年有卫生所、医务室 28 个，卫生技术人员 54 人。2015 年，全区有单位卫生所 67 个、医务室 9 个。

第二篇　管理篇

　　榆阳区医药管理始于明成化年间，其医学设吏一人行医事管理，药局行药政事宜，养济院行医疗卫生医政。清雍正年间，时设医学正（训）科一员，兼（专）医事。民国23年（1934）榆林卫生院成立，依据条例、规定，行医药卫生行政管理。中华人民共和国成立后，执行"预防为主、面向工农、团结中西医"三大管理方针。1952年始设文卫科，1959年，榆林县文教卫生部分设卫生局，全权管理卫生医药行政。1979年依据国务院颁发的《卫生技术人员职称及晋称条例》，提高了工资待遇。1980年始设药品检验所。《中华人民共和国传染病法》《中华人民共和国食品卫生法》颁发后配置了卫生监督员，1984年颁发了《中华人民共和国药品管理法》，对医院药剂的管理设药事管理委员会。对医药市场行施三个许可证管理，使医药行政逐趋法制化管理。1997年，卫生工作的方针是：以农村为重点，预防为主，中西医并重，依靠科技与教育，动员全社会参与，为人民健康服务，为社会主义现代化建设服务。中共十七大报告首次完整提出中国特色卫生医疗体制的制度框架，包括公共卫生服务体系、医疗服务体系、医疗保障体系、药品供应保障体系四个重要组成部分，这是在新时期对卫生医疗体系构成的全面概括。

第一章　行政管理

第一节　管理体制

1. 行政管理体制

各个时期的管理体制有所不同。1949 年前职能较少，卫生行政工作由榆林县卫生院行施。1949 年榆林全境解放后，卫生行政管理体制几经更迭，1952 年榆林县人民委员会设文卫科，1958 年 12 月文卫科并入新设的文教卫生部，1959 年 12 月文教卫生部分设卫生局，1960 年 12 月文教局和卫生局并为文卫局，至 1968 年。1968 年 3 月县革命委员会成立后，生产组下设卫生小组。1971 年 10 月生产组下设卫生局，1976 年卫生局建制恢复，成为政府卫生事业行政管理主体。1985 年卫生局行政管理体制逐步完善，初具规模，到 2015 年更加细化，结构功能更加完善。详见图 2-1、图 2-2。

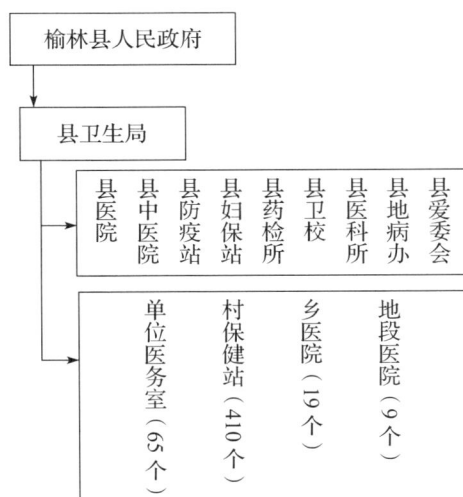

图 2-1　1985 年榆林县卫生行政管理体制示意图

2. 医院管理体制

民国 23 年（1934）榆林卫生院成立为医院管理雏形。1949 年中华人民共和国成立后，医院卫生学管理、药剂管理、手术管理的管理体制见图 2-3。

区政府 ----→ 榆阳区地方病防治领导小组
榆阳区爱国卫生运动委员会

区卫生局 →
综合医院
中医院
疾病预防控制中心
妇幼保健院
卫生监督所
地方病防治办公室
新农合办公室
爱卫办公室
社区卫生管理办公室
初保办
民营医院

乡、镇（办事处）卫生院
社区卫生服务中心（站）
村卫生室
个体诊所

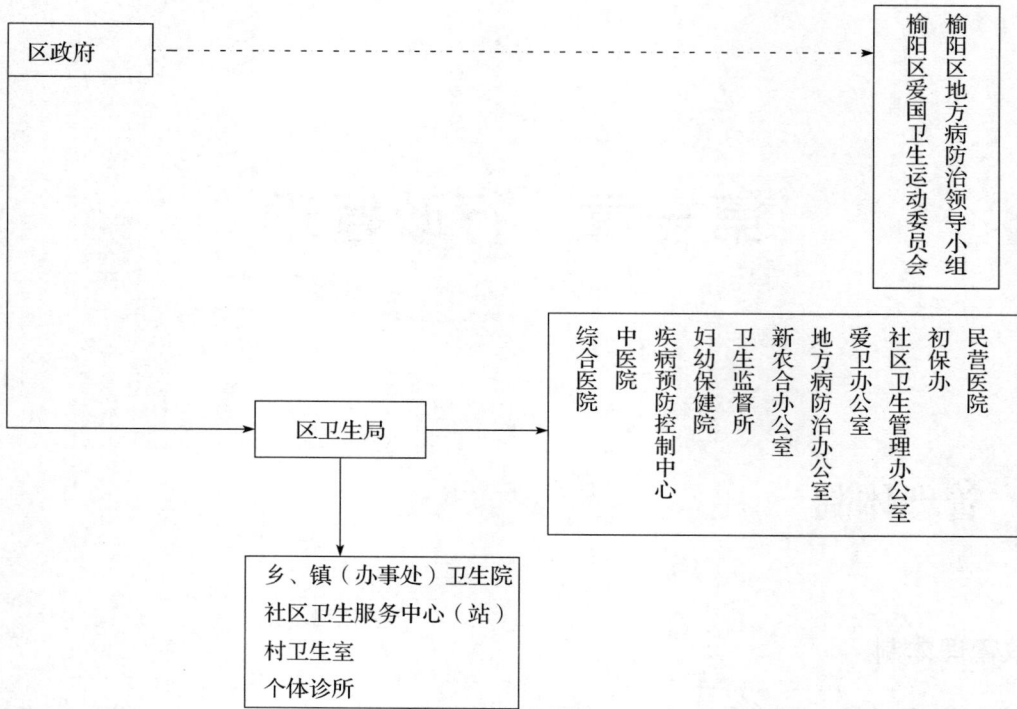

图 2-2　2015 年榆阳区卫生行政管理体制示意图

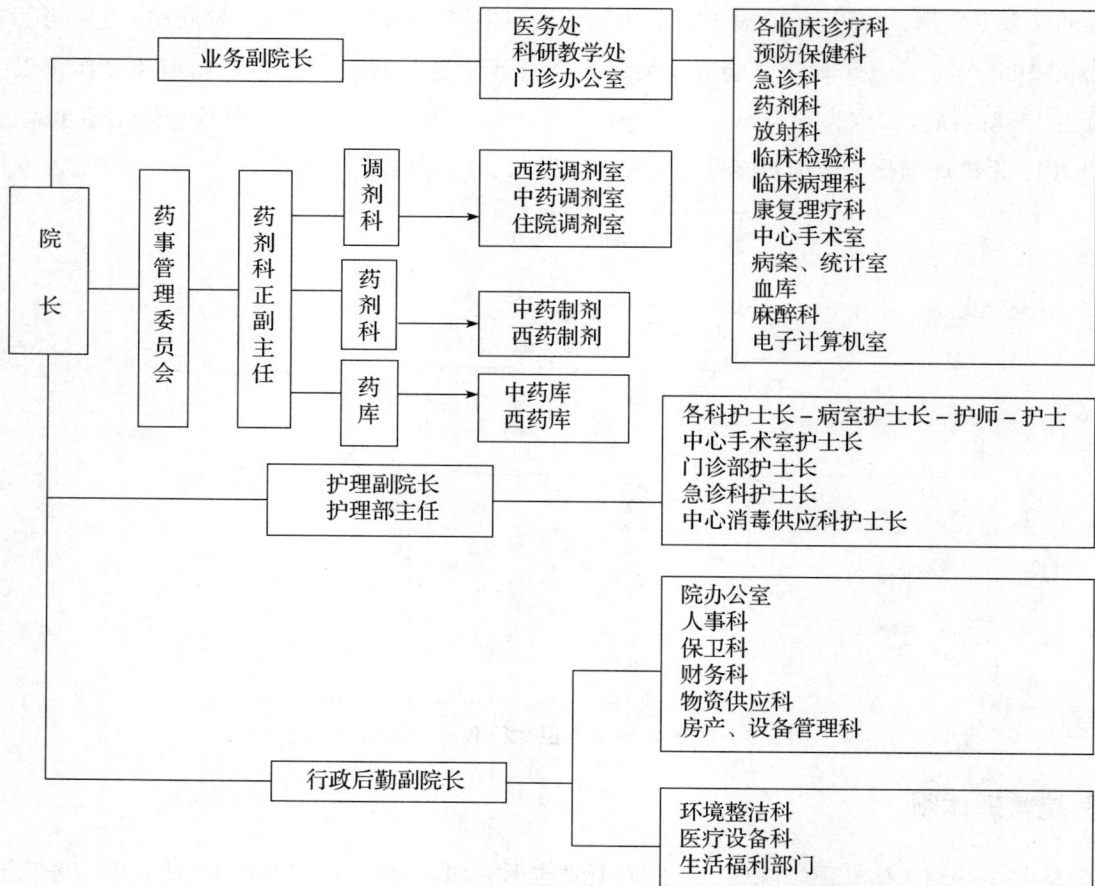

业务副院长 — 医务处 科研教学处 门诊办公室

院长
药事管理委员会
药剂科正副主任

调剂科 → 西药调剂室 中药调剂室 住院调剂室
药剂科 → 中药制剂 西药制剂
药库 → 中药库 西药库

各临床诊疗科
预防保健科
急诊科
药剂科
放射科
临床检验科
临床病理科
康复理疗科
中心手术室
病案、统计室
血库
麻醉科
电子计算机室

护理副院长 护理部主任

各科护士长－病室护士长－护师－护士
中心手术室护士长
门诊部护士长
急诊科护士长
中心消毒供应科护士长

院办公室
人事科
保卫科
财务科
物资供应科
房产、设备管理科

行政后勤副院长

环境整洁科
医疗设备科
生活福利部门

图 2-3　2015 年医院管理体制示意图

第二节 人事管理

1. 编制

榆阳区卫生局对于辖区机构设置、人员编制提出方案或意见报经上级主管机构审批。配合上级主管部门对副科级以上负责干部进行考察、推荐，对其他行政、技术人员负责选拔、考核、任免、培训、后备干部的管理。按干部管理权限承办调配、安置军队转业干部，制定年度研究生及大、中专毕业生需求计划，接收、分配毕业研究生和大、中专毕业生。管理工资，负责调整工资，办理各类人员转正定级及工龄、护龄津贴的调整，负责职工福利，审批卫生津贴及各种福利性补贴。

1949年中华人民共和国建立后，干部实行录用制，容易形成干部"终身"制、"铁饭碗"。1986年以来，逐渐实行干部聘任制，按聘任合同进行管理。聘任期满，合同自行终止，如用人单位需要，经本人同意可以续签。实行党管干部的原则，领导干部多采取委任制及选任制，参照执行公务员制度。

2. 技术职称评定

民国年间，始有医生、医师、药剂师称谓，职称等级为医助（医士）、医师、主治医师、主任医师及助教、教授。

1956年4月30日，国家卫生部正式颁布了《国家卫生技术人员职务名称的新职务晋升条例（草案）》，规定卫生技术人员的职称分为五类三级，五类即医疗、公共卫生、药剂、检验和其他技术，三级即高级职称：主任、主治医师、医师；中级职称：医士、公共医士、药剂士、检验士、护士长、护士、助产士长、技士；初级职称：卫生防疫员、药剂员、检验员、护理员、保健员、体育员、技术员。

1963年5月，国家卫生部再次颁发《卫生技术人员职务名称及晋升暂行条例（修订草案）》规定：卫生技术人员以业务性质分为九大类：即医疗、卫生防疫、妇幼保健、药剂、中医、中药、助产护理、检验和其他技术等，分三个等级：高级、中级、初级，即师、士、员。其中护理人员分四级，即护士主任、护士长、护士、护理员。条例对高级职称分为三个档次，即主任医师、主治（主管）医师、医师，将科主任改为主任医师。据不完全统计，在此期间，榆林地区取得主治医师职称有40人。

1979年2月23日，国家卫生部第三次颁发《卫生技术人员职称及晋升条例（试行）》，本条例以卫生技术人员业务性质分为四类六级档，四类即医、药、护、技；三级即高、中、初；六档即主任医师、副主任医师、主治（主管）医师、医（药、护、技）师、士、员。护理职称中设主任护师、副主任护师、主管护师、护师、护士；对"士晋师"者要参加理论考试，合格可晋升。时至1982年5月，榆林地区首次举行卫生技术人员技术职称晋升考试。1983年，恢复卫生职称评聘制度，榆林县首次晋升高级职称3人，中级职称33人。

1986年2月18日，国务院发出通知，在全国范围内改革职称评定工作，实行专业技术职称聘任制度，是年3月15日，国务院职称改革领导小组转发卫生部《卫生技术人员职务试行条例》和《实施意见》,《条例》把卫生技术"职称"改为"职务",分三级五档,三级即高级、中级、初级;五档即主任医师、副主任医师、主治(管)医师、医师、医士;高级职务:主任医师、副主任医(护、技)师;中级职务:主治(管)医、药、护、技师;初级职务:医(药、护、技)师,医(药、护、技)士,取消"员"职称。改变由原行政领导审批变为由高、中、初职务评审委员会分别组织评审,各用人单位在下达的指标范围内对评审的资格人员进行聘任。

表 2-1 1986 年中央职称改革领导小组规定卫生专业技术职务分类分级和名称

专业分类	职务分级和名称		
	高级	中级	初级
医疗预防保健	主任医师 副主任医师	主治医师	住院医师 医士
中西药	主任药师 副主任药师	主管药师	药 师 药士
护理	主任护师 副主任护师	主管护师	护 师 护士
其他技术人员	主任技师 副主任技师	主管技师	技 师 技士

本区根据陕西省关于贯彻执行《卫生技术人员职务(试行条例)实施细则》成立了卫生技术职务评审领导小组和领导小组办公室,按照专业分类组成了各级专业评审组,县卫生系统设立初评委组织,地区卫生系统设中级评委组织,省卫生厅设立高级评委组织,负责本专业晋升人员的评审。各单位还成立了职称领导小组。晋升专业技术职务的考核内容包括:职业道德、工作态度、学术水平、专业技术、工作成绩、论文著作、学历、资历等。

申报程序:个人书面申请、提交有关材料与证件、所在单位有关组织审查后,填报推荐意见上报评定。个人取得晋升资格由单位行政主管领导以岗聘任,聘期一般三至五年。根据需要可续聘或解聘。

各级评审组织评定权限范围:晋升高级职务人员经地区卫生局、科干局审查后报请省卫生系统高级评委审定;晋升中级职务人员,全区统一由各个专业评审组评审,晋升初级职务,由各县及地直设定的各个初级评审组审定。各厂矿企业、部队、国家、省驻榆单位有关卫生技术人员晋升,按上述规定执行,经各有关专业评审组织负责评审资格。

1992 年 12 月市区卫生专业技术人员职称晋升工作转入正常化。

1995 年完成了全市卫生人员职称晋升的考核、推荐、评审工作,共晋升中级职称 124 人、初级职称 219 人。还进行了计划生育手术人员"四项"手术考核、考试工作,通过考试、考核,共换发证 131 人。继 1993 年考试后又有 54 人通过了省乡村医生中等水平考试,目前,全市乡村医生中已有 246 人达到中专水平。

1999 年起,全市医疗卫生单位医学类的专业技术人员按照《执业法》的规定,取得执业医师(助理执业医师)合格证书后,可不再参加初级卫生专业技术资格的考试。

2001 年,全市根据国家人事部、卫生部《关于加强卫生专业技术职务评聘工作的通知》精神,对中初级专业技术人员职务评聘审定晋升改为"以考代评"的办法。实行全国统一大纲、统一命题、统一时间考试,每年举办一次。凡学历、资历(工作年限)、专业符合规定要求,由本人申报,单位审核报名,经市卫生局、省卫生厅审定后参加统考,合格者由省人事厅颁发专业技术资格证书,全国范围内有效,用人单位以设置岗位指标聘用。当年,全市参加统考晋升取得中级资格者 259 人,初级资格者 434 名。

2002 年，全市开展执业医师的认定与统考工作，采取卫生专业技术人员按老人老办法认定执业医师，新卫生专业技术人员参加统考，合格者取得执业或助理执业医师证书。

2003 年，对参加统考晋升专业技术资格人员，在专业考试成绩上可实行两年为一个周期的滚动办法，在规定有效期内，全部科目考试成绩合格，方可获取专业技术资格证书。

榆林市人力资源和社会保障局根据《榆林市事业单位岗位设置管理实施细则（试行）》和《榆林市事业单位专业技术三级岗位管理暂行规定》对事业单位专业技术三级岗位实行核准制。

2013 年核准榆阳区贺海龙、曹汉昌、史志宏、王亚雄、曹绥平等 5 人为事业单位专业技术三级岗位聘用人选。2014 年核准贺波为二级岗位人选。

2015 年末，全区卫生系统各级各类专业技术职称人数达 6140 名，其中执业医师 1649 人，执业助理医师 208 人，注册护士 2413 人，有高级专业技术职务 247 人（其中主任医师 68 人）。副主任医（护）师 179 人。

表 2-2　1983 年榆林县首次卫技人员职称评定中高级人员名录

职称	姓名							
主任医师	尤仙航							
副主任医师	张鹏举　李世平							
主治（管）医师	吴建生　张毛珍　胡饶周　康寿天　王振云　刘　岚　孙兴华　马国良　张　鹏 徐化林　刘改芝　张克妙　黄碧霞　乔熙鸿　魏明理　刘兆雄　智志权　李敏才 杭继承　张世雄　张榆晋　张龙田　高　智　高镇南　高万佑　高玉宽　柴有华 郭维一　韩　增　杨锦文　周毓枢　段开时　张培基							

表 2-3　2015 年榆阳区主任医师名录

序号	姓名	性别	工作单位	职称	从事专业	籍贯	备注
1	贺海龙	男	星元医院	主任医师	心内	榆林	
2	常文利	男	星元医院	主任医师	神经内科	米脂	
3	安凤莲	女	星元医院	主任医师	神经内科	绥德	退休
4	尚宏亮	男	星元医院	主任医师	神经内科	米脂	
5	刘生荣	女	星元医院	主任医师	神经内科	神木	
6	纪东世	男	星元医院	主任医师	综合内科	榆林	
7	贺利荣	女	星元医院	主任医师	综合内科	榆林	
8	曹锦飞	男	星元医院	主任医师	普外科	佳县	退休
9	周喜斌	男	星元医院	主任医师	普外科	横山	
10	罗致军	男	星元医院	主任医师	普外科	榆林	
11	袁建宏	男	星元医院	主任医师	脑外科	榆林	
12	思成怀	男	星元医院	主任医师	泌尿科	横山	退休
13	杨文学	男	星元医院	主任医师	骨科	佳县	
14	王万富	男	星元医院	主任医师	骨科	榆林	退休
15	刘增亮	男	星元医院	主任医师	骨科	神木	

序号	姓名	性别	工作单位	职称	从事专业	籍贯	备注
16	高步生	男	星元医院	主任医师	五官科	佳县	退休
17	马莲芳	女	星元医院	主任医师	五官科	榆林	退休
18	刘志兰	女	星元医院	主任医师	妇产科	榆林	退休
19	贺 波	男	星元医院	主任医师	儿科	榆林	
20	曹汉昌	男	星元医院	主任医师	儿科	清涧	
21	陈宏雄	男	星元医院	主任医师	儿科	子洲	外聘
22	姚子玉	男	星元医院	主任医师	儿科	榆林	
23	呼延佳	男	星元医院	主任医师	儿科	榆林	外聘
24	乔战生	女	星元医院	主任医师	急诊科	佳县	退休
25	刘德海	男	星元医院	主任医师	急诊科	佳县	退休
26	郭小明	男	星元医院	主任医师	消化内科	榆林	
27	曹素清	女	星元医院	主任医师	皮肤科	子洲	
28	王志辉	男	星元医院	主任医师	中医科	清涧	
29	张继河	男	星元医院	主任医师	内科	佳县	退休
30	刘玉峰	女	星元医院	主任医师	内科	佳县	外聘
31	刘云霞	女	星元医院	主任医师	内分泌科	府谷	
32	杨培忠	男	星元医院	主任医师	病理科	府谷	退休
33	刘爱玲	女	星元医院	主任医师	药剂科	榆林	
34	王来林	男	星元医院	主任医师	内科	府谷	
35	赵秀英	女	星元医院	主任医师	护理	子洲	
36	曹丕彦	男	星元医院	主任医师	内科	子洲	退休
37	吕登仕	男	星元医院	主任医师	中医内科	横山	
38	张林华	男	星元医院	主任医师	内科	榆林	
39	张咏梅	女	星元医院	主任医师	综合内科	榆林	
40	房子强	男	星元医院	主任医师	骨一科	榆林	
41	王建睿	男	星元医院	主任医师	普外科	府谷	
42	朱广贤	男	星元医院	主任医师	手术麻醉科	榆林	
43	王志辉	男	星元医院	主任医师	中医内科	吴堡	
44	梁广榆	男	星元医院	主任医师	脑外	榆林	
45	王建华	男	星元医院	主任医师	ICU	榆林	
46	朱志荣	男	星元医院	主任医师	泌尿外科	佳县	
47	张文勇	男	星元医院	主任医师	急诊科	佳县	
48	高翠莲	女	星元医院	主任医师	儿科	榆林	
49	郭冠英	男	人民医院	主任医师	内科	榆林	退休
50	杨永红	男	人民医院	主任医师	内科	榆林	退休
51	王亚雄	男	人民医院	主任医师	中内	榆林	

序号	姓名	性别	工作单位	职称	从事专业	籍贯	备注
52	张小龙	男	人民医院	主任医师	西外	榆林	
53	冉红军	男	人民医院	主任医师	神外	榆林	
54	牛玉红	女	人民医院	主任医师	内科	榆林	
55	尚正兰	女	人民医院	主任医师	针灸	米脂	
56	高明强	男	人民医院	主任医师	脑外	定边	
57	刘海珠	男	人民医院	主任医师	普外	定边	外聘
58	高德义	男	人民医院	主任医师	儿科	佳县	外聘
59	孙成军	男	中医院	主任医师	中医内科	米脂	
60	李燕雪	女	中医院	主任医师	中医内科	榆林	
61	孙德龄	男	中医院	主任医师	中医内科	榆林	退休
62	史志宏	男	卫生监督所	主任医师	公共卫生	榆林	退休
63	杨黎明	男	妇幼保健院	主任医师	中医内科	佳县	离岗
64	曹绥平	男	榆阳镇卫生院	主任医师	外科	西安	
65	高文军	男	航宇社区卫生中心	主任医师	中医临床	米脂	
66	宋鸿雁	女	区人民医院	主任医师	临床医学	榆林	
67	杨作强	男	区人民医院	主任医师	临床医学	榆林	
68	高小利	男	区人民医院	主任医师	临床医学	榆林	

表 2-4　2015 年榆阳区副主任医师名录

序号	姓名	性别	工作单位	职称	从事专业	籍贯	备注
1	李瑞	男	星元医院	副主任医师	痔瘘科	子洲	
2	李慧荣	女	星元医院	副主任医师	儿科	绥德	
3	何香莲	女	星元医院	副主任医师	心内科	米脂	
4	薛艳琴	女	星元医院	副主任医师	心内科	吴堡	
5	张鹏辽	男	星元医院	副主任医师	神经内科	子洲	
6	马少玲	女	星元医院	副主任医师	神经内科	佳县	
7	文志强	男	星元医院	副主任医师	综合内科	绥德	
8	李秀英	女	市第一医院	副主任医师	妇产科	吴堡	外聘
9	杨瑞芳	女	市第三医院	副主任医师	超声影像	绥德	外聘
10	白卫兵	男	星元医院	副主任医师	普外科	清涧	
11	吴春雷	男	星元医院	副主任医师	泌尿料	子洲	
12	朱志荣	男	星元医院	副主任医师	泌尿料	佳县	
13	白卫兵	男	星元医院	副主任医师	普外科	清涧	
14	谢勇	男	星元医院	副主任医师	脑外	榆林	
15	潘治军	男	星元医院	副主任医师	骨科	榆林	
16	邢永军	男	星元医院	副主任医师	骨二科	榆林	

续表

序号	姓名	性别	工作单位	职称	从事专业	籍贯	备注
17	宋艳军	男	星元医院	副主任医师	五官科	吴堡	
18	王丽丽	女	星元医院	副主任医师	五官科	靖边	
19	吕 芳	女	星元医院	副主任医师	五官科	米脂	
20	张稳存	男	星元医院	副主任医师	痔瘘科	佳县	
21	曹 宇	男	星元医院	副主任医师	痔瘘科	佳县	
22	张彩虹	女	星元医院	副主任医师	痔瘘科	佳县	
23	宋美娥	女	星元医院	副主任医师	门诊	吴堡	
24	宋公成	男	星元医院	副主任医师	妇产科	吴堡	
25	曹崇玲	女	星元医院	副主任医师	妇产科	子洲	
26	高秋霞	女	星元医院	副主任医师	妇产科	佳县	
27	郑丽霞	女	星元医院	副主任医师	妇产科	榆林	
28	武玉兰	女	星元医院	副主任医师	妇产科	榆林	
29	陶利荣	女	星元医院	副主任医师	妇产科	绥德	
30	朱桂芳	女	星元医院	副主任医师	儿科	榆林	
31	薛 涛	男	星元医院	副主任医师	儿科	佳县	
32	牛锦龙	男	星元医院	副主任医师	儿科	榆林	
33	陈海英	女	星元医院	副主任医师	儿科	延安	
34	杨 欣	男	星元医院	副主任医师	儿科	府谷	
35	姬亚梅	女	星元医院	副主任医师	儿科	绥德	外聘
36	张艳萍	女	星元医院	副主任医师	儿科	榆林	
37	贺 波	男	星元医院	副主任医师	ICU	绥德	
38	高二祥	男	星元医院	副主任医师	急诊料	榆林	
39	李丽萍	女	星元医院	副主任医师	急诊科	佳县	
40	淡利军	男	星元医院	副主任医师	急诊科	府谷	
41	郝慧灵	男	星元医院	副主任医师	手术麻醉科	府谷	
42	陈焕林	男	星元医院	副主任医师	手术麻醉科	府谷	
43	张 鹤	女	星元医院	副主任医师	手术麻醉科	榆林	
44	冯 毅	男	星元医院	副主任医师	口腔科	榆林	
45	侯小峰	男	星元医院	副主任医师	口腔科	绥德	
46	郝东娜	女	星元医院	副主任医师	心电图室	绥德	
47	吴学功	男	星元医院	副主任医师	康复理疗科	横山	
48	王湘兰	女	星元医院	副主任医师	康复理疗科	吴堡	退休
49	白汉斌	男	星元医院	副主任医师	放射利	榆林	
50	杨喜银	男	星元医院	副主任医师	CTla	榆林	
51	曹志坚	男	星元医院	副主任医师	CT室	榆林	外聘
52	薛武荣	男	星元医院	副主任医师	CT室	榆林	

序号	姓名	性别	工作单位	职称	从事专业	籍贯	备注
53	蔺鸿儒	男	星元医院	副主任医师	磁共振室	府谷	
54	郭丽云	女	星元医院	副主任医师	超声料	榆林	
55	贺英	女	星元医院	副主任医师	超声科	神木	
56	张彩虹	女	星元医院	副主任医师	超声科	佳县	外聘
57	李枢	女	星元医院	副主任医师	超声科	榆林	外聘
58	王磊	女	星元医院	副主任医师	超声科	咸阳	
59	苗伶俐	女	星元医院	副主任医师	输血科	子洲	
60	秦春芳	女	星元医院	副主任医师	免疫室	榆林	
61	马世芳	女	星元医院	副主任医师	支气管镜室	清涧	
62	张弛	男	星元医院	副主任医师	胃镜室	横山	
63	贺飞	女	星元医院	副主任医师	胃镜室	子洲	
64	王庆虎	男	星元医院	副主任医师	医教部	清涧	
65	贺艳霞	女	星元医院	副主任医师	护理部	绥德	
66	马小云	女	星元医院	副主任医师	防保科	绥德	
67	杜玲	女	星元医院	副主任医师	感染管理科	米脂	外聘
68	朱东奇	男	星元医院	副主任医师	体检中心	榆林	
69	陈宏东	女	星元医院	副主任医师	稽查科	榆林	
70	杨国宁	男	星元医院	副主任医师	儿科	榆林	外聘
71	韩志江	男	星元医院	副主任医师	影像	佳县	退休
72	朱开萍	女	星元医院	副主任医师	药剂	佳县	退休
73	陆爱华	女	星元医院	副主任医师	护理	榆林	退休
74	李玲利	女	人民医院	副主任医师	中内	榆林	
75	师建军	男	人民医院	副主任医师	中内	榆林	
76	李生旺	男	人民医院	副主任医师	西外	榆林	退休
77	苗林	男	人民医院	副主任医师	中内	榆林	
78	郭宝明	男	人民医院	副主任医师	口腔	子长	
79	申玲	女	人民医院	副主任医师	心电	榆林	
80	马虎林	男	人民医院	副主任医师	西外	榆林	
81	康海荣	男	人民医院	副主任医师	麻醉	横山	
82	何竹林	女	人民医院	副主任医师	儿科	横山	外聘
83	韩莲	女	人民医院	副主任医师	妇科	神木	外聘
84	李长林	男	人民医院	副主任医师	普外	榆林	外聘
85	刘海梅	女	人民医院	副主任医师	妇科	佳县	退休
86	杨静波	男	人民医院	副主任医师	骨科	榆林	
87	石玉玲	女	人民医院	副主任医师	检验	米脂	
88	万和平	男	人民医院	副主任医师	内科	榆林	

序号	姓名	性别	工作单位	职称	从事专业	籍贯	备注
89	田志清	男	人民医院	副主任医师	普外科	榆林	退休
90	曹志诚	男	人民医院	副主任医师	内科	榆林	退休
91	郝月娥	女	人民医院	副主任医师	药剂	榆林	退休
92	李志远	男	人民医院	副主任医师	中医内科	榆林	已故
93	陆清昭	女	中医院	副主任医师	中医内科	榆林	
94	陈德智	男	中医院	副主任医师	中医内科	榆林	
95	屈振壮	男	中医院	副主任医师	中医内科	横山	
96	王亚	女	中医院	副主任医师	B超	榆栈	
97	魏秀英	女	中医院	副主任护师	护理	宝鸡	
98	王康社	男	中医院	副主任医师	针灸	武功	
99	侯丰忠	男	中医院	副主任医师	骨科	横山	
100	贺哲	男	中医院	副主任医师	中医内科	榆林	
101	刘士福	男	中医院	副主任医师	内科	佳县	
102	谢磊	男	中医院	副主任医师	普外	榆林	
103	朱彦堂	男	中医院	副主任医师	麻醉科	榆林	
104	席飞彪	男	中医院	副主任医师	外科	榆林	
105	谢怀国	男	中医院	副主任医师	中医内科	榆林	
106	崔炜	男	中医院	副主任医师	外科	榆林	
107	李晓红	女	中医院	副主任医师	中医内科	榆林	
108	白彩云	女	中医院	副主任医师	中医内科	输林	
109	车增民	男	中医院	副主任医师	外科	吴堡	
110	胡巧玲	女	中医院	副主任医师	妇产科	佳县	
111	陈斌	男	中医院	副主任医师	中医内科	榆林	
112	郝汉元	男	中医院	副主任医师	中医内科	榆林	退休
113	李敏才	男	中医院	副主任医师	中医内科	榆林	退休
114	高玉宽	男	中医院	副主任医师	中医内科	榆林	已故
115	惠义贵	男	中医院	副主任医师	中医内科	清涧	
116	张改兰	女	中医院	副主任医师	中医内科	神木	
117	郝振功	男	中医院	副主任医师	药剂	榆林	
118	米耀武	男	妇幼保健院	副主任医师	中医皮肤科	榆林	
119	刘智文	男	妇幼保健院	副主任医师	中医内科	榆林	退休
120	郭米香	女	妇幼保健院	副主任医师	妇产科	佳县	退休
121	袁香莲	女	妇幼保健院	副主任医师	B超	榆林	退休
122	王玉兰	女	妇幼保健院	副主任医师	妇产科	榆林	退休
123	申云	女	妇幼保健院	副主任医师	检验	榆林	退休
124	李菊梅	女	妇幼保健院	副主任医师	理疗	榆林	退休

续表

序号	姓名	性别	工作单位	职称	从事专业	籍贯	备注
125	张清岚	女	妇幼保健院	副主任医师	妇产科	榆林	
126	慕艳萍	女	妇幼保健院	副主任医师	儿科	榆林	
127	赵爱芳	女	妇幼保健院	副主任医师	儿科	榆林	退休
128	张艳萍	女	妇幼保健院	副主任医师	儿科	榆林	离岗
129	李彩云	女	妇幼保健院	副主任医师	妇产科	横山	
130	马玉祥	男	妇幼保健院	副主任医师	妇产科	佳县	
131	郑彩萍	女	妇幼保健院	副主任医师	妇产科	子洲	退休
132	魏志红	女	妇幼保健院	副主任医师	妇产科	佳县	退休
133	李平书	男	疾病预防控制中心	副主任医师	公共卫生	佳县	
134	马清霞	女	疾病预防控制中心	副主任技师	卫生检验	榆林	
135	胡武铭	男	疾病预防控制中心	副主任技师	检验	榆阳	
136	高炳伟	男	痔瘘医院	副主任医师	普外	榆林	
137	王秦川	男	榆林市痔瘘医院	副主任医师	临床	榆林	
138	姚宏来	男	卫生监督所	副主任医师	传染病	榆林	
139	霍莉	女	卫生监督所	副主任技师	检验	榆林	
140	李锦荣	男	孟家湾乡卫生院	副主任医师	外科	榆林	
141	吴进林	男	鱼河镇中心卫生院	副主任医师	内科	榆林	
142	常鹏升	男	鱼河峁镇卫生院	副主任医师	外科	榆林	
143	曹宏尚	男	新明社区卫生中心	副主任医师	中医临床	米脂	
144	陈斌	男	青山社区卫生中心	副主任医师	中医内科	榆阳	
145	高军强	男	鼓楼社区卫生中心	副主任医师	中医、儿科	榆林	
146	李志春	男	疾病预防控制中心	副主任医师	公共卫生	榆林	退休
147	胡志英	女	疾病预防控制中心	副主任医师	公共卫生	榆林	退休
148	杨永生	男	疾病预防控制中心	副主任医师	公共卫生	榆林	退休
149	申宏昌	男	疾病预防控制中心	副主任医师	放射	榆林	退休
150	李银栋	男	疾病预防控制中心	副主任医师	公共卫生	榆林	退休
151	陈淑英	女	疾病预防控制中心	副主任医师	公共卫生	榆林	退休
152	贺树元	男	疾病预防控制中心	副主任医师	公共卫生	子洲	退休
153	高福祥	男	疾病预防控制中心	副主任医师	公共卫生	榆林	退休
154	刘艳萍	女	新明社区卫生中心	副主任医师	公共卫生	佳县	退休
155	童维华	男	地病办	副主任医师	内科	榆林	退休
156	李秀琴	女	地病办	副主任医师	妇产科	榆林	退休
157	宋玉英	女	榆林市痔瘘医院	副主任药师	临床	榆林	退休
158	柴振国	男	榆阳镇卫生院	副主任医师	中医内科	榆林	已故
159	常秀兰	女	区中医院	副主任医师	中医内科	榆林	
160	王刚	男	疾病预防控制中心	副主任医师	公共卫生	榆林	

序号	姓名	性别	工作单位	职称	从事专业	籍贯	备注
161	王克元	男	榆阳镇卫生院	副主任医师	内科	榆林	
162	付虎成	男	榆阳镇卫生院	副主任医师	中医内科	榆林	
163	尚喜堂	男	榆阳镇卫生院	副主任医师	内科	榆林	
164	屈守敬	男	榆阳镇卫生院	副主任医师	中医内科	榆林	
165	薛孝民	男	榆阳镇卫生院	副主任医师	中医儿科	榆林	
166	任玉晶	男	榆阳镇卫生院	副主任医师	内科	榆林	
167	任春梅	女	榆阳镇卫生院	副主任医师	妇产科	榆林	
168	李春兰	女	榆阳镇卫生院	副主任医师	医学影像	榆林	
169	马仲华	男	榆阳镇卫生院	副主任医师	内科	榆林	
170	秦谋富	男	榆阳镇卫生院	副主任医师	内科	榆林	
171	苗 林	男	区人民医院	副主任医师	临床医学	榆林	
172	杨静波	男	区人民医院	副主任医师	临床医学	榆林	
173	刘海梅	女	区人民医院	副主任医师	内科	榆林	
174	乔兴学	男	榆阳镇卫生院	副主任医师	中医内科	榆林	

第三节　经费管理

1. 卫生事业经费

　　榆阳区的卫生事业经费，主要由国家和集体投资，县级医疗卫生机构都是国家全民所有制，农村乡镇卫生院、街道医疗卫生机构均为集体的或多种经济成分并存的卫生经济体制。卫生经费来源主要是财政预算和集体筹资，以及用医疗收入补偿来解决。

　　1950 年，县及县以下卫生院等医疗单位执行自给自足，适当补助政策。1950 ～ 1953 年，对综合医院实行实额补助办法，1954 年起改为差额补助。

　　1955 年，对业务收入抵补业务支出的县区卫生院的财务管理，实行"全额管理，差额补助"。凡不属于"差额补助"的防疫站、妇幼保健站等单位的支出由预算拨款，收入全部上缴财政。

　　1960 年，对县医院由原来的"全额管理，差额补助"改变为"全额管理，定额补助、预算包干"的办法。按工作人员的基本工资和附加工资由国家预算开支，其余开支仍由医院的收入解决。对公社医院一般以收定支，辅以公社补助的办法，如公社补助有困难时，在卫生事业预算内按不同情况适当补助。

　　1961 年，县医院实行独立核算，开支由国家负担给予定项补助。公社医院实行看病收费，独立核算，自负盈亏，或者实行看病收费，以收抵支，不足部分由公社或财政给预适当补助。

　　1980 年，全额管理分配办法与经济挂钩改为"定额补助，结余留用，亏损不补"的制度。对于大型仪器设备购置和房屋大修的开支，单独审核补助。县卫生局决定试行"全额包干，比例分成，三年不变"的办法。

1985 年，实行"独立核算，自负盈亏，定额补助，结余留用，民主管理，按劳分配"的办法。对预防保健人员的工资和离退休人员的退休金由国家拨款补助，收支结余（含工资）提取各项基金和奖金，对于大型设备购置和房屋大修等根据不同情况适当补助全部或部分。收支结余分配，60% 用于发展事业，40% 用于集体福利基金和个人资金。

1985 年根据中央实行财政体制改革的精神，县财政实行"分灶吃饭"。县卫生事业费由县卫生局安排管理，执行情况和年度决算，由地区卫生局汇编上报。

1986 年，乡镇卫生院的人事、经费权交由乡镇政府管理，卫生局仅负责业务指导，并实行了全额管理，60% 差额补助，剩余部分由卫生院自负盈亏。

1988 年 8 月 13 日，县卫生局与县财政局、县税务局，签订实行"三定一奖"经费包干合同。即定收入、定支出、定补助、超额分成奖励。从 1988 年 1 月 1 日计起，到 1990 年 12 月 31 日。正式与财政实行财务包干体制。

1990 年 12 月 28 日，市卫生局与市财政局又签了包干合同，"定收入、定财政补助、定固定资产保值、保社会效益、保事业发展，管好公费医疗，超额分成奖励"一定 5 年不变。

1998 年，乡镇卫生院的人事、经费、业务权交由卫生局管理，实行了全额管理，60% 差额补助，剩余部分由卫生院自负盈亏。乡镇政府负责行政管理。

2004 年，乡镇卫生院实行全额预算，全额拨款。

卫生局设专职财务人员或财务科，管理本部门卫生事业经费领拨和管理工作。各卫生事业单位都建立了独立的会计核算单位。随着榆阳区经济不断增长，对卫生事业的经费投入也不断增加。1953 年卫生经费支出 6.7 万元，1969 年 24.3 万元，1979 年 58.03 万元，1989 年 359.6 万元，1999 年 4341 万元，2009 年 13517 万元，比 1990 年增长超过 3 倍。医疗单位的收支也在逐年增加，2000 年的收入比 1980 年增长近 7 倍，比 1990 年增长超过 1 倍。卫生经费列入财政"文教卫生科技事业费"款，约占该经费 24.68%。其中包括卫生事业费、公费医疗费、计划生育经费。卫生事业费支出决算结构：榆阳区卫生事业费 1950～1990 年，医院经费占 54.2%；公费医疗经费占 10.1%；防治防疫经费占 8.8%，其他占 26.9%。2015 年卫生事业费收入支出决算结构详见表 2-5。

据统计：榆阳区 1953～2015 年的 62 年间总卫生经费为 20.14 亿元，1953 年为 6.7 万元，而 2015 年为 3.8 亿元，是 1953 年的 2662 倍。21 世纪的 15 年间总卫生经费为 19.58 亿元，是 1956 年的总和 5616.14 万元的 5651 倍。1953～2015 年卫生经费占财政总支出的比例最低为 1959 年的 2.79%，最高为 1956 年的 12.04%，平均为 6.1%，2015 年为 9.27%。详见表 2-6。

表 2-5　2015 年卫生事业费收入支出决算结构表　　　　　　　　单位：万元

科目名称	类别	款额	占比（%）
医疗卫生与计划生育管理事务	行政运行	382.2	1.84
	其他医疗卫生与计划生育管理事务	488.5	2.75
公立医院	综合医院	6547.4	36.91
	中医医院	1189.7	6.69

续表

科目名称	类别	款额	占比（%）
公共卫生	其他专科医院	222.8	1.25
	疾病预防控制机构	599.2	3.37
	卫生监督机构	323.8	1.82
	妇幼保健机构	3797.7	21.45
基层医疗卫生机构	城市社区卫生机构	1093.8	6.15
	乡镇卫生院	3143.8	17.77
合计		17788.9	100.00

表 2-6　1949～2015 年榆阳区人口与卫生经费统计　　　单位：万元

年份	常住人口数	财政总支出	卫生经费	占比（%）
1949	117758	7.70	—	—
1950	133790	8.70	—	—
1951	144696	21.80	—	—
1952	151531	29.30	—	—
1953	168701	71.70	6.70	9.34
1954	176457	73.90	5.70	7.10
1955	182166	95	6.50	6.84
1956	185674	199.30	24	12.04
1957	190394	162.80	19	11.67
1958	193250	754.60	36.10	4.78
1959	196149	871.80	24.30	2.79
1960	199091	940.10	34.20	3.64
1961	197868	397.50	21.40	5.38
1962	200580	182.40	12	6.58
1963	205710	196.50	11.10	5.65
1964	209062	175.90	11.10	6.31
1965	212871	308.80	10.20	3.30
1966	216040	619.60	31.20	5.04
1967	218706	338.40	25.70	7.59
1968	224300	278	—	—
1969	230330	585.10	24.30	4.15
1970	234128	522	30.60	5.86
1971	238969	641.80	23.30	3.63
1972	244496	928.80	38.20	4.11
1973	249522	935.50	40	4.28
1974	255291	976.70	36.70	3.76

年份	常住人口数	财政总支出	卫生经费	占比（%）
1975	259777	961	37.20	3.87
1976	262660	1059.40	45.60	4.30
1977	264973	1102	46.70	4.24
1978	268992	1594.90	54.10	3.39
1979	271947	1638.72	58.03	3.56
1980	276675	1291.43	62.11	4.81
1981	282670	1264.90	80.50	6.36
1982	292207	1183.40	89.10	7.53
1983	296471	1372.80	102.93	7.45
1984	304335	1527.90	80.30	5.26
1985	310755	1857.20	139.80	7.53
1986	316802	2274.40	174.20	7.66
1987	325640	2553.40	182.60	7.15
1988	334547	3239.30	185.90	5.74
1989	343923	3773.60	223.30	5.92
1990	359537	3903.30	206.80	5.30
1991	364917	4394.60	232.60	5.29
1992	371090	3579.70	220.20	6.15
1993	378833	4641.80	301	6.48
1994	385356	4654.50	290	6.23
1995	391315	5939.90	366	6.16
1996	394960	6197	379	6.12
1997	398121	8995	500	5.56
1998	397981	8506	476	5.60
1999	399903	11904	610	5.12
2000	400616	11558	655	5.67
2001	410025	13949	761	5.46
2002	410025	15446	756	4.89
2003	460186	19776	962	4.86
2004	465125	24714	1032	4.18
2005	479955	34250	1465	4.28
2006	497357	48326	1941	4.82
2007	548459	67258	5545	8.24
2008	522456	92711	7278	7.85
2009	636854	140059	13517	9.65

年份	常住人口数	财政总支出	卫生经费	占比（%）
2010	638254	184757	16095	8.71
2011	638442	271719	20724	7.63
2012	640749	314069	19265	6.13
2013	644225	335598	30307	9.03
2014	648933	405025	37533	9.27
2015	570015	409384	37935	9.27

2. 基本建设投资

榆林卫生院 1949 年榆林解放时，有砖木结构房屋 60 余间，连同利用的旧房总建筑面积 1500 平方米。1955 年医院集资 7000 元，在医院东买了一块空地和旧房屋，国家投资 3 万元，新建窑洞 20 孔，房 12 间。1956 年国家投资 6 万元在医院西直至大街，将原政府公产及军队驻地，新建门诊部 1300 平方米。1958 年，国家投资 8 万元，在医院北面，新建砖混结构两层住院楼一栋，建筑面积 1200 平方米，设床位 100 张。1978 年投资 50 万元，新建砖混结构 3 层住院楼一栋及锅炉房共 3000 平方米，水暖电设施齐全。1982 年，陕西省卫生厅将榆林县医院定为重点建设县医院之一，省拨款 35 万元，县财政拨款 5 万元，新建砖混结构 3 层门诊楼一栋，建筑面积 2500 平方米，并先后建职工宿舍和职工家属宿舍 1500 平方米。1986 年拆除医院旧房 614 平方米，医院集资 33.7 万元，地、县财政拨款 5 万元，新建住宅楼一栋，建筑面积 2100 平方米。至 1989 年医院上划时，总占地面积为 1.2 万平方米，总建筑面积 1.31 万平方米。总投资达 150 万元。

榆林县妇幼保健站 1952 年成立，1953 年由省卫生厅拨款，投资 5100 万元（旧币），买房铺产 28 间为办公用房（民国年间为山西临汾商人公理会房产），占地 540 平方米，建筑面积约 300 平方米，地址在榆林县城关镇北大街 223 号。1993 年，政府与联合国儿童基金会、人口基金会妇幼合作项目在原址上新建为 5 层砖混结构妇幼保健综合大楼，总建筑面积 1740 平方米，中、省、地、市投资 125 万元，设置床位 30 张。2012 年 6 月，启动了榆阳区妇幼保健院迁建项目，选址于红山银沙路东、红山路北，占地 20 亩，总建筑面积 3.05 万平方米，主体建筑主楼高 12 层，裙楼 4 层，设置床位 300 张，总投资 1.6 亿元，内含设备购置 3070 万元，办公设备款 422 万元，于 2016 年元月投入使用。

榆林县防疫站 1954 年 10 月，榆林县卫生院与榆林专区防疫队合并组建了榆林县卫生防疫站，在县妇幼保健站院内合署办公。1972 年 6 月恢复建制，1973 年 1 月 27 日新建防疫站工程竣工，占地面积 2400 平方米，建筑面积 760 平方米，总投资 40800 元。1980 年 3 月投资 7000 元，将 1020 平方米的土地购为防疫站所有，同时投资 3 万元修建北二楼，建筑面积 180 平方米。1983 年在三教庵坡修建三层窑洞式职工住宅宿舍 429 平方米，总造价 3 万元。1991 年东楼扩建工程动工，建筑面积 150 平方米，总造价 4.9 万元。1994 年职工集资 98 万元，修建 5 层砖混结构职工住宅楼一栋，建筑面积 2398 平方米。1998 年扩建南二楼，投资 25.6 万元，建筑面积 380 平方米。2006 年 4 月在榆林市经济开发区榆溪大道北侧新建疾控中心综合办公楼，占地面积 1853 平方米，建筑面积为 5883 平方米，业务使用面积 3369 平方米，总投资 944.5 万元。

中医院 1955 年 4 月，由 7 位中医合作组建的榆林县城关区中医联合诊疗所，有房 7 间，建筑面积 100 多平方米。1965 年中医院迁入胜利上巷 6 号天主教堂大院，投资 5 万元修建了门诊楼和住院楼，设病床 15 张。1980 年 1 月县革委决定恢复榆林县中医医院，租房开业，院址设在北大街 241 号。1986 年医院从榆林城区北大街搬迁至西沙常乐路中段，占地 15 亩，投资 40 多万元，新建砖混两层门诊楼一栋，建筑面积为 1868 平方米，设床位 30 张。2002 年 10 月 1 日建成住院楼营，建筑面积 3956 平方米，设病床 150 张，总投资 258 万元。（缺）

1998 年 11 月实施省级重点中医院建设项目完成，资金落实省级 10 万元，市政府贴息贷款 35 万元，自筹 65.67 万元，共计 110.67 万元。用于购买 1500 型 B 超机等医疗器械购置和 CT 合作 68.11 万元，新建沿街门市，维修改造门诊病房共 37.56 万元，人员进修费 5 万元。

2001 年 3 月动工新住院楼建设项目，建筑面积 3956 平方米，总投资 258 万元，于 2002 年 5 月 25 日竣工。

2005 年 5 月 16 日区房改局批文同意区中医院在本院土地上修建经济适用住房 1 栋，共 30 套，建筑面积 4600 平方米，总投资 290 万元。

2006 年 1 月 27 日，榆阳区中医院医技楼 A 区审计，审定金额为 428 万元。

星元医院 1990 年，榆林籍港商胡星元先生提出捐资修建医院的意向。经省政府批准，同意接受其首批捐资 200 万人民币，建设医院。1992 年，胡星元捐款增至 800 万元。至 1999 年 6 月 23 日，总投资 3000 多万元（胡星元先生累计捐资 1000 多万元、政府投资 2000 多万元），占地面积达 1.7 万平方米，建筑面积为 2.2 万平方米，编制床位 180 张。2003 年 6 月，总投资 561 万元、建筑面积 3822 平方米的 2 号住院楼建成投入使用。连同职工住宅楼，2011 年医院总建筑面积 4 万平方米，设病床 600 张。

2013 年星元医院扩建工程启动，占地 22.05 亩，总建筑面积 8.64 万平方米，床位 700 张，预算投资达 2 亿多元。

医学科学研究所 始建于 1983 年。前身是 1974 年 6 月创建的榆林县卫校，占地面 50 亩，建筑面积 1800 平方米，投资 40 多万元，地址在南郊上郡南路。1988 年 1 月医学科学研究综合大楼建成运营，地址在北新建路 2 号，建筑面积为 2600 平方米，总投资 45 万元。

2015 年 10 月 30 日，区人民医院新址落成，总投资 3.3 亿元，占地 30.87 亩，建筑面积 5.1 万平方米，设床位 500 张，地址位于西沙西青山铭 1 号。

乡（镇）卫生院 2015 年，全区有乡镇卫生院 25 个，其中：镇卫生院 14 个，乡卫生院 5 个，办事处卫生院 5 个，卫生分院 1 个。

乡镇卫生院是国家设在农村的基层卫生机构，属国家投资或补助经费单位。因而在基本建设方面，除单位自筹资金外，国家也做了适当的投资。1953 ～ 1958 年由国家投资重点发展区卫生所，还以老区为重点投资建立了乡卫生所。20 世纪 60 ～ 80 年代，根据医疗卫生事业发展需要，卫生局逐步对各公社卫生院均进行调换并进行拆改，适应了业务发展的需要。1989 年实施"人人享有初级卫生保健"以来，至 2000 年，共落实"三项建设"经费 300 多万元，新建、扩建 11 个乡镇卫生院，重建 2 处，建筑面积 21490 平方米。2009 年以来，新建、改扩建乡镇卫生院 13 所、社区卫生服务中心 3 个、社区卫生服务站 19 个、标准化村卫生室 320 个。2010 ～ 2015 年，榆阳区医疗卫生服务体系建设项目启动，中央预算内

投资共安排 14 所卫生院及 197 所村卫生室,累计投资约 2661.5 万元,改扩建约 14951 平方米。其中:

2010 年下达 4 所卫生院(红石桥、芹河、余兴庄、上盐湾)建设项目,项目总共投资 480 万元,(其中中央 310 万元、省级 85 万元、市级 34 万元、区级 51 万元),新建 3720 平方米,改造维修 1600 平方米。村卫生室建设新建的 100 个村卫生室,总投资 100 万元,全部通过了省上的标准化验收,特别是村卫生室硬件建设标准,走在全省前列。

2011 年,新建鱼河峁卫生院设项目,中央预算内投资下达资金 225 万元,占地面积 1380 平方米,建筑面积 2069 平方米。主体工程招标价 243 万元。29 所标准化村卫生室建设,每所由中央投资 4 万元,共计 116 万元。

2012 年,建设项目安排补浪河、巴拉素、刘千河三个乡镇卫生院,项目共下达资金 388 万元,其中中央 290 万元,省级 59 万元,区级 39.2 万元,自筹 60 万元。项目新建 2877 平方米,改造 800 平方米,中标价 444 万元,累计投资 499 万元。将剩余资金 78 万元调整到芹河卫生院职工宿舍建设项目中使用。

2013 年,安排了牛家梁、安崖、鱼河、古塔 4 个乡镇的卫生院建设,总投资 503 万元,其中:中央 390 万元,地方配套 113 万元。新建 3325 平方米,改造 560 平方米;28 个村卫生室建设项目每所由中央投资 5 万元,总投资 712 万元。

2014 年,安排金鸡滩卫生院改造项目,总投资 25 万元;40 个村卫生室建设项目,每所由中央投资 5 万元,总投资 225 万元。

社区卫生服务机构 自医改工作启动以来,区财政在医疗卫生事业方面累计投入资金 4.6 亿元。

2007～2010 年,榆阳区社区卫生服务体系建设项目,中、省、市、区预算内投资总计 5150.64 万元。完成 4 个中心改扩建和 3 个中心的新建工程。投入 1431 万元,为 7 个中心和 30 个站配备了必要的标配医疗设备。其中:驼峰路社区卫生服务中心改建 1000m²,改造 800m²,投资 419 万元。航宇路社区卫生服务中心新建 3886m²,投资 1208 万元。鼓楼社区卫生服务中心建设新建 1269m²,改造 560m²,投资安排 448 万元。新明楼社区卫生服务中心新建 616m²,改造 1034m²,投资 676 万元。崇文路社区卫生服务中心新建 3697m²,投资 731 万元。青山路社区卫生服务中心改扩建 3697m²,投资 306 万元。上郡路社区卫生服务中心改扩建 1200m²,投资 321 万元。

其他卫生机构 1974～2014 年,各届政府财政投资 1000 多万元,为下列名单位修建了办公用房,建筑面积达 20000 平方米。

1974 年 6 月 25 日,榆林县卫生学校正式成立,在南郊上郡路修建占地 50 亩,建筑面积 1800 平方米的新校园。

1980 年,榆林县药品检验所成立,1994 年在东沙驼峰路鸿雁巷 34 号建设投资 20 万元。2004 年 4 月,药检所整体上划归榆林市药品监督管理局管理。

1984 年 3 月,修建榆林县东沙医院,占地面积 2000 多平方米。1988 年 11 月,定名为榆林市痔瘘医院拥有病床 40 张。

1992 年建立,在红山光华巷东 1 排 1 号投资 20 万元建红山医院。

2006～2015 年,榆阳区政府对区人民医院、妇保院及 25 个乡镇卫生院的卫生基本建设总投资达 53495.18 万元。详见表 2-7。

表 2-7　2006 ～ 2015 年卫生基本建设投资表

年度	项目投资（万元）
2006	665.46
2007	1609.50
2008	2358.64
2009	3017.02
2010	4588.65
2011	4363.95
2012	20326.67
2013	14960.33
2014	1268.34
2015	336.62
合计	53495.18

注：期间项目投资主要对象为区、乡、村三级医疗卫生机构。

表 2-8　2006 ～ 2013 年卫生机构基本建设投资表

机构名称	投资金额（万元）
岔河则乡卫生院	81.62
鱼河峁镇卫生院	239.84
大河塔乡卫生院	30.94
马合镇卫生院	1.16
小壕兔乡卫生院	71.45
刘千河乡卫生院	19.41
红石桥乡卫生院	3.71
余兴庄镇卫生院	1.75
镇川镇卫生院	123.09
安崖镇卫生院	13.29
上盐湾乡卫生院	45.55
金鸡滩镇卫生院	146.01
小纪汗乡卫生院	66.96
古塔镇卫生院	27.39
牛家梁镇卫生院	38.39
麻黄梁镇卫生院	5.21
鱼河镇卫生院	44.93
清泉镇卫生院	29.06

机构名称	投资金额（万元）
补浪河乡卫生院	155.19
巴拉素镇卫生院	98.61
芹河乡卫生院	9.35
青云镇卫生院	72.63
孟家湾乡卫生院	29.82
新明楼社区卫生所服务中心	530.83
鼓楼社区卫生所服务中心	301.01
航宇路社区卫生所服务中心	1393.62
驼峰路社区卫生所服务中心	462.95
上郡路社区卫生所服务中心	427.34
崇文路社区卫生所服务中心	1138.92
青山路社区卫生所服务中心	276.94
人民医院社区卫生所服务中心	16210.00
妇保院社区卫生所服务中心	6000.00
岔河则乡卫生院	81.62
鱼河峁镇卫生院	239.84

3. 工资管理

解放初多数卫技人员实行供给制，主要供给伙食费、津贴费、服装费等以小米计算。1956 年工资改革，正式实行货币工资制。1963 年，国家对卫生专业技术人员进行工资调整，当年兑现增资额。1972 年，卫生技术人员再次进行调整，主要调升工资偏低人员的工资，对月工资在 38.00 元以下者，向上连升两级，此次全区卫生专业人员升级面占到 50% 左右。1980 年 7 月，国家对事业单位"三个行业（教育、卫生、体育）"的工作人员调整工资，调资面占到 40% 左右。从 1979 年 10 月起兑现增资额。1985 年 12 月，国家机关事业单位、人民团体单位工作人员进行了中华人民共和国以来第二次工资改革，全卫生系统国家工作人员全员参加了本次工资套改。工资改基点变过去等级工资制（企业称八级工资制）为结构工资制 [基础工资 + 职务（职称）工资 + 工龄工资 + 奖金]。同时对部分"中级职称"的卫技人员提高一级工资。期间，卫技人员享有的补助工资有：冬季取暖补助（本县按 4 个月计发）、粮食差价补贴、专业津贴（知识分子山区津贴，从 1980 年实行）、书报费（从 1984 年实行）、奖金（从 1980 年后实行）、专项补贴（含粮油、肉食价格补贴从 1985 年起实行，洗理费 1985 年起实行，水电费 1987 年起实行），此项经费 20 世纪 50 ~ 70 年代数量甚微，1957 年后每人每月仅 0.5 元，1978 年每人每月 10 元，到 1989 年平均每人每月 40 元左右。职工福利(1985 年每人每年 17 元)；公费医疗（大体规定每人每年 30 元）。此外，还有职工探亲旅费，职工死亡丧葬费、遗属生活困难补助费及 20 世纪 80 年代起实行的独生子女保健等。1988 年 7 月，按政策规定，对护士的基础职务工资提高 10% 标准。1989 年，又对职务变动人员的工资进行调整，全市卫生系统国家工作人员普调一级工资。1993 年 10 月 1 日，继 1985 年工改后又一次工资改革，本次改革，国家卫生行政机关人员整改为结构工资，即：基础工资、级别工资、职务工资、工龄工资四个部分；卫生事业单位国家工作人员的结构工资由职务档次工资、津贴工资两部分组成。同时建立起正常的增资机制，即年度德、能、勤、绩四方面考核合格的国家机关工作人员，每 2 年晋升一级工资，每 5 年晋升一级级别工资。事业单位同国家工作人员，每 2 年，晋调一级职务 + 津贴之合工资级差。1996 年 5 月，全市卫生系统国家工作人员中符合上述规定者，首次正常晋升一级工资。1997 年 7 月、1999 年 7 月、2001 年 10 月 3 次对卫生行政机关的国家工作人员、卫生事业单位的国家工作人员进行了工资标准调整及每两年一次的正常升级。2004 年，卫生系统行政机关国家工作人员执行结构工资为基础工资 + 职务工资 + 工龄工资 + 级别工资。事业国家工作人员为：职务等级工资 (1 ～ 17 档)，津贴工资 (全额单位 30%，差额单位 40%，自收自支单位 45%)。国家机关、事业单位中的国家工作人员，都享有 87 元、170 元、111 元的各种补贴工资。工资待遇有了很大的改善，工作人员生活水平不断得到提高。2006 年 7 月，全市卫生系统的国家工作人员按照国发〔2006〕22 号文件精神，参加了国家机关公务员和事业单位工作人员的现行工资改革，实行国家统一的职务与级别相结合的公务员工资制度和符合事业单位特点，体现岗位绩效与分级分类管理的收入分配工资制度。事业单位的国家工作人员工资是将现行职务工资、津贴工资两项，改为实行岗位绩效工资制度。岗位绩效工资是由岗位工资、薪级工资、绩效工资、津贴四个部分构成。其中，岗位与薪级两项为基本工资。事业单位的岗位分为专业技术岗位设 13 个等级，管理岗位设 l0 个等级，工勤技能岗位设技术岗位 5 个等级，普通岗不设级别。薪级工资主要体现工作人员的工作表现和资历；绩效工资主要体现工作人员的实绩与贡献 (并将年终奖金及地区性附加津贴纳入绩效工资部分)。事业单位人员在年度考核合格以上的可每年正常增加一级薪级工资。本次工资改革中，对行政机关与事业单位的离退休人员，按照文件有关规定，也分别增加了离退休工资。

表 2-9　卫生技术人员基础工资职务工资标准（六类工作区）　　　　单位：元

职务	基础工资	职务工资标准								
		一	二	三	四	五	六	七	八	九
主任医师	40	380	340	300	270	240	215	190	165	140
副主任医师	40	240	215	190	165	150	140	130	120	100
主治医师	40	150	140	130	120	110	100	91	82	
医师	40	100	918	82	73	65	57	49	42	
医士	40	73	65	57	49	42	36	30	24	

表 2-10　2006 年事业单位专业技术人员基本工资标准　　　　单位：元

岗位	工资标准	薪级	工资标准	薪级	工资标准	薪级	工资标准	薪级	工资标准	薪级	工资标准
一级	2800	1	80	14	273	27	613	40	1064	53	1720
二级	1900	2	91	15	295	28	643	41	1109	54	1785
三级	1630	3	102	16	317	29	673	42	1154	55	1850

续表

岗位	工资标准	薪级	工资标准	薪级	工资标准	薪级	工资标准	薪级	工资标准	薪级	工资标准
四级	1420	4	113	17	341	30	703	43	1199	56	1920
五级	1180	5	125	18	365	31	735	44	1244	57	1990
六级	1040	6	137	19	391	32	767	45	1289	58	2060
七级	930	7	151	20	417	33	799	46	1334	59	2130
八级	780	8	165	21	443	34	834	47	1384	60	2200
九级	730	9	181	22	471	35	869	48	1434	61	2280
十级	680	10	197	23	499	36	904	49	1484	62	2360
十一级	620	11	215	24	527	37	944	50	1534	63	2440
十二级	590	12	233	25	555	38	984	51	1590	64	2520
十三级	550	13	253	26	583	39	1024	52	1655	65	2600

说明：各专业技术冈岗的起点薪级分别为：一级岗位39级，二～四级岗位25级，五～七级岗位16级，八～十级岗位9级，十一～十二级岗位5级，十三级岗位1级。

表 2-11　2015 年事业单位专业技术人员基本工资标准及绩效工资调整标准

岗位工资	绩效工资减少		薪级	工资标准	薪级	工资标准	薪级	工资标准	薪级	工资标准	薪级	工资标准	薪级	工资标准
一级	3810	655	1	170	14	535	27	1275	40	2452	53	4026
二级	2910	555	2	188	15	577	28	1354	41	2559	54	4152
三级	2650	515	3	209	16	619	29	1433	42	2676	55	4278
四级	2355	485	4	230	17	666	30	1512	43	2793	56	4404
五级	2060	450	5	251	18	713	31	1597	44	2910	57	4530
六级	1890	415	6	275	19	765	32	1682	45	2027	58	4656
七级	1760	390	7	299	20	817	33	1767	46	3144	59	4782
八级	1550	340	8	327	21	874	34	1858	47	3270	60	4938
九级	1475	325	9	355	22	931	35	1949	48	3396	61	5094
十级	1390	300	10	387	23	993	36	2048	49	3522	62	5250
十一级	1280	275	11	419	24	1061	37	2147	50	3648	63	5460
十二级	1220	250	12	456	25	1129	38	2246	51	3774	64	5562
十三级	1150	220	13	493	26	1202	39	2345	52	3900	65	5795

1. 机构体制改革

　　1949 年 6 月 1 日榆林和平解放，部队接管了榆林县卫生院，组成国家公立医疗机构。全县有西医医院、卫生所 2 所，私人诊所 3 个。1952 年始设文卫科，成立妇幼保健站。1954 年成立防疫站。1955 年，由 7 名中医联合创办中医联合诊所，1958 年改建为县中医院。期间，政府鼓励个人开办医疗机构，在乡、村全部由个人创办诊疗所，至 1957 年，全县医院、区乡卫生所及合作诊所发展为 12 个，为集体办医的雏形。

1958 年，实现人民公社化，原各区、乡由政府牵头举办的 26 个联合诊所，改称为人民公社卫生院，为集体所有制办医。

1959 年精简机构，妇幼保健站撤销。

20 世纪 60 年代，遵照毛主席"把医疗卫生工作的重点放到农村去"的指示，全县强化大队合作医疗站的建设，实现队队都有合作医疗站，均为大队集体举办。

1968 年，榆林县革命委员会成立，先后将县防疫站、工农医院、县兽医站、药材公司并入县医院，称榆林县防治院。

70 年代末，卫生工作面临的主要问题，一是卫生资源严重短缺，不能适应人民群众需求；二是单一的公有办医体制造成服务能力严重不足；三是平均主义盛行，改善卫生服务缺乏积极性。县卫生体制所辖事业单位仅有县医院、防疫站、妇幼保健站。地段医院为全民所有制，公社医院为集体所有制。村合作医疗站均有大队集体举办。无个体办医。

1978 年，党的十一届三中全会后，各项卫生工作逐步拨乱反正。开始整顿、恢复各级医院，由县级单位下放到农村的各医院的一批骨干，陆续回各单位，对开创医院工作的新局面，做出了重大贡献。卫生工作的重点是加强县、乡、村三级医疗卫生保健网的建设，进一步完善三级医疗卫生机构的服务功能。

1979 年 12 月，贯彻中央"有条件的地区成立中医院"的指示，恢复了被撤销的中医院，成立了中医机构。

1980 年，为了加强药政药品管理，成立了药品检验所。

1983 年起，榆林县卫生系统从体制和管理的改革入手，探索发展卫生事业的新路子，依据《陕西省个体开业医生和联合诊所管理暂行办法》，试行多渠道、多形式办医；全民所有制、集体所有制、个体开业行医一齐发展。

1984 年后，榆林县成立了医学科学研究所、东沙医院、红山医院。

1986 年，各公社卫生院的人权、财权、管理权下放由公社行施，县卫生局给予业务技术指导。将原来的差额管理变更为自负盈亏管理。榆林县成立了中医专科。

1991 年 5 月 28 日，陕西省计划委员会行文批复建设榆林市星元医院，创全省首例接受个人捐资修建综合医院先河。

1997 年 3 月 21 日市政府印发卫生局"三定"方案（即定职能、定机构、定编制），方案确定了卫生局的基本职能。9 月 23 日，榆政发〔1997〕41 号《关于改革乡镇（中心）卫生院管理体制的意见的通知》，将 1986 年起交由乡镇政府管理的乡镇（中心）卫生院体制改革为乡镇（中心）卫生院及办事处防保组由市卫生局和乡镇政府及街道办事处共同管理，市卫生局负责业务指导、人事调配、院长任免；乡镇政府、办事处负责经费预算和行政管理。12 月，榆林市政府批准，市医科所自筹资金，成立了榆林市红十字急救中心，开通了"120"急救服务电话。将乡镇卫生院"三权"收归由市卫生局管理，实行全额管理，差额补助。

1998 年 12 月 14 日，国务院下发《关于建立城镇职工基本医疗保险制度的决定》，卫生局成立了公费医疗管理办公室。城镇职工医疗保险开始实施，区公费医疗办公室撤销。

2000 年，全国人大常委会颁布新的《药品管理法》，从此药品监督管理主体由卫生行政部门变更为药品监督管理局，榆阳区药品检验所上划。2004 年 4 月，榆林市药品监督管理局药品监督员办公室更名为榆林市药品监督管理局榆阳区分局。2009 年 4 月，榆林市食品药品监督管理局榆阳区分局下划到榆阳区政府管理，更名为榆林市榆阳区食品药品监督管理局。使行政管理、技术管理与卫生执法分离，加大了卫生执法力度。

2002 年，可可盖、鱼河峁等乡镇卫生院实行了医疗、防保、计生服务"三位一体"试点管理。马台等 9 个乡镇推行了乡村医疗机构一体化管理。

2003 年 7 月，经区编委会研究同意，成立了榆阳区卫生监督所，隶属于区卫生局，全额科级事业单位，2010 年将食品卫生监督职能划归榆林市药品食品安全监督局。将全市集体所有制的乡镇卫生院核定为全民所有制事业单位。

2004 年，按照"预防归口，上下对应，调整机构，优化配置，精简高效，逐步完善"的组建原则，完成区卫生防疫站体制改革任务，成立区疾病预防控制中心。

2007 年 8 月 23 日，榆编发〔2007〕56 号《关于榆阳区社区卫生服务机构批复》。机构设置：榆阳区红山医院整体划转为鼓楼社区卫生服务中心；将榆阳区中医院、痔瘘医院、榆阳医院部分转型为青山路、驼峰路、上郡路社区卫生服务中心，进行改造；新建星明楼、航宇路、崇文路社区卫生服务中心。均隶属区卫生局，正科级事业建制。同时建立 25 个社区卫生服务站，实现居委会全覆盖，受益人群达 42.2 万人。

2013 年，星元医院法人治理改革模式顺利推行。全面实施董事会领导下的院长负责制为全省领先，受到了省市各级的高度赞赏和关注。

2014 年 5 月，成立榆阳区公立医疗集团，实行董事会管理体制，成员单位有星元医院、区人民医院、中医院、妇幼保健院、痔瘘医院、市儿童医院，引领公立医院综合改革深入推进。

2015 年，区人民医院与市儿童医院并轨、挂两个牌子实行一体化管理，实现了院长去行政化管理。至此，榆阳区新的公共卫生服务体系、医疗服务体系、医疗保障体系、药品供应保障体系、卫生监督体系基本框架形成。全区、乡、村（社区）三级医疗卫生服务体系建设进一步完善，形成集预防、医疗、保健、康复、计划生育技术指导、健康教育为一体的新型卫生事业服务体系。

2. 管理制度改革

中华人民共和国成立初期，榆林县人民政府开始着手建立公有制的基层卫生机构，在管理制度上实行公有制、集体所有制与私人性质相结合的办法，保障人民群众的医疗需要。

20 世纪 50 年代末，全县实现人民公社化，干部实行公费医疗，少数农村大队实行合作医疗政策，由农民自己交纳适当资金，村补助部分，卫生所通过种药、采药、自收的部分资金作为合作医疗资金。

60 年代，县、乡医疗机构均属全民所有制或集体所有制事业单位，工资由政府包干。医院基本建设、医疗器械装备等均由地方政府纳入财政预算。充分体现出社会主义建设初期全民性质的福利性的医疗机构特点。允许个体行医。

1966 ～ 1976 年，"文化大革命"期间，卫生改革的重点是强化卫生下乡，鼓励与号召医务人员到基层到农村去，为广大农民服务。从中央到地方，各级医疗卫生机构派出大批医疗队到农村到基层，采取"一根针、一把草"和各种新医疗法为基层群众看病。这一时期，个体行医被取缔，在卫生管理制度建设上相对迟缓。

1978 年，党的十一届三中全会召开后，我国逐步全面实行经济体制改革阶段，即由计划经济模式转变为市场经济模式。

1979 年，榆林县被列入全省卫生网络第一批重点建设县之列，县防疫站、医院、中医院、卫校、妇幼、药检为重点建设单位。并根据省卫生厅（陕革卫医发 25 号文）《关于整顿县及县以上医院的意见》，针对医院"管理工作乱，技术水平低，工作效率低，医护质量低，服务态度差，各项技术指标远没有达到本单位历史最好水平"等问题，开展了"以提高医疗护理质量为中心"的医院整顿工作，其具体内容包括：1. 改革医院领导体制。医院实行党委（支部）领导下的院长分工负责制，使院长确实成为统一指挥全院业务的行政领导。2. 严格实行岗位责任制和技术责任制。3. 大力改进门诊工作，实行 24 小时应诊和门诊病案保管制度。4. 培养、提高卫生技术队伍。做好业务技术建设规划和人才培养计划，恢复技术职称，确保知识分子 5/6 的业务时间，对 1967 年以后参加工作的卫生技术人员，要加强"三基"（基本理论、基本知识、基本技能）、"三严"（严肃的态度、严格的要求、严密的方法）及外文课的教育。5. 加强经济管理，搞好后勤工作。6. 各级医务人员都要树立全心全意为伤病员服务的思想。接诊病人要耐心，检查、诊断、治疗要及时。24 小时内完成入院病人的病历书写，并要求书写完整详细，上级医生要及时检查修正下级医生书写的病历。住院医生对分管的病人要仔细观察病情变化，详细作好病程记录，认真执行会诊、抢救、病案讨论制度。实行住院医师、主治医师、主任医师三级负责制。凡有条件的医院和科室，要实行住院医师 24 小时负责制。地、市以上医院同时实行总住院医师制。改变病房管理混乱，危重病抢救不力的状况。7. 建立健全护理指挥系统，医院设护理部，严格护士长职责，实行三级护理。制定护理常规，统一各项护理技术操作规程。省革委会卫生局（陕革卫医发〔1979〕225 号）转发卫生部《关于加强护理工作的意见》，要求认真贯彻执行，做好护士归队工作。8. 药剂、检验、放射、病理、功能检查科室及消毒供应部门，要树立为临床服务的思想。主动配合临床需要，做到及时准确，保质保量。尽快改变预约等候时间长、限制过多、检查质量不高的状况。9. 积极做好后勤工作。10. 逐步调整各种比例关系，如医护比例，行政工勤人员与卫生技术人员比例，科室间的病床设置比例。通过整顿，各项医疗指标三年内达到和超过本单位或同级同类医院历史最好水平。

1980 年，卫生改革工作继续抓医院经济管理。全县多数医院实行"五定一奖"责任制。五定即：定人员、定质量、定标准、定任务和定提成奖励。在管理中抓好四个环节，即：抓考勤，做到全勤、超勤；抓纪律，做到严格遵守各项规章制度；抓作风，改善服务态度、提高医务质量；抓管理，实行奖惩，月月兑现。农村卫生所在收费上也作出了一些改革，医药费免费比例根据本卫生所的经济情况可高可低，同时倡导即使条件好的村，也要避免过去那种全包的做法。经济条件差，无力报销的村，可调整为暂时收费的办法。总的要求是：巩固农村医疗机构，做到有医、有药、有人负责做预防保健、妇幼和计划生育工作。

1981 年，卫生部《全国医院工作条例》《医院工作制度及工作人员职责》颁布后，从组织机构、领导班子、政治思想工作、经济管理、医护业务等方面进行了整顿，初步改变了全县医疗秩序的混乱局面。不断提高管理水平，充分发挥业务指挥系统的作用，认真执行以岗位责任制为中心的各项规章制度，建全各项医护常规和操作规程，定期考核评比，同时结合实际情况，广泛开展了医德医风的教育，医疗质量和服务态度有了明显的提高。由于农村实行土地承包制，全县大队合作医疗站出现了集体、个人或联办等多种不同方式。

1983 年，医疗卫生改革贯彻"调整、改革、整顿、提高"的方针，本着国家、集团、个人办医的原则，采取多种渠道、多种改革，允许全民所有制、集体所有制、个体开业一齐发展，改变过去"独家办、大锅饭、一刀切、不核算"的弊端。主要措施有：

1. 县级以上的医疗单位推行责、权、利相结合的岗位责任制，实行"五定一奖"（定人员、定任务、定收入、定支出、定消耗，超额提奖）或"四定一奖"（定收、定支、定人、定利，超额奖）。

2. 公社、地段医院在落实岗位责任制的基础上，实行各种补贴、奖金和部分工资浮动（10% ～ 20%）的办法，完成好的多分，完成不好的少分，集体性质的乡医院，实行"独立核算，自负盈亏、民主管理，按劳分配"的方法办医。把卫生院分为医疗组和防疫站。医疗组实行"独立核算，定额管理、盈余提成适当给奖的办法"，防疫组实行任务承包、百分计补的办法。

3. 农村卫生医疗站，可由集体组织群众办，也可由乡村医生个人或联办，同时允许城镇医生"停薪留职"到乡村办医。支持农村闲散医务人员个体开业行医。实行"谁看病谁负担"和预防保健"谁受益谁出钱"的有偿服务。

1984年，在医院管理中，开展"文明医院"评比制度。榆林县医院评为全省首批"文明医院"，并受到表彰奖励。同时，全县医院进一步探索，大胆改革，尝试科室承包合同制。并认真落实知识分子政策，选拔优秀的、有管理才能的知识分子进入各级领导班子。在人事管理方面，一些单位试行人事制度改革，在卫生院实行人员招聘制，规定院长、科主任对不服从管理的公社卫生院人员有权辞退或上交的权力；在工资管理中，全县卫生单位实行浮动工资加奖励制。

1985年，榆林县对全额预算单位实行"经费大包干，按承担工作任务量分配经费，超支不补，节约留用"；对差额预算单位实行"定额管理、定项补助、超支不补，节约留用"改革措施。积极推行各种形式的承包责任制；开展有偿业余服务；进一步调整医疗卫生服务收费标准；卫生预防保健单位开展有偿服务；卫生事业单位实行"以副补主""以工助医"。并给予卫生产业企业三年免税政策，积极发展卫生产业。

1985年，榆林县卫生局按照《关于卫生工作改革若干政策问题的报告的通知》（国发〔195〕6号）和陕西省人民政府（陕政发〔1985〕29号）批转省卫生厅的《关于卫生工作改革的几点意见的通知》提出"卫生工作必须进行改革，医院的改革要坚持正确的治疗原则，医院管理要扩大自主权"精神，试行了各种形式的管理责任制。县级医疗卫生机构根据科室的性质、任务和特点，建立各类人员的岗位责任，实行责、权、利相结合；后勤科室可以实行集体或个人承包；积极采取扩大门诊、增设服务项目、功能科室对外开放、开设家庭病床等多种办法，方便群众就医；改革卫生队伍管理制度；实行院长负责制，其他干部聘任制，工人实行合同制；积极推行和支持卫生技术人员合理流动；改革财务管理制度。

1986年3月，榆林县医院获陕西省卫生改革先进集体称号。医疗机构推行首诊医院负责制，加强医德教育。

1987年2月14日，国家卫生部、国家中医药管理局发布的《"七五"时期卫生改革提要》。陕西省卫生厅、省财政厅、省劳动人事厅印发《关于业余医疗卫生服务收入提成的试行规定》（陕卫发〔1987〕77号），明确了业余医疗卫生服务的概念、条件、范围、报酬等原则。榆林县卫生工作改革由试点转入全面实施，县级各医疗卫生单位和地段医院全部实行院（站、所、校）长负责制。乡卫生院开始推行"独立核算，自负盈亏，按劳分配，民主管理"的办法经营管理。

1988年始，防疫站开展卫生防疫、卫生监督监测、卫生检验、预防性体检、计划免疫等工作实行有偿服务，被检单位和个人按规定缴纳一定的费用。妇幼保健站开设了有偿服务门诊部。

1989年1月13日，中共榆林地委榆地发〔1989〕5号文件批转了地区卫生局关于《榆林地区卫生改革试行方案》，对领导体制、劳动人事制度、医疗卫生管理制度、财务管理制度改革提出了具体措施。医院管理改革继续推行和完善院（站、所、校，下同）长负责制，积极推行各种形式的承包责任制，有偿服务的收入分成；院长基金等。由单位统一组织开展有偿业余医疗卫生服务，合理调整收费标准，逐步做到按成本收费。组织富余人员举办第三产业。鼓励卫生技术人员从城市向农村流动。提倡和鼓励社会自愿集资办医等。

1990年4月13日，地区卫生局下发榆地卫发〔1990〕38号文件首次批复城乡医疗机构、个体开业医设置网点。榆林市批准设置19个网点。

1992年，省卫生厅颁发了《陕西省医院分级管理办法实施细则》。

1994年，医院内部管理，全面推行以质量、效益为中心的目标责任制。在全面推行院长负责制的基础上，在市级单位试行聘任制、科室承包、院科二级核算，做到责、权、利三结合，充分调动科室和职工的积极性、责任心和创造性。各乡镇卫生院，因地制宜，采取多种形式，有的医院实行综合目标管理责任制，有的医院实行个人承包（租赁）经营责任制，有的医院实行预防保健承包责任制等。

1995年，贯彻卫生部关于改革现行医疗卫生机构的管理、实施分类等级评审的精神。榆林市医科所推行"一所二制"和"全员计量考核工资管理办法"；市痔瘘医院推行"科室承包"；市中医院推行"科室经济责任制"等。

I997年1月15日，中共中央、国务院下发《关于卫生改革与发展的决定》指出，卫生工作的指导思想是：以马克思列宁主义、毛泽东思想和邓小平理论建设有中国特色社会主义理论为指导，坚持党的基本路线和基本方针，不断深化卫生改革。决定分九个方面共40条，全面阐述了卫生系统各个方面改革的具体做法与要求，是新时期卫生改革的纲领性文件。

1998年3月23日，区委、区政府出台了榆发〔1998〕16号《中共榆林市委、榆林市人民政府关于卫生改革与发展的决定》，召开了榆林解放以来的首次高规格的卫生工作会议。提出了卫生工作新时期的奋斗目标：到2002年，初步建立起适合全市实际的卫生服务体系、卫生执法监督体系和医疗保障制度，基本实现人人享有初级卫生保健，人民健康水平进一步提高。到2010年，在全市建立起基本适应社会主义市场经济体制和人民健康需求的、比较完善的卫生体系，人民健康的主要指标达到全地区平均水平。8月5日，出台《关于星元医院管理体制及经营机制方案》，对人事制度、分配制度和经营机制管理进行改革。其核心是：以社会效益为最高宗旨，实行院长领导下的院长岗位目标考核责任制；建立并逐步完善股份合作制；全员合同聘用制；科室以成本核算为基础，以综合目标责任制为制约，建立起有激励、有竞争、有约束，责、权、利相结合的经营管理体制。

2000年2月21日，国务院办公厅转发，国务院体改办、国家卫生部、国家计委等八部联合下发的《关于城镇医药卫生体制改革的指导意见》之后，卫生部及相关部门先后下发了《关于城镇医疗机构分类管理的实施意见》《关于卫生事业补助政策的意见》《关于印发医院药品收支两条线管理暂行办法的通知》《关于医疗卫生机构有关税收政策的通知》《关于改革药品价格管理的意见》《关于改革医疗服务价格管理的意见》《关于医疗机构药品集中招标采购试点工作和若干规定》等一系列配套性文件。榆阳区卫生局根据中央政策及陕西省卫生厅的要求，制定了具体的实施办法。在全区卫生系统的各个领域出现了卫生改革的高潮。区卫生局把卫生事业改革和发展列入重要议事日程，认真贯彻中共中央、国务院《关于卫生改革与发展的决定》，坚持新时期卫生工作指导方针，坚持农村卫生、预防保健和振兴中医药三大战略重点，紧密结合全市实际，积极引入竞争机制，对医疗单位内部管理和运行机制进行了大刀阔斧的改革，积极探索新形势下医药体制改革新路子。新建的星元医院进行了大胆的尝试。

人事制度改革 干部任用除院长、书记由区委、区政府按干部管理程序任命之外，其他副院级领导在广泛征求医院职工意见的基础上由院长提名，报卫生局批准，组织人事部门备案。科主任由院长依据"年度考核、优胜劣汰、目标管理、职位竞争"原则聘任。

卫生技术人员实行院、科两级聘用制；根据知识技术能力及工作表现，可低职高聘、亦可高职低聘，试行技术职称评聘分离制度。

工勤人员实行全员合同制，按照事企分开的原则，逐步予以剥离，实现后勤服务社会化。同时，医院制定了《工作人员年度考评暂行办法》，对全体工作人员进行考评，以考评结果作为聘用上岗的依据。落聘人员待岗，违反聘用合同有关条款者予以解聘。两年多时间，医院按人事管理制度解聘6人；基本做到干部能上能下，不坐铁交椅，职工能进能出不端铁饭碗，大大增强了干部职工的责任感、紧迫感和危机感，变压力为动力。

引进人才的优惠政策：一是配给技术投资，凡应聘来院工作具有高级技术职称的学科带头人及医疗技术骨干，按照技术职务的等级，配给不同数额的技术投资金额，在业务收支结余中提取分红，其分红值与职工集资建院的分红等同；二是对应聘来院工作的优秀人才给予集资建房的优先权以及一定数额的住房补贴，已经竣工交付使用的知识分子住宅楼，解决了一大批中高级知识分子的安居问题；三是积极协助解决其子女入学转学及配偶工作调动问题；四是高级卫技人员给予技术津贴，并在收入分配中给予大幅度倾斜；五是为来院工作的卫技人员创造优雅的工作环境和优良的医疗科研工作条件，注重做好以事业留人、感情留人、待遇留人的相关工作。2002年4月4日，星元医院院长李瑞在全国卫生系统人事制度改革经验交流会上作了题为《更新观念，大胆探索，积极推行医院人事制度改革》的发言。

分配制度改革 2000年10月份，医院出台了《分配制度改革试行方案》具体做法是：推行"技术要素、劳动数量、工作质量"共同参与分配的新模式，分配重点向学科带头人与优秀管理及技术人才倾斜，以贡献大小拉开收入分配档次，部分实绩显著的专家教授的月收入可达到一般卫技人员的4～5倍。

运行机制改革 医院运行模式：以成本核算为基础，以综合目标责任制为制约，建立起有激励、有竞争、有约束，责、权、利相结合的经营管理机制，保证医院持续、快速、健康地向前发展。科室成本核算的基本办法：科室的成本划分为固定成本与变动成本两部分。固定成本包含所属人员工资。按比例承担行政工勤人员的负荷工资，房屋占用面积资本，医疗设备及办公用具折旧费等。变动成本包含：卫生材料支出、办公用品支出以及水电费用等。设立"科室收支结余"，计算公式：科室劳务收入（挂号费、住院费、检查费、治疗费、手术费、护理费等）－固定成本－变动成本－病员欠费＝科室收支结余。在保证医院积累的前提下，根据科室劳务收入的幅度大小及难易程度，按结余额10%～30%的比例，计算科室的奖金分配。实行成本核算，发现和发展优势科室，淘汰或改造劣势科室，实现一线科室优胜劣汰。综合目标责任制：通过医护质量考核与个人缺陷管理加以体现。制定了《医疗护理考核要点》成立了医护质量考评小组；制定了《缺陷管理制度》成立了缺陷管理委员会，按月进行监察考评。《缺陷管理制度》主要监察科室工作人员的劳动纪律、医德医风、服务质量、服务态度、病人投诉等。对发生工作缺陷人员，予以批评教育和经济处罚。同时对监察过程中发现的好人好事予以表扬和经济奖励。实行药品公开招标采购，成立了药品招标采购领导小组，由院领导牵头，财务、纪检监察、质控办、药事委员会等部门参与，坚持优质、高效、廉价、就近和国营主渠道原则，做到公开透明、集体决策，解决了"暗箱操作"带来的一系列问题，减少流通环节，保证了药品质量，降低了药品价格，减轻了患者负担。

股份合作制：改革开放以后，卫生事业的发展，最大的问题在于各级政府对卫生事业投入严重不足。为了解决卫生经费不足的问题，榆阳区按照"依靠社会力量办卫生事业，实施事业单位企业化管理"的新思路，采取的方法：一是积极推行股份合作制改造，筹集社会闲散资金办卫生事业。医德行风建设：一是院内基建工程，严格按照法定程序进行招标，对出租的临街商业用房也实行公开招租。二是医疗设备及药品采购，都要经过实地考察，反复论证，同类产品货比三家，万元以上的仪器设备均实行公开招标。对上门推销药品的商家，一律采取不接待，不洽谈，不讲情面关系，将之一概拒之门外。三是中、初级卫技人员的招聘工作，坚持遵循"公开、公平、公正"的原则，不论有何社会关系，何人推荐说情，均必须通过考核、考试、考察，择优录用。

2001年，在城镇医药卫生体制改革方面，按照《医疗机构管理条例》规定的设置审批权限，对区辖的各级各类医疗机构进行了营利性和非营利性认定，共认定营利性医疗机构58个，非营利性医疗机构69个。组织推行了药品集中招标采购和医院药品收支两条线管理。

2007年，榆阳区开始实行新型合作医疗制度。农村每个农民个人出10元，国家补贴40元。农民看病可以按一定比例报销。至2015年，全区农村90%以上的农民参加了新型合作医疗。城镇社区卫生服务体系初步形成，建立7个社区卫生服务中心，25个社区卫生服务站，达到全覆盖。

2009年新一轮医药卫生体制改革工作启动。榆阳区卫生改革有五项内容：一是全区25个乡镇卫生院和7个社区卫生服务中心全面推行了国家基本药物制度，实行零差率销售。二是推行了乡镇卫生院财务"区管乡"用工作，组建成立了乡镇卫生院会计核算管理中心。在清产核资的基础上，启动了乡镇卫生院统一报账工作。不仅规范了乡镇卫生院财务管理，而且从源头上解决了卫生院分光吃尽、绩效不考核平均分配、胡花乱支等突出问题。三是卫生系统绩效工资考核分配工作出台的《榆阳区卫生系统职工绩效工资考核分配实施方案》规定：各医疗卫生单位职工绩效工资的70%由各单位根据职工出勤考核兑现，剩余30%及收支纯结余的50%部分由各单位订制考核方案，按实际工作任务量完成多少考核兑现。各医疗卫生单位正职领导的绩效工资由卫生局年底考核兑现。四是乡镇卫生院院长公开竞聘和公立医院改革工作稳步实施，出台了《乡镇卫生院院长公开竞聘实施方案》。对大河塔、巴拉素2个卫生院院长、19名副院长进行了公开竞聘。五是星元医院完成创"三乙"工作。妇保院、中医院创"二甲"通过省级评审。

2010年3月18日，区政府出台了榆区发〔2010〕13号《关于深化卫生体制改革，加快全区卫生事业发展的实施意见》。提出了：到2012年基本医疗保障制度全面覆盖城乡居民；基本药物使用制度初步建立；三级医疗卫生服务体系基本健全完善；城乡公共卫生服务初步实现均等化；公立医院改革启动并取得阶段性成效；看病难、看病贵的问题得到有效缓解，全区人民健康水平进一步提高。区卫生局率先启动了人事管理机制改革，制定出台了《乡镇卫生院院长公开竞聘实施方案》，在全区积极推行乡镇卫生院院长公开竞聘制度，至2012年，通过组织公开竞聘，通过层层选拔，聘任9名年轻有为的同志为乡镇卫生院院长、26名同志为副院长，人才队伍建设得到加强，领导班子战斗力、凝聚力进一步提升（2012年，公开招聘了乡镇卫生院2名院长，组织提拔使用正科级领导干部19名，副科级领导干部29名）。分配制度改革，所有公立医疗机构全面实行全员聘用制，按需设岗、竞聘上岗、合同管理。将单位收支结余的50%与职工绩效工资的30%完全统在一起，实行聘用人员与正式人员同工同酬。

区镇一体化管理 2011年，区人民医院在巴拉素镇卫生院首先进行区镇一体化管理试点。全面推行乡村一体化管理，实现"八个统一"（即各村卫生室、卫生员由乡镇卫生院统一管理、统一聘用、统一制度职责、统一医疗文书、统一信息化门诊统筹、统一考核兑现补助、统一药品采购、统一药品价格）；按照"三个统一、三个不变"（人员、财产、业务统一管理，机构设置和行政建制不变、公共卫生服务的职能和任务不变、财政投入供给机制不变）的要求，做好区人民医院和重点乡镇卫生院区镇一体化试点工作，提高基层医疗卫生服务水平。榆阳区率先在全省推行乡镇卫生院财务"区管乡用"工作，组建成立了乡镇卫生院会计核算中心，并在清产核资的基础上启动了乡镇卫生院统一报账工作，从源头上解决了乡镇卫生院平均分配、肆意开支等问题，实现了账务的规范化管理，提高了资金的使用效益，全区各乡镇卫生院资产积累的平均增幅达到80%左右。

2011年制定出台了《乡镇卫生院院长公开竞聘实施方案》，在全区积极推行乡镇卫生院院长公开竞聘制度，通过组织公开竞聘，通过层层选拔，聘任9名年轻有为的同志为乡镇卫生院院长、26名同志为副院长。2012年，公开招聘了乡镇卫生院2名院长，推荐组织提拔使用正科级领导干部19名，副科级领导干部29名。并先后成立社区卫生服务管理办公室、农村初级卫生保健管理办公室，对社区卫生服务站和村卫生室的管理进一步加强。

2013年，在区人民医院与巴拉素区镇一体化试点的基础上，扩大到4个，试行区中医院和鱼河峁卫生院托管运行模式，按照"二个统一、三个不变、三个加强"的思路，让卫生院的财务管理规范化、业务水平专业化、综合管理精细化，整体服务水平和服务能力显著提升。鱼河峁卫生院全年就诊人次增加4000多人，门诊收入增加20%左右。在全省区镇一体化管理现场会上介绍了经验。

推行镇村"六统一"一体化管理工作。启动乡村医生兑现补助"一卡通"支付工作，为村医办理了银行卡，及时拨付村医的各项经费补助，有效地避免无故克扣、挪用。落实村医养老补助，完成了村医养老补助对象的信息更正和补报工作。进一步规范村卫生室执业行为，审核发放乡村医疗机构许可证230个，对不符合条件、不参与公卫服务和不执行药品三统一主动放弃的村医进行剔除和淘汰。加强了村卫生员的监督管理和培训，对230名村医进行了集中轮训，全面提升村医的服务水平。

2015年，区镇一体化管理采取一带二的方式，将8所乡镇卫生院纳入一体化管理范围。根据《榆阳区区镇一体管理改革实施方案》，4月底完成了卫生院人、财、物清点和交接工作，真正实现"三个统一"管理。通过选派专家骨干到卫生院开展坐诊、查房业务，并建立长效机制，使卫生院整体医疗水平得到大幅提升，门诊和住院患者平均增加了25%左右，业务收入平均增加了20%左右。

公立医院改革　2011年，公立医院综合改革工作全面启动。区政府正式出台了《榆阳区"三升一降一增一考核"公立医院综合改革实施意见》。将区中医院、痔瘘医院人员工资预算由差额转全额，并逐步化解区属公立医院和基层医疗卫生机构历史债务，落实区人民医院、中医院历史债务由区财政打包还清，并偿还中医院职工借款700万元。

2012年，区政府成立了以区长任组长，主管副区长任副组长的公立医院管理委员会，负责对公立医院建设、大型设备购置、院长任用等重大事项的决策。各二级公立医疗机构都通过建立和完善职代会制度。区财政按20%～25%比例落实了二级以下公立医疗机构推行基本药物制度和药品零差率销售的补偿。政府财政偿还医疗卫生单位的1531万元历史债务，至2013年，全面清偿历史债务1000万元。实现了卫生系统所有单位没有一家负债经管的目标。区每年增加人员经费预算300万元，用于解决100个聘用人员的工资待遇问题。区属三级医院按照编制和实际开发床位，适当增加经费补助，实现市场化运作。财政3年安排资金1.2亿元，用于区人民医院和其他区属医疗机构的建设。通过落实补偿机制，在保证医疗机构、区卫生局拟出台的《各医疗单位医疗费用调整方案》，合理上调了护理费、床位费、手术费等收费标准，下调了CT等大型设备检查费用，人次均医疗费用下降10%左右，以达到回归公益性的目的。各医疗机构结合实际制定了本单位的《公立医院改革方案》，完善三级医疗服务体系。以社区卫生服务站、村卫生室为基础，以社区服务中心、乡镇卫生院为枢纽，重点做好公共卫生和基本医疗工作；以区级综合医院为龙头，突出"大专科、小综合"特色，为区域居民提供特色医疗服务，并承担全区医疗技术指导、培训、疑难重症病人诊治等医疗工作发挥龙头引领作用。建立分级医疗制度。建立社区服务中心和乡镇卫生院首诊引导机制，实行双向转诊制度。通过完善社区卫生服务功能、提高服务能力和水平、制定医保优惠政策、进一步拉开与二、三级医院的支付比例等措施，引导病人自觉向基层医疗机构分流，实现了"小病在社区、大病进医院、康复回社区"，减轻大医院的就诊压力，缓解老百姓"看病难"的问题。建立密切协作机制。在分级诊疗的基础上，按照打基础、保基本、强基础的原则，建立上下级密切协作机制，实行对口支援。

医疗卫生单位内涵建设　坚持以病人为中心的宗旨，倡导"四多四戒"服务理念，大力实施"树名医、建名科、创名院"战略，打造优质医疗服务品牌；完善重症病人抢救绿色通道建设，开展常见病临床路径管理，加强重点学科和特色专科建设，加强环节质控，鼓励公立医院发展中医药事业。各公立医疗单位都以提升医疗质量、提升服务水平和提升群众满意度，降低医疗费用为核心，创新了预约挂号、分类诊疗、无假日门诊、一站式服务等便民举措，开展护理星级服务、实行首诊负责制和主治医师负责制，做到"进院有人导、检查有人陪、住院有人管、出院有人送、回家有人访""五有"服务举措，提升整体医疗服务水平。积极推进公开办事程序、公开办事结果、公开服务承诺、公开服务内容、公开行为准则，主动接受群众（患者）和社会监督，提升群众（患者）对医疗服务的满意度。制定实施医疗费用调整方案，合理上调了护理费、床位费、手术费等收费标准，下调了CT等大型设备检查费用，人次均医疗费用下降10%左右；加强对实行基本药物制度情况的监督，严格控制门诊住院费用，实行同级医疗机构检查结果互认，减轻病人负担，有效降低医疗费用，彰显公立医院的公益性，推动医院良性发展。加强抗生素用药管理，抗生素使用率明显下降，医疗费用得到初步控制。加强行风建设，开展了"三好一满意"活动，建立了医德医风奖惩制度，卫生整体服务水平明显提高，医疗纠纷明显减少。2012年，星元医院创"三乙"，妇保院、中医院、人民医院创"二甲"全面达标，通过验收。

绩效工资改革　在2010年出台《卫生系统职工绩效工资考核分配实施方案》的基础上，2012年出台了《关于进一步加强卫生绩效考核工作的实施方案》，进一步完善绩效考核分配制度，将薪酬管理与绩效管理紧密联系，工资奖金不与经济收入直接挂钩，取消开单提成和医务人员奖金分配与科室收入直接挂钩的院科两级分配方式，突出服务质量、岗位工作量、成本控制、技术水平、医德医风、群众满意度等方面的考核，并向业绩优、效率高、风险大和以社会效益为主的岗位倾斜，适当拉开分配差距，建立重技术、重实效、重贡献的综合绩效考核和却位工资分配制度，降低医疗费用，提高工作效率；强化了次均门诊费用、次均住院费用和平均住院天数等指标的考核，开展人性化、精细化服务。考核突出量化考核（工作任务量化指标占到了70%），实行按季，前三季度各占成绩的20%，第四季度占40%考核实行两级考核，卫生局负责对各医疗卫生单位的绩效考核，各医疗卫生单位正职领导的绩效工资，按"自评、考核、互评、满意度调查、平时督查"相结合的方式考核兑现，考核结果与各医疗卫生单位的财政总预算挂钩，成绩在85分以下的每降1分扣除财政总预算补助的1%。各医疗单位负责职工的绩效考核，将单位职工30%的绩效工资和单位收支结余的50%，根据工作数量、工作质量、技术水平、成本控制、满意度等，按月考核发放，实行绩效工资正式人员与聘用人员同工同酬。通过绩效考核与激励分配机制，进一步增强了卫生系统领导、职工工作的积极性。

基本药物制度改革　2010年起，在全区各乡镇卫生院、社区卫生服务中心和能够提供基本医疗服务的标准化村卫生室全面推行基本药物制度，药品"三统一"（即统一招标、统一配送、统一结算）管理公开竞选了11家配送企业，建立了良性竞争机制，临床用药和配送及时率明显提升；在区纪检委的监督参与下，与配送企业签订了《廉洁购销合同》和《配送合同》，建立了黑名单制度，使群众用药安全有了保障；《关于规范药品采购和管理工作的通知》文件的出台，严格限定了药品采购方式和流程，规范了药品采购和临床基本药物使用，患者的药费支出明显下降。

2011年成立了榆阳区药品采购与结算管理中心，负责全区基本药物统一采购、资金的统一归集、统一支付和零差率销售补偿监督管理工作。

2013年全区25个乡镇卫生院、320个标准化村卫生室、7个城市社区卫生服务中心、3所区级公立医院（人民医院、中医院、妇保院3所二级医疗机构）全部使用基本药物并实现零差率销售，差额部分由区财政足额给予补偿。其中，星元医院配备基本药物品种不低于陕西省基本药物品种数量的30%，其销售额不低于药品总销售额的20%，药品按照物价部门的规定加价销售，实行市场化运作；区人民医院、中医院、妇保院3所按照20%的比例补助；其余医疗机构按照25%的比例予以补助。2010年以来，共采购基本药物7886.96万元，补助2001.65万元（其中，2012年全区共采购基本药物5042.96万元，经考核兑现药品补助1292.15万元）。据统计，2012年各医疗机构门诊患者次均药品费用下降约23.58%，住院患者人均费用下降约21%。通过严格推行国家基本药物制度和零差率销售，改变了"以药养医"的传统观念，有效地降低了药品价格，进一步彰显了公立医疗机构的公益性，缓解了人民群众"看病贵"的问题。

2014年，药品三统一工作新增了广济堂、榆林大药房等3家配送企业，引入竞争机制，提高了药品配送品种、数量和及时率。

卫生应急管理　早在20世纪50年代，榆林人民医院始设急诊室。60年代榆林县医院设急诊科，配备了救护车，成为全县急诊、意外伤害和突发性卫生事件救治中心。1997年，市医科所成立了榆林市红十字急救中心，是全地区唯一专门从事院前急救机构，开通了"210"急救电话，承担着全市和周边地区的广大患者、意外伤害、突出卫生事件的卫生应急服务和保障任务。2003年，为了抗击突如其来的"非典"，区政府组建了应急指挥部，制定了应急方案，突发公共卫生应急步入常态化管理。2014年，榆阳区卫生局成立了突发公共卫生事件应急工作领导小组，负责领导全区突发公共卫生事件工作，统一指挥全区医疗卫生资源，落实各项防治措施。

榆阳区真正意义上的卫生应急体系建设始于2003年，在抗击"非典"期间，区委、区政府成立了防治"非典"领导小组和防治"非典"指挥部，实行区、乡、村、组四级领导责任制。区卫生局成立防治领导小组，制定防控预案，下设五个战斗小组，负责医疗救治、疫情调查分析、消毒等工作。榆阳区人民政府突发公共卫生应急指挥部，指挥重大和特大传染病疫情，群体不明原因等疾病，职业中毒，重大食品安全事件，以及相关严重影响群众健康等事件的应急工作，区卫生局牵头制定和组织实施应急预案，成员单位有区经贸委、教育局、财政局、建委、交通局、农业局、畜牧局、商贸局、粮食局、工商局、食品药品监督管理局、火车站、民航站等单位和部门。2014年3月8日，榆阳区卫生局调整了突发公共卫生事件应急工作领导小组，负责领导全区突发公共卫生事件工作，统一指挥全区医疗卫生资源，落实各项防治措施，为常态化工作。

应急工作领导小组职责。

（1）制定卫生系统突发事件与灾害事故应急处理预案，在突发事件与灾害事故发生时，根据突发事件与灾害事故的性质和危害，决定是否启动本预案，决定是否向县政府提请启动有关突发事件与灾害事故应急处理预案。

（2）指挥调动各有关医疗卫生单位立即到达规定岗位，开展突发事件与灾害事故的调查与救治工作，并采取相应的控制措施。

（3）根据需要在全区卫生系统内紧急调集人员、储备的物资、交通工具等相关设施、设备。

（4）根据突发事件与灾害事故的性质和危害，负责向县政府请求各方面的支持，负责同县内各部门进行突发事件应急处理相关的协调工作，并在本区医疗救护、调查控制技术力量不足时，向市卫生局请求支援。

（5）根据需要报请县政府对人员进行疏散或者隔离，并依法对有关重点区域或者传染病疫区实行紧急措施或者封锁。

（6）根据需要报请县政府对食物和水源采取控制措施。

（7）对本系统突发事件与灾害事故的应急处理工作进行督查和指导。

2014年榆阳区卫生局突发公共卫生事件应急工作领导小组名单：

组　　长：区卫生局局长

副组长：区卫生局主管副局长

　　　　　区卫生局主管副局长

　　　　　区卫生局工会主任

成　　员：有区卫生监督所、社区卫生管理办、卫生局分管干事等5名负责人

应急领导小组办公室设在区卫生局，办公室主任由一名副组长担任。领导小组下设综合协调、医疗救治、现场消杀和疫情处置、后勤保障四个工作小组，各组职能、组长及组成人员如下。

综合协调组：负责组织协调各项防治措施的落实；提出工作建议和方案；承担领导小组日常办公任务；负责按照科学、客观、适度的原则，组织防治工作的新闻发布、宣传教育工作。

医疗救治组：负责协调、督导各单位临床救治工作；拟定临床工作有关预案和工作方案；组织开展医疗救治技术培训；协调调度临床专家，支持临床治疗工作；开展中医药救治方法研究。

现场消杀和疫情处置组：负责制定防治技术方案；落实防治工作技术指导；组织开展爱国卫生运动，指导群众科学防病；负责突发事件信息的收集以及有关信息数据的统计上报工作。

后勤保障组：负责突发事件工作经费的筹集、领导小组办公室物资保障及后勤服务工作人员。各小组之间相互协调、支持各组工作，共同完成领导小组交办的其他任务。

突发公共卫生事件医疗救治专家组。

负责对突发公共卫生事件伤者的医疗救治和健康服务咨询和技术指导。组成人员如下。

组　　长：榆林市星元医院院长

副组长：榆阳区疾控中心主任

　　　　榆阳区人民医院院长

　　　　榆林市儿童医院院长

　　　　星元医院综合内科主任

专　　家：榆林市星元医院急诊科

　　　　榆林市星元医院骨科

　　　　榆林市星元医院脑外科

　　　　榆林市星元医院综合内科

　　　　榆林市星元医院综合内科

　　　　榆阳区人民医院综合内科

　　　　榆林市儿童医院

　　　　榆阳区人民医院儿科

　　　　榆林星元医院检验科

　　　　榆阳区人民医院检验科

　　　　榆林星元医院控感科

　　　　榆阳区人民医院控感科

　　　　榆阳区人民医院中西医科

方针原则：突发公共卫生事件应急工作遵循"预防为主，常备不懈"的方针，贯彻"统一领导、分级负责、反应及时、措施果断、依靠科学、加强合作"的原则。

工作程序：预案—监测—预警—报告—处置。

应急预案：2003 年，区卫生局首先出台《榆阳区预防和控制非典型肺炎紧急预案（试行）》，2014 年出台《榆阳区突发公共卫生事件应急工作预案》。之后，榆阳区疾控中心相继制定如下应急预案：《榆阳区疾控机构重大传染性疾病和不明原因疾病应急预案的通知》《榆阳区疾病预防控制中心突发公共卫生事件应急预案》《榆阳区疾病预防控制中心手足口病应急预案》《榆阳区疾病预防控制中心防汛救灾应急预案》《榆阳区疾控机构医疗废物意外事故应急预案》《榆阳区疾控机构重点肠道传染病应急预案》《榆阳区疾病预防控制中心人感染 H7N9 禽流感应急预案》等。

历年突发公共卫生事件与保障任务。

1976～1977 年，全县发生 7 起因食用病死畜肉、不洁下水等食物中毒 100 余人，死亡 1 人。

1978 年 6 月 30 日，青云公社崔家畔大队从地区肉联厂购回未摘除甲状腺的熟猪喉头肉 520 斤，分给社员食用，造成 413 人甲状腺素中毒，严重者 98 人，经抢救治疗全愈，无死亡。

1980 年 5 月，公安局幼儿园 50 多名儿童饮用牛奶发生葡萄球菌毒素污染中毒。无死亡。

1984 年 4～5 月，榆林地委、榆林毛纺厂职工灶因食用大麻油发生食物中毒，发病 125 人。

1985 年 6 月 30 日，榆林师范东沙分校学生灶发生 1 起由变形杆菌污染而引起的食物中毒，发病 276 人，无死亡。

1988 年 8 月 23 日，金鸡滩乡古墓梁庙会一个体户销售 1605 农药污染的熟羊杂碎中毒 34 人，死亡 5 人。

2001 年 7 月 10 日，榆林某饮食业服务责任有限公司涮锅城职工灶 22 人发生四季豆食物中毒。

2003 年，在抗击"非典"疫情期间，榆阳区进一步加强由"区—乡—村"三级疾病控制与预防工作网络组成的突发公共卫生事件应急体系。区政府设立突发公共卫生事件应急处理指挥部，由区卫生局牵头和有关部门组成。将原先卫生应急分部门管理的模式改为统一指挥的卫生应急管理系统。在全区掀起了以抗击"非典"为重点的爱国卫生活动，对城区大街小巷彻底进行了环境卫生清理整治，参与义务清理卫生达 3.2 万人次，出动机动车辆 1860 辆次，清除垃圾 3800 多吨，埋压垃圾堆 3100 多吨，清洗野广告及乱贴乱画 26000 多张处，清挖渠道 2100 米，维修厕所 38 座。同时开展了食品卫生大检查。区"非典"办充分利用上级拨款和社会各界捐款，购置消毒用品，分发到各检查站、乡镇集市、学校、医院、车站等公共场所进行预防性喷洒消毒，消毒率达 95% 以上。

2005 年 5 月 3 日，榆阳区红石桥乡长庆建工集团第七分公司发生食物中毒，157 人就餐，67 人出现腹泻。经流调、实验室检测确诊沙门氏杆菌所致。无死亡。

2008 年，开展了食用含三聚氰胺奶粉婴幼儿患泌尿系统结石症患儿的专项检查诊治工作，全区共检查患儿 3028 人，确诊 26 例，住院治疗 14 例。

2012 年 6 月 16 日，"神九"发射，整流罩回落，区人民医院承担急救保障任务。8 月 16 日，榆林汽车博览会，区人民医院承担急救保障任务。8 月 22 日，原地毯厂建筑工地塌方，区人民医院参与急救救护。

2013 年 6 月 11 日，"神十"发射，整流罩回落，区人民医院承担保障任务。

2014 年，卫生应急进入新常态，区疾控中心完善各种应急处置预案，加强应急队伍培训，做好应急物资储备。全年共处置疫情 11 起，青云乡刘家峁小学流行性感冒 1 起、巴拉素中心小学水痘 1 起、陕西省有色金属职工灶食物中毒 1 起、城区幼儿园手足口病聚集性病例 8 起。

2015 年，全年发生并处置金鸡滩小学丘疹性荨麻疹疫情、第十小学水痘疫情、金鸡滩村小博士幼儿园手足口病重症死亡病例、补浪河乡昌汉敖包村食物中毒 4 起疫情。5 月份组织开展了不明原因肺炎聚集性疫情模拟演练。

第五节　卫生信息化建设

1. 历程

信息化手段是医疗工作的重要支撑和保障，20 世纪 80 年代前，医疗卫生、预防保健工作通过建立定期信息报告制度，手工填报有关日、旬、月、半年、年度报表和专题调查，如疫情日报、生死因统计、疾病监测，卫生事业发展年度统计报表等收集、汇总、分析各类信息，为医疗卫生、预防保健工作提供科学数据。

20世纪80年代初，各级医疗卫生机构逐步配备了单体计算机用于辅助计算和业务工作，如编制寿命表，进行流行病学调查资料的统计分析等。编制了一些针对具体业务的应用程序，如疫情管理、疾病监测统计、居民病伤死亡原因报告资料储存和检索程序等。80年代后，随着科学技术的发展，计算机技术开始广泛应用于卫生各项工作。

1996年以后，榆林市卫生局先后安排局机关和市直医疗卫生单位工作人员，分期分批参加省卫生厅和市政府举办的计算机知识培训班、计算机操作培训班及制图软件培训班，为实现信息化和办公自动化建设培养人才队伍。

1998年，世界银行贷款卫生Ⅶ计划生育子项目时，为榆林市防疫站装备了计算机、复印机、打印机等。

1999年，星元医院开诊运营时，购置了远程诊疗仪。

真正意义上的卫生信息化建设工作起步于"十五"（2001～2005）期间。陕西省"十五"计划启动了全省卫生信息化建设项目，并召开了全省卫生信息化建设启动会议。

2003年，在抗击"非典"期间，传染病报告率先启动了网络直报系统。星元医院率先启动了门、急诊挂号系统，门、急诊划价收费系统，住院病人入、出、转系统，住院收费系统，物资管理系统，设备管理系统，经济核算系统及药房药库管理系统。

2007年开始，榆阳区卫生信息化建设是根据工作需要，因地制宜，设计研发每个系统的框架和思路，委托计算机软件公司来实现的。突出了投资小，适用性强的特点，自主创新建起了以城乡居民电子健康档案为核心，研发出了榆阳公共卫生服务管理系统、OA公自动化系统、指纹考勤管理系统、满意度测评系统、新农合报销系统、财务管理系统、药品采购与结算系统、医疗服务管理系统、计划免疫管理系统等九大网络系统，全部归并到榆阳卫生信息管理平台来实现不同模块的功能，初步实现了全区资源共享，安全便捷的区域卫生信息化管理平台，促进榆阳卫生管理走上了精细化和现代化的快速发展轨道。

2011年，先后投入260多万元，实现公共卫生服务与新农合、居民医疗保险等信息系统互联互通，医疗卫生机构之间、医疗与医保之间、医疗与药品供应之间数据共享。星元医院和区人民医院推行电子病例、电子档案管理，实行网络化管理，并将在各区级医院逐步推开。

自主研发了社区卫生服务管理信息系统，实现了对城乡公共卫生服务的动态监督与科学考核。

建立了区级药品采购管理系统，从申购到审核到配送全程在线完成，大大缩短了时限，提高了药品采购效率。

建立了榆阳区卫生系统在线办公平台，提高了政务工作效率，节约了运行成本。

建立了医疗服务管理系统，实现了医疗收费，服务动态监管。

建立了新农合市级统筹信息平台，实现新农合网上审核报销结算。

建立了榆阳区卫生信息网站，及时公开政务信息，自觉接受社会监督。

2015年，榆阳区为城乡居民建立了67.5万份居民电子健康档案，建档率达到了91.3%。先后投资500多万元用于信息化硬件设施建设。全区区、镇、村三级和社区中心、站三级医疗卫生机构全部配置了计算机、打印机、扫描枪、打价器等设施，区上建成了规范的卫生信息化机房，配置了6台服务器，2台交换机和1个路由器，增设了磁盘振列系统和UPS不间断电源，充分保障了信息数据的安全。服务器的数据交换达到了100M光纤的速率，网络终端计算机达到1200多台，使每个管理的医疗卫生机构都变成了服务（站）点，确保了居民健康信息系统的推进实施。

2. 系统功能

公共卫生管理系统实现了12项基本公共卫生服务项目的系统管理、数据统计汇总和科学考核兑现补助；OA在线办公系统实现了卫生系统文件的收发传阅无纸化，内部信息实现"一对一""一对多"准确、及时传递，大大提高了工作效率；远程指纹考勤管理系统实现了对卫生系统所有在编在岗人员的出勤考核，及时考核兑现出勤奖罚，保证了人员不脱岗、不缺勤，特别是对乡镇卫生院和社区中心、站一级人员出勤率大大提升；满意度测评系统是榆阳区卫生局率先推行的一项新系统，在各服务单位的结算窗口都统一配置了满意度测评器，由患者和服务对象对各医疗服务单位的服务进行评价，数据适时上传到区域卫生信息平台，测评结果与各单位年终的绩效考核结果挂钩。对各单位领导班子及成员的测评也统一在信息网络设置了满意度测评窗口，适时进行，适时上传，结果与绩效考核挂钩。《健康报》、中央一套、十三套电视台都对我区的这项工作进行了专题报道。在全省药品采购平台未开通前，榆阳区从2010年就开通了采购与结算管理软件，实现了在线申购、审核、配送、统计、结算等功能，现已与全省平台接轨。新农合系统实现了全区各新农合定点医疗机构和开展门诊统筹的村卫生室和社区服务服务站网上审核报销和直通车制度；医疗服务管理系统、免疫规划管理系统和财务管理系统于2013年投入使用。这三个系统将实现卫生行政部门对各医疗卫生单位的收入、支出、门诊、住院人次、诊治用药情况、收费等系列医疗行为进行全过程适时监督，免疫规划管理系统将省去手工报表，数据更加科学，精准，并与中省上报平台接轨。2015年，榆阳区卫生信息化建设总体构架是：初步建设了区域卫生信息平台，形成公共卫生、医疗服务、医疗保障、药品供应保障、综合管理五大业务系统；建立了健康档案、电子病例两个数据库及一个覆盖全行业的卫生信息网络；建立了居民健康卡和中医药信息系统。通过整合卫生信息系统资源，达到多系统集成，功能扩展，接口开发，建立统一的集成交换标准和机制。实现了公共卫生服务管理系统与新农合系统、集中式乡镇卫生院管理信息系统、社区卫生管理系统及居民电子健康档案管理平台等对接，形成集公共卫生、医疗服务、新农合、基本药物制度、综合管理五项业务应用于一体的基层公共卫生管理信息平台。

数据中心机房的硬件集成建设，完成了健康档案和公共卫生系统的本地化开发改造工作，并初步搭建起榆阳区区域卫生信息平台；完成原省平台居民健康档案系统对榆阳区公共卫生信息系统的数据迁移工作；对乡镇卫生院信息系统、电子病历系统、村卫生室信息系统等本地化调研和改造工作。至2013年，完成区域卫生平台项目软件的实施工作，涵盖CDC、卫生监督所、妇幼保健站、乡镇卫生院、村卫生室等所有用户。实现了区域卫生信息平台与第三方软件的互联互通，包括与县医院、中医院HIS系统的对接，新农合软件的对接，与省级平台的对接。星元医院专门成立了网络办，配有工作人员7人，机房面积70多平方米，住院医生工作站、门诊医生工作站、护士工作站、电子病历、电子护理记录、LIS、PACS、体检系统、远程会诊系统、门诊一卡通、网上预约挂号等先后上线。

3. 电子政务建设

1996 年以后，根据榆林地区卫生局安排，榆林市卫生局隶属的医疗卫生单位工作人员，分期分批参加地区卫生局和市政府举办的计算机知识培训班、计算机操作培训班及制图软件培训班，为实现信息化和办公自动化建设培养人才队伍。1998 年，榆林市防疫站率先装备了计算机、复印机、打印机、彩色电视机、投影仪等办公自动化工具。2000 年后，逐步实现了办公信息计算机网络化管理。2003 年，区卫生局采用 ADSL 宽带方式与市卫生局进行一些简单的数字对接，基本实现了信息资源的快速传递。2006 年，区卫生局及区直医疗卫生单位先后启动办公自动化系统，实现办公自动化，促进了政务公开、文件传阅、信息采集发布及整理、分析等工作，提高了工作效率和工作质量。2009 年 11 月，市卫生局举办了电子政务知识、办公自动化知识学习班，区卫生局和各医疗卫生单位的有关人员参加了培训学习。2013 年，实现了区卫生局与市卫生局的电子公文双向流转。

4. 门户网站建设

2011 年，榆阳区卫生局开通了政务公开网站。设一级栏目 9 个。2015 年，榆阳卫生信息网首页设有区卫生局、机构职能、行政决策、政策法规、行政执法类、行政职权类、社会服务类、工作动态类、其他等一级栏目 9 个，信息登载量 30 多篇。榆阳区卫生局网与榆林卫生信息网、健康报网、区政府网友谊链接，运行进入新常态。网站主要以健康教育和服务功能为主。为建设初期阶段网站。星元医院、区人民医院、儿童医院均建有专业卫生信息网，卫生医疗信息公开。

5. 系统建设选介

疾病预防控制信息系统：2013 年建设项目启动，先后安装了考勤自动管理系统，国家免疫规划信息平台，从业人员体检管理系统，疫苗电子监管系统，疫苗储存、转运温度监控系统，充分提高了管理水平，并为工作带来了高效率、高质量，降低了从业人员健康体检的运行成本，使各系统工作科学化、系统化和规范化。

医疗系统：以星元医院为代表，2003 年开始医疗卫生信息化建设，首先安装了门、急诊挂号系统，至 2015 年建设的系统有：体检中心系统、财务管理系统、电子图书系统、住院医生工作站系统、住院护士工作站系统、门诊医生工作站系统、Lis 系统、PACS 系统、虚拟化技术应用系统、医院感染管理系统、合理用药系统、临床路径系统、等级医药评审软件和不良事件上报系统，医院门户网站等，并投资 500 万元，全面升级 HIS、Lis、PACS、EMR 四大基础业务系统，彻底消灭信息孤岛，实现全院信息共享。为了极大地方便医生、患者，便于开展远程教育，医院引进远程会诊系统，进而实现地区差异最小化，并且通过远程医学平台进行医疗、科研的探讨及疑难病例讨论，使更多的医生从中获益，促进区域内医疗水平的提高。同时，建成医学数据库，实现检索、学习一体化。医院建成业务应用、管理系统 21 个，电子病历通过国家卫计委三级。医院信息化建设项目管理规范，各项新业务均按要求申报、评审、通报进度及组织验收，每月召开信息化建设专项例会，针对问题持续整改。

第二章　医政管理

第一节　医疗服务

1. 门诊

民国 20 年（1931）民群医院只设门诊部。1949 年榆林解放后，榆林市人民医院开展"查门诊质量、查病历书写、查急诊会诊制度、查防治结合、查药品管理、查注射消毒、查服务态度"等工作，建立制度，改进管理。1965 年取消限号，延长门诊时间，改变作风，下工厂、下地段巡回医疗。1979 年订立便民措施，增加服务项目 100 余项，对各项门诊医疗技术常规进行统一培训。2000 年星元医院、医科所、中医院、痔瘘医院、妇幼保健院开展"文明窗口"服务竞赛活动，下达门诊医疗、技术科室的各项制度和技术质量标准，重申对门诊、急诊管理重点。

1951 年，榆林县人民医院门诊部化验室开展三大常规化验。1952 年配备了 X 光机，1961 年 7 月县医院配置了 58 型—200MAX 光机，1962 年引进心电图机及 B 超开始使用。1978 年检验科开展肝功部分生化项目。1980 年榆林县医院被列为全省三分之一重点单位，省卫生厅装备成套的外科、五官、妇产、骨科器械，高倍显微镜 6 台，500 毫安 X 光机，心电监护仪，心电图，脑电图，超短波，进口 B 型超声机，A 型超声机，胃镜等。1998 年 6 月市中医院引进匹克 120 型 CT 机，成为当时榆林地区唯一拥有 CT 的医疗机构。2001 年星元医院首家申请配制了陕北第一台美国 GE 公司生产的核磁共振。截至 2010 年，医院拥有全球领先的美国 GE 公司生产的 1.5T 核磁共振、德国西门子 64 排 128 层螺旋 CT、血管造影机 LCE+、移动式 C 型臂、德国罗氏全自动生化免疫分析系统、五分类血球计数仪等高科技尖端型医疗设备 300 多台（件）。

各级卫生管理部门规定，医院根据各科室医疗服务需要配足医疗力量。各科室按门诊工作需求配足门诊医疗力量。门诊不同专业科室之间要密切配合，简化手续，方便患者，尽可能缩短候诊时间，建立门诊病历，门诊医生主治医师和住院医师要保持一定比例，科主任、主任医师要定期上门诊，其上门诊时间要向患者公布，对于病人经三次门诊不能确诊者，门诊医师应主动请上级医师复诊，必要时进行会诊。门诊开诊时间，过去国家统一规定的节假日可以停诊，急诊病人由急诊科（室）负责接诊和应诊。到 2004 年后，多数医院推行了全周全日门诊，包括国家法定节假日，门诊按时开诊，医技科室照常上班检查，解决了过去假日就诊难的弊端。

2. 急诊

医院昼夜留急诊接诊人员，县级医院均应设急诊科（室），并设有一定数量观察床和急救设备、药品，制定抢救常规和抢救程序，保证抢救工作及时、准确、有效。观察室要建立健全医疗、护理、查房等制度，留院观察病人应有病历、医嘱和观察记录。医院挂号、收费、检验、影像、超声、药房手术等科室，要密切配合急诊抢救工作，为急诊抢救提供一切方便，急诊科应室配备技术熟练，经验丰富的医务人员，岗位相对稳定，接转来急诊病人如病情复杂，应及时请专科或多科专家会诊，必要时汇报分管领导组织全院性抢救。可能在转院途中死亡的病人不应转院并向家属作交待。医院急诊科坚持 24 小时接诊、应诊。

3. 住院

对住院病人有固定医师负责，实行住院医师、主治医师、主任医师（科主任）三级医师负责制。对住院病人应及时做出正确诊断，确定最佳治疗方案。严格执行值班制度和交接班制度。按时完成病历书写并保持病历的及时性、准确性和完整性，提高病历书写质量。对危急重病人、急诊病人，凝难病例和死亡病例，确定诊断、制定抢救方案或死亡原因。加强手术管理，严格执行重大手术和新开展手术的术前讨论和审批制度，明确门诊手术范围，不宜实施门诊手术的必须住院手术。医院要设立重症监护室。急重病人抢救室，手术后复苏室，以保证术后病人及急重病人的抢救与安全。加强病人随访工作，搞好资料积累，总结工作经验。

4. 护理

护理工作在住院病人的医疗康复中占据举足轻重的地位，优良的治疗方案全靠护理工作来实现。医院护理工作在分管护理院长领导下，实行护士责任制度和护士、主管护师和护士长三级负责制，护理工作要求认真执行医嘱和护理常规，按照分级护理原则做好基础护理和专科护理，严格执行交接班制度、查对制度等。正确进行各项技术操作，密切观察病情变化，准确做好各项护理记录，实行护理查房制度和护士长值班制度，搞好病房管理、保持卫生整洁，保持良好的病房秩序。医院要注重护士业务理论培训和护理技能培训，提高护理服务水平。

5. 手术

医院手术室应符合手术室规范要求，严格执行手术分级管理制度。重大疑难手术应进行手术讨论，必要时进行会诊性讨论。手术应做好家属和被手术者的思想工作。认真做好术前谈话，保证病人手术知情权应知尽知。手术经过病人家属同意签字方可施行。

6. 会诊

医院应建立会诊制度，门诊或住院病人在规定时间不能确诊或需他科或多科会诊时，应及时申请相关专科派医师会诊，各科收到会诊申请时及时派相关专业特长医师会诊，不得延误或拒绝。

7. 医技

医院要保证医疗服务，必须设立相应的药剂、检验、血库、病理、影像超声、核医学、心电、脑电科室，配备相应技术人员、专业人员和检查、检验设备，根据临床需要，积极引进新设备、开展新技术，每个医技科室都应制定管理制度和质量标准。血液采集、储存、使用应符合规定，严防输血事故发生。

8. 后勤

医疗服务必须有坚强的后勤保障，后勤工作人员要确保医院水、暖、电、气的安全供应，饮食、卫生安全，医疗必要物品供应，经常下临床科室、医技科室检查各项设施运行情况，发现问题及时维护、维修或更换，征求医务人员意见，及时改变服务态度，确保医疗工作安全有效运行。

9. 医院体检

医院开展体检在过去相当长的时间里，多限于征兵、升学、招工、招干等一般意义的体检。主要是检查被体检者是否有传染病源。20 世纪 90 年代国家提出到 2000 年实现人人享有初级卫生保健的目标。健康体检工作逐步开展，榆阳区健康体检工作始于 2001 年后，不少医院成立了专门的健康体检机构并配备相应设备，健康体检已成为部分医院的常年服务项目。

10. 院外医疗

1955 年全区遭受了严重的自然灾害，陕西省政府派来陕北灾区卫生医疗队与专县人民医院将卫生人员统一组成医疗队，分赴各县深入灾区第一线，实行免费治疗。免费办法凡是灾区农民，家境贫寒，无力支付药费者，持当地介绍信，均可享受免费治疗。

1970 年榆林军分区卫生所组织医疗队巡逻至榆林、米脂、横山等县农村，为群众诊治疾病 14300 人次，培训"赤脚医生"146 人。

1978 年 9 月～1975 年 5 月，榆林县医院儿科医生诸锦文参加了陕西省援苏丹医疗队，先后在苏丹、马挂，卡尔，库来玛、阿威尔、朱巴等医疗点开展诊治工作。

1976 年 8 月，抽调县医院技术骨干参加了榆林地区组建的医疗队，由卫生局副局长万元孝带队，赴唐山地震灾区治病救灾。

1976～1985 年，解放军三零九医院组织医疗队分批来榆林地区进行巡回医疗，每批半年，第一批在定边县，第二批在榆林县，第三批在榆林县医院，对儿科、五官科、内科给予指导。

1976 年总后三零九医院医疗队，由 39 人组成，从 2 月份起，在榆林县岔河则公社为群众防病治病，克服条件上的困难，巡诊 5000 多人次，门诊 11000 千多人次，做各种手术 1000 多例，在经过消毒之后代替无菌暗室，在油灯下成功完成 7 例大手术，同时为 20 多个聋哑人用针灸治疗，效果显著。瘫痪 11 年的罗小明，经过 3 个月的治疗，可坐起饮食，自理起居。并对"赤脚医生"进行"传帮带"。

1976 年 9 月，总后三零九医院由副院长李牧为队长，率领医疗队赴榆林县鱼河公社巡回医疗，改水井，改厕所，帮助"赤脚医生"提高水平，做计划生育手术 600 多例。1977 年 3 月下旬，又有 26 名医生组成的医疗队赴榆林巴拉素公社，开展防病治病工作，从 3 月下旬到 6 月下旬共计做计划生育手术 369 例。

总后三零九医院医疗队还帮助刚成立的榆林县卫生学校组建了附属医院住院部，先后指导开展了胃癌根治术、食道下段肿瘤切除术、直肠癌根治术、前列腺摘除术、乳突根治术等。

20 世纪 70 ～ 80 年代，县卫生系统组积计划生育手术队，深入各公社、生产大队推广落实四项计划生育新技术，每公社施行上环、扎管、引产、流产手术数百例。

2007 年，榆阳区启动了卫生支农项目。区卫生局首次安排 5 个城区医疗单位对口支援 5 所乡镇卫生院工作，经年度考核，各单位都能按照要求开展对口支援，培育的 2 项新技术都能独立开展，收到一定效果。并严格按照支农天数和支农效果兑现了支农补助经费，共补助经费 9.8 万元。

2008 年，继续安排实施了 5 个区属医疗机构对口支援 5 所卫生院，采取制定支农实施方案，确定培育技术项目，实行卫生局、支援单位、受援单位三方签订支农工作协议书的方式落实各项任务指标。同时推行了卫生局 8 名业务干部包干帮扶 8 个乡镇卫生院工作。

2009 年开展的对口支援工作，按照支农实施方案，帮助卫生院启动内涵建设，培育新技术。开展了以妇保院援建岔河则卫生院为试点，每个支援单位出资不低于 3 万元的标准，给受卫生院配备办公设备，帮助解决尾留工程建设费用。同时开展了全区农村 60 岁以上老年人健康体检工作，共体检 20141 人次，体检率 60%。对体检对象建立了健康档案。

至 2015 年，受援涉及内容拓展为：内科、儿科常见病和多发病的诊疗技术；外科下腹部手术技术；产科建设和分娩助产技术；急诊急救技术；临床医学影像技术的基础理论培训和临床操作技术培训。协助卫生院改善工作环境和制度建设。对口支援的形式确立为补浪河卫生院和麻黄梁卫生院为星元医院的分院；小纪汗卫生院和小壕兔卫生院为区妇保院的分院；鱼河峁卫生院为区中医院的分院；区人民医院对口支援巴拉素镇卫生境、芹河镇卫生院、红石桥乡卫生院和航宇路、崇文路社区卫生服务中心；痔瘘医院对口支援大河塔、鱼河镇卫生院。

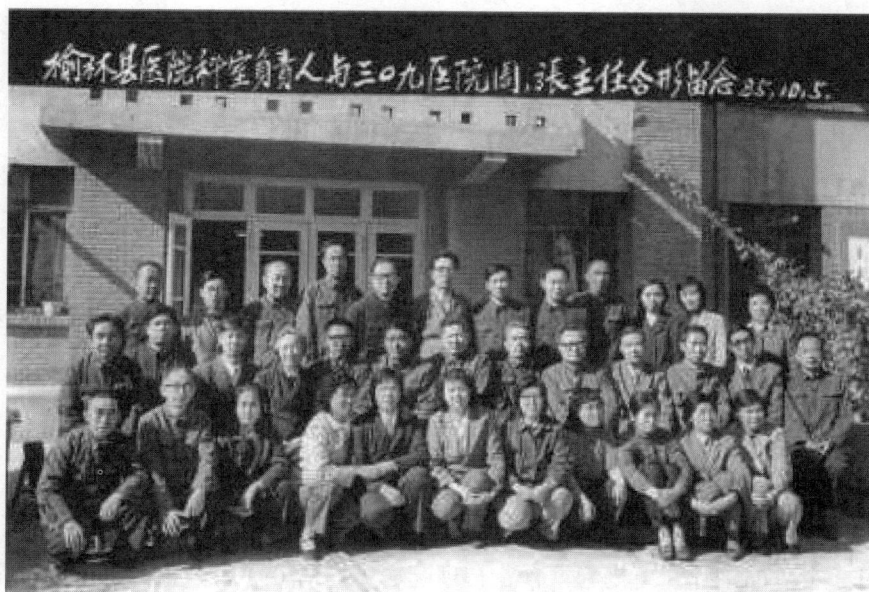

图 2-4　榆林县医院各科室负责人与三〇九医院医疗队负责人留影

第二节　医院管理

1. 医院

医院管理始于民国 23 年（1934）榆林卫生院代行医政管理。民国 33 年（1944）由榆林卫年院对城内 21 家中药店堂始核发许可执照 17 家。核发中医许可 18 人，西医许可 4 人。

2. 医院分级

中华人民共和国成立后，百废待兴，医疗事业刚刚起步，各级医疗机构处于建设时期。医政工作重点是抓医院的基础建设和人员培养，提高医院的诊断、救治水平。在农村鼓励支持个体行医，并可组织联合诊所，逐步筹建区、乡卫生所等城乡基层医疗机构，初步形成了以县级医疗卫生机构为技术指导中心，以乡镇卫生院为枢纽，以村卫生室所为基础的三级医疗预防网，在此基础上逐渐实施了划区分级分工医疗制度。1990 年 11 月 29 日，卫生部正式颁发了《医院分级管理办法》(试行草案)，医院实行分级管理与医院评审制度。医院分级管理的核心内容是：根据医院的不同功能、不同任务、不同规模和不同水平、设施条件、医疗服务质量及科学管理水平等，将医院分为一、二、三级。一级医院，是直接向一定人口的社区提供预防、医疗、保健、康复服务的基层医院、卫生院、社区卫生服务中心。二级医院，是为多个社区提供综合医疗卫生服务和承担一定教学、科研任务的区域性以上的医院，相当于县市级医院或床位在 100 ~ 499 张的医院。三级医院，是向多个区域提供高水平专科性医疗服务和执行高等医学教育、科研任务的医疗卫生机构，相当于地市级以上床位大于 500 张的医院。

表 2-12　医院分级管理基本标准

指标	一级医院	二级医院	三级医院
床位	20 ~ 99	100 ~ 499	≥ 500
临床科室	≥ 5	≥ 8	≥ 13
医技科室	≥ 4	≥ 8	≥ 11
床卫技人员	1 : 0.7	1 : 0.88	1 : 1.06
床护士	未要求	1 : 0.4	1 : 0.4
职称要求	≥ 3 名医师（主治 1 名） ≥ 5 名护士	≥ 3 名副主任医师 ≥ 1 名主治医师 / 专业科室	专科主任为副主任医师 ≥ 2 名临床营养师
床建筑面积（m²）	≥ 45	≥ 45	≥ 60
床净使用面积	未要求	≥ 5	≥ 6
建筑面积日均门诊人数	未要求	≥ 3	≥ 4
基本设备	10	44	70
每床单元设施	13	一级医院 + 床头信号灯	同二级医院
其他设备	未要求	与诊疗科目相适应	与诊疗科目相适应
管理制度操作规程	成册实用	成册实用	成册实用

1997 年，榆林市（县）卫生局制订了《榆林市医院分级管理评审制度计划》，申报痔瘘医院为二级甲等医院，申报一级甲等医院 3 所。2007 年启动区属医疗单位等级评审工作。2008 年开展了乡镇卫生院技术等级认定工作，完善了相关制度职责，共认定甲等卫生院 7 所，乙等卫生院 14 所，丙等卫生院 4 所。2010 年经陕西省卫生厅对区属医院分级管理进行验收评估，星元医院被确认为三级乙等综合医院。区中医院为二级甲等中医医院，区妇幼保健院为二级甲等妇幼保健院，区人民医院为二级乙等综合医院。2015 年，榆阳区境内和三级甲等医院 3 所，三级乙等医院 1 所；二级甲等医院 2 所，二级乙等医院 1 所；一级甲等卫生院 9 所，一级乙等卫生院 11 所，一级丙等卫生院 4 所。

3. 医院质量管理

医院质量，实际是医疗、护理质量。榆阳区于 20 世纪 80 年代试行三级质量管理办法，到 90 年代开始全面应用或部分应用，至 2000 年后日趋完善。医院质量，主要指医疗服务过程中诊疗技术效果及生活服务满足病人康复的预定标准的程度，检验对病人医疗实施正确、及时、完善的诊疗和护理，达到预期的医疗效果。即诊断是否正确及时，治疗是否彻底，疗程长短是否合理，有无给病人造成痛苦和缺陷、是否满足病人营养、卫生、环境方面的要求。医疗质量是反映医院系统人、物、财、设备、任务、信息等发挥作用的集中表现。医疗质量控制目的：及时发现质量问题，督促整改，促进提高。

一级（基础质量）质量管理，是指医院领导、管理人员、卫技人员、后勤及政治工作人员的服务态度、思想作风、业务水平所起的作用，也是医疗质量的决定性的作用；医疗技术表现在医、药、护、技、生物医学工程及基础保障等方面工作既高度分工，又密切配合，互相支持而达成一致；仪器设备满足临床需要，发挥最大效益；时间即住院天数的多少。

二级（环节质量）质量管理，是一级质量管理（基础质量）五要素通过组织管理所形成的各项工作量。

三级（终末质量）质量管理，是反映整体医药过程终结时的医疗质量，即出入院诊断符合率、病床使用率、确诊时间、疗程长短、医疗费用、治疗结果（治愈率、好转率、病死率）、有无并发症、院内感染及病人对医疗服务的满意程度。

医疗质量控制的职责。

（1）上级医（护）师负责对下级医（护）师医疗质量的督促整改。

（2）科室主任（护士长）及科室质量管理小组负责对全科医护量的督促检查与整改。

（3）医院质控部门（信息科、后勤、设备）对各科室医疗护理环境、设备进行质量的督促、检查、控制。由院长、业务副院长负责。

4. 护理质量管理

榆林护理始于民国 23 年（1934）榆林卫生院创建之后，因规模较小，床位少，没有专门的护理人员，护理工作大多数由医生兼做。

1949 ～ 1979 年，护理工作由卫生局统一管理，医院在医务处（科）设一名护理专干，分管医院的护理工作。

1949 年，榆林解放后，卫生行政部门未设专门的护理机构，护理工作属于医政管理的范畴。

1952年，榆林县医院设护士长1名，负责全院护理管理工作，当时护理工作管理由医务科兼管。

1957年，榆林县医院成立护士长办公室，这是全地区第一家在医院内设立的护理管理工作专门机构。

1961年，榆林县有护士27人，在各门诊部从事门诊护理工作。

1977年以后，卫生部颁布《关于加强护理工作的意见》确定了高、中、初三级护理技术职称序列。按病情轻重缓急，分一、二、三级和特别护理，提出以下具体要求。

一级护理：按一级护理的病情为病重、病危、大手术后及需要严格卧床休息，生活不能自理及各种内出血或外伤、高热、昏迷、肝肾功能衰竭、休克、极度衰弱和瘫痪、惊厥、子痫、晚期癌症病人、早产婴儿，护理要求为严格卧床休息，解决生活上的各种需要，做好思想工作给予心理护理，每15～30分钟巡视病人1次，定时测量体温、脉搏、呼吸、血压等，观察用药反应及效果，做好各种护理记录，加强基础护理，防止发生合并症，保持室内清洁整齐，空气新鲜，防止交叉感染，加强营养，鼓励病人进食。

二级护理：按二级护理的病情为病重期急性症状消失，大手术后病情稳定及骨牵引、卧石膏床等生活不能自理者和年老体弱或慢性病不宜过多活动者、一般术后或轻型先兆子痫病，护理要求为卧床休息或在床上坐起，注意观察病情和特殊治疗及用药后的反应与效果，每1～2小时巡视病人一次，做好基础护理，协助翻身，加强口腔、皮肤护理，防治发生合并症，给予生活上必要的照顾，如洗脸、擦身、送饭、递送便器等。

三级护理：按三级护理的病情为轻症、一般慢性病、手术前准备阶段的病人、正常孕妇及各种疾病术后恢复期或即将出院的病人和可以下床活动、生活可以自理者；护理要求为每日测量体温、脉搏、呼吸2次，掌握病人的病情、思想情况，督促遵守院规，保证休息，注意病人饮食，每日巡视2次，对产妇进行妇幼卫生保健咨询指导及卫生健康教育。

特别护理：特别护理的病情为危重，随时需要抢救及监护室的病人和复杂大手术、新开展的大手术（脏器移植），各种严重外伤、大面积烧伤，护理要求为设专人护理，严密观察病情，备齐急救药品、器材，随时准备抢救，制订护理计划，设特别护理记录单，据病情随时严密观察生命体征的变化并记录，准确记录液体出入量，注意保持水电解质平衡，认真细致地做好基础护理，严防并发症，确保病人安全。

1979年卫生部先后下发了《关于加强护理工作的意见》和《关于加强护理教育工作的意见》两个文件。

1982年10月，根据卫生部要求，管理模式由护理部主任—护士长两级管理逐步向在护理副院长领导下的护理部主任—科护士长—护士长三级管理转型。

1985年，健全护理管理工作体制，县医院实行院、科两级管理。院设护理部主任，科设护士长。乡镇卫生院设护士长，实行业务全面负责制。

1986年后，根据卫生部《关于加强护理工作领导理顺管理体制的意见》的要求，逐步建立与医院功能、任务、规模相适应的护理管理体系，即在护理副院长的领导下，实行护理部、科护士长、病区护士长三级组织网络管理。使护理工作逐步形成制度化、标准化，即严格执行医嘱制度、交接班制度、查对制度（医嘱查对制度，服药、注射、输液查对制度，输血查对制度，饮食查对制度，手术病人查对制度，供应室查对制度）及对护理质量进行管理。县级医院积极创造条件全面实施。

1993 年，市医科所实行了全额承包制护理。1998 年 3 月推行全员聘用制。1994 年市中医院实行以科室定额综合考评管理为主责任制护理。1999 年新建的星元医院在招聘护理人员时依据基础护理技术操作质量标准进行了理论和实际操作考核，并以此作为以后护理考核标准。实行病房护理责任制。2010 年，医疗单位对患者的护理试行涵盖"基础护理、生活护理、精神护理"的优质护理服务。

20 世纪 50 年代，护理工作只是一般常规护理。如肌肉注射、静脉注射法、导尿、灌肠、吸氧等。

60 年代，各医院重视对危重病人的专人护理，大搞护理基本功训练，护理人员能熟练掌握给氧、静脉穿刺、中毒抢救、休克抢救、急危重症病人的抢救等技术。

70 年代，各医院积极参加各种护理技能考试、技术比武和理论知识竞赛等活动，不断提高护士业务水平和基本理论知识。

80 年代，护理技术有了较大提高，医院不断购置了一些新的护理设备，如：自动呼吸机，大大提高了护理水平。

90 年代，全区普遍开展了护理"三基"训练，并要求护理人员掌握 25 项基本护理操作技术，部分医院开始试行责任制护理工作。

1999 年开诊的星元医院，除常规开展内、外、妇、儿、围手术期护理外。积极开展护理新技术、新业务。2004 年心内科开展了冠状动脉介入治疗护理。2005 年，医院开始应用一次性注射、输液器具，降低了院内感染率。2008 年神经内一科开展了经股动脉全脑造影术后护理。2009 年，浅静脉留置针开始在临床应用。肛肠科开展痔上黏膜环形切除吻合术护理。2012 年骨一科开展膝关节置换术护理。经皮椎体成形术护理。2013 年妇产二科开展了妇科腹腔镜手术护理。普外科开展了经皮肝穿刺胆道引流术护理。2014 年开展了滤网置入护理。中心静脉导管胸腔置管引流术后护理。建立医院压疮监控网络，负责全院压疮管理。医院共有血液透析、手术室、ICU、产房、急诊专科护士 40 余名，在各自专科领域发挥引领作用。

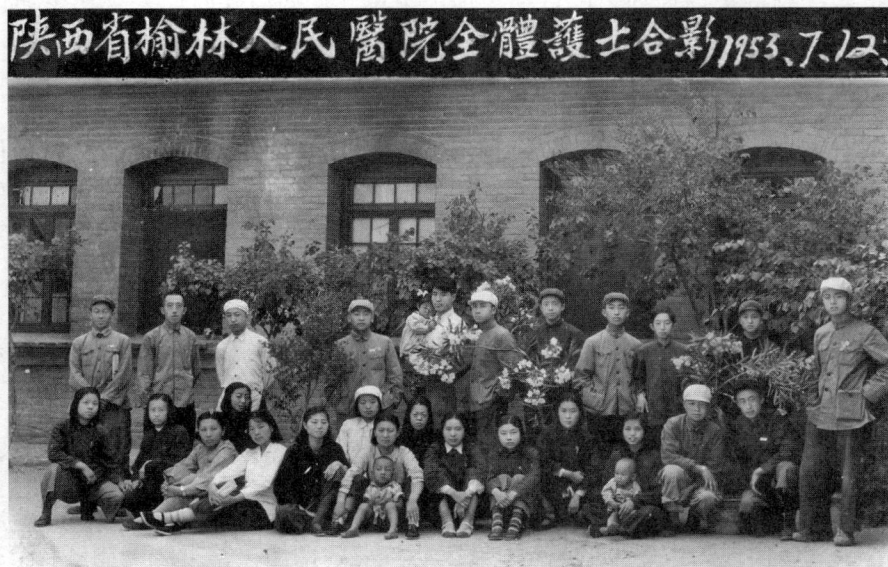

图 2-5　1953 年榆林人民医院全体护士留影

附：二级护理质量管理标准

一、护理管理体系

（一）组织领导

榆阳区根据卫生部 1986 年开发的《关于加强护理工作领导理顺管理体制的意见》要求，已建立健全与二级医院功能、任务、规模相适应的护理管理体系。

1. 医院护理工作实行院长领导下的护理部主任负责制，根据需要设副主任和护理干事。300 张床位以上的医院要逐步创造条件，设专职护理副院长兼护理部主任。

2. 医院实行护理部主任、科护士长、护士长三级管理或护理部主任及护士长二级管理，并保证其行使职权。

3. 护理部主任由院长聘任，副主任由主任提名，院长聘任；科护士长、护士长由护理部主任聘任。

4. 护理部主任应具有二级医院护理业务水平和管理能力，具有主管护师技术职称，应选拔熟悉护理理论及技术，有丰富的临床、管理、教学经验和组织领导能力，勇于开拓创新，德才兼备，年富力强的科护士长或护士长担任。

5. 100 张床位或 3 个护理单元以上的大科，设科护士长，科护士长应具有主管护师以上技术职称，应选拔具有相应专科护理理论及技术、有一定教学和组织管理能力的护士长担任。

6. 病房护理管理实行护士长负责制。护士长应选拔具有专科护理业务知识，护理技术熟练，有管理、教学能力的护师担任。

7. 护理部，内、外科或重点专科应配备副主任护师，各科室均应根据需要配备主管护师或护师。

（二）人员编制

护理人员结构应符合以下比例。

1. 院护理人员应占卫生技术人员总数的 50%，医师与护理人员之比为 1∶2。病房床位与护理人员之比不少于 1∶0.4，300 张床位以下的医院不少于 1∶0.3。

2. 护师以上占护理人员总数≥20%，护理员占护理人员总数≤25%。

二、规章制度

（一）贯彻执行 1982 年卫生部颁发的医院工作制度与医院工作人员职责有关护理工作的规定。结合医院实际，认真制定和严格执行以各级护理人员岗位责任制为中心的各项护理制度和各级各班护理人员职责。

（二）认真执行各科疾病护理常规及各项护理技术操作规程。

（三）建立各级护理人员继续教育制度，有分级培养目标，培训计划，并组织实施。

三、医德医风

（一）贯彻执行综合医院分级管理标准中二级医院有关医德医风建设的要求，结合护士素质教育有具体措施。

（二）具有良好的护士素质，仪表端庄，言行规范。

（三）病人对护理工作、服务态度的满意度≥80%。

四、质量管理

（一）有护理质量组织或专职人员。

（二）有明确的质量管理目标，有切实可行的达标措施。

（三）有质量标准及质控办法，定期检查、考核与评价。

（四）严格执行消毒隔离及消毒灭菌效果监测制度，确保病人安全。

（五）有安全管理制度及措施，防止护理差错、事故的发生。

五、护理单位管理

护理单位包括病房、门诊、急诊（科室）、手术室、供应室、产房、婴儿室及ICU等，其管理均应达到：

（一）布局合理，严格区分清洁与污染区域，基本设备齐全、适用；

（二）环境整洁、安静、舒适、安全，工作有序；

（三）管理要求执行卫生部及各省、自治区、直辖市卫生厅（局）颁发的有关标准。

六、护理管理标准

（一）有护理管理目标、年计划目标达标率≥90%。

（二）有护理工作发展规划、年工作计划、季安排、月重点及年工作总结。

（三）有护理人员培训、进修计划，年培训率≥10%。

（四）有护理人员考核制度和技术档案，年考核合格率≥90%。

（五）有护理质量检查考评制度，定期组织考评。

（六）定期组织护理业务学习，开展护理查房。

（七）有护士长例会制度，组织护士长夜查房。

（八）有护理差错、事故登记报告制度，定期分析、讨论。

（九）医院护理达到各省、自治区、直辖市卫生厅（局）的标准要求。

（十）护理部协调好与科主任、医技、后勤管理部门的关系。

（十一）做好护理信息资料统计工作，定期分析、评价与利用。

七、技术水平

（一）护理人员三级水平，平均达标≥75分。

（二）具有与二级医院医疗水平相适应的护理技术水平。

（三）掌握常用护理急救技术，熟悉抢救程序、抢救药品和抢救仪器的使用。

（四）掌握消毒灭菌知识、消毒隔离原则及技术操作。

（五）熟练掌握昏迷、瘫痪、疑难重症及监护病人的护理。对重点专科及监护病房的护理人员应经过专科培训，达到与医疗水平相适应的专科护理技术水平。

（六）能承担中等护理专业的临床教学，带教任务由护师以上人员担任。

（七）能指导下级医院的护理业务，能承担下级医院护理人员的进修和培训。

（八）具有总结、撰写护理论文的学术水平。每年在地（市）以上学术会议或刊物上交流、发表论文≥2篇。

（九）具有开展护理新业务；新技术的能力；每年完成本院护理新业务、新技术≥2项。

八、护理质量评价指标

（一）护理技术操作合格率≥90%。

（二）基础护理合格率≥83%。

（三）特护、一级护理合格率≥85%。

（四）五种护理表格书写合格率90%。

（五）责任制护理开展病房数≥10。

（六）急救物品完好率100%。

（七）常规器械消毒灭菌合格率100%。

（八）年褥疮发生次数0次。

（九）每百张床年护理严重差错发生次数≤0.5。

（十）年护理事故发生次数0次。

（十一）陪护率≤8%。

5. 病历管理

医疗单位建立健全病历管理制度，设立病历管理部门，配备专职人员负责病历和病案管理工作。

中华人民共和国成立后，病案室已成为医院的独立科室，病案管理作为一门学科而开始运转。1981年9月卫生部在南京召开的《全国医院管理学会病案统计专题学术会议》提出："病案管理人员每300床位为4人，每超过100床位递增1人；门诊急诊日均为500人次为6人，每超过200人次递增1人的编制。"据1978年卫生部颁布的《综合医院编制草案》，将病案室兼统计室的分为两个独立的科室，由病案室组建病案管理委员会并向院长负责，主任委员由业务院长或副院长担任，委员由各临床科主任或高年主治医师及护理部主任担任，对病案管理提出具体意见，报院长批准实施。其病案管理方法，专科医院多用"一号集中管理制度"（简称一号制），即门诊病历与挂号病历统用一个号，以门诊挂号为；"二号集中管理制"（简称二号制或两号制），即门诊病历、住院病历分别编号，当门诊病人入院后，原门诊病历即并入住院病历中。1985年卫生部颁发的《文明医院评审标准（草案）》中明确规定，病案首页的"诊断名称应符合《国际疾病分类》（ICD-9）的要求"。医疗机构应严格病历管理，任何人不得随意涂改病历；严禁伪造、隐匿、销毁、抢夺、窃取病历；医疗机构应当建立门（急）诊病历和住院病历编号制度，病历应标注页码，对病历的借阅、复印应严格执行规定，手术、特殊检查等同意书齐全规范。处方应按规定颜色开写，开方医生必须是本注册机构签名留样并在药剂科备案的医师，由药师以上人员审查，药剂士以上人员调配发药。

6. 急救体系

医疗单位应设立急诊室或急诊科，配备与工作相适应医护人员，急救设备、急救车辆。急救车辆应配备急救设备和急救药品，以备院外急救使用，急诊科（室）应当备有常用急救药品以备急用，急诊科（室）接诊的危急重病人如需其他专科处置应及时组织专科会诊，必要时及时转入专科治疗。

7. 医院感染

1986 年各级医院相继成立了预防交叉感染委员会。1988 年以来，卫生部相继发布了《医院消毒供应室验收标准》《关于建立健全医院感染管理暂行办法》《关于合理使用抗生素的意见》《关于加强一次性使用输液（血）器、一次性使用无菌注射器临床使用管理的通知》《关于进一步加强医院感染管理工作的紧急通知》等。榆林县根据榆林地区卫生行政管理部门转发和制定的《实施细则》，认真贯彻执行控制医院内交叉感染，并及时进行督促检查。

8. 血源管理

20 世纪 50 年代，由于传统观念的影响，自愿献血者很少，多为亲朋好友为自己的病人献血。因此，极少有专门的献血人员。当时，由医院自己选择献血人员，化验室只做血型鉴定，交叉配血和梅毒检测项目。

60 年代，医疗用血量加大，献血员亦逐渐增多，由各医院自行管理献血人员。检验项目，增加了乙肝表面抗原检测（HbsAg）。

70 年代，血源仍未实行统一管理，均为医疗机构自行组织献血员。医院对献血者进行体检合格后，注册登记，做为该院固定的献血员。

80 年代，献血员仍由各医疗机构自行组织，这些人员经医院体检合格后，进行登记，做为该院的正式献血员，之后，由于临床用血的不断增多，一般县医院献血员达到数百人之多，这时除献血员实行登记注册外，医院还在献血队伍中指定一名负责人（俗称血头）。当医院需要时，通知该负责人组织人员献血。这一时期献血员属于自愿有偿献血，每名献血员供血后，按献血量给献血者发放适当营养补助金。之后，医院血库及采浆站为了确保血液质量，防止一人多处、多次献血，医院要求献血员凭居民身份证，经体检合格后，发放"献血员证"。一般每位献血员只供一个医疗机构献血，每次献血 200 ～ 400 毫升，间隔不得少于 30 天。但是由于缺乏行之有效的管理手段，献血员一人多处、一人多次，频繁献血的现象依然严重。

1993 年 7 月 1 日，卫生部发布的《采供血机构和血液管理办法》正式实施。地区中心血站成立后，到 1997 年，个体献血员发展到 2000 人，这时该中心购买了先进的血液检测设备，对每个献血员进行合格的体检。并增加了丙肝的检测。

1998 年 3 月 20 日《中华人民共和国献血法》颁布实施，使榆林的血源管理发生根本的变化。数十年来特别是解放后一直由个体献血员组成的献血队伍逐步由公民自愿无偿献血这一方式替代。

1999 年规定：公民献血应按照体检标准进行健康检查，合格者方可供血；公民献血量每次一般为 200 毫升，最多不得超过 400 毫升，两次献血间隔期不少于六个月，禁止血站或者医疗机构对献血者超量频繁采集血液。

自《献血法》颁布实施后，内彻底改变中华人民共和国成立以后一直由医疗机构各自管理与选择献血员的历史。2000 年后，市卫生局成立了献血管理办公室，实行公民无偿义务献血。

2001 年后，全区血源管理走向规范化管理的轨道，血液质量得到进一步保障。

9. 医院药剂管理

卫生部〔1981〕卫药字第 10 号《医院药剂工作条例》有关规定，医院管理的任务是：药剂科在院长或业务副院长直接领导下，贯彻执行药政管理的有关法令、条例、规章制度，并检查、监督本院医疗科室合理使用药品，确保安全有效，严防浪费。根据医疗、科研的需要，及时准确地调配处方，制备制剂，加工炮制中药。开展临床药学研究，介绍和推荐新药，协助临床做好新药临床观察实验及疗效评价，负责收集药品的毒副反应，定期向卫生行政部门汇报并提出需要改进和淘汰的药物品种，严格按规定管理毒、麻、剧（限制）药并监督临床安全使用。对各类药品据其理化性质及特点进行妥善保管贮存。编制药品采购计划。收发药品审查核对。严格检查药品质量，不合格药品不准使用，接受当地药检所的技术指导，配合医疗研制中西药新制剂。1996年，市医科所、痔瘘医院药剂科初具企业雏形。

10. 手术管理

术前完成必要的检查，尽可能明确诊断，并做出术后小结。重大手术经科主任、医务处（科）、院长批准。明确规定手术范围，超过手术范围时经科主任批准。一般手术由主治医师批准，由一定经验的医师担任术者，实习医师担任术者，必须在高年住院医师带领和指导下进行。实行手术前必须由患者家属或单位签字同意，紧急手术来不及征求家属意见或机关同意时，可由主治医师签字，经科主任、医务科（处）或院长批准实施。

11. 医疗事故处理及防范

1953年由医务科负责此项工作。未设经济赔偿条款，对责任人主要是进行教育。1955年，《医疗事故处理条例》规定分技术事故和责任事故。责任事故要追究当事人责任，按情节给予行政处分或送交司法部门处理。技术事故一般以总结教训为主。各级法院不直接受理医疗事故案件。患者及家属的经济问题由工作单位解决。1990年以后，各医疗单位对所发生的经济补偿问题，多采用医院、患者双方协商自行解决的办法。1994年，组建医疗事故技术鉴定联合领导小组。鉴定委员会由医疗、护理、医技等方面的专家担任，该鉴定委员会承担辖区内各级各类医疗机构内发生的医疗纠纷的技术鉴定。2000～2010年，召开医疗事故技术鉴定委员会会议64次，接待医疗纠纷上访约200人次，处理解决医疗纠纷37起。

12. 医德医风建设

1986～1996年，痔瘘医院在创办时期，多次开展了"讲理想、讲贡献、讲医德""假如我是患者"和"如何在竞争中求生存和发展"的大讨论。要求职工认真学习白求恩精神，树立全心全意为人民服务的思想，用热心、精心、细心、耐心赢得广大群众的信任。1993年，被省委、省政府授予"省级文明单位"称号，1997年2月，被省委、省政府授予"省级文明示范单位"称号，1998年3月被省妇联授予"巾帼文明示范岗"称号。1995～2000年，在医德医风建设中，区卫生局不断推出具有行业特色的行动口号及不同形式的活动载体，把医德医风建设寓于各种活动载体之中，如开展的"创佳评差"评比活动、创建"文明窗口"活动等。在活动中，各医院结合实际，制定措施，收到了实效，在全系统形成学先进、创佳绩、树新风的良好氛围。1999年，星元医院创建时设立"星元贡献奖""星元精神奖"。向社会承诺：用精心、耐心、细心、热心服务病人；让患者"花小钱，治好病"；不收红包。2000年起，整顿和规范医药购销环节，完善各项规章制度。区卫生局出台《医疗、办公设备等实行招标采购办法》，做到公开、公平、高效、廉洁，杜绝不正之风。医院实行了患者住院"一日清单"制，各医疗单位普遍开展了"病人选医生"，医务公开和民主评议行风活动。星元医院于 2001 年 2 月，省卫生厅授予"全省卫生行业文明示范单位"称号。2002 年，陕西省消费者协会授予"全省服务质量满意单位"称号。2007 年省卫生厅授予"全省卫生系统创佳评差先进集体"称号。

第三节 医疗市场管理

1. 行政许可

卫生行政许可是卫生行政部门依据国家、地方政府和行业制定的法律法规，依法、依规行使行政管理职能的一个职责。卫生行政部门按国家和行业规划，制定本地区的规划布局，依照规划布局、安排、申批机构，规范机构行为，端正行业作风，监督行业机构依法依规运行。严厉打击违法违规行为。1994 年 2 月 26 日国务院颁布《医疗机构管理条例》于 1994 年 9 月 1 日正式实施，是一部规范医疗机构管理的法律性文件，条例明确了医疗机构的规划布局和设置审批，开办医疗机构的基本条件，规模审批权限，申请、审批条件，开办医疗机构必须取得《医疗机构执业许可证》，99 张床位以下医疗机构其《医疗机构执业许可证》每年校验一次，100 张以上床位医疗机构《医疗机构执业许可证》每三年校验一次，突出了医疗机构的行政许可。

2. 准入管理

榆阳区准入许可在卫生行政管理是一个逐步递进过程，在医疗卫生单位从事特种作业的准入管理一直进行。从《中华人民共和国护士管理办法》1994 年 1 月 1 日起实施，护士管理办法规定护士上岗必须取得《中华人民共和国护士执业证书》，并在工作所在地卫生行政部门注册，从此护士上岗实行准入管理。但当时又规定专科以上护理专业毕业和经省级卫生行政部门确定免考的普通中专护士专业毕业生可直接发给护士执业证书，经过考试取得证书的人很少。1995 年 7 月 7 日卫生部发布并同时生效的《大型医用设备配置与应用管理暂行办法》，对大型医用设置实行准入管理，即符合大型医用设备配置条件的医疗卫生机构所在省、自治区、直辖市卫生行政部门提出申请，并填写《大型医用设备配置申请表》，只有具有《大型医用设备配置许可证》的医疗卫生机构方可购置大型医用设备。在使用前还需经评审取得《大型医用设备应用质量合格证》，并且每 2～3 年复审一次。大型医用设备上岗人员，均应有相应资质，无资质人员不得操作大型医用设备。1998 年 6 月 26 日，九届全国人大常委会通过《中华人民共和国执业医师法》于 1999 年 5 月 1 日施行。一改过去毕业后转正定级后便自然取得相应职称资格，必须经过全国执业、助理医师考试，取得《中华人民共和国执业医师证书》并经注册后才有合法行医资格。2004 年 12 月 31 日，卫生部、国家发展和改革委员会、财政部联合发布《大型医用设备配置与使用管理办法》，从 2005 年 3 月 1 日起施行，1995 年发布的《大型医用设置配置与应用管理暂行办法》同时废止。把大型医用设备分为甲类（共列出 4 种设备名称以及区域内首次配置的单价在 500 万元以上的医用设备）、乙类目录列出 5 种设备名称。《办法》颁布后，医疗机构重新办理《大型医用设备配置许可证》，本办法生效前购置的大型医用设备，因本地区配置总量限制不能取得《大型医用设备许可证》的医疗机构，发给《大型医用设备临时配置许可证》，该设备到期报废不得更新。办法规定国务院卫生行政部门会同国家发展和改革委员会负责编制甲类大型医用设备的配置规划并提出乙类大型医用设备配置规划的指导意见。甲类大型医用设备配置由医疗机构向所在地卫生行政部门提出申请、逐级上报，最终由国务院卫生行政部门审批；乙类大型医用设备配置由医疗机构向当地卫生行政部门提出审请，逐渐上报，由省级卫生行政部门审批，获得《大型医用设备配置许可证》后方可购置大型医用设备，其操作人员应有相应资质。医院引进高压氧舱治疗室，也要求持证上岗，故一般在高压氧舱安装前就要培训考证，这是高压氧舱操作的准入管理。2006 年榆林市卫生局榆政卫发〔2006〕42 号发文《大型医用设备配置与应用管理办法》做了地方的配置规定。2013 年，加大机构和人员准入管理的检查、监管力度，对医疗机构不符合准入条件的上岗人员给予单位警告或处罚，对医疗机构实行不良积分管理，对不符合条件的多家医疗机构给予暂缓登记。

3. 信息公开

医院信息公开经历一个较长的过程，最早公开的信息主要是急救电话，到 20 世纪 90 年代开始，公开门诊办公室、医务部业务电话和纪检部门投诉电话，90 年代中后期不少医院实行了全周全日门诊，在挂号门前公开上门诊专家和医师姓名、职称职务、出诊时间，根据市物价局要求，向病员公开收费标准，门诊收费标准悬挂在门诊醒目位置，住院各科室将本科室收费标准张贴在醒目位置，各科室将本科人员、技术向病人公开、各单位工作人员佩戴胸牌上岗，便于患者交流沟通和监督。

2000 年随着部分医院计算机收费系统的启用，对住院病人医药费用实行"一日清单"送达制，让病人明白自己医药消费。

为了使社会人或患者更多了解医院信息，多数医院在制作门诊病历时特别印了医院科室名称、电话、科室特色、医院设备、医院服务宗旨等内容。

随着法制的建全，患者自我保护意识的增加，患者强烈要求医患双方能对等相处，患者对自己的知情权要求越来越多，所以各医院都制定满足患者知情方面的制度，如患者对诊断知情、治疗知情、用药知情、手术知情和同意等。2010 年以后，随着各医院门户网站的建立，信息公开更加方便，人们了解医院一切信息都十分容易。

2010 年以后，加快了政务公开的步伐，区卫生局对职称晋升、职业医师、护士考试，卫生行政管理的文件、规定均在门户网站公开进行。至 2014 年，基本实现了政务公开，区卫生局、各医疗单位相继开办了网站。由于医院信息化的快速发展，市卫生系统信息平台的建立，患者就医已可网上挂号。

4. 监督监测

民国 32 年（1943），榆林卫生院始对榆林城中西药店（堂）、医药摊贩和民间游医售药实施医药管理，规定行医人员必须登记，经审查合格者发给执照方可行医。

民国 33 年（1944），城内 21 家中药店（堂）发给执照准许营业的 17 家，发给中医执照 18 人，西医

4 人，准许行医。

1986～1990 年，榆林市参与了榆林地区卫生局组织的 5 次重拳打击非法开办诊所、非法行医、无证行医、乱办联合诊所、挂靠办医以及游医药贩等行动。据不完全统计，榆林城区共审查医疗机构 415 所，清理吊销个体开业行医执照 20 个，取缔个体行医点 180 个，停业整顿 3 个，处罚 7 个，撤销各类门诊 36 个。

1994 年，认真贯彻《医疗机构管理条例》和国务院《关于加强药品市场管理工作的通知》，清理整顿医疗市场，合理确定医疗服务网点，严格审批行医资格，对符合布局条件的医疗网点，重新进行审核、验收、发证。取缔无证行医 100 余家，基本上理顺了社会办医的布局和管理体制。

2000 年，在执法检查中取缔非法医疗机构场所 438 个，停业整顿 225 个，清理不规范广告 27 条。

2001 年，《榆林市区域卫生规划》《医疗机构设置规划》出台，榆阳区完成了医疗机构分类管理工作，核定非营利性医疗机构 167 个，营利性医疗机构 246 个，重新核发了《医疗机构执业许可证》。取缔非法行医 412 户，非法性病门诊 52 所，没收药品器械价值 52 万元，处罚 18 万元。打击游医 93 人次，清理"坐堂"医生 121 人次，取消非法医疗广告 117 条，查处院中院 17 个，处理医务人员违纪案件 8 起。

2006～2011 年，开展三次大规模的打击非法行医、整顿医疗秩序专项活动，取缔非法行医 516 户，处罚 31.4 万元，交公安机关处理 5 起，打击游医 79 人次，无证行医 41 户，对出租承包科室解决予以纠正，虚假违法医疗广告予以解决的打击和取缔。坚持严格执法，维护法律尊严和合法者利益。

2012 年，榆政卫发〔2012〕614 号《榆林市卫生局督查督办办法》印发全市，对督查督办原则、范围、形式、要求、奖励、责任追究做了明确规定。

2013 年，对 26 家民营医院开展了执业安全大检查，对违反相关法律法规的 6 家医疗机构进行了行政处罚，严厉打击非法行医和非法采供血行为，取缔诊所 54 家，查处虚假广告案件一起，拆除非法广告牌匾 2 块。

第三章 药政管理

早在明成化年间即设有药局，对从四川、广东运来的药品进行贮存管理。万历三十七年，巡抚涂宗濬委官施药。民国 23 年（1934）至 1951 年，药政工作由榆林卫生院、榆林县医院承办更换中西药铺申请登记换领证照手续。1952 年，政府设文卫科，施行医疗药品管理职能。1956 年全县中西药行业实行公私合营，规定对中药生产建立经常性的质量检查制度。1963 年化工、卫生、商业三部联后下发《关于药政管理若干规定》草案，明确规定了药品生产、新药审批、质量批准，成药及药品供产、药品使用、监督检查、霉剧药、限制药、麻醉药、特殊药等管理办法。1966 ～ 1976 年，"文化大革命"期间，药政工作趋于瘫痪。1978 年，国务院批转卫生部制定了《药政管理条列》。1980 年前，县卫生局没有专门的药政管理机构，多由一名干事兼药政管理工作。1980 年，榆林县药品检验所成立，代行医政管理职能，贯彻执行陕西省卫生厅转发的国家《关于加强药政管理禁止制售伪劣药品的报告》《关于加强医药管理的决定》等。1985 年《中华人民共和国药品管理法》实施后，药政工作实施《药品经营企业许可证》《药品经营企业许可证》《医疗单位制剂许可证》三证管理。县卫生局医政股设 1 名专职药政管理人员。1987 年，国家试行《全国地方各级药品检验所和药品监督员编制标准》后，榆林县设药品监督员 5 人。1997 年政府各部门推行"三定"改革，市卫生局设药政股，定编 2 人。2002 年榆阳区药品安全监督局成立，行施药政管理职能。

第一节 药政许可

《药品经营企业许可证》是按药品法规定，对经营药品企业进行管理的法律管理。凡药品经营企业，必须具有与所经营药品相应的药学技术员，配备县级以上卫生行政部门审查登记的药工人员；具有与所经营的药品相应的营业场所、设备、药品仓储设施和合乎规定的卫生环境。榆阳区规定，凡开办药品经营企业，先向所在地卫生行政部门申请，由卫生行政部门发给申请表，报上级领导机关加盖公章，一式 4 份，送请药品经营主管部门同意后，由市卫生局核发《药品经营企业许可证》，到所在地区工商行政部门申领营业执照。《医疗单位制剂许可证》是按药品管理法对医疗卫生单位制剂的一种法律管理，1989 年，卫生部《医院药剂管理办法》明确规定，各医疗卫生单位制剂必经市卫生局批准，方能配制。

第二节 药品监督

1. 药品生产

中药生产：明正统年间（1436—1449）由浙江钱塘人太医院御医张红郎在榆林寨创办"积善药堂"诊病售药。明朝时还有山西平遥人武元甲（字万禄）的祖先开设的"保元堂"，这是榆林最早开设的两个药铺。民国初年至抗战前有 15 家。民国 26 年（1937）仅榆林城开设达 18 家，其中名望高的中药堂有广庆春、同椿茂、双合堂、杏林堂、同仁堂、长春堂、万生堂、广济堂、同寿堂、恒泰堂等 10 多家。主要生产丸、丹、散、膏等中成药。清代以来，各中药铺（堂）在经营中草药的同时，历来加工炮制中药。均用人工切片，药碾粉碎及用蒸、炒、炙、煅等加工炮制中草药，这种方法沿用至 20 世纪 70 年代。民国时期，榆林城各大中药铺（堂）都有自己配制的中成药，如福积生配制的桃花散（外用）、保赤散、永健丸、益土育、金丹卜伏虎神效散，万全堂的千金调经散、便血散、止泻助胃丸、调经滋补丸。宏济堂的连翘败毒丸、小儿金粟丹、冰片上清丸。保元堂的牙疳散（外用）、芦巴丸。长春堂的红膏药（外用）、三仙丹、丙丁丹、七制清宁丸、朱砂养神丹。万生堂的补中八仙丸、紫朴分消散。育德药房的冰霜梅苏丸、香寇和中丸、健脾化虫散等，均有较好疗效，除县内使用，还远销三边、宁夏、内蒙古等地。这些中成药本药堂均有处方、炮制藏本，《榆林中医地方中药卷》收录部分。到民国后期，榆林城各中药铺（堂）共可加工炮制中成药 52 种，其中配制丸剂 27 种（蜜丸 14 种，水丸 11 种，面糊丸 2 种）、散剂 25 种（内服 20 种，外用 3 种，膏剂 2 种）。1957 年县药材公司成立后，下设中药加工厂，中成药品加工炮制得到进一步发展，20 世纪 70 年代中药加工厂相继添置了一批炒药机、切片机等，实现中药加工炮制半机械化。至 1989 年先后配制加工的中成药达 195 种，其中创制的有 82 种，远销外地。后因药品安全，逐步取缔了中成药生产。

西药生产：1958 年，榆林专区农业局投资 8 万元建成兽药厂，主要生产兽用地霉素、黄连素、敌百虫等 10 余种兽药，1962 年停办。

1970 年榆林县药材公司办起药厂，后更名榆林市制药厂，主要生产大输液。1972 年开始生产小针剂和片剂，1975 年生产眼药水。1978 年生产规模扩大，品种增多，厂址由城内搬迁南郊新厂。1985 年氯化纳注射液在全省同行业评比中获第一名。1990 年可生产 40 多种药品，其中复方辛诺明片剂、复方庆大霉素针剂等畅销秦晋、内蒙古等省区。1993 年职工 165 人，工业总产值 1641 万元，产品销售收入 1369.4 万元，实现利润 37.7 万元，固定资产原值 402.2 万元，缴税金 47.7 万元。在改制中更名为陕西德福来药业有限公司，在 2000 年成为一次性通过了大容量注射剂、小容量注射剂、片剂、胶囊剂、颗粒剂五个剂型的 GMP 认证的制药企业。2007 年、2008 年分别又通过了 GMP 再认证。公司现有职工 325 名，各类技术人员占职工总数的 35%。公司占地 3000 平方米，其中制剂大楼 5850 平方米，质检中心 350 平方米、库房面积 7050 平方米、绿化面积 8000 平方米，固定资产 6000 万元。选用国内最先进的制药生产设备，主要生产过程全部实现程序化控制，各剂型年生产能力分别是大容量注射剂为 8000 万瓶、小容量注射剂20000 万支、片剂 20000 万片、胶囊剂 10000 万粒、颗粒剂 4000 万袋。年上缴税收 200 万元。

1973 年 5 月，榆林县冷库建成生化制药车间，当年产肝浸膏 750.5 公斤，胆浸膏昭公斤，添补了榆林生化制药的空白。1974 年试制成功肝精补血剂、肝平片。至 1979 年共产肝浸膏 1.36 万公斤，胆浸膏543.5 公斤，5 年总产值共 46.5 万元，实现利润 25.3 万元。1978 年，政府认为生化制药是与民夺食，应办滋补品，故停产。时只产阿胶。

2. 药品经营

1950 年下半年，成立国营榆林医药贸易公司，以后改为榆林人民药房。1955 年 2 月，榆林专署决定将人民药房改组为中国医药公司陕西省榆林分公司。1956 年 1 月，县委批准，设立政企合一的榆林县供销合作社中药材经理部，同年 2 月，成立榆林县公私合营中药商店。1956 年 8 月，榆林专署决定，撤销榆林医药分公司，从 9 月 1 日起为中国医药公司陕西省榆林县公司，改变行政领导关系，隶属县商业局。1993 ～ 1994 年，公司各项工作及经济指标得到快速发展，经营品种片针、配、粉、兽、器械、化玻、中成药、中草药等 8 大类达 4000 余种，年销售总额突破 1000 万元。1994 年，由于市场原因，经济效益下降，1995 年开始亏损，1996 年销售收入 271 万元，上缴税金 17 万元，亏损 17 万元。1997 年销售收入287.5 万元，上缴税金 14.7 万元，亏损 25 万元。5 年间，公司多次荣获榆林市"先进企业""纳税先进单位""重合同守信誉单位""先进党支部"等荣誉称号。1998 年 5 月，公司下设中药、西药批发部，生产收购部，中药饮片加工厂和 10 个药品零售门市部，拥有资产总额 576 万元，其中固定资产 314 万元。1996年 4 月隶属市工业经济局。1998 年 5 月公司内设政秘股、计财股、业务股、总务后勤股等，有职工 199人。1999 年榆林大药房有限责任公司成立，现有连锁店 10 个。

榆林广济堂医药科技有限责任公司，成立于 1999 年 1 月，是一家集医药连锁销售、医药批发、医疗服务和医药研发与生产为一体的集团化医药企业。目前，公司涵盖榆林广济堂医药连锁有限公司、榆林广济堂医药批发公司、榆林广济堂中药开发有限责任公司（中药饮片厂）、榆林广济堂社区连锁公司、榆林广济堂中西医结合医院以及中心药店在内的 22 个连锁药店、11 家门诊及 7 所社区卫生服务站。公司现有员工 420 名，其中中级以上管理人员 32 名，专家 18 名，专业技术人员 326 名。榆林广济堂医药连锁有限公司和榆林广济堂医药批发公司是专业化药品零售连锁和药品批发企业。主要经营化学药制剂、抗生素、化学药品、生物制品、中成药、中药材、中药饮片、保健品、医疗器械、计生用品等 10 大类总计4000 多个品种。具有年产中药饮片 3000 吨的生产能力，是陕、甘、宁、蒙、晋接壤区唯一一家中药饮片生产企业。内设中药挑拣、洗、润、切制、烘干、筛选、发芽、发酵、炒制、灭菌、粉碎、分装、净化等 14 个生产车间。2009 年 11 月被榆林市政府批准成为"高校毕业生就业见习基地"。2009 年 12 月，"塞上广济堂"商标被陕西省工商行政管理局认定为"陕西省著名商标"。

2015 年，榆阳区有各种药品生产经营企业 285 家，其中，生产企业 4 家，批发经营企业 10 家，零售经营企业 271 家。

3. 监督检测

药品经营管理，始于民国时期，民国 19 年（1930 年）1 月，中华民国政府卫生署先后发布《管理成药规则》《管理药商规则》《医药罚则》，规定制售药品的厂商加工调剂或输入成药，必须把原料名称、分量、用法、用量、效能、容量及仿单按格式填写并呈报卫生署查验核准，发给制售成药许可证，在当地官署注册方可制售开业。如制售假药则予以取缔、吊销许可证。榆林解放后，药材收购、批发、零售业务由私商经营。1950年，县卫生部门对全县医疗单位，药铺实行药品质量监督，不定期进行药品抽检，禁止出售假药、霉沤变质药品。20世纪50年代初，还规定中药店不得经营西药，并规定统一的药价。1952年将药品生产、医药商业、中药材经营划归商业部门领导，卫生局对市售药品进行抽查、监督质量。药店配制成药需经药品鉴定委员会核查、核对药味、质量、分量无误后方可配制。1956年，榆林私营中药业实现全行业公私合营。1957年，药材公司成立后承担全县药品批发经销。1958年7月22日，省人委批准中西药合并由卫生部门统一管理。1961年，省卫生厅发布《关于加强对游医药贩管理的通知》，要求会同公安、民政管理部门做好登记、审查、发证工作。1962年，将医药商品分为三类，实行经营三级管理。特种药品由西安医药公司集中经营。生物制品由绥德医药公司经营，麻醉药品由榆林县药材公司供应。1982年，国家医药管理局、卫生部、卫商行政管理局下发《关于集体和个体经营医药商品的意见》，对各种开业药店的统筹规划、合理布点、审批、营业人员条件、经营范围、货源等作了规定。1989年针对医药市场混乱情况，对医药市场进行了专项整顿，将药品批发业务纳入国营医药商业主渠道，严格了开户经营医药的条件，充实了药品质量管理队伍。

广告监督：民国19年（1930年）国民政府核准《北平市政府卫生局管理中西药商广告暂行章程》规定，凡张贴、散布、建设、悬挂、游行、映演或招市的文字、图画呈市卫生局批准后，再呈工务局纳捐。凡措辞夸大、伤害风化、名实不符，具有上述之一者，一律吊销执照。1949年中华人民共和国成立后，有关药品广告文件，须按国务院《广告管理条例》和《药品管理法》的规定，正确地向药品经营单位、医药卫生工作者和人民群众介绍药品的成分、功效、用法、用量、禁忌和毒副作用，以达到防病、治病、合理用药之目的。凡利用各种媒体刊播、印制、设置、张贴有关药品质量和功效的广告，均按下列办法进行：药品广告的管理机关是各级工商行政管理局。药品广告内容的审查批准机关是市卫生局。对虚假广告、违法广告，由工商行政管理部门应按照《药品管理法》《广告管理暂行条例》实施细则及有关法规进行查处。

药剂监督：医院药剂科（室）是负责医院药品管理的部门，在院长的统一领导下，贯彻执行药政管理的有关法令、指示、规章和制度，并有权检查、监督本院各医疗科室药品的质量和使用情况，确保医疗效果和用药安全。为了加强药品质量管理，1963年，县卫生院制定了《药剂科（室）工作制度》和《处方制度》，1986年，卫生局根据卫生部《医院药剂工作条例》的规定，全县的医疗单位都成立了"医院药事管理委员会"，以加强对临床用药的科学管理，不断提高业务水平。

1960年省卫生厅《陕西省综合医院药剂科管理办法》明确规定药剂科直接受院长领导，药剂科应保证正确、及时调配供应质量合格药物，并经常向医师介绍、推荐新药，研究改进剂型，提高治疗效果等。《办法》颁布实施，标志着药剂科管理进入了制度化、规范化阶段。县医院制剂室，生产生理盐水、汽水和葡萄糖注射液等。自配制剂只限于本单位临床和科研需要而市场无供应或供应不足的药物制剂。

1961 年 7 月至次年 4 月，榆林县药械公司向北京医药站订购麻醉药品两批，收货时丢失两件，多方查找，未知下落。受到全省通报批评。

1976 地区药检所成立，该所根据省卫生部门指令，督促本县相继停止种植波叶大黄 408 亩，停止收购波叶大黄，并监督本县药材公司将库存 3 万公斤波叶大黄作报废处理 2200 公斤，其余作化染普用。

1980 年 6 月，县药检所成立，行使药品质量监督检验职能。

1982 年 5 月 11 日，省卫生局以陕卫药发〔1982〕190 号文件下达《陕西省医院自制制剂管理暂行规定》的通知。通知要求各级卫生行政部门和药品检验所按照规定，对开展制剂的医疗单位，进行一次整顿、复查和验收。对符合本规定，具备制剂条件的，由医院提出申请，经县卫生局和药检所初审后，转报地市药检所审核、复检，最后由地市卫生局审批和核发"灭菌制剂许可证"，对不具备制剂条件的，限期达到要求。县药检所组织人力对全县各医疗单位及各药店药库进行药品大检查，查出淘汰、霉坏变质药品共 179 种，折价 1.4 万元，属淘汰的一律封存停止使用，霉坏变质的作报废处理。对全县 67 名药剂人员进行考核，对 15 名不合格者进行培训。编写了《药房管理卫生知识》印发各医疗单位、药店、药库供药剂人员学习，并给有关部门 15 人发放了药政管理监督检查员证。

1985 年，全县开展宣传、贯彻《药品管理法》，7 月执行榆林地区《关于立即封存福建晋江等地制售的伪药、劣药的通知》，地、县药检部门联合对全县各医疗、药品经营单位进行突击检查，查出过期失效、变质药品 110 种（折价 4120 元），晋江产假药、劣药 8 种 900 盒，均当众销毁。对一些医疗单位为谋取不正当利润以售药名义出售化妆品、饮料、生活用具给以严厉批评，限期纠正。同时组织医疗、药品经营单位药剂人员、药工参加考试或考核，发给合格证书者：药剂人员 36 人，西药、中西药药工 47 人，中药药工 51 人。年底，县卫生局会同地、县药检等部门，对药品生产、经销单位进行"三证"发放验收，发放药品、制剂（普通）生产许可证工作，药品经营许可证 12 份。

1986 年全县进行医药市场整顿，这年取缔来自福建、云南、西藏等游医、药贩行医售药者 50 多人，没收伪、劣药 200 多种。

1987～1988 年，对医院制剂品种进行了全面整顿，对已注册的品种实行分级审批备案制度。对按法定标准和省卫生行政部门编印的《医院制剂规范》配制的制剂，由医院提供资料，经县卫生局审查后，报地区卫生局审批。药剂科（室）直接受院长领导，并受卫生局药政部门的业务指导和药检所有关药品质量的监督和检查。

1991～1993 年，药检工作松驰，出售假药、劣药、失效药的事时有发生。

1994 年，认真贯彻执行国务院《关于进一步加强药品管理工作的紧急通知》，依法严厉打击制售伪劣药品的违法活动，全年组织了大型药品质量检查三次，城区年检覆盖率 100%，农村医疗网点、村镇卫生所年检覆盖率达 30%。并根据"榆林市社会办医医疗网点布局规划"，取缔不具备办医条件无证行医的城区门诊部 96 个，没收、处罚了 15 家销售假冒劣药品的个体行医者，重新登记、审批、注册 28 户。全年共检西药 66508 种次，全部销毁的伪劣药品折阶 20688.73 元。并对 14 个经销伪劣药品的单位和个人进行了经济处罚，共罚款 6067.47 元。

1995 年，药政执法积极与经贸、工商、公安等部门配合。检测药品 156604 种次，查出并销毁伪劣药品 668 种次，价值 19447.40 元，取缔非法经营药品 1 户，吊销执照 10 户，处罚 23 户。年检覆盖率城区达 100%，农村为 30%。全年做检品 193 件，不合格率为 0.43%。审换证 33 户。

1996 年，制定了《榆林市定点采购药品管理办法》。全年共药检单位 456 个。检查药品 203093 种次，查出伪劣药品 1049 种次，药品合格率为 99%。与经委、公安、监察等部门共取缔非法药品批发站 11 个，处罚 25 户，罚款 15800 元，没收药品价值 2 万元。

1997 年，在工商，公安等部门的有力配合下，年内组织了 2 次药品质量检查，共计检查 456 个次单位，城区及乡镇覆盖率达到 100%，农村 30%。共检化学药品 102945 种次，剧毒药品 380 种次，化学药品合格率 95%，中药合格率 90% 以上，杜绝"三无"药品出现，销毁伪劣药品折价 15239.27 元，查处伪劣药品案件 3 件。

1998 年，贯彻执行《药品管理法》，年内组织了 3 次药品质量检查，共计检查 954 个次单位，城区及乡镇覆盖率达到 100%，农村 60%。检测化学药品 130277 种次，中药 108704 种次，化学药品合格率达 95%，中药合格率为 90% 以上，杜绝"三无"药品出现，销毁伪劣药品 1500 多种次，折价 333324 元。全年共处罚单位及个人 3 户，罚款 8848.30 元，完成检品 443 件。

1999 年，加强了对药品的监督、监测和管理。各医疗单位都成立了药事管理委员会，严把药品质量关，药品主渠道进药达 70% 以上。加强了对药品监测和检查，城区和乡镇检查覆盖率 100%，村级 70%，为群众创造了一个安全有效的医疗用药环境。

2002 年，由卫生局行施的药品监督职能划归榆阳区药品安全监督局。

第三节　特殊药品监督

1. 麻醉、剧毒药品管理

1950 年 11 月 1 日，卫生部颁发《管理麻醉药品暂行条例》，同时制定《管理麻醉药品暂行条例施行细则》。开始对全县各医疗单位、私人诊所、药店的毒、麻醉药品进行登记，严格管制使用。1963 年执行卫生部颁发的《麻醉药品管理条例》等规定，各医疗单位对麻醉、剧毒药品均实行"专人、专柜、专账、专处方"保管及使用的审批制度等措施。1980 年重新审定允许使用麻醉、剧毒药品的单位、人员及使用管理制度和确定开方权限。1987 年 11 月 28 日，国务院发布《麻醉药品管理办法》，各使用单位严格遵照执行。1988 年 12 月 27 日，国务院发布《医用毒性药品管理办法》，规定了属于毒性药品管理范围的毒性中药品种，明确提出，所有医药门市部不得零售毒性西药，中药门市部也不得供应砒石及水银。

2. 精神药品

精神药品系指作用于中枢神经系统，能使之兴奋或抑制，反复、周期性的或连续使用能产生精神依赖性的药品。20 世纪 50 年代将其列入"毒、剧药品"范围管理。1985 年 10 月，卫生部等 3 个部（委），根据联合国麻醉药品委员会决定，将 33 种安定类药物列入精神药物。1986 年 12 月，卫生部规定将安钠咖、强痛定、氨酚待因片、复方樟脑酊等药，按《精神药品暂行管理办法》管理。1988 年 11 月，国务院公布《精神药品管理办法》。1989 年市卫生局制定了《精神药品、麻醉药品管理条例实施细则》，规定第一类精神药品只限供应县以上卫生行政部门指定的医疗单位使用，不得在医药门市部零售；第二类可供疗单位使用。全市医药门市部未经卫生局同意，一律不得销售一、二类精神药品。

3. 放射性药品

1974 年由卫生部直接管理，1975 年 12 月卫生部对 36 种放射性药品制定了国家标准。1985 年 12 月，卫生部会同核工业部对生产经营放射性药品的单位，实行《放射性药品生产经营许可证》管理办法。1987 年，月改由省、市、自治区卫生局（厅）颁发许可证。1989 年，国务院发布《放射性药品管理办法》，对放射性药品的品种范围作了规定。明确了卫生部主管全国放射性药品监督管理工作，能源部主管放射性药品生产、经营管理工作，对放射性新药的研制、审批、生产、经营、使用、标准、检验、进出口、包装、运输等管理也相应作了严格规定。

附：星元医院特殊药品管理简介

一、管理机构及职责

（一）成立榆林市星元医院特殊药品管理小组，主管院长为负责人，成员由医教部、药剂科、门诊部、护理部、保卫科组成。

（二）贯彻落实国家及陕西省有关麻醉药品、精神药品、医疗用毒性药品、放射性药品和易制毒化学药品管理工作的方针、政策、法规和规定。

（三）制定医院麻醉药品、精神药品、医疗用毒性药品、放射性药品和易制毒化学药品管理细则，加强药品的采购、验收、供应、调配、使用病例管理及安全等环节的管理。

（四）组织开展麻醉药品、精神药品、医疗用毒性药品和放射性药品专项检查工作，检查有记录，不断总结经验及时纠正存在的问题和隐患。

二、人员管理

由医教部、药剂科对医院执业医师、药师进行麻醉药品、精神药品和医疗用毒性药品使用知识和规范化管理进行培训。

执业医师经考核合格后取得麻醉药品和第一类精神药品的处方权；药师经考核合格后取得麻醉药品和第一类精神药品调剂资格。取得麻醉药品和第一类精神药品的处方权的医师在医教部备案。

三、采购及库存管理

（一）办理麻醉药品、第一类精神药品购用印鉴卡。准备《麻醉药品、第一类精神药品购用印鉴卡》申请表，购进、验收、保管、仓储、调剂等管理制度及处方医师资格和医院资质等资料并加盖医院公章，到区、市卫计局办理。

（二）从榆林市食品药品监督管理局认定的麻醉药品、第一类精神药品一级供应商处采购药品。由麻醉药品管理员提计划，药剂科主任、主管院长逐级审批，购买药品付款应当采取银行转账方式。

（三）麻醉药品、第一类精神药品入库管理：麻醉药品、第一类精神药品入库验收做到货到即验，双人开箱验收，清点验收到最小包装，验收记录双人签字。入库验收采用专簿记录，内容包括：日期、凭证号、品名、剂型、规格、单位、数量、批号、有效期、生产单位、供货单位、质量情况、验收结论、验收和保管人员签字。

（四）麻醉药品、第一类精神药品贮存管理：麻醉药品、第一类精神药品储存专人负责、专库（柜）加锁，并有摄像监控和红外报警装置。进出专库（柜）的麻醉药品、第一类精神药品建立专用账册，进出逐笔记录，内容包括：日期、领用部门、品名、剂型、规格、单位、数量、发药人、复核人和领用签字。二人复核，双人双锁管理，做到账物相符。专用账册的保存期限应当自药品有效期满之日起不少于5年。

（五）每月在陕西省食品药品监督管理局网站上报麻醉药品和第一类精神药品购进、销售及库存情况。

（六）过期、损坏麻醉药品、第一类精神药品进行销毁时，应当向所在地卫生行政部门提出申请，在卫生行政部门监督下进行销毁，并对销毁情况进行登记。

四、使用管理

（一）麻醉药品、精神药品处方格式由三部分组成。

1. 前记：医疗机构名称，处方编号，患者姓名、性别、年龄、身份证明编号，门诊病历（案）号，科别，开具日期等，并可添列专科要求的项目。

2. 正文：病情及诊断，以 Rp 或者 R 标示，分列药品名称、规格、数量、用法用量。

3. 后记：医师签章、药费以及审核、调配、核对、发药的药学专业技术人员签名。

（二）麻醉药品和第一类精神药品的处方笺为淡红色，处方右上角分别标注"麻""精一"；第二类精神药品的处方笺为绿字白底，处方右上角标注"精二"。

（三）医师应当按照卫生部制定的麻醉药品和精神药品应用指导原则，开具麻醉药品和精神药品处方。

（四）门（急）诊患者开具的麻醉药品、第一类精神药品注射剂，每张处方为一次用量；控缓释制剂处方不得超过 7 日用量；其他剂型处方不得超过 3 日用量；哌醋甲酯用于治疗儿童多动症时，每张处方不得超过 15 日常用量。

（五）需长期使用麻醉药品和第一类精神药品的门（急）诊癌症疼痛和中、重度慢性疼痛患者。

1. 具有处方权的医师在为因镇痛需长期使用麻醉药品、第一类精神药品的癌痛，慢性中、重度非癌痛的患者首次开具麻醉药品、第一类精神药品处方时，应当亲自诊查患者，为其建立相应的病历（案），并签署患者《知情同意书》。患者需每 3 个月复诊或随诊一次。

2. 患者持《知情同意书》和相应的病历、身份证（如为代办人，需同时携带患者及代办人身份证）、户籍证原件及复印件到医教部申请办理《麻醉药品监督使用记录》，资料留医教部备案。

3. 患者凭《麻醉药品监督使用记录》和专用处方到药房取药。药师查验处方医师资格，核对所开具药品的合理性，签全名并进行登记；对不符合规定的麻醉药品、第一类精神药品处方，拒绝发药。

4.注射剂每张处方不得超过3日用量；控缓释制剂每张处方不得超过15日用量；其他剂型每张处方不得超过7日用量。

（六）除上述情况外，麻醉药品注射剂仅限于医院内使用。

（七）第二类精神药品处方一般不得超过7日用量，对于某些特殊情况，处方用量可适当延长，但医师应当注明理由。

（八）为住院患者开具的麻醉药品和第一类精神药品处方应逐日开具，每张处方为1日常用量。

（九）药房不得办理麻醉药品、精神药品退药手续，患者停药后应无偿交回剩余麻醉药品、精神药品，双人复核并详细记录，定期按规定销毁，并对销毁情况进行登记。

（十）临床病区药柜，根据需要可领取少量麻醉药品和第一类精神基数药品，用药后凭处方和空安瓿（针剂）及时补充。对于麻醉药品、一类精神药品单次使用出现的剩余药量，不能用于其他患者，必须现场销毁，由当班医师和护士双人核对，填写销毁记录。对于各病区麻醉药品和第一类精神基数药品，设专人专柜（保险柜）管理，有交接班制度。药剂科应每月到病区进行核查并有记录。

（十一）麻醉药品和第一类精神药品处方至少保存3年，第二类精神药品处方至少保存2年。处方保存期满后，经医院主管领导批准、登记备案，方可销毁。

（十二）登记回收的空安瓿及贴剂，销毁时应有记录。

五、丢失及被盗案件报告管理

在储存、保管、使用麻醉药品、第一类精神药品过程中，发生丢失、被盗、被抢和发现骗取或者冒领等情况，应立即向医教部、护理部、保卫科、药剂科报告有关情况，由相关职能科室向主管院领导及区卫计局、区公安局和区食品药品监督管理局报告。

六、医疗用毒性药品管理

（一）医师按处方书写要求准确开具毒性药品，每次处方剂量不得超过2日极量。

（二）药师调配毒性药品处方时，必须认真负责，计量准确，按医嘱注明要求调配，配方人与复核人双方签字后方可发出。对处方未注明"生用"的毒性中药，应当付炮制品。如发现处方有疑问时，须经原处方医师重新签字后再行调配。

（三）毒性药品的处方不得随意涂改，取药后保存2年备查。

（四）毒性药品的配制，应由药师负责配制，另由药师以上技术人员负责质量检查。严防与其他药品混杂，每次配料必须经第二人复核无误，经手人与复核人均须签字备查。

（五）使用毒性药品的部门必须建立保管、验收、领发、核对等严格制度。严禁与其他药品混放，做到划定仓间或仓位，专柜加锁并由专人保管，发现问题及时查找原因，并及时上报。

七、放射性药品管理规定

放射性药品的使用需严格遵守放射性药品有关法律、法规的规定（详见相关科室管理规定）。

八、易制毒化学药品管理规定

易制毒化学药品的使用需严格遵守易制毒化学药品有关法律、法规的规定。

2015年，星元医院经批准使用的麻醉药品有12种，Ⅰ类精神药品1种，Ⅱ类精神药品15种。

表 2-13　2015 年星元医院批准使用的麻醉药品与精神药品名录

项目　　　类别	品名	剂型	规格	单位
麻醉药品	芬太尼	注射液	0.1mg	支
	芬太尼	注射液	0.5mg	支
	瑞芬太尼	注射液	0.1mg	支
	舒芬太尼	注射液	50ug	支
	芬太尼	透皮贴	2.5mg×2 贴	合
	哌替啶	注射液	50mg	支
	哌替啶	片剂	50mg×20 片	盒
	吗啡	注射液	10mg	支
	吗啡	片剂	10mg×20 片	盒
	吗啡	缓释片	30mg×10 片	盒
	羟考酮	缓释片	10mg×10 片	盒
	可待因	片剂	15mg×20 片	盒
I 类精神药品	氯胺酮	注射液	100mg	支
II 类精神药品	地佐辛	注射液	5mg	支
	地西泮	注射液	10mg	支
	地西泮	片剂	2.5mg	片
	苯巴比妥	注射液	100mg	支
	苯巴比妥	片剂	30mg	片
	艾司唑仑	片剂	1mg	片
	阿普唑仑	片剂	0.4mg	片
	咪达唑仑	注射液	5mg	支
	咪达唑仑	片剂	10mg	片
	唑吡坦	片剂	10mg×20 片	盒
	曲马多	片剂	50mg×10 片	盒
	氯硝西泮	片剂	2mg×100 片	瓶
	氯硝西泮	注射液	1mg	支
	劳拉西泮	片剂	0.5mg×20 片	盒
	右佐匹克隆	片剂	3mg×20 片	盒

备注：该目录为我院现行使用目录，如实物与目录不符，以实物为准。

第三篇　卫生运动篇

榆阳区卫生运动首推商代出土文物唾盂，是最早的痰盂。明成化年间选优质泉水建官井供军民饮用。民国16年（1927）为迎接省政府要员，榆林军政人员扛着扫帚、铁锹，在新明楼前举行集会，打扫街道卫生。民国时期，榆林城建立专员、县长每周上街检查卫生制度。1952年成立防疫卫生委员会。1953年在毛泽东主席"动员起来，讲究卫生，减少疾病，提高健康水平，粉碎敌人的细菌战争"号召的指引下，成立了榆林县爱国卫生运动委员会。在榆林县首次春季爱国卫生突击运动中，榆林市第八街为模范街，一区镇川堡为模范区，榆林第二完小为模范学校。1956年按照中共中央《农业发展纲要（草案）》要求，广泛深入发动群众开展以除"四害"（老鼠、苍蝇、蚊子、麻雀，1960年将麻雀改为臭虫）、讲卫生、消灭传染病为中心的爱国卫生运动。1957年在爱国卫生竞赛活动中有4个机关单位、2个巷道、1个农业社、1个农机中学被评为模范集体。1978年以治理脏乱差为重点的群众性卫生运动蓬勃兴起。1982～1989年，全市开展"五讲四美"活动。2006年创建省级卫生城市工作启动，2009年达标。2010年，创建国家卫生城市工作正式启动，2015年达标。

第一章 开展卫生运动

第一节 爱国卫生运动

早在民国 16 年（1927）为迎接省政府要员，在榆林南大街新明楼牌楼前，驻榆军政人员肩扛扫帚、铁锨举行隆重的讲究卫生、防止疾病集会，国民革命军第二集团军第九路军第一师司令部、榆林县禁烟局、榆林县财政局、榆林县公安局等数千人参加集会。

民国期间榆林城建立专员、县长每周上街检查卫生制度。

民国 25 年（1936）成立榆林县卫生委员会，对各项卫生规则进行监督实施。

民国 31～33 年（1942～1944），为了宣传卫生常识，推行卫生教育，县卫生委员会和县卫生院连续三年举办卫生宣传展览会，累计参观人数达 3 万多人。

1950 年，榆林城区普遍成立了街巷卫生小组，各事、企业单位分别组建了防疫小组。首先在榆林城区开展了街道、室内外和个人卫生清洁运动，新增厕所 14 个，取缔不卫生厕所 11 个，建垃圾箱 24 个，挖垃圾坑 6 个，改善了街道卫生。举行卫生大检查 2 次，共检查机关单位 123 个，群众 3770 人，卫生优劣张榜公布。

1951 年榆林城区普遍成立了街巷卫生小组，各事、企业单位分别组建了防疫小组。居民卫生小组订立卫生公约和院落日轮流清洁制度。

1950～1952 年，卫生清洁运动由县卫生防疫委员会负责，区、乡都成立了防疫委员会，村有防疫组。开展的卫生清洁项目有消灭老鼠、虱子、苍蝇，清除垃圾、粪便、杂草，水井加盖，改建厕所，猪圈、房屋大扫除，拆洗被褥等。

1953 年在毛泽东主席"动员起来，讲究卫生，减少疾病，提高健康水平，粉碎敌人的细菌战争"号召的指引下，成立了榆林县爱国卫生运动委员会。3 月，掀起了大规模的爱国卫生运动，从市、区、县、镇、村到事业、企业、商店、工厂等，所有单位都成立了爱国卫生运动委员会。街道居民以自然巷子为一卫生小组，组长为卫生检查员，每日检查一次，保持日日清洁。街道清扫工作，实行群众地段保洁制度，卫生清洁检查员每天清早督促扫除，白天巡回保洁。在榆林市，5 天粉刷商铺门面 1123 间，达全数的 99% 以上，打扫住室 11862 间，清除石块垃圾 236 吨。专署各机关挖蛹 196 斤 7 两。在乡村，镇川三乡卫生组织很普遍，刷扫房子 1139 间，窑洞 95 孔，拆洗被褥 135 件，衣服灭虱 1282 件，院落打扫更为彻底。各区打扫房子 4213 间、土窑 210 孔，拆洗被褥 8267 件，捕鼠 1200 只。四区群众的卫生自觉性达 70% 以上。在活动中，榆林市第八街为模范街，一区镇川堡为模范区，榆林第二完小为模范学校被评为模范先进集体。

1955 年，爱国卫生运动深入到农村，结合春耕开展了清除垃圾、粪圈，修整厕所并加盖，改变人畜同居不良习惯，拆洗被褥等，有 23 个农业社、学校等被社评为典型卫生模范单位。

1956 年，按照中共中央《农业发展纲要（草案）》要求，广泛深入发动群众开展以除"四害"、讲卫生、消灭传染病为中心的爱国卫生运动。

1957 年城关镇评出的卫生模范单位有：人民银行、税务局、地委机关大院、中级法院；巷道有：前水圪坨巷、定慧寺巷；农村有：孟家湾区赵元湾农业社、安崖区方崖乡杨家畔中学。

1958 年全县爱国卫生的重点是改变环境卫生状况，无论从城市或乡村，基本上都达到了"四化""六有""六净"。（四化：墙壁粉白化、清洁化、居室无灰化、院落美化。六有：人人有口罩，家家有蝇拍，户户有厕所，牲畜有棚，猪羊有圈，鸡狗有窝。六净：村内外净、衣服净、被褥净、门窗桌椅净、厨房灶具净）。广大群众形成了"四勤"（勤刷牙漱口、勤洗衣、勤晒被褥、勤洗脸洗手），"三不"（不喝生水、不吃生冷东西、不随地吐痰）的新风尚。

1958 ~ 1960 年，开展以除"四害"为中心的爱国卫生运动。县、公社成立除"四害"指挥部，全县组建爱国卫生突击队 478 个，成员共 2490 人。3 年共消灭老鼠 96.1 万只，堵鼠洞 10.5 万个，消灭麻雀 201.2 万只，泥封麻雀窝 24.9 万个，灭蝇蛹 41451 公斤，蚊子 928 公斤，清除垃圾 27 万吨，填垫污水沟坑 9.7 万平方米，疏通污水渠 11.3 万米，铲除杂草 280 万公斤，整修厕所 2.5 万个，修建猪圈 9263 个，改良水井 698 个。

1963 年对 60 个卫生模范单位和 110 个卫生模范个人进行了表彰奖励。城关镇建立卫生监督站 4 个，发放六六六 1400 公斤，敌百虫粉 20 公斤，毒鼠药 40 公斤，漂白粉 25 公斤。

"文化大革命"期间，爱国卫生运动减弱，一度垃圾、污水乱倒，环境卫生无人过问，脏、乱、差现象严重。

1970 年成立榆林县城关清洁大队。

1977 年恢复县爱委会后，重新发布《城镇卫生管理条例》《爱国卫生公约》，号召讲究卫生，开展爱国卫生运动，在全县推行"两管五改"（两管即管粪、管水；五改即改水源、改炉灶、改厕所、改畜圈、改环境）为点的卫生工作。

1978 年，以治理脏乱差为重点的群众性卫生运动蓬勃兴起。先后 8 次组织人员对城乡 187 个厂矿、机关、学校、村庄，486 个街巷、院落及居民户进行卫生检查，评出卫生先进单位 68 个，模范村 12 个。模范户 48 个，模范个人 28 名。至 1979 年全县改水井 2289 眼，改厕所 101 个，改畜圈 1547 个，改善村环境卫生 85 个，并将镇川公社八塌湾村树为全县环境卫生样板村，多次在该村召开现场会学习、交流经验。

1979 年爱国卫生工作的重点是整顿市容环境，清除"四害"，实现"五洁"（街道整洁、公共场所整洁、室内外整洁、厕所整洁、厨房整洁），消除三废污染，整顿饮食行业，建设文明卫生城乡。

1980 年制定了《榆林县爱国卫生十年（1981 ~ 1990 年）规划》。

1982～1989年，全县开展"五讲四美"活动，城区大街推行"门前三包、7户一岗"责任制。以城镇为重点开展环境清洁美化工作，植绿化树20余万株，机关学校及厂矿建花圃463个，养花蔚然成风。爱卫会同时配合工商管理、公安、防疫等部门查处销毁变质食品、饮料；责令不符合卫生要求的食堂和饮食摊点迅速改进；对街道住户、门市部实行门前"三包"（包绿化、包卫生、包秩序），促进城区美化、绿化、净化。1983年针对老鼠密度上升的情况，连续3年进行灭鼠防病。至1995年共抽调灭鼠专干240人，先后召开灭鼠工作会议48次，消灭老鼠9.4万只，鼠密度由18.6夹次/日下降至5夹次/日。

1991～1993年，榆林市爱国卫生活动多流于形式，农村日常环境卫生更无人抓。每年所搞的1～2次群众性环境卫生活动多为应付上级的检查，城区一些偏僻街巷及死角长年垃圾堆山、粪便污水横流也无人过问，许多地方"脏、乱、差"状况得不到治理。

2003年全区掀起了以抗击"非典"为重点的爱国卫生活动，对城区大街小巷彻底进行了环境卫生清理整治，参与义务清理卫生达3.2万人次，出动机动车辆1860辆次，清除垃圾3800多吨，埋压垃圾堆3100多吨，清洗野广告及乱贴乱画26000多张处，清挖渠道2100米，维修厕所38个。同时开展了食品卫生大检查。区"非典"办充分利用上级拨款和社会各界捐款，购置消毒用品，分发到各检查站、乡镇集市、学校、医院、车站等公共场所进行预防性喷洒消毒，清毒率达95%以上。

2003～2009年，市政府投资32亿元人民币，在市区进行污水处理、下水道管线铺设、密闭式垃圾站的建设，大大改善了城市环境卫生状况。据不完全统计，市区内铺街面、路面40万平方米，新修上下水道38万米，新建公厕342个，新建农贸市场18个。配备垃圾车16辆，洒水车1辆。

2006～2009年，在创建省级卫生城市工作中，每年4月份开展了爱国卫生月"六个一"专项行动，使城市卫生满意度达91.9%。区政府为实现中共榆林市委、市政府提出的"到2008年把榆林建成省级卫生城市的奋斗目标"，出台了《榆阳区创建省级卫生城市实施方案》。3年建成垃圾收集转运站42座，新建设施齐全的水冲式公厕102个，移动公厕16个，硬化背街巷道294条。于2007年建成并投运了日处理垃圾600吨的城区生活垃圾处理厂。于2008年建成城区污水处理厂。城市生活垃圾无害化处理率达85%，生活污水集中处理率达67%。

2007年起，实施"蓝天工程"，至2009年，榆林城区"禁烧有烟煤"控制范围达74平方公里，使7个街道办事处和4个乡镇约10万户、29万居住人口使用上了天然气，城区气化率达70%。截至2008年度，市、区累计完成投资42.48亿元。历时3年，创建省级卫生城市的10个基本条件初步达标。2010年正式启动创建国家卫生城市工作，"双创"工作从城区深入到农村，城郊公路沿线的14个乡镇列入了创卫乡镇，实现了城乡联创。

2010年大力开展以改水、改厕、健康教育三位一体为重点的农村爱国卫生工作，在原有5个创卫乡镇的基础上新增加到14个创卫乡镇，同时，通过多种方式向农民宣传"创卫"的意义和健康文明的生活方式，扩大健康教育宣传面。积极配合水利部门新建、改建防病改水工程，逐步解决贫困山区的饮水困难；对2009年改厕的2个乡镇使用率进行调研，配合市爱卫办在榆阳镇杏焉村召开了卫生厕所改造和使用现场会，使卫生厕所的使用率大大提高。各乡镇结合农业综合项目大力改造沼气厕所、配合国际项目改造卫生厕所，逐步扩大卫生厕所的普及率。

2011～2012 年的春季爱国卫生月，区爱卫办进行统一的安排，有 200 多个单位、1.7 万多人次参与了城区义务清理卫生活动，共清理卫生死角 330 多处，清理垃圾 100 多吨，清理旧对联、野广告等 5 万多条，清理了 200 多条巷道及房顶的乱堆杂物，维修垃圾箱 100 多个，清理污水渠 50 余处。

2013 年春季爱国卫生月，有 150 多个单位，1 万多人次参与了城区义务清理卫生活动，共清理卫生死角 200 多处，清理垃圾 100 多吨，清理旧对联、野广告等 3 万多条，清理了 100 多条巷道及房顶的乱堆杂物，维修垃圾箱 100 多个，清理污水渠 10 余处。

2014 年的春季爱国卫生月，重点开展居民区的大范围灭鼠、居民楼院的环境卫生治理活动。共清理卫生死角 330 多处，整治院落 569 户，清理垃圾 140 多吨，清理旧对联、野广告等 5 万多条，维修垃圾箱 100 多个，清理污水渠 50 余处，全区的环境卫生面貌不断改善。

2015 年的春季爱国卫生月，集中组织开展了环境卫生整治活动，重点开展了"三清一绿"工作。即清理垃圾、清洁水体、清除死角和绿化环境。各社区组织辖区机关、企事业单位开展大扫除，认真做好单位院内和责任区环境清理和绿化美化工作。共倾倒垃圾 970 吨，清除垃圾死角 32 处。发动社会组织等开展志愿者行动，清洗交通护栏 3.2 公里，开展义务植树等活动，全区的环境卫生面貌得到改善。

第二节　除"四害"

1952 年、榆林市、县首次开展除"四害"（指老鼠、苍蝇、蚊子、麻雀）讲卫生运动。

1953 年，春季爱国卫生突击运动中，榆林县捕鼠 1200 只。三区鱼河堡挖蛹 166 斤。

1954 年爱国卫生运动首先在春节期间结合民间旧有的习惯，进行了大扫除工作，农村春耕送粪期间，有重点地搞了环境卫生，夏季对饮食摊贩、浴池、屠宰场进行了管理，新建与改建厕所，部分地区改建水井。先后训练了炊事人员，召开伙食管理员座谈会，并利用各种集会给群众讲解简易的预防传染病常识和放映卫生影片。榆林城发动群众利用破砖废土垫铺大街小巷，建立了卫生检查制度。

根据《1956～1967 年全国农业发展纲要（草案）》第二十七条中规定："除"四害"从 1956 年开始，分别在五年、七年或者十二年内，在一切可能的地方，基本上消灭老鼠、麻雀（后改为臭虫）、苍蝇、蚊子。"1956 年，榆林城一次出动居民、干部、学生 2000 多人，清理公共场所垃圾、粪土、杂草 825 吨，填平污水沟 30 余处。这年城乡普遍使用六六六、滴滴涕喷洒厕所、公共场所等，防蚊蝇滋生。

1958 年 2 月，陕西省卫生厅转发卫生部"关于动员全国医疗卫生人员积极参加爱国卫生运动的通知"。要求在 1958～1962 年，在全省持续开展声势浩大的以除"四害"为中心的爱国卫生运动，5 年内全省基本消灭"四害"，实现无鼠、无蝇、无蚊、无麻雀的"四无省"。据此，榆林县人委于 3 月 4 日制定了《榆林县 1958～1960 年开展以除"七害"为中心内容的爱国卫生运动规划（草案）》，要求在 3 年内彻底消灭"七害"（鼠、蝇、蚊、虱、蚤、麻雀、臭虫），改善环境卫生和个人卫生，城关镇争取 1958 年底实现"六无城市"，1959 年彻底消灭蚊子。农村最迟不超过 1960 年，改善环境卫生，提倡"鸡有窝、猪有圈、牛马驴骡有棚舍"，"堆肥发酵"。1958～1960年，县、公社成立除"四害"指挥部，全县组建爱国卫生突击队478个，成员共2490人，3年共消灭老鼠96.1万只，堵鼠洞10.5万个，消灭麻雀201.2万只，泥封麻雀窝24.9万个，灭蝇蛹41451公斤，蚊子928公斤。当时人手一拍，见蚊蝇就打。并规定学生每人每日交死蚊蝇1火柴盒。经中央卫生检查团依据陕西省爱卫〔1958〕07号标准检查评比鉴定，于1960年8月9日公布：榆林县为基本"四无县"。此后，全县每年春节、春耕、五一、七一、八一、十一、元旦等节日前后进行5～7次卫生突击运动和卫生大检查，并开展经常性卫生监督，以除"四害"为重点的爱国卫生运动走上经常化、制度化。

2006～2009年，创建省级卫生城市期间，建立市、区、街道办事处（镇）、社区（村）四级卫生工作网络体系，制定《榆林市病媒生物防治工作方案》。3年来，市区两级投入病媒生物防治经费累计200万元。其中2009年投入80多万元，榆阳城区进行了一次拉网式除"四害"消杀活动，使城区"四害"密度达到国家规定标准要求。

2010～2015年，除"四害"工作采取大型机关单位签订除"四害"合同，推广由专业消杀队伍与单位承包灭鼠措施，加强"四害"密度监测，扩大宣传面，累计投入300万元，发放病媒生物防制宣传画册20多万份。开展了病媒生物监测和病媒生物孳生地调查。保持灭害工作经常化、规范化。

2010年，对城区餐饮和公共场所经营单位实行了量化分级管理，量化率分别为95%、80.1%。对2715户城区餐饮和公共场所经营单位进行了日常监管，监督覆盖率100%。

2012年5月30日至6月30日在榆林城区范围内开展了一次"四害"孳生地整治和消杀活动。2013年《H7N6禽流感等突发性重大传染病防控预案》出台，区疾控中心组织开展了应急演练，储备应急物资10多万元。

2013年市爱委办投入60余万元组织开展了榆林中心城区春、春两季病媒生物防治活动。5月25日至29日集中投放药物6300公斤。建立灭鼠站点6000余个。鼠密度由灭前的15.8%下降为0.15%。免费发放灭蟑螂胶饵10余万份。出动17台次车辆喷洒10%氟氯氰醋600余袋，安备颗粒50公斤，对芹河、榆阳河、榆溪河3条河流两岸的绿化带、树木、花草、水体进行了集中杀灭。

2015年6月份，组织开展病媒生物消杀工作，采取集中统一灭蚊、鼠等除害工作，切断疾病传播途径。全年蟑螂密度监测平均密度0.19只/张，为德国小蠊种；鼠密度监测平均密度为0.70%，鼠种以小家鼠和褐家鼠为主。蝇密度监测平均密度0.87只/笼，以小家蝇为主。蚊密度监测平均密度0.60只/小时，蚊种以淡色库蚊为主。

第三节　农村"两管五改"

1960年，遵照陕西省制定的三年规划，全县农村启动了保护水源、改良水质和管好粪便工作及宣传。春秋两季开展了改水、改灶、改厕、改圈和改变环境卫生工作。1965年6月，榆林专区防疫站在榆林县新民大队搞了"两管五改"（管水源、管粪便，改良水井、环境、炉灶、厕所、畜圈）试点。该大队有3个小队，80户，343人。共新建厕所16个，改建50个，取消不卫生厕所20个。对部分猪、羊圈进行了改进。修建卫生井 2 眼，大部分水井修了井棚，加了井盖，加高了井台。"文化大革命"初期，"两管五改"工作基本停滞。20 世纪 70 年代逐渐启动，先后在刘千河、小壕兔、镇川、马合、岔河则、巴拉素等公社铺开，1977～1978 年全县工作达高潮，共计改水井 2283 眼，改厕 13109 个，改圈 1547 个，改变环境 84 个村，推广泥封堆肥法，部分大队办起了沼气池。1996～2000 年，榆阳区实施了"农村供水与环境、个人卫生教育"三位一体项目。2003～2005 年，全区开展了"一池三改"工作，即建沼气池，改厕、改圈、改环境。此外，通过"母亲水窖"、集雨工程、防氟改水工程和人饮工程的实施，使广大农民解决了吃水难问题，部分山区农民饮用上了清洁卫生的自来水。2006～2009 年，创建省级卫生城市期间，3 年累计投入资金 50 多万元进行农村改水改厕，共改厕所 3300 个。榆阳区城郊 4 个乡镇全部开展了农村改水改厕工作，使近郊农村无害化卫生厕所达总农户的 80% 以上，自来水普及率达 90% 以上。

2009～2015 年榆阳区完成中省下达农村改厕项目，新建厕所 3000 个，城区以建立水冲式厕所为主，累计共建成设施齐全的水冲式厕所 118 座。

第四节　建设文明卫生城乡

榆阳区建设文明卫生城乡始于 1981 年，全县开展"五讲四美"文明礼貌活动，建设社会主义精神文明，首先从清洁卫生作起。1982～1989 年，全县开展"五讲四美"活动，以城镇为重点开展环境清洁美化工作，植绿化树 20 余万株，机关学校及厂矿建花圃 463 个，养花蔚然成风。1984 年，榆林县政府提出："三年建成文明卫生城镇"的口号，着重抓了榆林城的文明建设和治脏工作。1988 年将原城关清洁大队改为市环境卫生所后，相继增置洒水车、倒垃圾车共 12 辆，城区街巷配清洁工 45 人，并设有专职环卫管理人员 20 人，负责城区垃圾清扫和环境卫生的监督与管理。1987 年、1988 年榆林县两次获得全省文明卫生城市建设单项奖。1990 年后，城市的爱国卫生重点是创建卫生城市。为了贯彻落实国务院《关于加强爱国卫生工作的决定》和全国爱卫会发出的《关于开展创建卫生城市活动的通知》精神，区政府多次专门召开会议研究部署，在爱卫会的框架下由相关成员部门抽人组成市容稽查队，每年对照卫生城市标准，组织检查评比活动，加强了基础卫生设施建设，城区美化绿化、卫生综合治理、食品卫生监督、防病除"四害"和健康教育等各方面工作。每年四月份由各办事处配合，组织开展"爱国卫生月"活动，突击整治城区环境卫生，清除野广告，开展"四害"消杀等活动，并进行卫生检查评比。每年由各办事处申报，创建命名一批卫生先进单位；由各委员部门配合，每 3 年迎接一次省爱卫会的创建卫生城市检查考核。

2003 年市委、市政府提出到 2008 年把榆林建成省级卫生城市的奋斗目标。为此，区政府成立了创建省级卫生城市领导小组，调整充实了爱卫会部门成员，出台了《榆阳区创建省级卫生城市实施方案》。截至 2008 年度，市、区累计完成投资 42.48 亿元，全民总动员，历时 3 年，创建省级卫生城市的 10 个基本条件初步达标。

一、城市生活垃圾处理厂建成投入使用，粪便无害化处理场正在建设当中，城市生活垃圾无害化处理率达 85%。

二、榆林市两个污水处理厂投入营运，日处理污水能力 4.2 万吨，城市生活污水集中处理率达到 67%。

三、2009 年投资 4000 万元，新增绿化面积 55 公顷，城市绿地率≥31.18%，绿化覆盖率≥36.1%，人均公共绿地已达 7.54 平方米。

四、大力实施"蓝天工程"，全年 API 指数小于 100 的天数占全年天数比例≥70%。据城区 4 座空气质量自动监测站跟踪监测，2008 年城市中心区达标天数实际为 312 天，已达到 85%。

五、组织开展全民动员除"四害"行动，鼠、蚊、蝇、蟑螂四项基本达到了全国爱卫会规定标准。

六、严格食品安全管理，近三年以来区内未发生重大食品安全事故。

七、近三年无甲、乙类传染病暴发疫情。

八、完善社区健康服务体系，社区卫生服务中心覆盖率和"六位一体"功能完善率均达到 100%。

九、加大城中村改水、改厕力度，农村农户无害化卫生厕所普及率达 80% 以上。

十、市统计局、国家调查队发放问卷调查，区内居民和过往旅客对市容环境卫生状况满意率达到 90% 以上。

2010 年是市区开展"创建全国卫生城市"工作开局年，对 2008 年以前创建成的 70 多个"省级卫生先进单位"进行复查，对 10 个单位改建和卫生较差的单位进行上报建议取消"省级卫生先进单位"称号。新的卫生先进单位、村、无吸烟单位的创建工作，对于本年 14 个乡镇、7 个街道办事处新申报的 110 个各级卫生先进单位、90 多个卫生村、4 个无吸烟单位，7 月中旬进行逐级严格审查、筛选，对符合条件的 26 个单位分别推荐为省、市级卫生先进单位，卫生镇，卫生村及无吸烟单位；对符合条件的 72 个单位、13 个乡镇、53 个村分别命名为区级"卫生先进单位""卫生先进乡镇""卫生先进村"。

2011 年 6 月，区爱卫办建议上级对 2008 年以前创建成的 10 个"省级卫生先进单位"卫生较差的单位进行取消荣誉称号。对 14 个乡镇、7 各街道办事处申报各级卫生先进单位进行逐级审查、筛选、验收。10 月份对 38 个区级卫生单位、32 个区级卫生先进村、2 个区级无烟单位进行了验收授牌，并积极推荐 7 个省级卫生先进单位、2 个省级卫生先进村、8 个市级卫生先进镇、51 个市级卫生单位、25 个卫生先进村给予命名授牌工作。截至 2011 年 11 月，已创建成省级卫生示范单位 3 个、省级卫生先进单位 102 个、省级卫生镇 1 个、省级卫生村 3 个、市级卫生先进单位 116 个、市级卫生乡镇 8 个、市级卫生村 29 个、区级卫生先进单位 184 个、区级卫生镇 5 个、区级卫生村 70 个、无吸烟单位 2 个，因卫生管理滑坡，撤销区级卫生先进单位 40 个、撤销市级卫生先进单位 4 个。

2012 年，启动了"四城"联创工作。10 月份，区爱卫办和区创建办对创建乡镇、办事处上报的 200 多个卫生乡镇、卫生单位、卫生村、卫生社区和无烟单位进行了为期 1 个月的验收评审，对符合条件的 23 个单位、20 个行政村、15 个社区和 3 个无烟单位分别授予为区级"卫生先进单位""卫生先进村""卫生先进社区""无烟单位"的荣誉称号。同时对 120 个符合省、市级的卫生单位、乡镇、村、社区积极推荐至上级部门给予命名。

2013 年，对 2012 年以前命名的 102 个省级、I29 个市级卫生先进乡镇、卫生先进单位、卫生先进村进行了复查，对 2013 年申报 207 个各级卫生先进单位、乡镇、村组进行全面的评审。

2014 年，是榆林城区创国卫工作的验收年，及时调整了榆阳区爱国卫生委员会成员单位，新加入食药局、环卫局、创卫办等单位，进一步充实爱卫工作力量。重新修订印发了《榆阳区爱国卫生运动委员会工作规则》和《成员单位职责分工》，厘清职责，进一步规范爱卫工作程序。协调落实区爱卫办人员编制和经费，核定爱卫办编制3人，为行政编制，新增三个公益性岗位充实爱卫办人员。区卫生局负责包抓小纪汗乡黄土梁村，下发健教资料1200余份，下发消杀"四害"药品520盒。为全村改厕226个，使全村实现道路硬化、绿化、改水、改厕的目标，达到省级卫生村的标准，创成全市第一批省级卫生村。先后召开3次卫生系统创建工作专项推进会，根据创卫标准逐条对照检查，边查边改，到10月份全面进入迎验状态。

经过5年奋斗，2015年于3月24日，创建国家卫生城市工作顺利通过考核验收，全国爱国卫生委员会办公室正式授牌命名榆林为"国家卫生城市"。

第二章　卫生宣传教育

第一节　卫生宣传

榆阳区卫生宣传教育早在民国 31 ～ 34 年（1942 ～ 1945）就开展了一些工作。为了宣传卫生常识，推行卫生教育，县卫生院和县卫生委员会联合连续 4 年举办夏季卫生展览会。民国 32 年（1943）卫生教育集会 19 次，参与者达 23938 人次，家庭访视 72 次，发放宣传品 3500 张。民国 34 年（1945）7 月 14 ～ 16 日，举办的卫生展览会规模较大，用各种模型、标本、图片、说明书分设营养品、生活用品、昆虫类、环境卫生、卫生统计、病理检验、外科、药品调剂、妇幼卫生、人体解剖模型、防疫、中医中药等 16 个展室，参观人数达 29441 人。期间，榆林党政军领导及各机关团体、学校等亲临参观指导，受到社会各界赞誉。

榆林解放后，榆林县人民委员成立了文卫科、县卫生委员会，配置专兼职人员开展卫生宣传工作。

1950 年，利用各种机会，在每个季节或庙会、骡马大会以及门诊病人候诊时间，采用口头或文字进行卫生宣传。农历四月初八青云山庙会设有卫生宣传室，张帖卫生漫画、标语及各种疾病标本模型，供群众观看。此外，还在纪念日、庆祝会上采用秧歌、漫画、标语、办黑板报、报社投稿等形式进行卫生宣传。本年下乡卫生宣传费达新币 970 元。

1952 ～ 1955 年，为响应毛主席"讲究卫生，减少疾病，粉碎细菌战"的号召，每年配合爱国卫生运动开展一次大规模的卫生宣传教育活动。其形式有办黑板报，宣传品，漫画，制作各种疾病模型，秧歌，化装出演蚊、蝇、鼠、蚤四大害，编演小调快板，卫生戏剧，电影，广播等。仅 1955 年，举行各种卫生宣传 179 次，受教育群众达 2 万人次，挂图展览 120 幅，为各乡下发了宣传材料。

1956 年，按照国家卫生部《关于加强卫生宣传工作》的指示精神，卫生宣传教育工作狠抓了组织和制度建设。县防疫站设有宣教组，县医院及区、乡卫生院配置了专兼职卫生宣传员，每星期办黑板报一期，全年利用有线广播按季共计宣传 20 次。宣传内容重点以公共卫生和预防传染病为主。

1958 年，全县开展了以除"四害"为重点的爱国卫生运动，在城关镇召开了万人誓师大会，各公社召开了动员会，采取多种形式进行卫生宣传。榆林县医院举办了大型卫生实物展览，参观的群众川流不息。据不完全统计：1 ～ 8 月开展各种宣传活动 2250 余次，接受卫生宣传教育约 27.7 万人次。

1960 年，本县卫生宣传深入到机关单位和公社生产队，重点进行除害灭病及妇幼保健卫生宣传。全年举行突击卫生运动宣传 2 次，共计发动各种除害灭病宣传资料 10.5 万份，卫生画 6000 张，标语 1.4 万条，幻灯片影前播放 83 场，展览图片 44 天，观众达 4.6 万人次。为《榆林报》投稿 6 篇，编辑《布病防治简报》5 期。

1963 年不完全统计：全年卫生宣传 137 次，生产地头宣传 69 次，图片展览 3 次，广播宣传多次，黑板报 80 余次，《榆林报》载文宣传 20 次，发放饮食卫生"五四"制印刷品 400 余张。

1965 年 1～3 月，办黑板报 12 期，发各种卫生宣传品 1.5 万份，举办学校学生眼保健展览 1 次，发眼保健操挂图解 1000 份。

1977 年卫生宣传工作重新起步，采取城乡结合，自办节目、影前宣传、办专栏、黑板报等形式卫生宣传 261 次，举办各种类形卫生知识学习班 300 多期，培训 1000 余人。

1978 年县防疫站在街头创办了卫生宣传栏。1982 年，防疫站增设宣教科，配备了专职卫生宣传人员。

1980 年 4 月 26 日，县革命委员会印发《关于吸烟有害与控制吸烟的通知》，首次在各单位倡导控制吸烟行动。

1981 年县防疫站恢复卫生宣教组，配备了专职卫生宣教员和宣传器材。至 1986 年，共印发各类宣传资料 12 万份，出动宣传车 50 多天车次，设宣传岗 60 余天次，大型食品卫生展览 12 天，受教育者 5 万余人。办 6 种地方病防治图片展览一次，展出图片 50 块，为期 3 天。向报刊、广播投送稿件 36 篇、照片 32 张、幻灯片 12 张。

1985 年县防疫站牵头组织指导卫生科谱宣传一条街建设。共创建卫生宣传窗口 20 处，制作宣传展版 46 块。同时加快了卫生宣传网建设步伐。

自 1988 年世界第一个无烟日始，多次举行了劝阻、咨询、讲演戒烟活动。

1994 年以来，伴随着"亿万农民健康促进行动"农村健康教育工作启动和强化，农村"人无厕所，猪无圈，鸡禽乱跑，粪便随处可见"的状况逐步有所改善。在每年的结核病、计划免疫、碘缺乏病防治、艾滋病等卫生宣传日统一组织了规模较大的相关卫生知识宣传和健康教育。同时在全区中、小学校广泛开展了健康教育活动，开设了卫生教育课，并开展了学生包户宣传卫生健康教育知识的活动，均收到较好的效果。

2003 年春季，在"学雷锋月""科技之春""爱国卫生月"等系列活动中，结合预防"非典"向群众宣传传染病防治知识。秋季开展了以"创建卫生城市，干干净净迎国庆"为主题的文明市民宣传及秋季爱国卫生运动宣传。据统计：累计在城区主街道悬挂横幅标语达 52 条，设立宣传咨询点 13 个，创办宣传栏 98 块，出动宣传车 15 辆次，向城乡人民散发各类宣传材料达 11 万份，制作大型标语牌 60 多块、电视报道 8 次。

2006～2009 年，创建省级卫生城市期间，健康教育累计投入经费 100 万元，城区启动了"健康教育进社区""践行科学发展观"和各种卫生日义诊宣传等社会性健康教育活动，并通过每年的文化、科技、卫生"三下乡"等形式，将卫生宣传辐射到农村、乡镇。

2010～2015 年，在每年的"3·24"结核病防治日、"4·25"计划免疫日、"4·26"疟疾防治日、"5·15"碘缺乏病防治日、"12·1"艾滋病宣传月等特定主题日，区卫生局组织爱卫办、地病办、疾控中心、妇幼保健院、卫生监督所及各医疗单位，开展了规模宏大各具特色的卫生宣传活动。向各委员部门下达了健康教育工作任务和健康教育实施方案，区健康教育所制订了健康教育实施计划，建立健全了健康教育网络，乡村级健教机构覆盖率达 85%。利用广播、电视等宣传工具进行专题报道。彩取举办宣传栏、发放传单张贴标语、举办培训班等多种形式，开展了丰富多彩的卫生宣传工作。2010 年 4 月，卫生系统各单位率先全面禁止吸烟启动。2014 年规范了医疗废弃物集中处置工作，要求城区个体诊所和各乡镇卫生院的医疗废弃物全部由医废中心集中处置，做到统一运送、统一处理，坚决杜绝医疗废弃物流向社会，一经发现，将严查严办。加大医疗废水无害化处理力度，所有处置设备不计成本投付使用，达到创卫要求。卫生系统全体单位都开展控烟活动，广泛宣传控烟，有控烟监督员和戒烟门诊，设置吸烟区，严格考核，所有医务人员不得在工作场所吸烟。据不完全统计：至 2015 年共组织各种卫生宣传 100 余场次，出动卫生宣传车 120 余车次。累计发放传单、宣传袋、宣传画、宣传册、宣传折页、《健康教育知识手册》《母子健康手册》等 50 余万份册。免费发放四害消杀药物 10 多万盒支，举办各种培训班 30 余期，安排讲师团专家讲座 1000 多期，安排健康教育电影进社区、广场、乡村，放映活动 500 多场次，使卫生宣传教育覆盖了全区城乡各个角落。

第二节　健康教育

1989 年榆林市实施"2000 年人人享有初级卫生保健"战略目标，"健康教育"作为一个重要组成部分被正式提出，并在各方面加强了这方面的工作。1994 年以来，伴随着"亿万农民健康促进行动"，农村健康教育工作启动并逐步强化。在每年的结核病、计划免疫、碘缺乏病防治、艾滋病等卫生宣传日开展了规模较大的相关卫生知识宣传和健康教育。2009 年榆阳区健康教育所成立，2011 年组建了区卫生系统健康教育讲师团，由 30 名专家组成的，在城区和乡镇巡回宣讲健康教育知识。

专项宣传教育的内容有：

（1）学校健康教育；

（2）传染病健康教育（免疫规划、结核病控制项目、艾滋病防治）；

（3）妇幼卫生健康教育（破类接种、降消项目、妇女病防治、爱婴医院建设项目）；

（4）地方病防治宣传教育（碘缺乏、氟中毒、大骨节病、布病）；

（5）创建省、国家卫生城市宣传教育；

（6）健康生活方式宣传教育；

（7）卫生健康法律知识宣传教育；

（8）慢性非传染性疾病知识宣传教育；

（9）营养健康知识。

2012 年共开展健康教育讲座 342 期，其中讲师团讲座 89 期，各单位自行讲座 253 期。制作下发宣传专栏两期 1222 份，印发健康教育处方 10 种 20 万份。完成市健康教育测试卷 50 份。拟定了榆阳区居民健康教育素养监测方案，绘制了国家抽中的 2 个社区 4 个村以户为单位的地形路线图，按要求完成了 300 份监测试卷。参加了全省 2012 年重点人群吸烟相关行为监测，完成并上报了 256 份社会问卷调查。

2013年全年举办健康教育讲座317期，其中讲师团专家讲座76期、基层专业人员讲座241期。制作下发宣传栏4期2424份，印发健康教育处方12种24万份。完成青云乡健康教育测试卷30份，芹河乡艾滋病知识问卷调查30份。

2014年安排讲师团专家讲座85期、内部专家讲座262期。拟定专栏6期，制作下发专栏3666份。印发健康教育处方12种24万份。安排健康教育电影进社区、广场、乡村，放映活动城区140场、农村105场。

2015年安排讲座348期，其中讲师团专家讲座70期、内部专家讲座278期。在城区7个办事处举办了7次健康素养大讲堂活动。

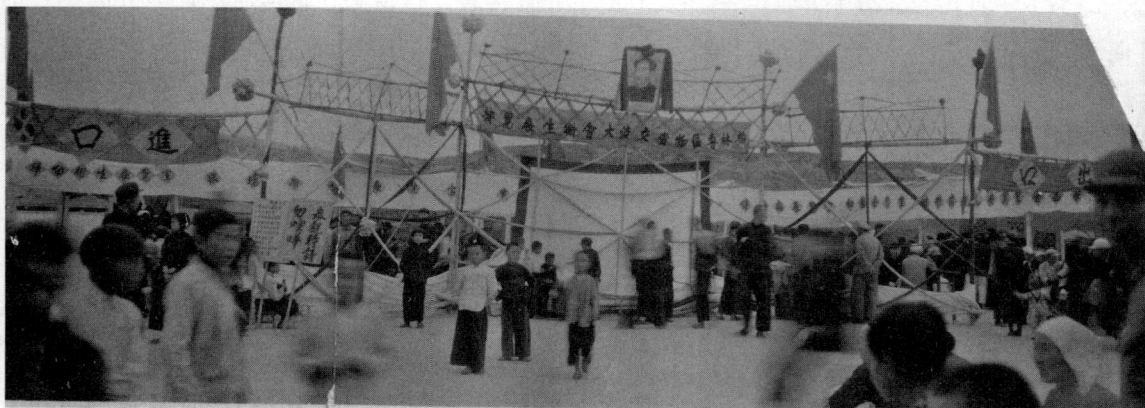

图3-12 20世纪50年代南郊物资交流会宣传爱国卫生文艺演出

第四篇　疾病预防控制篇

明代成化年间的文庙尊经阁内藏有《痘疹一班》《经验痘书》等痘疹书籍。明万历三十八年（1610）至清光绪二十八年（1902），榆林发生大疫情10余次。清同治九年（1869），总兵刘厚基开设牛痘局，为民种牛痘。民国19～21年（1930～1932），境内先后发生鼠疫、霍乱。民国24年（1935）榆林卫生院内设鼠疫防治所。民国27年（1938）榆林卫生院统计：17～37年（1928～1938）本县流行过的染病有病毒性肝炎、疟疾、结核病等21种。民国28年（1939）首次接种鼠疫疫苗。民国34年（1945），卫生院起草制定《榆林县卫生防疫大纲》。民国35年（1946）镇川解放设镇川县防疫委员会，1949年6月1日榆林和平解放易名榆林县防疫卫生委员会。1954年10月1日，成立榆林县防疫站，1958年预防保健三级网络形成。1960年黑热病、性病、布病等传染病基本控制和消灭。1978年全县实施计划免疫，基本控制了急性传染病的大规模流行。1980年5月8日，世界卫生组织宣布全球天花消灭，榆阳区较世界天花消灭日提前32年。1992年先后以省、县、乡为单位的四苗接种率分别达到85%以上的标准。1993年后脊髓灰质炎无野株菌病例发生。1997年进入全国计划免疫先进县行列。自20世纪50年代起，出生婴儿开始打防疫针，并按免疫程序普遍接种疫苗，使有史以来第一位死因的传染病，到1956年退居第二位，1964年退居第五位，1970～1990年在城区居民顺位死因前8位中消失。50年代已经消灭的性病，1990年代有死灰复燃的趋势。2004年榆阳区发现了首例传入性艾滋病。榆阳区地方病防治负担沉重，1930～1932年榆林县曾流行传入性鼠间、人间鼠疫。布鲁氏菌病（布病）发现于1956年，1992年榆林市布病防治工作达陕西省稳定控制病区标准，2005年春季，布病发生暴发流行。截至2015年，榆阳区的地方病以碘缺乏病、大骨节病、地方性氟中毒为主。

第一章　传染病防治

第一节　传染病管理

1. 疫情报告

清宣统三年（1911年）发布疫情报告律令：各管地有无疫患（疫情），必须五日一报，市、州、县以上，有疫毙人数，应报呈。

民国17年（1928年），民国政府颁布《传染病预防条例》规定传染病人（或疑似传染病人，或因传染病致死）之亲属及接触人为义务报告人，需在发现病人24小时内报告所在地卫生主管机关；保甲长、警察及医生、护士发现传染病人（或传染病人尸体）应在发现后24小时内向卫生主管机关报告。同年10月30日公布《传染病预防条例实施细则》，1927年9月1日实施。

中华人民共和国成立后，法定传染病疫情监测报告始于1950年。1955年《传染病管理办法》列入管理的病种为两类18种。规定了传染病疫情报告人、时限、程序。甲类传染病自发病起，城镇不得超过2小时，农村不得超过12小时。1956年9月，增加为26种。

1957年12月，卫生部将钩体病和传染性肝炎列入乙类传传染病，使报告传染病增达26种。榆林县人民委员会印发了《关于建立本县境内疫情报告网的通知》，明确了疫情报告网的范围、报告方法、报告人、报告时限、报告内容及报告组织系统。报告的传染病有：甲类是天花、霍乱、鼠疫；乙类是流行性乙型脑炎、白喉、斑疹伤寒、回归热、痢疾（细菌性和阿米巴灶）、伤寒及副伤寒、猩红热、流行性脑脊髓膜炎、麻疹、脊髓前角灰质炎、百日咳、炭疽病、丝虫病、黑热病、恙虫病、流行性出血热、疟疾、流行性感冒、波状热、狂犬病、血吸虫病、钩虫病、森林脑炎等共26种。

疫情报告网组织系统。

县人民委员会→县防疫站→保健站，区卫生所，中医诊所，县医院，县妇幼保健站→农业社医生，卫生所医生，居民小组长，学校、厂矿卫生室医生，地段责任医生，患者家属，卫生组长，村社卫生组长及干部，接生员，农业社保健员等。

1978年9月，《中华人民共和国急性传染病管理条例》规定管理的急性传染病为甲、乙两类25种传染病。不再将血吸虫病、钩虫病、丝虫病列为法定传染病，而补充流感为法定传染病。1989年2月，《中华人民共和国传染病防治法》规定法定报告传染病分为甲、乙、丙三类 35 种。对甲类传染病和乙类传染病中的艾滋病及炭疽中的肺炭疽实行强制管理。发现这类疫情，城镇于 6 小时内，农村 12 小时内以最快方式报告给发病所在地卫生防疫站，对于丙类传染病实行监测管理。2003 年后又陆续将传染性非典型肺炎、人感染高致病性 H5N1 禽流感、甲型 H1N1 流感、手足口病、人感染 H7N9 禽流感等纳入法定传染病报告管理。截至 2013 年年底，《中华人民共和国传染病防治法》规定法定报告传染病分为甲、乙、丙三类 39 种。分别是：甲类传染病，2 种：鼠疫、霍乱；乙类传染病，26 种：传染性非典型肺炎、艾滋病、病毒性肝炎、脊髓灰质炎、人感染高致病性禽流感、麻疹、流行性出血热、狂犬病、流行性乙型脑炎、登革热、炭疽、细菌性和阿米巴性痢疾、肺结核、伤寒和副伤寒、流行性脑脊髓膜炎、百日咳、白喉、新生儿破伤风、猩红热、布鲁氏菌病、淋病、梅毒、钩端螺旋体病、血吸虫病、疟疾、人感染 H7N9 禽流感；丙类传染病，11 种：流行性感冒、流行性腮腺炎、风疹、急性出血性结膜炎、麻风病、流行性和地方性斑疹伤寒、黑热病、包虫病、丝虫病、除霍乱、细菌性和阿米巴性痢疾、伤寒和副伤寒以外的感染性腹泻病、手足口病。此外，2006 年以来，陆续印发了《传染病信息报告管理规范》《传染病监测信息网络直报工作与技术指南》，对全国各级传染病报告管理进行了规范。

60 多年来，疫情报告病种根据需要做了不断调整；监测信息传输由纸质上报转为电子文档上报；疫情报告先后经历了由主要以电话报告以及通过旬报、月报、年报等纸质邮寄的报告方式。1998 年起，逐步运用计算机技术报告管理。2003 年，部分病种实现网络直报。2004 年，实行全部法定甲乙类传染病个案信息实时在线网络直报。2005 年执行部分丙种传染病报告。

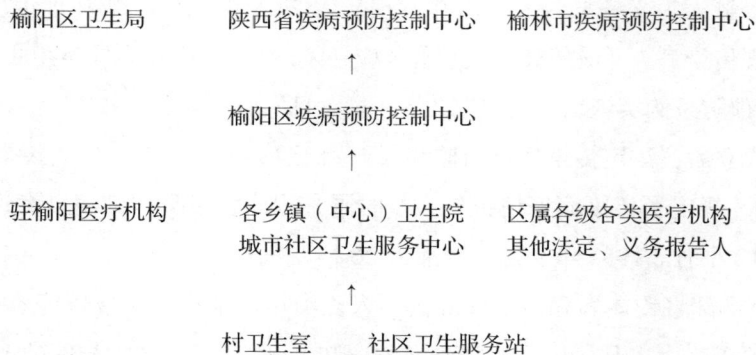

图 4-1　榆阳区疫情报告管理网络示意

2. 计划免疫

预防接种　清同治年间总兵刘厚基在榆林设种痘局，为民种痘，为预防接种之初始。清末民国初，种痘医生景贤（1883 ～ 1942）承父景百川（1851 ～ 1918）之术，采用人痘落痂，溶解后为儿童接种预防天花，当时他的种痘之术誉满全城。民国 17 年（1928）9 月 18 日，卫生部颁发《种痘条例》。民国 23 年（1934）榆林县始接种牛痘疫苗。民国 27 年（1939）春，陕北疫势甚重，4 月，省政府令卫生处联合省立家畜保畜所及卫生署西北区防疫专员办公处在榆林种牛痘、注射霍乱伤寒混合疫苗。民国 28 年（1939）首种鼠疫疫苗。民国 31 年（1942）省防畜所及卫生署西北区防疫专员办公处派员前往陕北实施防治。民国 34 年（1945）天花在县境内农村流行较广，仅民国 32 年（1943）、33 年（1944）接种牛痘疫苗 32656

人，霍乱疫苗注射 12061 人。榆林解放后，1949～1978 年是免疫预防接种工作初期阶段，利用冬春季节，采用突击方式进行接种，主要是以控制、消灭天花为重点，普种牛痘等烈性传染病疫苗及试用"四苗"。于 1950 年遵照政务院《关于发动秋季种痘运动》的指示，在全县实行免费种痘。1950 年，首次注射伤寒、霍乱混合疫苗 4198 人，接种鼠疫苗 6077 人。1951 年，卫生部发布《种痘办法》，种痘工作由突击转为经常化。1953 年，全县首次开展百日咳菌苗、破伤风类毒素、白喉毒素、斑疹伤寒疫苗接种工作。1957 年始用炭疽疫苗。1958 年，各公社都建设了卫生院，城乡医疗预防网络基本形成，公社医院承担了预防接种工作，从组织管理上，全面落实预防接种工作。1959 年始接种乙型脑炎疫苗、卡介苗、布氏菌苗。全年种牛痘 52408 人，伤寒、霍乱混合疫苗 2665 人，白喉类毒素 4400 人，百日咳菌苗 3496 人，布氏菌苗 306 人。1962 年新增百日咳、白喉类毒素二联混合疫苗的接种。1963 年国家卫生部颁发《预防接种工作实施办法》。1966 年开始使用口服小儿麻痹糖丸（Ⅰ、Ⅱ、Ⅲ型）。全省实施普种牛痘，第一轮仅城关种痘 32214 人，普种率为 81%。1969 年全县建立了预防接种卡片，始接种麻疹疫苗。计划免疫门诊始于 1972 年，即按规定的免疫程序，有计划地为儿童进行免疫接种。新增百日咳、白喉、破伤风类毒素三联混合疫苗和流脑菌苗的接种。全县普牛痘 218629 人，占应种人数的 92.8%。1973 年为"备战"需要，全县普种破伤风类毒素 86866 人。全年常规接种牛痘 9221 人，伤乱四联 2670 人，布氏菌苗 7210 人，卡介苗 2350 人，麻疹疫苗 8689 人，糖丸 20000 人份。1974 年对全县 15 岁以下少年儿童普种卡介苗。1978 年卫生部下发《关于加强计划免疫的通知》，提出计划接种的概念，预防接种工作从此由预防接种阶段转入计划免疫阶段。

计划免疫　1978 年，计划免疫工作启动，开始摸底建卡，造册登记等工作。全县以镇川地段医院、刘千河公社医院为优。

1978 年 10 月 20 日，榆林县召开首次计划免疫工作会议，计划免疫工作全面铺开。1980 年国家卫生部颁布《预防接种工作实施办法》。1982 年 11 月 29 日，卫生部〔1982〕卫防字 74 号文件颁布《全国计划免疫工作条例》《1982～1990 年全国计划免疫工作细则》《计划免疫工作考核办法》，开展"四苗防六病"计划免疫工作，计划免疫工作进入规范化阶段。对 7 周岁及以下儿童进行卡介苗、脊髓灰质炎三价糖丸疫苗、百白破三联疫苗和麻疹疫苗的基础免疫及加强免疫接种，使儿童获得对结核、脊髓灰质炎、百日咳、白喉、破伤风和麻疹的免疫。卫生部宣布停止接种牛痘疫苗，将流行性乙型脑炎疫苗、流行性脑脊髓膜炎疫苗纳入计划免疫管理。1985 年，全县 7 岁以下儿童实行接种证管理。1988 年在牛家梁、董家湾乡开展了"儿童计划免疫保偿"试点，1990 年全面推开，1 岁以内儿童参保 7437 人，占应保儿童的 86.49%，一直持续至 2004 年。1991 年引入乙型肝炎疫苗，1999 年纳入计划免疫（卫Ⅶ项目支持）。

计划免疫工作是世界卫生组织（WHO）和国家卫生部考核评估项目，榆林县于 1988 年、1990 年、1996 年分别以省、县、乡为单位，实现了麻疹、脊髓灰质炎、百白破、卡介苗四苗接种率达到 85% 以上的目标。在 1990 年的达标评估验收时，"四苗"接种率达 93.83%，受到省政府的表彰。

1994 年实现了国家提出的"1995 年消除脊髓灰质炎野毒株传播"的目标。脊髓灰质炎除常规免疫外，每年对 0～47 月龄儿童进行一次两轮（间隔 1 个月）的强化免疫，到 2010 年共强化 18 次。

1978～2000 年，是将 WHO 的扩大免疫规划（EPI）与我国免疫预防工作相结合，并迅猛发展的阶段。第 1 阶段（1978～1985 年）主要任务是加强计划免疫的基础工作。第 2 阶段（1986～1990 年）主要任务是实现普及儿童免疫目标。第 3 阶段（1991～2000 年）主要任务是在巩固和保持高接种率的基础上，控制和消灭疫苗针对传染病。推进形式：由冬春季节突击接种向常年及时有计划的接种发展，形成以包括常规免疫为主，强化免疫、应急免疫等为补充的免疫预防接种新格局。如期实现了三个"四苗"接种率达 85% 以上的目标（1988 年省）（1990 年县）（1995 年乡），计划免疫针对传染病发病率达到历史最低水平，与 1978 年相比，麻疹发病率下降了 98%、百日咳则降低 99%，白喉无病例，消灭脊髓灰质炎成为继消灭天花以后取得的又一重大成果。

1997 年，榆林市进入全国计划免疫先进行列。2001 年榆阳区进入全国消灭脊髓灰白质炎工作先进行列。

免疫规划 国家于 2000 年启动实施，内容除"四苗"外，免疫服务内容不断扩大，乙肝、风疹、麻—腮—风、甲肝等新疫苗纳入重点规范化和法制化管理。目标以提高免疫接种率，控制、消除或消灭疫苗可预防疾病为目的，巩固成绩、扩大内容、提高质量，保证免疫预防工作可持续性发展。

2002 年国家将乙肝疫苗纳入到儿童免疫规划。

2004 年 8 月 28 日全国人大修改通过新的《传染病防治法》明确规定，国家实行有计划的预防接种制度，国家对儿童实行预防接种证制度、国家免疫规划项目实行免费接种。2004 年 5 月全区将"两脑"（即流行性脑炎、乙型脑炎）疫苗纳入到儿童免疫规划。

2005 年 6 月 1 日国务院颁发《疫苗流通和预防接种管理条例》，并予施行。9 月 20 日《预防接种工作规范》开始实施。10 月 11 日卫生部、教育部联合下文要求开展入托、入学查验接种证工作。

2006 年卫生部食品药品监督局联合下文要求对计划免疫专用疫苗标识，3 月 8 日卫生部食品药品监督局下发《疫苗储存运输管理规范》。2007 年，国家将免疫规划疫苗预防的传染病由 7 种扩大到 15 种。2008 年 8 月 1 日陕西省正式实施国家扩大免疫规划项目，包括 12 种疫苗，总目标为全面实施扩大国家免疫规划，继续保持无脊灰状态，消除麻疹，控制乙肝，进一步降低疫苗可预防传染病的发病率。7 月 1 月起，榆阳区实行免疫规划疫苗补助费管理制度，每接种一针次给村医补助 3 元。

2007 年起，榆阳区在原有的"五苗七病"基础上增加到 15 种传染病。新增了甲型肝炎疫苗、乙脑疫苗、流脑多糖疫苗、风疹疫苗、腮腺炎疫苗、钩体病疫苗、流行性出血热疫苗和炭疽疫苗。

2010 年完成冷链运转 15 次，乙肝（第一轮）疫苗查漏补种、麻疹疫苗强化免疫接种率分别为 96.67% 和 98.80%。开展主动监测 231 旬次，发现 AFP 病例 2 例（外县 2 例）、疑似麻疹 69 例（外县 31 例）、百日咳 6 例（外县 1 例），未发现免疫规划相关传染病漏报现象。个案调查了：AFP 病例 2 例，及时调查、采集、送检合格标本 2 份；疑似麻疹 69 例，采集送检血清标本 69 份，确诊 57 例（外县 31 例）；百日咳 6 例，采集送检血清标本 6 份，阳性 3 例（外县 1 例）；15 岁以下儿童乙肝 44 例。儿童预防接种证查验工作查验小学 69 所、幼儿园 195 所，查验了 13597 名学生的接种情况，补办 506 人的接种证（均为流动儿童），补种 2383 针次。

2012 年完成冷链运转 12 次，下发规划免疫疫苗 12 种，适龄儿童建卡建证率均为 100%，严格执行二类疫苗"零差价"进出，加强冷链设施运转管理，对规范化接种门诊创建工作进行指导，初验规范化接种门诊 6 个，基本符合标准 5 个，对全区免疫规划工作进行了专题调研。开展主动监测 352 旬次，发现 AFP 病例 4 例（外县 2 例）、百日咳 4 例（外县 3 例），未发现免疫规划相关传染病漏报现象。个案调查 AFP 病例 4 例（外县 2 例），及时采样送检病例标本 4 份，结果为阴性；个案调查百日咳 4 例，采集送检血清标本 4 份，结果为阴性；个案调查 15 岁以下儿童乙肝 12 例（外县 6 例）；流脑和乙脑无病例。儿童预防接种证查验小学 69 所、幼儿园 224 所，查验覆盖率 100%，共查验儿童 28449 名，其中应补证儿童 964 人、实补证儿童 838 人，应补种儿童 6661 人、实补种儿童 5769 人，应补种 10644 针次、实补种 8597 针次。为实现消除麻疹目标和继续保持无脊灰状态成果，先后开展了麻疹疫苗强化免疫活动、国家免疫规划疫苗查漏补种月活动，糖丸和含麻疹类疫苗查漏补种活动，全年无麻疹和脊灰病例报告。健康人群抗体水平监测 464 人，其中麻疹抗体监测阳性率为 92.24%，脊灰抗体检测阳性率为 96.34%，流脑抗体检测阳性率为 75.22%。

2013 年，完成冷链运转 12 次。严格执行一类疫苗按计划下拨，二类疫苗零差价供货制度。全区 9 家乡镇卫生院和 7 个社区卫生服务中心创建成规范化预防接种门诊，规范化接种门诊城区创建率 100%、乡镇创建率 64.30%，其中 1 家申报省级示范化接种门诊。城区 10 个社区卫生服务站创建成规范化预防接种点，创建率为 35%。随着预防接种规范化门诊的陆续建成运营，几十年"进村入户"的预防接种一贯制模式被定点规范化接种所取代，有效提升了疫苗接种质量和接种安全。经统计，全区 74 所小学和 254 所幼儿园开展了预防接种证查验工作，查验覆盖率 100%。查验率 90%，补证率 95%，补种率 71%。脊灰疫苗和含麻疹类疫苗查漏补种活动，补种儿童 39023 人，补种率 98%。含麻疹类疫苗补充免疫活动，补种儿童 43537 人，补种免疫接种率为 97.47%。新明楼社区卫生服务中心健康人群抗体水平监测 450 人，检出麻疹抗体阳性 361 人，阳性率 80.22%；脊灰抗体阳性 375 人，阳性率 83.33%；流脑抗体阳性 254 人，阳性率 56.44%。6 月 1 日，全面启动国家儿童预防接种信息管理系统，将 2007 年 1 月 1 日后出生的 95993 名儿童纳入系统在册管理，其中户籍儿童 69862 名、流动儿童 24517 名、暂住儿童 1614 名。6 岁以下儿童建证率 99.69%、建卡率 99.17%。加强免疫接种率分别为：脊灰第四剂次 99.99%、百三联第四剂次 99.99%、流脑 A+C 第一剂次 99.99%、流脑 A+C 第二剂次 99.99%、白二联 100%、乙脑第二剂次 98.09%、甲肝 99.98%。常规免疫完成儿童基础免疫 221034 针次，加强免疫 80297 针次，合计 301331 针次。全年开展主动监测 252 旬次，发现 AFP 病例 1 例（外县）、百日咳 16 例（外县 7 例）、乙肝 6 例（外县 5 例）、乙脑 1 例（外县），进行了个案调查。采样送检 AFP 病例标本 1 份、百日咳病例血清标本 16 份、乙脑病例标本 1 份，检测结果百日咳阳性 7 例、乙脑 1 例阳性。

2014 年，区、乡、村三级冷链设施及时补充更新并有效运行，冷链按月运转。一类疫苗全年下发 11 种，二类疫苗全年共下发 11 种，完成儿童基础免疫 225479 针次、加强免疫 25981 针次。6 岁以下儿童建证率 99.69%、建卡率 99.17%。全区 75 所小学和 256 所幼儿园预防接种证查验覆盖率 100%。共查验补证 140 人，补种儿童 9045 人，补种 9602 针次。健康人群抗体水平监测采样送检 420 人份。免疫规划相关传染病主动监测 210 旬次，发现 AFP1 例、百日咳 3 例、乙肝 8 例、乙脑 3 例、新生儿破伤风 4 例、腮腺炎 6 例、病毒性出诊 5 例，按规范要求开展了个案调查和采样送检。

2015 年，6 岁以下儿童（调查）建卡率 100%、建证率 100%、入网率 100%。启动了疫苗电子监管系统和疫苗温度电子监管系统，扩建冷库一座，给 4 所综合医院、3 所乡镇卫生院、7 所社区卫生服务中心配备了 38 台冰箱，冷链按月运转。全年下发疫苗 13 种，儿童基础免疫 242177 针次、加强免疫 69900 针次。国家儿童预防接种信息系统共录入 2008 年 1 月 1 日后出生儿童 129172 人，接种针次及疫苗均纳入系统管理。启用了电子信息提醒催种系统。春季麻疹疫苗查漏补种 13652 人，有效控制了麻疹疫情高发态势。春秋两季儿童入学入托预防接种证查验工作，春季查验儿童28504人，补证儿童132人；补种7101针次。秋季应查验儿童24750人，补证儿童117人，补种5591针次。15岁以下儿童及重点人群乙肝疫苗接种工作，补种4581人，补种针次5002；重点人群摸底乙肝血清标志物筛查1615人，感染指标阳性18人，表面抗体阳性296人，乙肝五项全阴1301人，需补种1301人，第一针补种1180人，第二针补种219人。在麻疹、脊灰查漏补种工作中，麻疹常住儿童补种1128人，流动儿童补种749人。脊灰常住儿童补种1683人，流动儿童补种968人。免疫规划相关传染病主动监测231人次。发现流行性腮腺炎临床病例71例；15岁以下乙肝14例（外县9例），AFP病例4例，百日咳9例，麻疹临床病例确诊11例。按规范要求对相关病例进行了调查处置。全年共报告疑似预防接种异常反应35例，其中一般反应27例。

表 4-1　2010～2015年适龄儿童疫苗接种率　　　　　单位：%

年份	卡介苗	脊灰	精制三联	麻疹	麻腮风	乙肝全程	乙肝首针	流脑	乙脑	甲肝	二联加强
2010	99.98	99.94	99.89	99.93	99.91	99.97	97.79	99.92	99.85	99.88	100.0
2011	100.0	99.99	99.99	99.99	99.97	99.99	98.45	99.98	99.98	99.98	100.0
2012	100.0	99.99	99.99	99.99	99.97	99.99	98.45	99.98	99.98	99.98	100.0
2013	100.0	99.99	99.99	99.99	99.97	99.99	98.45	99.98	99.98	99.98	100.0
2014	100.0	99.66	99.93	99.90	99.97	99.98	98.45	99.96	100.0	99.90	99.77
2015	99.00	99.00	96.93	99.90	94.94	99.00	98.45	93.96	90.90	55.90	55.97

儿童免疫程序　20世纪60年代以牛痘苗、百白二联制剂、百白破三联混合制剂、伤寒霍乱混合疫苗、斑疹伤寒疫苗、白喉类毒素、脊髓灰质炎疫苗、麻疹减毒活疫苗为主要的儿童免疫程序。1970年代有卡介苗、牛痘苗、脊髓灰质炎疫苗、麻疹减毒活疫苗、百白破混合制剂、乙脑疫苗、流脑菌苗的儿童免疫程序。80年代，取消牛痘苗、流脑菌苗改为三联流脑多糖体菌苗，仍保留卡介苗、脊髓灰质炎疫苗、麻疹减毒活疫苗、百白破混合制剂、百白二联混合制剂、白破二联制剂、乙脑疫苗的儿童免疫程序。2000年代补充乙肝、甲肝、麻腮、麻风、麻腮风三联等疫苗。

1949年榆林解放后，接种疫苗的种类少，主要以人口集中、交通方便、当地流行疾病为重点的人群进行预防接种，接种的疫苗有牛痘苗、鼠疫、霍乱、斑疹伤寒、伤寒霍乱疫苗，破伤风类毒素、白喉类毒素和百日咳疫苗等。接种对象为：白喉类毒素为6个月初种，1岁、3岁、7岁分别加强一次；百日咳疫苗为出生满6个月至7岁儿童；牛痘为未患过天花的所有人群，在春秋两季接种。

1959年，卫生部下发《关于加强预防接种工作的通知》规定了接种白喉类毒素、百日咳、伤寒、副伤寒、霍乱、鼠疫疫苗的具体要求。接种对象为：牛痘0岁、6岁、12岁、18岁及其他年龄；卡介苗为16岁以下，结核菌素试验阳性者全部进行划痕接种。1961～1962年结核病防治三年规划，45岁以下无禁忌症者，均为接种对象，实行全民普种，1961年下达20万接种任务。

1963年，卫生部发布《预防接种工作实施办法》，要求重点做好鼠疫、霍乱、天花、白喉、乙脑、卡介苗、伤寒、脊髓灰质炎等10多种疫苗的接种。其程序为种牛痘程序未变；白喉类毒素或百日咳白喉类毒素混合制剂，出生3～12个月白百疫苗初种，3岁复种，7岁白喉类毒素复种；鼠疫、霍乱、伤寒、布病疫菌苗用于流行地区重点人群；卡介苗为新生婴儿及结核首素阴性儿童；脊灰疫苗为9个月～7岁儿童；乙型脑炎疫苗对流行区 6 个月～ 10 岁儿童接种；其他斑疹伤寒、破伤风类毒素等据发病情况适时安排。1967 年，卡介苗接种对象为新生儿、1 岁、3 岁、7 岁、10 岁、13 岁、15 岁等。

1978 年，开始实施计划免疫。1980 年，卫生部在《预防接种工作实施办法》中确定：百白破联合疫苗、卡介苗、脊髓灰质炎疫苗、麻疹疫苗等作为国家儿童基础免疫，在乙脑流行地区，可增加乙脑疫苗。

1982 年，在《全国计划免疫工作条例》中进一步明确对适龄儿童进行百自破混合疫苗、卡介苗、脊髓灰质炎减毒活疫苗、麻疹疫苗的基础免疫。

1986 年，儿童免疫程序要求儿童 12 月龄内完成脊灰疫苗和百白破混合制剂各接种 3 剂，麻疹疫苗和卡介苗各接种 1 剂；对尚未装备冷链设备的地区、少数民族边远地区，可在保证各种疫苗起始月龄和针次最短间隔时间的前提下，制定灵活的免疫程序和接种形式，但必须在 18 月龄内完成 4 种疫苗的基础免疫。

1997 年停止卡介苗复种。在此期间，部分省市还将流脑疫苗、乙脑疫苗纳入计划免疫范畴，对儿童免费接种。

表 4-2　1986 年儿童免疫程序

起始免疫月（年）龄	疫苗
出生	卡介苗
2 个月	脊髓灰质炎减毒活疫苗（糖丸）
3 个月	脊髓灰质炎减毒活疫苟（糖丸）　百白破混合疫苗
4 个月	脊髓灰质炎减毒活疫苗（糖丸）　百白破混合疫苗
5 个月	百白破混合疫苗
8 个月	麻疹减毒活疫苗
1.5 ～ 2 岁	百白破混合疫苗
4 岁	脊髓灰质炎减毒活疫苗（糖丸）
7 岁	卡介苗　麻疹减毒活疫苗、吸附精制白喉破伤风关毒素
12 岁	卡介苗（农村）

经国务院批准，2002 年乙肝疫苗纳入儿童免疫规划。

2005 年，国家修订儿童免疫程序，增加新生儿的乙肝疫苗接种；将麻疹疫苗的复种由 7 周岁提前至 18 ～ 24 月龄，接种剂量由 0.2ml 改为 0.5ml；将白喉破伤风类毒素接种年龄由 7 岁提前至 6 岁。

表 4-3　2005 年免疫规划疫苗的免疫程序

疫苗	接种年（月）龄										
	出生时	1 个月	2 个月	3 个月	4 个月	5 个月	6 个月	8 个月	18 ～ 24 个月	4 岁	6 岁
乙肝疫苗	第 1 剂	第 2 剂					第 3 剂				
卡介苗	1 剂										
脊灰疫苗			第 1 剂	第 2 剂	第 3 剂						第 4 剂※
百白破疫苗				第 1 剂	第 2 剂	第 3 剂!			第 4 剂※		
白破疫苗											1 剂
麻疹疫苗								第 1 剂	第 2 剂※※		

注：※ 加强免疫；※※ 复种。

2007 年，国务院决定在全国实施扩大国家免疫规划，在原有国家免疫规划疫苗的基础上，将甲肝、流脑、乙脑、麻腮风联合疫苗纳入国家免疫规划，对儿童实行免费常规免疫，预防甲肝、流脑、乙脑、风疹、流行性腮腺炎 5 种传染病；用无细胞百白破联合疫苗替代全细胞百白破联合疫苗。根据传染病流行趋势，在流行地区对特定人群进行肾综合征出血热、炭疽、钩端螺旋体疫苗免费接种。实施扩大国家免疫规划后，免疫规划疫苗增加到 14 种，预防 15 种传染病，免疫规划也从儿童扩展到成人。

表 4-4　扩大国家免疫规划疫苗免疫程序（2007 年）

疫苗	接种对象月（年）龄	接种剂次
乙肝疫苗	0、1、6 月龄	3
卡介苗	出生时	1
脊灰疫苗	2、3、4 月龄，4 周岁	4
百白破疫苗	3、4、5 月龄，18～24 月龄	4
白破疫苗	6 周岁	1
麻风疫苗（麻疹疫苗）	8 月龄	1
麻腮风疫苗（麻腮、麻疹疫苗）	18～24 月龄	1
乙脑减毒活疫苗	8 月龄、2 周岁	2
乙脑灭活疫苗	8 月龄（2 剂次），2 周岁，6 周岁	4
A 群流脑多糖疫苗	6～B 月龄	2
A@C 流脑多糖疫苗	3 周岁、6 周岁	2
甲肝减毒活疫苗	18 月龄	1
甲肝灭活疫苗	18 月龄，24～30 月龄	2
出血热疫苗（双价）	重点地区的 16～60 周岁人群	3
炭疽疫苗	发生疫情时，对病例或病畜间接接触者及疫点周围高危人群接种	1
钩体疫苗	流行地区可能接触疫水的 7～60 岁高危人群	2

冷链系统　疫苗冷链管理是确保疫苗在运输和储存过程中质量稳定和疫苗接种质量的重要举措。1985 年前，因乡、村无冷链设施，计划免疫的疫苗接种多集中在冬季进行。1985 年，省卫生厅计划免疫冷链设施装备项目启动，先后为防疫站装备了罗马牌冷链运输车、冰柜、电冰箱、冷藏箱、冰排速冻器等，总价值 10 万元。于 1986 年初步建立起从县→街道、乡→医疗点村的冷链运行系统。1987 年，在 WHO.UNICEF 的支持下，共落实 7.7 万元冷链设备费（自筹 2.5 万元）使 50% 的乡装备了电冰箱，85% 的村装备了冷背包和接种注射器材。至此，结束了榆林县乡村无冷链运转的历史。从而改变了榆林县 36 年一贯制的以冬季为主的免疫接种为一年四季 6 次供苗，成为全地区 12 个县唯一的全年 6 次运转接种县。1995 年 2 月，由榆林市计委、财政局、卫生局向榆林地区呈报了《榆林市世界银行卫生Ⅶ项目贷款申请建议书》，1998 年 3 月政府正式签字，并做出书面承诺，该项目正式启动，于 2003 年结束。期间，共装备计免冷链设备 120 余万元，系统地培训了计免队伍，为乡镇卫生院装备了低温冷冻冰柜、冰箱、高压消毒器、冰排等。为村卫生室配备了冷背包、消毒锅、注射器、冰排等冷链消毒接种器材，实现了真正意义上的市、乡、村三级计免冷链运转。2005 年，开始按月进行疫苗冷链运转，全年共计 12 次至 2015 年。

　　2008年实施扩大免疫规划以来，省上给区疾控中心配置了储存疫苗的冷库，给疾控中心和各接种单位配置了足够的冰箱和冷藏背包，保证了疫苗的冷链运转。群众免费接种的一类疫苗均由省级通过政府统一招标采购，通过冷链设备逐级运送到接种点以保证疫苗的有效性。疫苗由疫苗生产企业通过冷藏车直接运送至全省各市疾控中心冷库，再由市疾控中心分配给至各县疾控中心，区疾控中心根据各乡镇每月疫苗接种需求在接种前运送至各乡镇，保存在各乡镇冰箱用于儿童接种用，村级接种点在接种前一天，由乡卫生院运送至村级疫苗专用冰箱作短期保存。疫苗运存途中温度为2℃～8℃，运输途中要求有温度监测和记录，保存在冷库和冰箱的疫苗也要求每日进行两次温度监测和记录。省级为区疾控中心保存疫苗的冷库配备了发电设备，以备临时停电时保证冷库持续供电。上级疾控中心定期对疫苗冷链保存情况进行督导和检查，同时接受食品药品监督管理部门对疫苗管理的监管。

表4-5　2003年榆林市卫Ⅶ项目冷链设备及器材装备

名称	普通冰箱	低温冰箱	冷藏箱	冷藏包	冰排	摩托车	温度计	高压锅	炉子	镊子	注射器	针头	注射器方盘	针头铝盒	体温表
合计	33	34	13	992	7936	32	32	494	490	490	49400	52488	490	972	2430
防疫站	1	2	3												
鼓楼	1	1		5	40	1	1	2	1	1	200	972	1		
星明楼	1	1		5	40	1	1	2	1	1	200	972	1		
青山路	1	1		5	40	1	1	2	1	1	200	972	1		
上郡络	1	1		5	40	1	1	2	1	1	200	972	1		
清泉	1	1	1	70	560	1	1	35	35	35	3500	3500	35	70	175
镇川	1	1	1	64	512	1	1	32	32	32	3200	3200	32	64	160
上盐湾	1	1	1	64	512	1	1	32	32	32	3200	3200	32	64	160
鱼河	1	1	1	34	272	1	1	17	17	17	1700	1700	17	34	85
桐条沟	1	1	1	42	336	1	1	21	21	21	2100	2100	21	42	105
董家湾	1	1		40	320	1	1	20	20	20	2000	2000	20	40	100
余兴庄	1	1	1	54	432	1	1	27	27	27	2700	2700	27	54	135
古塔	1	1	1	40	320	1	1	20	20	20	2000	2000	20	40	100
刘官寨	1	1		18	144	1	1	9	9	9	900	900	9	18	45
刘千河	1	1	1	48	384	1	1	24	24	24	2400	2400	24	48	120
青云	1	1		30	240	1	1	15	15	15	1500	1500	15	30	75
榆阳	1	1	1	40	320	1	1	20	20	20	2000	2000	20	40	100
芹河	1	1		32	256	1	1	16	16	16	1600	1600	16	32	80
巴拉素	1	1		24	192	1	1	12	12	12	1200	1200	12	24	60
红石桥	1	1		26	288	1	1	13	13	13	1300	1300	13	26	65
补浪河	1	1		28	224	1	1	14	14	14	1400	1400	14	28	70
可可盖	1	1		14	112	1	1	7	7	7	700	700	7	14	35
马合	1	1		18	114	1	1	9	9	9	900	900	9	18	45
岔河则	1	1		14	112	1	1	7	7	7	700	700	7	14	35

名称	普通冰箱	低温冰箱	冷藏箱	冷藏包	冰排	摩托车	温度计	高压锅	炉子	镊子	注射器	针头	注射器方盘	针头铝盒	体温表
小纪汗	1	1		16	128	1	1	8	8	8	800	800	8	16	40
耳林	1	1		20	160	1	1	10	10	10	1000	1000	10	20	50
小壕兔	1	1		20	160	1	1	10	10	10	1000	1000	10	20	50
孟家湾	1	1		32	256	1	1	16	16	16	1600	1600	16	32	80
金鸡滩	1	1		18	114	1	1	9	9	9	900	900	9	18	45
牛家梁	1	1		24	192	1	1	12	12	12	1200	1200	12	24	60
双山	1	1	1	48	384	1	1	24	24	24	2400	2400	24	48	120
大河塔	1	1		32	256	1	1	16	16	16	1600	1600	16	32	80
安崖	1	1		62	496	1	1	31	31	31	3100	3100	31	62	175

第二节　传染病流行

1. 明代延绥镇榆林卫

万历三十八年（1610）大旱，饥民多痘死。

崇祯九年（1636）大疫。

崇祯十六年（1643）大疫。

2. 清代榆林道

道光二年（1822）夏，大疫。

道光十年（1830）秋，大疫。

同治八年（1869）秋，大疫。

光绪三年（1877）春夏秋季大旱，荒疫交作，人相食，饥民疫死者十有六七，总兵潭仁芳捐银 5 万两大赈。

光绪七年、八年、九年（1881、1882、1883）疠疫频发。

光绪二十八年（1902）民多疫死。

3. 民国时期榆林县

民国 17 ～ 37 年（1928 ～ 1938）本县传染病发病率高的有霍乱、赤痢，次有伤寒、天花、流脑、麻疹、疱等。

民国 19 ～ 21 年（1930 ～ 1932）境内巴拉素、清泉、桐条沟、余兴庄、镇川等地乡村鼠疫流行。3 年内，榆林县 14 个村鼠疫发病共 248 人，死亡 221 人。

民国 21 年（1932）秋，榆林疫病猖獗，霍乱流行，仅榆林城和鱼河堡一带死于霍乱病者达 300 多人。民国 25 年（1936）夏季，霍乱又一次流行。

民国 22～25 年（1933～1936）本院收治结核病患者最多，次为梅毒、沙眼等患者。

民国 29～34 年（1940～1945）榆林县流行的传染病有：病毒性肝炎、疟疾、结核病、蛔虫病、沙眼病、白喉、流行性脑膜炎、百日咳、腥红热、麻疹、流行性感冒、细菌性痢疾、阿米巴痢疾、伤寒、副伤寒、脊髓灰质炎、流行性乙型脑炎、斑疹伤寒、回归热、布鲁氏杆菌病、炭疽等。

民国 31 年（1942）、34 年（1946）天花在县境内农村流行较广。

民国 31～34 年（1942～1945）城乡连年"流行甚烈斑疹伤寒，疟疾及回归热等传染病"。据不完全统计，32 年 2 月仅榆林城患斑疹伤寒病人有 187 人，

民国 33 年（1944）城乡患斑疹伤寒、回归热和疟疾（打摆子）者达 3181 人，死亡 386 人。

民国 34 年（1945）城乡患麻疹者 3310 人。

民国 37 年（1948）县境刘千河一带发生黑热病，有不少人因此死亡。

4. 中华人民共和国成立后榆林县、市、区

1949 年 6 月 1 日榆林和平解放后，鼠疫、霍乱、天花绝迹。1960 年，回归热、黑热病、疟疾、斑疹伤寒、炭疽、性病、阿米巴痢疾均达到控制和基本控制。白喉于 1971 年后再无病例发生。脊髓灰质炎从 1993 年后再无野株患者出现。传染性肝炎发病率 1972 年 6.37/10 万，1973 年 61.92/10 万，1981 年 58.64/10 万。1982 年伤寒暴发流行，8 个公社发现患者 207 例，发病率 72.2/10 万。结核病患病率 1982 年为 0.55%、麻疹 1958～1967 年的发病率 1115.65/10 万，死亡率 27.33/10 万。1969～1978 年的发病率 468.65/10 万，死亡率 4.87/10 万。1979～1988 年发病率 127.31/10 万，死亡率 0.74/10 万。传染病城区居民死因顺位从 1949 年的第一位，降到 1990 年的第十位，基本控制了传染病的流行。2015 年列在前十位的传染病有：病毒性肝炎、手足口病、肺结核、梅毒、其他感染性腹泻病、流行性感冒、流行性腮腺炎、淋病、痢疾、布病。死因居前六位的序列为：1 循环系统疾病、2 交通、意外事故、3 肿瘤、4 呼吸系统疾病、5 消化系统疾病、6 传染病。

表 4-6　2011～2015 年榆阳区传染病报告发病情况

疾病病种	2011 年		2012 年		2013 年		2014 年		2015 年	
	发病数	%	发病数	%	发病数	%	发病数	%	发病数	%
合计	2811	100	3150	100	2800	100	3075	100	2720	100
艾滋病	—		2	0.06	1	0.04	2	0.07	4	0.15
HIV	2	0.07	3	0.10	9	0.32	12	0.39	17	0.63
肝炎	927	32.98	992	31.49	991	35.39	1066	34.67	774	28.46
甲型 H1N1 流感	—		—		—		—		8	0.29
麻疹	45	1.60	—		—		—		—	
出血热	—		1	0.03	2	0.07	—		—	
乙脑	—		—		2	0.07	—		—	
痢疾	145	5.16	144	4.57	129	4.61	101	3.28	60	2.21

续表

疾病病种	2011 年		2012 年		2013 年		2014 年		2015 年	
	发病数	%	发病数	%	发病数	%	发病数	%	发病数	%
肺结核	419	14.91	330	10.48	392	14.00	436	14.18	488	17.94
伤寒＋副伤寒	1	0.04	—		—		1	0.03	—	
百日咳	—		2	0.06	5	0.18	3	0.10	4	0.15
新生儿破伤风	—		—		—		1	0.03	—	
猩红热	15	0.53	6	0.19	3	0.11	8	0.26	22	0.81
布病	13	0.46	24	0.76	30	1.07	34	1.11	30	1.10
淋病	140	4.98	167	5.30	165	5.89	98	3.19	83	3.05
梅毒	375	13.34	512	16.25	359	12.82	447	14.54	349	12.83
疟疾	—		—		—		—		1	0.04
流行性感冒	227	8.08	211	6.70	254	9.07	234	7.61	93	3.42
流行性腮腺炎	92	3.27	297	9.43	81	2.89	35	1.14	84	3.09
风疹	55	1.96	22	0.70	10	0.36	—		—	
急性出血性结膜炎	12	0.43	10	0.32	6	0.21	11	0.36	3	0.11
包虫病	—		—		—		—		1	0.04
其他感染性腹泻病	214	7.61	175	5.56	175	6.25	159	5.17	169	6.21
手足口病	131	4.66	255	8.10	195	6.96	439	14.28	547	20.11
其他传染病	307	10.92	217	6.89	224	8.00	221	7.19	199	7.32
非淋菌性尿道炎	18	0.64	16	0.51	5	0.18	3	0.10	4	0.15
尖锐湿疣	102	3.63	72	2.29	72	2.57	59	1.92	53	1.95
生殖器疱疹	16	0.57	13	0.41	17	0.61	4	0.13	4	0.15
水痘	54	1.92	35	1.11	32	1.14	39	1.27	68	2.50
生殖道沙眼衣原体感染	51	1.81	1	0.03	2	0.07	1	0.03	—	
结核性胸膜炎	61	2.17	76	2.41	93	3.32	110	3.58	67	2.46
不明原因	—		—		—		1	0.03	—	
AFP	2	0.07	2	0.06	2	0.07	1	0.03	2	0.07
其他	3	0.11	2	0.06	1	0.04	3	0.10	1	0.04
其他疾病	163	5.80	182	5.78	206	7.36	187	6.08	164	6.03

第三节　传染病防治

1. 霍乱

民国 21 年（1932），全县城乡霍乱疫病蔓延流行，仅榆林城、鱼河堡死于霍乱达 300 多人。一时城乡家家户户门上挂艾草、悬酸枣条、贴神符，以此避邪，用石灰水涂墙、石灰面撒于房屋周围及用醋熏

（打醋坛）等法消毒。名医郭瑞西，辨为秽湿浊邪扰乱胃肠之"寒霍乱"，在"六和汤"基础上化裁出"伏虎神效散"，按每次用量分包，在全城分设 5 个点，备患者家属取用，并向神木、府谷、横山等县四处赠送，愈人甚众。还倡导使用自制预防熏剂"驱疫丹"及口服大蒜，水缸内投放苍术、贯众等方法，在防治该病中起到了积极作用。民国 25 年（1936）夏季，霍乱又一次流行。这年榆林卫生院购回一批痧药、霍乱药水、霍乱疫苗等药物进行防治，疫势逐渐减退。此后，经过多年防治再未发现霍乱发生和流行。

2. 细菌性痢疾

民国 17 ～ 27 年（1928 ～ 1938）报道赤痢是本县发病率较高的疾病，每年都有不同程度的流行。1951 年报告 391 例，发病率为 270.2/10 万。至 1959 年发病高峰为 739.2/10 万。发病率最低年份是 1957年，为 6.3/10 万；20 世纪 60 年代发病率在 50.4/10 万～ 479.1/10 万。70 年代在 42.7/10 万～ 893.3/10万。80 年代发病率在 201.1/10 万～ 1607.4/10 万，最高年份为 1982 年；1990 ～ 2000 年徘徊在 26.1/10万～ 100.1/10 万；2004 ～ 2006 年出现一次小高峰，最高发病率为 2005 年的 125.3/10 万，以后呈下降趋势，2015 年的发病率为 10.5/10 万。痢疾一年四季均有发病，但有明显的季节性，流行期多在 7 月、8 月、9 月三个月，发病高峰在 8 月份。菌痢发生的因素除苍蝇、饮生水外，生吃不洁瓜果、蔬菜及日常生活接触等是重要原因。通过以"两管五改"为重点的爱国卫生运动的广泛开展，有效地控制了本病的流行。

表 4-7　榆阳区细菌性痢疾发病统计

年份	发病例数	发病率 /10 万	年份	发病例数	发病率 /10 万	年份	发病例数	发病率 /10 万
1949			1972	588	240.5	1995	102	26.5
1950			1973	1539	616.8	1996	87	22.4
1951	391	270.2	1974	280	109.7	1997	86	21.9
1952	72	47.5	1975	1682	647.5	1998	129	32.4
1953			1976	459	174.8	1999	135	33.8
1954	65	36.8	1977	2367	893.3	2000	195	48.7
1955	133	73.0	1978	366	136.1	2001	210	51.2
1956	46	24.8	1979	116	42.7	2002	134	29.1
1957	12	6.3	1980	664	240.0	2003	109	23.4
1958	1153	596.6	1981	2709	958.4	2004	376	77.9
1959	1450	739.2	1982	4697	1607.4	2005	623	125.3
1960	826	414.9	1983	2098	707.7	2006	536	97.7
1961	948	479.1	1984	612	201.1	2007	158	25.4
1962	674	336.0	1985	1604	516.1	2008	63	9.7
1963	402	195.4	1986	773	244.0	2009	90	12.8
1964	656	313.8	1987	3697	1135.3	2010	166	21.9
1965	319	149.9	1988	1768	528.5	2011	145	18.5
1966	668	309.2	1989	950	276.2	2012	144	17.8
1967			1990	360	100.1	2013	129	20.3

续表

年份	发病例数	发病率/10万	年份	发病例数	发病率/10万	年份	发病例数	发病率/10万
1968			1991	207	56.7	2014	101	15.9
1969	116	50.4	1992	149	40.2	2015	60	10.5
1970	310	132.4	1993	131	34.6			
1971	116	48.5	1994	99	26.1			

3. 伤寒、副伤寒

民国 17～27 年（1928～1938）伤寒、副伤寒发病仅次于赤痢。1950 年注射伤寒、霍乱混合疫苗 4581 人。1951 年传染病报告本病 26 例，发病率为 18.0/10 万。至 1992 年的 40 年间，发病呈现高低交替出现的现象。发病率以 1961 年最高，为 116.7/10 万，1982 年次之，为 73.2/10 万，1992 年本病的发病率降至 0.3/10 万。此后无病例发生。伤寒发病有明显的季节性，发病高峰季节为 6～10 月，主要为水媒传播。1982 年 3～10 月，榆林县发生水型伤寒暴发流行，疫情波及城关、青云、古塔、鱼河、芹河、刘千河、镇川、桐条沟等 8 个公社，共发现伤寒患者 214 人，发病率为 73.2/10 万。其中，城关公社发病最多，占 80.86%，发病率为 29.6/10 万。后呈下降趋势，1993～2010 年无报告病例。2011 年、2014 年各报告 1 例患者，发病率为 0.1/10 万。

表 4-8　榆阳区伤寒、副伤寒发病统计

年份	发病例数	发病率/10万	年份	发病例数	发病率/10万	年份	发病例数	发病率/10万
1949			1972	48	19.6	1995		
1950			1973	6	2.4	1996		
1951	26	18.0	1974			1997		
1952	9	5.9	1975	1	0.4	1998		
1953			1976	4	1.5	1999		
1954	2	1.1	1977	11	4.2	2000		
1955	3	1.6	1978	6	2.2	2001		
1956	11	5.9	1979	6	2.2	2002		
1957	33	17.3	1980	21	7.6	2003		
1958	36	18.6	1981	4	1.4	2004		
1959	36	16.3	1982	214	73.2	2005		
1960	32	16.1	1983	24	8.1	2006		
1961	231	116.7	1984	9	3.0	2007		
1962	123	61.3	1985	7	2.3	2008		
1963	27	13.1	1986	21	6.6	2009		
1964	99	47.4	1987	7	2.1	2010		
1965	114	53.6	1988	10	3.0	2011	1	0.13
1966	13	6.0	1989	1	0.3	2012		

续表

年份	发病例数	发病率/10万	年份	发病例数	发病率/10万	年份	发病例数	发病率/10万
1967	1	0.5	1990	2	0.6	2013		
1968			1991			2014	1	0.16
1969	6	2.6	1992	1	0.3	2015		
1970			1993					
1971	20	8.4	1994					

4. 病毒性肝炎

民国 29～34 年（1940～1945），县境内有病毒性肝炎发生。传染病报告自 1959 年首次报告 2 例后，呈逐渐增多趋势，至 1981 年，发病率在 1.0/10 万～62.9/10 万。其后于 1982 年、1983 年、1987 年、1988 年、1990 年出现五个发病高峰年，发病率在 116.3/10 万～226.3/10 万。1998～2005 年呈持续高发病态势，发病率维持在 219.7/10 万～385.5/10 万，最高年份是 2004 年，发病率为 385.5/10 万。2006～2015 年发病率维持在 87.1/10 万～185.1/10 万。2015 年发病率为 135.8/10 万。

表 4-9　榆阳区病毒性肝炎发病统计

年份	发病例数	发病率/10万	年份	发病例数	发病率/10万	年份	发病例数	发病率/10万
1949			1972	38	15.5	1995	194	50.3
1950			1973	157	62.9	1996	47	12.1
1951			1974	22	8.6	1997	389	99.1
1952			1975	34	13.1	1998	1054	264.8
1953			1976	71	27.0	1999	1411	352.8
1954			1977	56	21.1	2000	880	219.7
1955			1978	17	6.3	2001	989	241.2
1956			1979	63	23.2	2002	1324	287.7
1957			1980	36	13.0	2003	1578	339.3
1958			1981	107	37.9	2004	1850	385.5
1959	2	1.0	1982	574	196.4	2005	1541	309.8
1960	2	1.0	1983	368	130.2	2006	594	108.3
1961	20	10.1	1984	70	23.0	2007	541	87.1
1962	11	5.5	1985	132	42.5	2008	652	100.0
1963	28	13.6	1986	117	36.9	2009	1300	185.1
1964	81	38.7	1987	737	226.3	2010	920	121.2
1965	3	1.4	1988	389	116.3	2011	860	109.9
1966	3	1.4	1989	301	87.5	2012	933	115.0
1967			1990	555	154.4	2013	905	142.3
1968			1991	354	97.0	2014	912	143.4

续表

年份	发病例数	发病率/10万	年份	发病例数	发病率/10万	年份	发病例数	发病率/10万
1969	60	26.0	1992	239	64.4	2015	774	135.8
1970			1993	202	53.3			
1971	3	1.3	1994	64	16.9			

5. 脊髓灰质炎

民国 29 ~ 34 年（1940 ~ 1945）传染病统计有记载。榆林解放后，1962 年传染病报告首例患者，至 1993 年最后 1 例患者，32 年间，有 13 个年份累计发病 35 例，每个年份平均报告 2.69 例，1966 年报告 10 例为高峰年，发病率为 4.6/10 万，其次为 1964 年报告 7 例，发病率为 3.3/10 万。1993 年，刘官寨乡三岔湾村发生最后一例脊髓灰白质炎病例后，再无野株病例发生。1966 年始用口服小儿麻痹糖丸疫苗。1993 年开始，每年 12 月份开展一次两轮（间隔 1 个月）口服小儿麻痹糖丸疫苗强化免疫，至 2015 年，坚持强化免疫 23 次。

表 4-10　榆阳区脊髓灰质炎发病统计

年份	发病例数	发病率/10万	年份	发病例数	发病率/10万	年份	发病例数	发病率/10万
1949			1972			1995		
1950			1973	1	0.4	1996		
1951			1974			1997		
1952			1975			1998		
1953			1976			1999		
1954			1977	2	0.8	2000		
1955			1978	1	0.4	2001		
1956			1979			2002		
1957			1980			2003		
1958			1981	2	0.7	2004		
1959			1982			2005		
1960			1983	1	0.3	2006		
1961			1984			2007		
1962	1	0.5	1985	3	1.0	2008		
1963	3	1.5	1986			2009		
1964	7	3.3	1987			2010		
1965			1988			2011		
1966	10	4.6	1989	2	0.6	2012		
1967	1	0.5	1990			2013		
1968			1991			2014		
1969			1992			2015		
1970			1993	1	0.3			
1971			1994					

6. 斑疹伤寒

民国 31 ～ 34 年（1942 ～ 1945），城乡连年"流行甚烈斑疹伤寒等传染病"。据不完全统计，民国 32 年（1943）2 月仅榆林城患斑疹伤寒病人有 187 人，33 年城乡患斑疹伤寒、回归热和疟疾（打摆子）者共达 3181 人，死亡 186 人，民国 31 年（1942）起，榆林卫生院在本县推行传染病防疫，对传染病患者施行隔离治疗及开展灭体虱等预防措施。榆林解放后，传染病报告从 1951 ～ 1974 年，有 14 个年份发病，累计 112 例。以 1965 年报告最多 48 例，发病率为 22.5/10 万，其次为 1951 年 17 例，发病率为 11.7/10 万，其余年份发病率多波动在 0.4/10 万～ 3.6/10 万。1975 ～ 2015 年无报告病例。榆阳区斑疹伤寒传播媒介为人、畜体虱。

表 4-11 榆阳区斑疹伤寒发病统计

年份	发病例数	发病率 /10 万	年份	发病例数	发病率 /10 万	年份	发病例数	发病率 /10 万
1949			1972			1995		
1950			1973	4	1.6	1996		
1951	17	11.7	1974	2	0.8	1997		
1952			1975			1998		
1953			1976			1999		
1954			1977			2000		
1955	1	0.5	1978			2001		
1956	6	3.2	1979			2002		
1957			1980			2003		
1958	3	1.6	1981			2004		
1959	7	3.6	1982			2005		
1960			1983			2006		
1961	5	2.5	1984			2007		
1962	6	3.0	1985			2008		
1963			1986			2009		
1964	2	1.0	1987			2010		
1965	48	22.5	1988			2011		
1966	7	3.2	1989			2012		
1967			1990			2013		
1968			1991			2014		
1969			1992			2015		
1970	1	0.4	1993					
1971	2	0.8	1994					

7. 黑热病

民国 37 年（1948），县境刘千河一带发生黑热病，有不少人因此死亡。1953 年，疫情报告黑热病患者 3 例。1954 年仅安崖乡发病 30 多例。9 月 1 日，县卫生院设立了榆林县黑热病防治站，并相继在 9 个区、乡设立黑热病防治站（所）开展防治，对黑热病开展了调查工作。全县共查出患者43例，病犬9只，城乡组织打狗队24个。1955年4月17日至6月27日，陕西省防疫站黑热病防治工作队一行5人来榆林协助和指导工作。全县范围内进行了黑热病普查，共计查出患者34例，男12例，女22例，患病率0.023%/10万，并发动众捕捉消灭白蛉。1958年，累计治愈患者40例，控制新发，达到黑热病基本消灭标准。1964年，对黑热病进行了复查，发现疑似患者6人，经治疗痊愈，此后再未发现黑热病患者。1973年报告1例。1979年5～6月，榆林县完成了黑热病普查任务，未发现患者及病犬。其患者儿童多于成年人，14岁以下占总发病的73.36%，40岁以上占2.66%。发病高峰在3～6月，与白蛉高峰一致。黑热病传染源为病人和病犬，传播媒介主要为中华白蛉，通常在5月上旬出现，6月中旬密度达到高峰，9月中、下旬消失。1958年，据陕西省防疫站工作组对榆林县蚊子的生态分布进行了调查，榆林县的白蛉有中华白蛉、蒙古白蛉两种。

表 4-12　榆阳区黑热病发病统计

年份	发病例数	发病率/10万	年份	发病例数	发病率/10万	年份	发病例数	发病率/10万
1949			1972	1	0.4	1995		
1950			1973	1	0.4	1996		
1951			1974			1997		
1952			1975			1998		
1953			1976			1999		
1954	3	1.7	1977			2000		
1955			1978			2001		
1956	1	0.5	1979			2002		
1957			1980			2003		
1958	14	7.2	1981			2004		
1959	25	12.7	1982			2005		
1960			1983			2006		
1961			1984			2007		
1962	3	1.5	1985			2008		
1963			1986			2009		
1964	1	0.5	1987			2010		
1965	3	1.4	1988			2011		
1966			1989			2012		
1967			1990			2013		
1968			1991			2014		
1969			1992			2015		
1970	1	0.4	1993					
1971			1994					

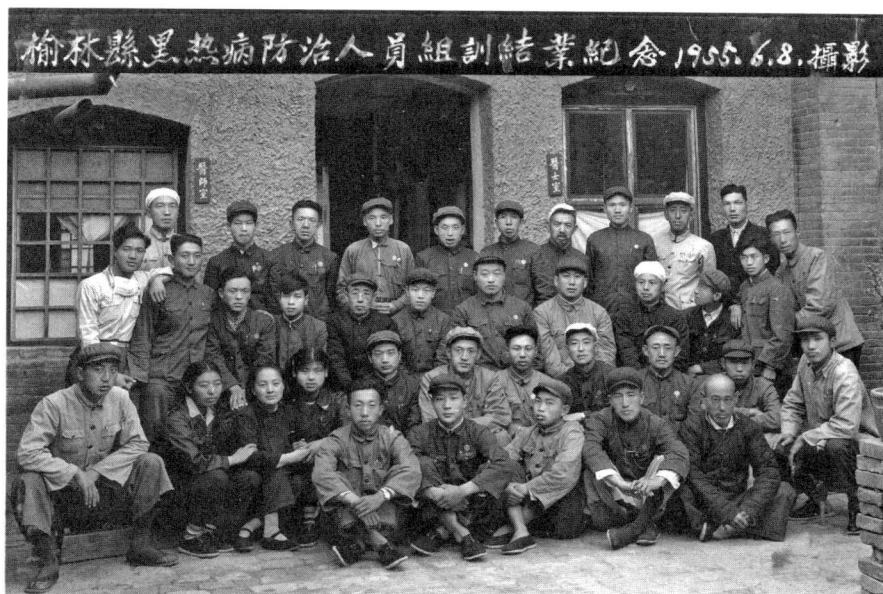

图 4-2　1955 年 6 月 8 日榆林县黑热病防治人员培训结业留念

8. 疟疾

俗称"打摆子"，是疟原虫经蚊子叮咬传播的传染病。民国时期榆林县流行较广。民国 33 年（1944）城乡流行疟疾等病共 3181 人，死亡 386 人。民国 37 年（1948），镇川县疟疾流行，仅镇川、上盐湾、吴庄、鱼河发病 240 人。1950 年 5 月常乐区 6 个乡发生疟疾流行，发病 760 人。1951 年全县发病 334 例，发病率为 230.8/10 万，此后为散在发生。1958 年 4 月，普查 91574 人，查出疟疾患者 25 人，发病率为 12.9/10 万，通过普查普治，控制了新发，1960 年基本消灭。1972 年报告 2 例，1973 年、1982 年、2015 年各报告 1 例，均为输入性患者，无新发病例。疟疾从每年 3 月份开始发病，6～9 月达高峰。该病传播媒介主要是中华按蚊。

表 4-13　榆阳区疟疾发病统计

年份	发病例数	发病率/10 万	年份	发病例数	发病率/10 万	年份	发病例数	发病率/10 万
1949			1972	2	0.8	1995		
1950			1973	1	0.4	1996		
1951	334	230.8	1974			1997		
1952	27	17.8	1975			1998		
1953			1976			1999		
1954	5	2.8	1977			2000		
1955	7	3.8	1978			2001		
1956			1979			2002		
1957			1980			2003		
1958	25	12.9	1981			2004		
1959	12	6.1	1982	1	0.3	2005		

续表

年份	发病例数	发病率/10万	年份	发病例数	发病率/10万	年份	发病例数	发病率/10万
1960			1983			2006		
1961			1984			2007		
1962			1985			2008		
1963			1986			2009		
1964	2	1.0	1987			2010		
1965			1988			2011		
1966	6	2.8	1989			2012		
1967			1990			2013		
1968			1991			2014		
1969			1992			2015	1	0.2
1970			1993					
1971	1	0.4	1994					

9. 流行性乙型脑炎

民国 29～34 年（1940～1945）榆林县有流行性乙型脑炎报道。1959 年报告 1 例病人，于 1966 年至 1997 年，每年均有散在病例出现，发病率多在 0.8/10 万～8.1/10 万，期间出现过四个发病高峰年，分别是 1975 年、1981 年、1984 年、1988 年，约每四年出现一次，2013 年报告 2 例，发病率为 0.3/10 万。该病发生有季节性，一般从 5 月下旬和 6 月上旬出现病例，7 月明显上升，8 月达高峰，11 月底趋于消失。蚊子是流行性乙型脑炎主要传播媒介。

榆林县流行性乙型脑炎从 20 世纪 50 年代以来，发病呈散发态势，1995 年以后病例明显减少，这与儿童乙脑疫苗接种工作的不断加强，民众的卫生意识的提高，防蚊灭蚊措施的落实密不可分。

表 4-14　榆阳区流行性乙型脑炎发病统计

年份	发病例数	发病率/10万	年份	发病例数	发病率/10万	年份	发病例数	发病率/10万
1949			1972	3	1.2	1995	5	1.3
1950			1973	2	0.8	1996	3	0.8
1951			1974	8	3.1	1997	8	2.0
1952			1975	21	8.1	1998		
1953			1976	3	1.1	1999		
1954			1977	5	1.9	2000		
1955			1978	4	1.5	2001		
1956			1979	6	2.2	2002		
1957			1980	4	1.4	2003		
1958			1981	20	7.1	2004		
1959	1	0.5	1982	8	2.7	2005		

续表

年份	发病例数	发病率/10万	年份	发病例数	发病率/10万	年份	发病例数	发病率/10万
1960			1983			2006	3	0.5
1961			1984	18	5.9	2007		
1962			1985	3	1.0	2008		
1963			1986	3	1.0	2009		
1964			1987	4	1.2	2010		
1965			1988	15	4.5	2011		
1966	2	0.9	1989	5	1.5	2012		
1967			1990	7	1.9	2013	2	0.3
1968	10	4.5	1991	4	1.1	2014		
1969	6	2.6	1992	3	0.8	2015		
1970	4	1.7	1993	5	1.3			
1971	7	2.9	1994	6	1.6			

10. 炭疽

20 世纪 40 年代，榆林县卫生院即有炭疽发病记载。1958 年报告本病患者 56 例，发病率为 29.0/10 万。此后至 1972 年有 3 个发病年份共报告 18 例，其中 1960 年 5 例、1963 年 9 例、1972 年 4 例。发病率在 1.6/10 万～4.4/10 万。本病与家畜炭疽流行关系密切，一般呈灶状分布，以局部暴发为主，以 6 月、7 月、8 月发病最多。

11. 狂犬病

榆阳区 1988 年首次报告本病，患者 4 例，发病率为 1.2/10 万。1989 年报告 3 例，1991 年报告 2 例。发病率分别为 0.9/10 万、0.6/10 万。9 例患者均因未注射狂犬疫苗而死亡，病死率为 100%。其后无报告病例。患者有被疯狗咬伤史，防制主要措施是加强犬类管理和家犬的免疫接种，及时处理犬咬伤患者伤口及患者狂犬疫苗的接种。

12. 流行性脑脊髓膜炎

民国 29～34 年（1940～1945）榆林县有该病报道。1951 年始报告发病率为 2.8/10 万。1964 年、1966 年、1967 年为高峰年，发病率分别为 45.0/10 万、44.9/10 万、273.4/10 万。1968～1993 年发病率多维持在 0.6/10 万～27.4/10 万，1994 年后 0 报告。多春季发病，发病年龄以 15 岁以下儿童多见，预防接种疫苗为主要预防措施。

表 4-15 榆阳区流行性脑脊髓膜炎发病统计

年份	发病例数	发病率/10万	年份	发病例数	发病率/10万	年份	发病例数	发病率/10万
1949			1972	6	2.5	1995		
1950			1973	35	14.0	1996		

续表

年份	发病例数	发病率 /10 万	年份	发病例数	发病率 /10 万	年份	发病例数	发病率 /10 万
1951	4	2.8	1974	70	27.4	1997		
1952			1975	29	11.2	1998		
1953			1976	24	9.1	1999		
1954			1977	52	19.6	2000		
1955			1978	18	6.7	2001		
1956			1979	29	10.7	2002		
1957			1980	50	18.1	2003		
1958	17	8.8	1981	35	12.4	2004		
1959	25	12.7	1982	34	11.6	2005		
1960	9	4.5	1983	9	3.0	2006		
1961	1	0.5	1984	22	7.2	2007		
1962	3	1.5	1985	52	16.7	2008		
1963			1986	56	17.7	2009		
1964	94	45.0	1987	42	12.9	2010		
1965	6	2.8	1988	18	5.4	2011		
1966	97	44.9	1989	8	2.3	2012		
1967	598	273.4	1990	2	0.6	2013		
1968	13	5.8	1991	4	1.1	2014		
1969	29	12.6	1992	4	1.1	2015		
1970	5	2.1	1993	3	0.8			
1971	4	1.7	1994					

13. 天花

历史上本境天花流行无从考证。清同治年间总兵刘厚基在本县设牛痘局，为民种痘，预防天花。至民国时期，只有部分人可以预防种痘，且多由民间种痘先生"吹花种痘"，此法种痘反应症状严重。也有将天花落痂溶解种痘者。民国 17～27 年（1928～1938）本县有天花报道，民国 23 年（1934）首次接种牛痘疫苗 438 人。民国 31 年（1942）、34 年（1945）县内农村每年均有天花流行，首次大面积接种牛痘疫苗 32656 人。1948 年后再未发现天花病患者。1951 年县人民委员会大力开展秋季种痘工作，自此改变了不到春天不种痘的历史，以后每年春、秋两季种痘工作成为常态，先后开展了 3 次全民普种牛痘工作。1980 年 5 月 8 日，世界卫生组织宣布全球消灭了天花，榆阳区较全世界提前 32 年。1982 年停止种痘。发病季节分布，从 11 月开始流行到翌年 5 月达高峰，6 月开始下降，9～10 月无病例。发病年龄分布，9 岁以下儿童发病最高，其次为 20～29 岁年龄组；40 岁以上发病很低。

14. 猩红热

民国 29～34 年（1940～1945）榆林县即有该病记载。1951 年始，报告 16 例，发病率 11.1/10 万。

1963～1966 年持续流行 4 年，发病率在 19.3/10 万～112.7/10 万。以后均为散发态势，1986 年出现一次小高峰，达 53.0/10 万，1992 年后疫情平稳，呈低水平散发，发病率波动在 0～3.9/10 万。患者多为 3 岁以上儿童，6 个月以下幼儿极少见。

表 4-16　榆阳区猩红热发病统计

年份	发病例数	发病率 /10 万	年份	发病例数	发病率 /10 万	年份	发病例数	发病率 /10 万
1949			1972	8	3.3	1995		
1950			1973	10	4.0	1996	1	0.3
1951	16	11.1	1974	39	15.3	1997	1	0.3
1952			1975	14	5.4	1998	1	0.3
1953			1976	4	1.5	1999	14	3.5
1954			1977	21	7.9	2000	3	0.7
1955	3	1.6	1978	1	0.4	2001		
1956	5	2.7	1979	2	0.7	2002	5	1.1
1957			1980	3	1.1	2003	1	0.2
1958	19	9.8	1981	15	5.3	2004		
1959	37	18.9	1982	4	1.4	2005	16	3.2
1960	6	3.0	1983	4	1.3	2006	4	0.7
1961	9	4.5	1984	10	3.3	2007	5	0.8
1962	6	3.0	1985	25	8.0	2008	5	0.8
1963	40	19.3	1986	168	53.0	2009	2	0.3
1964	202	96.6	1987	31	9.5	2010	8	1.1
1965	240	112.7	1988	12	3.6	2011	14	1.8
1966	98	45.4	1989	14	4.1	2012	6	0.7
1967	5	2.3	1990	6	1.7	2013	3	0.5
1968			1991	20	5.5	2014	4	0.6
1969	2	0.7	1992			2015	22	3.9
1970			1993					
1971	2	0.7	1994	1	0.3			

15. 麻疹

民国 17～27 年（1928～1938）麻疹是榆林县传染病发病率较高的疾病。民国 34 年（1945）榆林城患麻疹者共 3310 人。1951 年报告该病 56 例，年发病率为 44.9/10 万，至 1985 年，发病率在千位数以上的有 7 个年份，分别是 1959 年、1960 年、1962 年、1964 年、1970 年、1972 年和 1975 年，发病率为 1049.0/10 万～2900.2/10 万，病死率为 0.7%/10 万～4.3%/10 万。以 1960 年最高。2007 年针对麻疹小范围的流行，对麻疹易感人群进行了强化接种，接种102987人，接种率为97.25%。2012年后0报告。临床很难见到典型病例。发病以春季多见，每隔1～2年发病有周期性升高现象，发病年龄集中在0～7岁年龄组。1969年推广麻疹疫苗预防接种后，小年龄组发病有所下降，大年龄组发病相对增加。

表 4-17　榆阳区麻疹发病统计

年份	发病例数	发病率/10万	年份	发病例数	发病率/10万	年份	发病例数	发病率/10万
1949			1972	3356	1372.6	1995	82	21.3
1950			1973	588	235.7	1996	9	2.3
1951	56	44.9	1974	26	10.2	1997	157	40.0
1952	8	5.3	1975	4028	1550.6	1998	227	57.0
1953			1976	60	22.8	1999	94	23.5
1954	7	4.0	1977	350	132.1	2000	52	13.0
1955	365	200.4	1978	128	47.6	2001	167	40.2
1956	372	200.4	1979	472	173.6	2002	70	15.2
1957	9	4.7	1980	704	254.5	2003	159	34.2
1958	1494	773.1	1981	268	94.8	2004	60	12.5
1959	4030	2054.6	1982	5	1.7	2005	93	18.7
1960	5774	2900.2	1983	3	1.0	2006	49	8.9
1961	327	165.3	1984	144	47.3	2007	212	34.1
1962	2397	1195.0	1985	2126	684.1	2008	5	0.8
1963	832	404.5	1986	28	8.8	2009	5	0.7
1964	5864	2804.9	1987	19	5.6	2010	31	4.1
1965	918	431.2	1988	16	4.6	2011	44	5.6
1966	599	277.3	1989	5	1.5	2012		
1967	740	338.4	1990	187	52.0	2013		
1968			1991	202	55.4	2014		
1969	472	204.9	1992	254	68.4	2015		
1970	2456	1049.0	1993	17	4.5			
1971	95	39.8	1994	67	17.7			

16. 百日咳

榆阳区百日咳于民国29～34年（1940～1945）时有发生。1953年，全县首次开展百日咳疫苗接种。1955年报告百日咳发病32例，发病率为17.6/10万。随后每年均有发病，至1965年出现暴发流行，发病率高达1450.6/10万。之后呈高低交替的下降趋势，至2015年发病率为0.7/10万。每年3～4月开始发病，5～7月达高峰。发病年龄以0～6岁儿童最多。

表 4-18 榆阳区百日咳发病统计

年份	发病例数	发病率/10万	年份	发病例数	发病率/10万	年份	发病例数	发病率/10万
1949			1972	393	160.7	1995	7	1.8
1950			1973	117	46.9	1996	6	1.5
1951			1974	429	168.0	1997	12	3.1
1952			1975	21	8.1	1998	15	3.8
1953			1976	29	11.0	1999	4	1.0
1954			1977	267	100.8	2000	34	8.4
1955	32	17.6	1978	52	19.3	2001	112	27.3
1956	93	50.1	1979	55	20.2	2002	22	4.8
1957	16	8.4	1980	49	17.7	2003	7	1.5
1958	1424	736.9	1981	199	70.4	2004	11	2.3
1959	1118	569.9	1982	400	136.9	2005	45	9.0
1960	125	62.8	1983	221	74.7	2006	20	3.6
1961	269	135.9	1984	135	44.4	2007	17	2.7
1962	1415	705.5	1985	100	32.2	2008	6	0.9
1963	144	70.0	1986	156	49.2	2009	1	0.1
1964	1376	658.2	1987	625	191.9	2010	2	0.3
1965	3088	1450.6	1988	146	43.6	2011		
1966	389	180.1	1989	241	70.1	2012	2	0.3
1967	15	6.9	1990	23	6.4	2013	5	0.8
1968			1991	67	18.4	2014	3	0.5
1969	55	23.9	1992	47	12.7	2015	4	0.7
1970	285	121.7	1993	7	1.8			
1971	116	48.5	1994	6	1.6			

17. 白喉

民国 34 年（1945）统计，民国 29 ～ 34 年（1940 ～ 1945）白喉列入传染病报告之列。1949 ～ 1971 年共报告白喉病例 10 人，其中 1951 年报告 5 例，发病率 3.5/10 万。1952 年报告 2 例，发病率 1.3/10 万。1953 年开始接种白喉类毒素疫苗。1971 年报告发病 3 例，发病率 1.3/10 万。此后再无白喉病例发生。易感人群为 14 岁以下儿童，春季多发。

18. 结核病

结核病是危害人民群众健康的慢性传染病之一。民国 22 ～ 25 年（1933 ～ 1936），榆林卫生院收治的结核病患者数位列首位。1959 年开始接种卡介苗，1978 年列入儿童计划免疫程序。1979 ～ 1986 年，省结核病防治研究所和县防疫站在县境内相继开展结核病抽样调查，共检查各类人群 2.3 万人，查出活动性肺结核患者 160 余人，均由防疫部门督导进行及时免费治疗。1982 年抽查结果表明：全县结核病患病率为 0.55%/10 万，涂阳患病率为 1.37‰，15 岁以下儿童结核菌素阳性率为 10.23%。1984 年开始填报"肺结核病例报告卡"。1990 年始，对发现的肺结核病患者进行标准化全程督导管理。1998 年，对金鸡滩镇、上郡路办事处 825 名 7 ～ 14 儿童进行结核菌素试验，阳性 161 人，阳性率 20.4%。2000 年，卡介苗接种后 12 周阳转率监测 50 人，阳性 47 人，阳转率 94%。2003 年 8 月世行贷款/英国赠款结核病控制项目启动，免费全程督导治疗肺结核患者 869 例，其中涂阳患者 585 例，治愈率达 100%。2004 年，就诊、体检发现管理肺结核患者 2767 人，其中初治涂阳 571 例，发病率达 116.1/10 万，全部给予标准化全程督导管理。2015 年，报告结核病患者 413 例发病率为 72.45/10 万。

表 4-19　2004 ～ 2015 年结核病报告发病率

年份	发病例数	发病率 /10 万
2004	571	116.1
2005	501	100.8
2006	418	76.3
2007	621	99.3
2008	539	82.7
2009	483	74.1
2010	392	51.8
2011	401	51.2
2012	311	39.7
2013	370	45.7
2014	413	64.9
2015	488	85.6

19. 性病

民国 23 ～ 25 年（1933 ～ 1936），在榆林卫生院收治的病人中梅毒患者数居第 2 位。1949 年，榆林解放后，人民政府封闭了全部妓院，解放了妓女，根除了性病的传染疫源地。1950 年，县人民医院门诊部接诊梅毒患者 47 人，淋病患者 28 人。1957 年，免费治疗性病患者 14 例，男 8 例，女 6 例。1958 年，根据《全国农业发展纲要》，榆林县提出基本控制性病目标。年初，全县查出性病患者 451 人，年底治愈 312 人，控制了新发病人。至 1960 年，已趋消灭。1973 ～ 1974 年，对全县 26 个公社进行性病普查，发现疑似患者 314 人，全部进行了病史、体症排查，对 171 人进行血液化验。结果表明：至 1965 年后，无现症梅毒、晚期潜伏梅毒和胎传晚期潜伏梅毒，原 314 例疑似患者均被排除。时至 1995 年传染病报告首例淋病患者。2000 年报告梅毒患者 2 例，梅毒死灰复燃，呈上升趋势，2012 年梅毒报告 510 例，发病率 47.7/10 万为最高。2013 年报告淋病患者 166 例，发病率为 26.1/10 万。2015 年报告淋病患者 83 例，发病率为 14.6/10 万。梅毒患者 349 例，发病率为 61.2/10 万。。

表 4-20 2005～2015 年淋病、梅毒报告发病率

年份	淋病		梅毒	
	发病例数	发病率 /10 万	发病例数	发病率 /10 万
2005	76	15.3	24	4.8
2006	44	8.0	33	6.0
2007	43	6.9	38	6.1
2008	46	7.1	112	17.2
2009	82	12.6	278	42.6
2010	132	17.4	321	42.4
2011	139	17.8	373	47.6
2012	167	20.6	510	62.9
2013	166	26.1	358	56.3
2014	96	15.1	368	57.9
2015	83	14.6	349	61.2

20. 非典型肺炎

2003 年，在全国非典型肺炎流行期间，各级疾控工作人员发挥了积极主导作用，成功地阻止了疫情，全区无一例患者。区疾控中心组织消毒药品 5 种，防护服 628 套、加厚口罩 4050 个、体温表 1342 具、防护手套 1700 双、背式喷雾器 2 具、机动喷雾器 2 台。区疾控中心抽调 31 人，组成了三个流行病学调查处理梯队，实行 24 小时值班制。医学观察 41580 人，进行了 20 次流调，流行病学调查 15 人，留验 1581 人，其中集中隔离 55 人，住院隔离观察 36 人。居室消毒 1581 人次，公共场所消毒 27 场次，会议消毒 6 场次，车辆消毒 10347 车次；举办学习班 6 期，培训人员 321 人，下乡宣传 2 次，印发宣传材料 6 万余张，出动宣传车 12 次。共发放、使用消毒药品 13100 公斤。全区实现了各乡镇、办事处"非典"传真报告。

21. 艾滋病

2004 年，榆阳区发现了第一例传入性艾滋病病例后，标志着这一重点传染病已开始进入榆阳区，患者绥德人，有非法卖血史，在监控治疗中不久病逝。为预防艾滋病（HIV）传播，减少感染对人群的影响，并开始对艾滋病进行监测。2005 年，区政府成立了以主管副区长为组长，与相关的 14 个部门为成员的"榆阳区预防控制艾滋病领导小组"，组建了高危行为干预队，制定了"榆阳区预防控制艾滋病中期规划"，安排 10.7 万元防治经费，相继对 284 个重点公共场所高危人群给予行为干预，对 483 名高危人员进行艾滋病病毒抗体监测。2009 年报告 1 例。2011 年报告 2 例，均为输入性患者。

2010 年，HIV 自愿咨询 1276 人次。术前 HIV 筛查 9014 人。拘押场所采血监测 972 人份。公共场所监测 81 家，发展同伴教育员 46 人，暗娼干预 309 人次。发放宣传资料 11763 份。日常 HIV 宣传 318 人次。

2011 年，HIV 报告发病 2 例。自愿咨询 1276 人次。术前 HIV 筛查 9014 人。拘押场所采血监测 972 人份。公共场所监测 81 家，发展同伴教育员 46 人，暗娼干预 309 人次。发放宣传资料 11763 份。日常

HIV 宣传 318 人次。

2012 年，报告艾滋病发病 2 例，HIV 发病 3 例。共咨询检测 788 人份，HIV 初筛阳性 1 例；监管场所共筛查 1265 人份，HIV 初筛阳性 1 例；各综合医院术前 HIV 筛查 32908 人份，初筛阳性 11 例；暗娼哨点监测 200 人份，初筛阳性 1 例、梅毒阳性 3 例、丙肝阳性 1 例。对初筛阳性的 14 例送省上检测，确诊阳性 7 例。

完成辖区内 4 例艾滋病病人的药品发放、CD4 检测、病毒载量检测工作，及时收集病人检测结果上报艾滋病专报系统。对辖区内新发病例急时上报、随访，督促感染者尽早做 CD4 检测，以确定治疗方案，尽早治疗。

2013 年，报告艾滋病发病 1 例，HIV 发病 9 例。咨询检测 794 人份，HIV 初筛阳性 1 例；监管场所筛查 1100 人份，HIV 初筛阳性 3 例；各综合医院术前 HIV 筛查 49949 人份，初筛阳性 6 例；暗娼哨点监测 200 人份，梅毒阳性 4 例、HIV 和丙肝未检出。10 例初筛阳性省上确诊 9 例。娱乐场所高危人群干预 17 家，累计干预暗娼 204 人。

截至 2013 年底，全区累计检测确诊 HIV 患者 38 例（其中外地 28 例），外地报现住榆阳区患者 9 例，现住 HIV 确诊患者共 19 例。完成了辖区内 7 例病人治疗的药品发放、CD4 检测、病毒载量检测和信息上报工作，对新发病例及时随访上报，督促感染者尽早做 CD4 和病毒载量检测。

2014 年，报告艾滋病发病 2 例，HIV 发病 12 例。监管场所筛查 777 人份，初筛无阳性。自愿咨询检测 705 人份，初筛阳性 2 例、确诊阳性 2 例。综合医院术前筛查 58546 人份，初筛阳性 18 例，确诊阳性 12 例。娱乐场所干预 17 家，暗娼干预 20 人，暗娼哨点监测干预 200 人，HIV、梅毒、丙肝均阴性。共网报新感染者 12 人（另 2 例由其他医疗机构网报），新上抗病毒治疗 4 人。完成了辖区 12 例病人的药品发放、CD4 检测、病毒载量检测治疗工作，并及时收集病人检测结果上报艾滋病专报系统。

2015 年，报告艾滋病发病 4 例，HIV 发病 17 例。艾滋病全年咨询检测 837 人份，其中确诊阳性 3 人；监管所筛查 1011 人份，均阴性；综合医院术前筛查 58777 人份，初筛阳性 41 例，确诊阳性 25 例；中心血站初筛阳性 27 例，确诊阳性 4 例，5 例需四周随访进行二次确诊试验。全年累计确诊阳性 32 例。完成暗娼哨点监测 200 人份，HIV、梅毒和丙肝检测均阴性。

22. 人体肠道寄生虫病

榆林县人体肠道寄生虫有蛔虫、钩虫、蛲虫、绦虫、鞭虫、痢疾阿米巴及蓝氏贾第鞭毛虫等。主要流行的有蛔虫、蛲虫和痢疾阿米巴（见痢疾）。蛔虫是榆林县感染最普遍、最严重的疾病之一。

1959 年，地、县防疫部门分别在全县城乡进行了三次计 3154 人的蛔虫感染调查，平均感染率为 91.8% ～ 94.9%，有的高达 100%。同年榆林地方病防治所在榆林县进行了肠道寄生虫病调查，受检 1387 人，蛔虫感染率为 92.7%，蛲虫为 2.53%，检出绦虫 2 例，鞭虫 1 例。

20 世纪 50 ～ 60 年代前期，开展了大量的调查和用西药山道年，中药使君子、苦楝子、乌梅汤等驱虫治疗的研究。据统计：1962 年榆林县全年就诊的寄生虫病例占总病例的 8.1%，而蛔虫病占寄生虫病总例数的 91.6%。由蛔虫引起的胆道蛔虫症、蛔虫性肠梗阻病时有发生。

1974 年，地区防疫站对本县 2052 名学生行蛔虫感染率调查，其感染率为 87%。并免费治疗。

1986 年，地县防疫站对补浪河、鱼河及城关 1 岁以上自然人群 882 人进行肠道寄生虫感染率调查，结果钩虫、绦虫、鞭虫未检出，蛔虫感染 332 人，其感染率为 37.6%。鱼河、补浪河及城关的感染率分别为 48.9%、37.7%、27.0%。各年龄组均有感染，以 5 ～ 10 岁组最高。

1989 年春、秋，对全市中小学 8692 名学生采用肠虫净免费驱虫治疗两次，城市服药率达 92.1%，农村服药率为 65.0%。

1990 年 6 月、10 月，两次对全市 631 所中、小学 4109 名学生免费投服肠虫净片，总投服率为 78.9%，总排虫率为 54.6%。对 600 名学生进行服药前后蛔虫卵检验，服药前感染率城区 35.7%，农村 57%。服药后阴转率第一次为 70.2%，第二次为 100%。

1991 年，开展了人体肠道寄生虫感染率抽样调查，共抽取 5 个乡镇 2588 人，检出蛔虫感染率为 42.1%，痢疾阿米巴和蓝氏贾第鞭虫感染各 1 例。

2002 年，上盐湾镇林山村确定为全国人体寄生虫病调查点，共采集粪便 1000 份，检出蛔虫感染 217 人，蛲虫感染 64 人。250 份血样检验无阳性。

23. 手足口病

2005 年执行部分丙种传染病报告以来，2008 年始报告手足口病，至 2011 年发病率分别为 19.6/10 万、59.0/10 万、23.0/10 万、16.7/10 万。2010 年发现一例重症病例。2011 年，报告发病 131 例。2012 年，报告发病 255 例。2013 年，报告发病 195 例。2014 年，报告发病 439 例。2015 年，报告发病 457 例。未出现死亡病例。

24. 甲型流感

2009 年报告甲型流感 124 例，发病率为 17.7/10 万。2015 年报告 8 例。

25. 非传染性慢性病防治

2012 年填写上报了榆阳区 CDC 全国慢病能力调查表，安排、收集、录入了 24 个乡镇、7 个社区服务中心全国慢病能力调查表。起草了脑卒中高危人群筛查实施方案，印发了 12000 张脑卒中宣传资料，召开了相关单位协调会，同时对有关单位进行了督导。

2013 年下发了脑卒中高危人群筛查实施方案，印发了 8000 张宣传资料，组织召开了相关单位协调会，对相关单位进行了督导。全国慢性病及其危险因素监测工作现启动实施。

2014 年完成了国家慢病及其危险因素监测 600 户家庭的调查任务。全区共管理高血压患者 31485 人，随访 128325 人次，体检 12342 人，管理率 44.42%，其中规范管理率 63.84%；共管理糖尿病患者 7295 人，随访 28339 人次，体检 2428 人，管理率 66.72%，其中规范管理率 57.95%。

2015 年全区管理高血压患者 35462 人，管理率为 76%，随访 128465 人次，体检 19759 人，抽查规范管理率为 95.07%；管理糖尿病人 8709 人，管理率为 94.6%，随访 30437 人次，体检 7402 人，抽查规范管理率为 95.3%；管理重性精神病人 1288 人，管理率为 71.6%，随访 4442 人次，体检 68 人，抽查规范管理率为 76.37%。

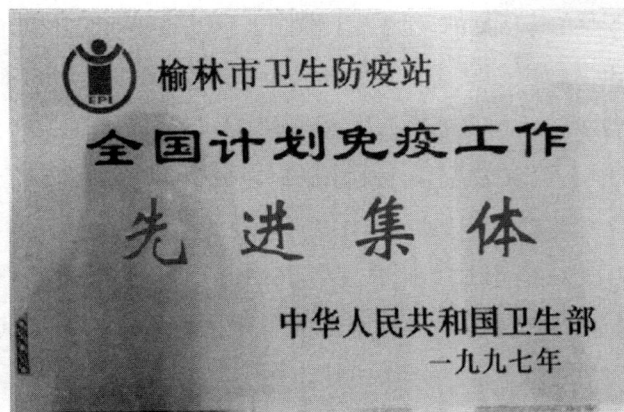

图 4-3　1997 年榆林市防疫站荣获"全国计划免疫工作先进集体"称号

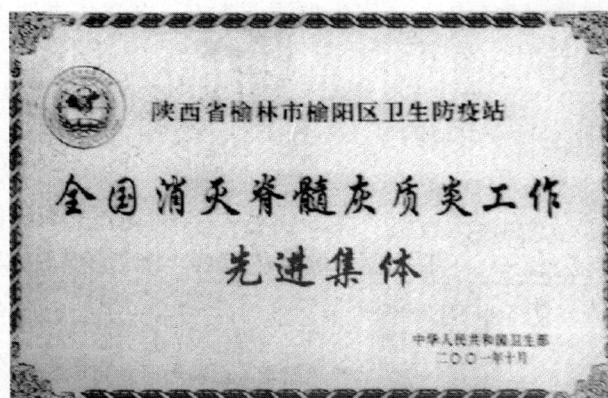

图 4-4　2001 年榆阳区防疫站荣获"全国消灭脊髓灰质炎工作先进集体"称号

第二章　地方病防治

第一节　碘缺乏病

1. 病区成因与分布

该病是人类最古老的疾病之一，因生活环境缺碘所引起的碘缺乏疾病，主要表现为甲状腺肿大和克汀病等，具有地方性，故其疾病称地方性甲状腺肿和地方性克汀病等。1979 年对境内饮水采样测定，发现病区和非病区饮水碘含量有明显差异。病区水碘含量大多在 20.0 微克 / 升以下，非病区水碘含量大多在 45 微克 / 升以上。经对病区和非病区人群进行放射碘吸收率对照观察表明，病区人群平均 6 小时内吸碘率为 34.73%，24 小时为 38.30%，青少年有的高达 70%，说明榆阳区地方性甲状腺肿病区的地理环境和人体中，都呈明显的碘饥饿状态。人体每天约需碘 50 ～ 150 微克，但在病区内，水中碘含量普遍低。每天补碘量低于 50 微克。

1975 年对地方性甲状腺肿普查，全县 28 个公社中，病区涉及 19 个公社，304 个大队，受危害人群达 19 万人。检出地方性甲状腺肿患者 22298 人，患病率为 10.21%，居全省首位。其中弥漫型患者 18585 人，结节型患者 2315 人，混合型患者 1398 人。I 度 19076 余人，Ⅱ度 2751 人，Ⅲ度 471 人。检出地方性克汀病患者 15 人。据统计分析，50 岁以下的患者占病人总数的 90% 以上，发育期和妇女孕期发病较多。榆阳区碘缺乏病区主要分布在长城和榆溪河流域的北部毛乌素沙漠形成的风沙区，黄土残塬和黄土梁峁沟壑地带则属于非病区，河流小支流的源头部分发病率较高。

2. 防治

民国 34 年（1945）榆林县卫生院举办大型卫生宣传展览时将甲状腺肿病列入地方病。1950 年，陕西省榆林人民医院门诊部时有甲状腺肿患者就诊。1955 年，榆林县首次对 13 个行政区进行地方性甲状腺肿大进行普查，受检人数 182166 人，检出地甲病患者 440 人，患病率 0.24%。1956 年，县中医联合诊所所长高镇南在天鹅海则村出诊时发现了该村有甲状腺肿流行，调查 65 户村民中有 28 户 51 人患甲状腺肿病，采用了中药昆布、海藻和海带等药物及消瘿盐（即碘盐）进行治疗。1958 年，根据《全国农业发展纲要》和《陕西省卫生厅三年规划》，全县 949 个自然村有 145 个村发病，查出患者 1347 人，患病率 0.7%。1970 年

11月地甲病普查，全县26个公社，有20个公社发病，查出患者4637人，患病率3.3%。1973年，在复查中发现金鸡滩公社井界大队自解放以来没有向部队输送1名合格兵员。大河塔公社后畔大队为我县典型的地方性克汀病村。1975年，中共陕西省委提出"用5年时间基本控制和消除地方性甲状腺肿"的奋斗目标。在全县普查中共查出患者22298人，患病率10.21%，居全省首位。病区涉及19个公社，304个大队，受危害人群达19万人。采取以服用碘盐为主，对患者免费注射消瘿注射液等为辅的综合防治措施。1976年，办起了机械化碘盐加工厂。1977年、1978年、1979年，开展了为期50天的消灭地甲病三次大会战，共治愈患者18414人，治愈率82.58%，患病率降至1.9%。1980年实现了基本控制和消灭地甲病目标。为巩固和发展地甲病防治成果，于12月份在病区首次采取注射碘油防治措施，共注射63381人，注射率78.8%。1982年9月10日，在19个地甲病病区公社开展了地方性克汀病普查，共查出智力障碍患者84人，诊断为克汀病的20人，男7人，女13人。1983年，对病区7～45岁高危人群开展了又一轮免费碘化油注射，共注射52323人。1986年自筹3万元，购买碘油丸26万粒，病区7～14岁易感人群免费口服碘油丸6万余人。1989年，7～30岁口服碘油丸3.3万人。1997年市政府成立了榆林市3年消除地方病危害领导小组，市长贾亮晓担任组长，分管副市长刘启文、叶兴山担任副组长。制定出台了《榆林市1996～2000年地方病防治规划》和《实施方案》。1998年全县推行碘盐配给制。2000年5月，经省地病办组织的专家考评估，基本达到2000年消除碘缺乏危害标准要求。截至2005年底，5年来，碘盐配给制共配发碘盐1.05万吨，每年平均2000吨，村民碘盐食用率98%。2007年在地方病防治示范县建设期间，碘缺乏病普查应查368532人，实查335703人，普查率91.09%，共检出患者25768人，患病率7.68%，其中Ⅰ度24522人，Ⅱ度1246人，弥漫型21765人，混合型1771人，结节型2232人。对榆阳镇、上盐湾、巴拉素、金鸡滩、青云5个乡镇的5所学校采集8～10岁60名学生尿液进行学生尿碘监测分析。最高26.7ug/L，最低4.3ug/L。

2010～2015年，每年对居民食用碘盐监测300份、尿碘监测抽取200名学生及100名孕妇；甲状腺肿抽样调查4个乡镇1个办事处210名学生。其结果为：碘盐监测：碘盐覆盖率100%，碘盐合格率96.57%～99.33%，合格碘盐食用率95.67%，。尿碘监测，学生中位数199ug/L～279.87ug/L。孕妇中位数为100ug/L～234.7ug/L之间。甲状腺肿监测，样本甲肿率由2010年的4.1%，降至2015年的1.43%。每年对甲状腺肿大患者给予免费治疗，治愈率2014年为94.5%，2015年为60.8%

表 4-21　1975年榆林县地方性甲状腺肿普查统计

公社名称	总人口	大队数	实查人口			普查率	发病大队数	发病人数			发病率	分型			分度			克汀病	
			合计	男	女			合计	男	女		弥	结	混	Ⅰ	Ⅱ	Ⅲ	男	女
小壕兔	8593	17	79/17	3967	3950	92.1	17	1322	295	1027	6.7	1098	147	77	1165	128	29		3
马合	105S4	16	9643	4857	4786	91.1	16	1545	360	1185	16	1138	274	133	1362	159	24	2	1
芹河	10081	25	9463	4660	4803	94	25	2241	751	1490	23.7	1936	183	122	1831	366	44		
红石桥	7460	14	7002	3421	3581	93	14	1601	469	1132	22	1369	122	110	1327	234	4	1	
巴拉素	7271	19	6999	3341	3658	96.2	19	1449	395	1054	20.7	1141	212	96	1225	184	40		1
大河塔	6709	15	6189	2968	3221	92.2	15	1049	318	731	16.9	867	56	126	874	149	26	1	
刘官寨	4984	7	4650	2352	2298	93.3	7	322	72	250	6.9	307	8	7	307	15			
岔河则	5849	7	5407	2632	2775	92.4	7	552	69	483	10.2	363	100	89	424	107	21		

续表

公社名称	总人口	大队数	实查人口			普查率	发病大队数	发病人数			发病率	分型			分度			克汀病	
			合计	男	女			合计	男	女		弥	结	混	I	II	III	男	女
孟家湾	9531	12	8889	4425	4464	93.2	13	2421	668	1753	27.2	1928	323	170	2095	283	43		
刘千河	5469	23	4833	2392	2441	88	18	326	101	225	6.7	299	26	1	285	39	2	1	2
小纪汗	6440	8	6019	2S81	3138	93.3	8	1073	299	744	17.8	829	181	63	844	195	34	1	
金鸡滩	7316	7	6807	3367	3440	93	7	1431	363	1068	21	1281	111	39	1275	129	27		
鱼河	6876	12	6586	3252	3334	35.8	10	284	45	239	4.5	261	11	12	269	20	5		
青云	7145	14	6075	2945	3130	85	4	584	130	454	9.7	536	41	7	532	48	4		
补浪河	8440	16	7331	3401	3930	86.9	16	1821	498	1323	24.8	1602	162	57	1529	245	47		1
牛家梁	10767	12	10195	5297	4898	94	14	1727	430	1297	16.9	1565	102	60	1536	167	24		
双山	10208	29	8401	4174	4227	82	24	587	183	404	7.0	246	142	199	399	151	37	1	
安崖	9107	30	8043	4061	3982	883	30	945	284	661	11.7	932	13		892	49	4		
古塔	8777	21	8528	4362	4166	97	2	6		6	0.07	5		1	5		1		
镇川	13901	32	12839	6581	6258	92.4	7	11	1	10	0.09	10	1		4	5	2		
上盐湾	9481	33	9388	4608	4780	99		6	3	3		5	1		6				
董家湾	9517	19	9361	4780	4581	98					0.01		1			1			
余兴庄	6731	28	6090	3028	3062	90	2	4	1	3	0.07	4			3	1			
桐条沟	7495	23	6018	3049	2969	80.3													
青泉	11245	20	11045	6122	4923	98					0.02	2			2				
城关	37722	13	33963	16799	17164	87.4	13	988	218	770	2.9	866	96	26	895	76	17		
合计	247699	472	227681	113722	113959	91.9	301	22298	5953	16345	10.21	18390	2313	1395		2751	471	7	8

第二节　大骨节病

1.病区成因与分布

大骨节病是一种原因不明，伴有机体改变的地方性畸形骨关节病，年幼患者更可影响身体的生长发育，严重者完全丧失劳动力，有的妇女患者骨盆畸形，造成难产，危及生命。大骨节病区呈灶状或岛状分布在毛乌素沙漠的延伸地带和榆溪河上游地区。呈现微地貌和水源离子总量及矿化度高，硒含量低等环境的地球化学特征。

解放前，榆林无大骨节病记载。1974年，小纪汗公社奔滩大队发现首例本土大骨节病患者，经追踪调查确定为陕西省大骨节病新病区，患者发病时间追溯至1968年。1978年调查，病区集中分布在小纪汗公社的奔滩、小纪汉、大纪汗、井克梁、波罗滩、长草滩，牛家梁公社的转龙湾，补浪河公社的补浪河，巴拉素公社的讨忽兔，小壕兔公社贾拉难滩，马合公社的马合，孟家湾、芹河等8个公社，24个大队，人口约2万人，有患者512人，患病率为4%。

2. 防治

榆阳区大骨节病防治始于 1958 年 5 月，首次在 5 个公社的 33 个大队发现大骨节病患者 58 例，经排查，均为延安迁入的病人。1974 年 6 月，小纪汗公社奔滩大队学生白三格被确诊为本地发病的首例大骨节病患者。

1975 年，榆林县被确认为陕西省新发病区后，于 1976 年在小纪汗公社奔滩大队小学建立了豆类防治实验观察试点。在马合公社马合大队、小纪汗公社奔滩大队试行改良水质防治措施，改良水井 38 眼。1978 年，榆林县用硫酸钠药物治疗 339 例患者。榆林病区发放石膏片 30 万片，水中投放石膏 300 公斤。1979 年榆林县小纪汗公社奔滩大队采用石膏片、维生素 C 片、维生素 B 片治疗 120 名患者，并经 X 线拍片，治疗效果欠佳。

1978 年，对北部草滩地区的 12 个公社 31 个大队开展了大骨节病线索调查，共检查 12770 人，X 拍片 503 人，检出患者 512 人，患病率为 4%。病区集中分布在草滩区 8 个公社的 24 个大队，人口约 2 万。1979 年，对 24 个大骨节病发病较重的大队进行了重点普查，检出患者 868 人，患病率 4.7%。患者集中分布在 10 个大队，而以牛家梁公社转龙湾大队最为严重，检查 122 人，检出患者 62 人，患病率 49.1%。

1982 年，陕西省地研所将牛家梁公社转龙湾大队确定为全国大骨节病十年（1982～1992 年）动态监测点。1982 年，确定榆林县牛家梁公社转龙湾大队为全省大骨节病监测点，1982～1988 年，每年 5 月对 7～15 岁儿童作 X 线拍片检查，并对头发、土壤、粮食、饮用水样品进行检验分析。确定对大骨节病不采取任何防治措施，以利监测。

1985 年 8 月 1 日至 10 日，由陕西省地研所第一研究室、地区地防所、县防疫站地病科的 11 名地方病防治专业人员共同组成的榆林县大骨节病综合考察工作队，对 24 个病区大队进行了大骨节病普查，其综合考察结果如下：调查 17839 人，检出患者 1861 人，患病率 10.4%，X 线检出率 43.9%，病情活跃指数 55.5%，病情严重程度指数 55.2%。同时继续有新病区村出现。

1989 年在榆林市（原榆林县）巴拉素乡马家兔村、小纪汗乡奔滩村、牛家梁乡转龙湾村建立全国大骨节病监测点，马家兔 X 线阳性率 67.5%，头发硒 62 微克／千克，腐植酸 0.016；奔滩 X 线阳性率 31.7%，头发硒 67 微克／千克，腐植酸 0.009；转龙湾 X 线阳性率 30%，头发硒 70 微克／千克，腐植酸 0.0043；监测结果显示，病区病情致病因子活跃，呈上升趋势，列全省第一、全国第二。榆林市三个点发硒低于国家规定标准（100 微克／千克）。

1995 年 6 月，省地研所大骨节病研究室对榆林市的北部草滩区的 9 个乡镇，45 个村的 42 所学校的 4961 名 7～14 岁学生进行了大骨节病调查，临床检出患者 240 人，总患病率 4.84%。蟒坑、高家伙场、红墩 3 个村为新发病区。

1998 年，对北部草滩地区的 13 个病区乡的 144 个村的 169 所中小学校的在校学生进行了大骨节病普查。检出患者 1215 人，患病率 4.35%。患者分布在 13 个乡的 103 个村的 125 所学校，占学校总数的 73.96%。市政府对 13 个大骨节病病区乡（镇）采取硒碘盐配给制防治措施，使病区受威胁的 15 万人群食用上了合格的硒碘盐。在"十五"（2001～2005 年）期间，病区乡镇共配发硒碘盐 2875 吨，占应配发量的 98%，村民硒碘盐食用率 97%，覆盖率为 98%。据省地研所监测，X 线检出阳性率：2001 年为 3.3%，

2003 年为 6.27%，2004 年为 7.8%，2005 年为 4.0%。"十一五"（2006 ～ 2010 年）期间，补浪河、巴拉素 2 乡镇被确定为国家级大骨节病监测点，由省地研所负责完成。

2007 年，在实施地方病防治示范区建设中，对大骨节病区开展普查工作，检出大骨节病患者 2115 人，患病率 2.14%，7 ～ 16 岁学生调查 11463 人，早期 67 人，患病率 0.59%，未检出 Ⅰ°以上患者。年底，大骨节病区顺利通过了首次省地病办的考核评估。"十一五"期间，免费治疗大骨节病患者 1250 例，有效率达 90%，在每年的病情监测中，新发病例在 1.00% 以下，

2011 年，按照省卫生厅决定，大骨节病区停止食用硒碘盐供应。按照《榆林市 2011 年大骨节病监测方案》要求，对巴拉素镇巴拉素村、小纪汉乡小纪汉村、马合镇东马合村、牛家梁镇高家伙场村 7 ～ 16 岁儿童进行大骨节病监测。监测结果：临床检查 7 ～ 16 岁儿童 270 人，未检出 Ⅰ 度及 Ⅰ 度以上病人，同时对 7 ～ 12 岁儿童拍摄手片检查 211 人。6 月份经省专家阅片检查，查出小纪汉乡小纪汉村干骺端阳性 1 人。免费治疗患者 100 例，有效率为 88%。大骨节病病情自查 7 ～ 16 岁在校学生 7113 人，患病率 0.69%，未发现 Ⅰ 度以上患者。完成大骨节病治疗任务 500 例，有效率为 88.6%。

2012 ～ 2014 年，根据《陕西省大骨节病区人群硒营养水平监测方案》的要求，每年在每个监测点随机抽取 7 ～ 12 岁农业户儿童 8 名（性别均衡）、16 岁以上成人 8 名（性别均衡），每人采集后枕根部头发 10g，共采集发样 64 份。经省地防所检测发硒含量均在 0.00 ～ 3.00ug/g 之间。免费治疗患者 1500 例，有效率为 88.6 ～ 91% 之间。

2015 年随机抽取 3 个病区村，于 4 月份对所监测病区村 7 ～ 12 岁儿童进行临床检查及 X 线拍片，共监测 750 名，经初步诊断无 Ⅰ 度及以上病人，监测结果进行数据库录入并上报市地研所。全区共免费治疗患者 800 例，有效率为 98.6%。

表 4-22　1998 年榆林市大骨节病病区学生临床检查结果

乡镇名称	学校数	7 ～ 16 岁学生数	受检人数	检出人数				检出率 %
				早	Ⅰ°	Ⅱ°	计	
牛家梁	18	3608	3593	56	49	3	108	3.01
岔河则	12	1683	1668	71	4	4	79	4.74
耳林	9	1018	1004	61	8		69	6.84
芹河	17	2746	2679	62	19		81	3.02
小壕兔	13	1168	1154	45	2		47	4.07
小纪汉	9	1765	1722	121	l9		140	813
巴拉素	17	2765	2689	173	27	7	207	7.69
金鸡滩	12	2607	2559	15			15	0.59
补浪河	14	2325	2306	108	15	1	124	5.38
孟家湾	13	1802	1737	38	42		80	4.61
红石桥	18	3101	3081	130	3		133	4.32
马合	11	2913	2892	87	10		97	3.35
可可盖	6	823	816	23	12		35	4.29
合计	169	28324	27900	990	210	15	1215	4.35

第三节 地方性氟中毒

1. 病区成因与分布

离子氟化物（F）是地球外壳广泛存在、迁移能力很强、负电离性最大的元素。它在自然界中以及饮水、饮食中存在。目前已知，氟对牙齿和骨胳健全的结构是必要的。与神经兴奋性的传导功能、钙磷代谢、甲状旁腺功能、细胞酶系统以及人类生长繁殖过程都有关。当其过量或缺乏时，则可损害人体健康。在特定地理环境中的地方性氟中毒，是以牙齿和骨胳损害为主的全身慢性中毒，并损及肾上腺、胃肠道、黏膜、肝、脾、脑垂体、睾丸或卵巢。地方性氟中毒在本区早已流行，由于以往对它不了解，误诊为类风湿、风湿性关节炎或老年性增生性关节炎，直至1977年，才开始认识到它与当地的高氟水环境有关。1980年对饮水高氟区普查，境内所属11个公社检出氟斑牙人数51366人，约占病区人口总数的69.5%，氟骨症患者94人，病区分布在205个大队，受危害人群达7.39万。以中度和轻度病区为主，属高氟饮水型，病区呈片状散在性分布。榆林县病区主要集中在南部丘陵沟渠区，以镇川公社发病最重，上盐湾、清泉次之，桐条沟、董家湾、余兴庄、古塔、鱼河、安崖公社都是轻病区，西北部红石桥、补浪河也有发病。

2. 防治

榆阳区南部山区的农民祖祖辈辈牙齿发黄，表明该病存在久远。时至1977年，榆林县防疫站对全县范围内的生活饮用水首次开展了氟含量的检测工作，至1979年，累计检测各类饮用水源样本4662份，测出氟含量超过国家生活饮用水标准的水样共940份，最高值为9.0PPM，该水样来自镇川公社红柳滩大队脑畔山村水井，共有7户36人饮用。超标水源分布在11个公社，205个大队，受危害人群约7.35万人，占总人口的27.9%。11月，县防疫站对镇川、上盐湾、鱼河3个公社的11个大队进行了氟斑牙患病状况线索调查，共检查3000人，检出氟斑牙患者2109人，患病率为70.3%。

1980年，对饮用高氟水源的11个乡镇，205个大队的人群进行了临术和X拍片流行病学普查。本次共调查63136人，检出氟斑牙患者50874人，患病率为80.6%。临床共检出氟骨症疑似患者154人，经X线拍片诊断检查，有94人确诊为氟骨症患者，患病率为0.15%，其中Ⅱ度以上患者36人。病区分布：东南部丘陵沟壑山区有9个公社，西部风沙草滩区有2个公社，共有205个大队被确定为病区，其中，轻病区为180个大队，中等病区有25个大队，受危害人群达8万余。饮水型地方性氟中毒的防治措施主要是除氟改水。

1983～1989年，安排防氟改水工程20处，有4个大队的975户村民投放了天津自动化仪表工业公司生产的L—10型"三喜牌"家用除氟器975个，总投资74.3万元，总受益人口2.5万人，有1.5万人饮用上了低氟自来水。进入90年代，省政府将氟中毒病区除氟改水项目列入"甘露工程"项目系列，除氟改水工作任务由水利部门承担。

"十五"期间（2001～2005年），2001年，对全区地方性氟中毒病区进行重新复核后，病区覆盖11个乡镇，209个行政村，575个自然村，人口106056人，其中轻病区83137人，中等病区22919人，已改水病区人口 90737 人，其中轻病区 72125 人，中等病区 18612 人，有 15319 人仍饮用高氟水源。5 年来，病区安排改水工程 34 处。

2007 年，在地方病防治示范区县建设中，对南部 9 个乡镇进行了地方性氟中毒调查，8～12 岁儿童调查 7852 人，检出氟斑牙患者 2641 人，患病率 33.63%，16 岁以上人群 67932 人，检出氟骨症患者 919 人，患病率 1.35%。

2011～2015 年，全区解决高氟水病区的改水工作，实施项目 105 处改水工程。其中自然村 96 处，学校和政府 9 处，其中 4 所学校用上了防氟设备，改水后水氟降到了控制水平。使我区高氟水改水工程覆盖率达 100%，正常使用率达 100%。2011 年始，对 2007 年地方病示范县建设中普查检出的 1000 例患者全部进行了治疗，治疗总有效率达 91.4%。

2015 年对 10 个乡镇的 292 个自然村水氟含量进行检测，检水样 773 份，监测结果表明，病区自然村水氟小于 1.2mg/L 的 487 份，占 63%，大于 1.2mg/L 的 286 份，占 37%。

表 4-23　1980 年榆林县地方性氟中毒病区基本情况

乡镇名称	总人口数	饮水含氟量（PPM）			氟骨症			氟斑牙		病区大队数	
		份数	范围	均值	患者人数	患病率%	Ⅱ度人数	患者人数	患病率%	中	轻
合计	73881	804	1.1～9.0		94	0.15	38	50874	79.9	25	180
镇川	10872	135	1.4～9.0	3.1	28	0.2	10	10384	83.7	7	25
上盐湾	9712	164	1.1～4.4	2.1	26	0.3	10	6816	80.0	5	25
清泉	10617	103	1.1～3.5	1.4	9	0.1	3	7014	76.2	2	33
桐条沟	7871	73	1.1～2.8	1.5	5	0.1	3	5793	82.4	3	20
董家湾	9117	67	1.1～2.7	1.6	16	0.2	4	6182	76.2	4	15
余兴庄	6251	70	1.1～2.0	1.2	—		—	4400	81.5	—	22
古塔	6098	75	1.1～3.6	1.6	4	0.1	3	4527	83.1	2	16
鱼河	5109	36	1.1～2.5	1.3	3	0.1	2	3522	76.6	1	9
安崖	2534	34	1.1～2.0	1.4	3	0.1	3	1657	76.2	1	9
补浪河	696	36	1.2～4.0	1.7	—		—	493	79.6	—	4
红石桥	228	1l	1.1～1.5	1.2	—		—	86	4.1	—	2

第四节　鼠　疫

1. 病区成因与分布

榆阳区属输入型鼠疫历史疫区。民国 19 年（1930）、民国 20 年（1931）、民国 21 年（1932），榆林县连续三年发生输入性鼠疫流行，波及清泉、余兴庄、巴拉素、镇川、桐条沟等 5 个乡，14 个村，发病

248 人，死亡 221 人，病死率为 89.0%。分型：腺型占 59.18%、肺型占 27.55%、败血型占 12.75%、皮肤型占 0.51%。1949 年后，榆林县为输入性鼠疫历史疫区，虽再无鼠疫发生，但境内有鼠疫保菌动物长爪沙土鼠，具有自然疫源性，故列为地方病防治之列，工作重点是安全防范，杜绝人间鼠疫传入。

2. 防治

民国 20 年（1931），榆林县为了防治鼠疫创办了民办公助"民众医院"。23 年（1934）成立了公立卫生院。

民国 24 年（1935），南京卫生实验处允许榆林县卫生院设立鼠疫防治所，所长由陈文贵担任。

1952～1958 年，榆林县大力开展以"除四害"为主的爱国卫生运动，每年灭鼠数以万计，有效地控制了鼠疫的发生。

1958～1966 年，陕西省防疫站对陕北鼠疫进行了流行病学回顾调查及增补调查。榆林县共有啮齿类动物 5 科 6 亚科 13 属 16 种，以长爪沙土鼠为优势鼠种；查出的蚤类有 4 科 11 属 14 种。

1969 年，内蒙古鄂托克旗上海庙村牧场发生鼠间鼠疫，榆林县革命委员会成立了灭鼠防疫领导小组，办公室设在革委会办公室。1970 年在与内蒙接壤的 5 个公社的临界处建立了一条长 178 公里，宽 0.5 公里的鼠疫防范安全带，开展了反复投放毒饵灭鼠工作。

1972 年将鼠疫防范工作扩大到与内蒙古接壤的 8 个公社，开展了轰轰烈烈的保护性灭鼠工作，一直坚持到 1976 年。据统计：5 年间共成立各级灭鼠领导小组 323 个，组成人员有 1340 人；举办各类学习班 2477 期，参加人数 143150 多人次；组织灭鼠专业队 1084 个，参与人数达 2 万余人，投放灭鼠烟雾袍 288671 个，磷化锌毒饵投鼠洞 13.6 万个，水灌鼠洞 7.6 万个，泥封鼠洞 15.7 万个，共灭鼠 63.6 万只。经鼠密度调查，由灭鼠前的 14 只／公顷，下降至 0.09 只／公顷，灭鼠率达 99%。同时，建立了鼠疫固定监测点，5 年共检活鼠 2815 只，做血凝试验 1497 份，细菌培养 107 份，均未发现阳性；鼠体蚤 123 只，检出 2 匹；挖巢蚤 40 个，检出 41 匹。在北部地区累计接种鼠疫菌苗 67110 人份。1974 年、1976 年，2 次共表彰先进集体 41 个单位，先进个人 114 人。

1987 年，定边县周台子乡白泥井村鼠疫监测发现鼠间阳性菌株，并有鼠间疫情。根据中共陕西省委地方病防治领导小组办公室的安排意见，榆林县重建鼠疫防范安全带，长 178 公里，宽 1 公里，开展大面积投毒饵灭鼠工作。榆林县被列为陕西省鼠疫重点监测点，每年春季进行保护性灭鼠一次，野鼠密度基本控制在 0.2 只／公顷以下。

1989～1993 年，每年秋季在鼠疫防范安全带内采集 50～100 份沙土鼠血清，送省防疫站北方病科进行放射免疫学检测，均未检出阳性。

1998～2005 年，榆林市被确定为陕西省鼠疫流动监测点，鼠疫防范安全带的保护性灭鼠工作停止，监测鼠密度由 2001 年的 15% 下降到 2005 年的 2.5%。

2007 年，按照陕西省地方病防治示范区建设及《陕西省鼠疫监测实施方案》，开展了鼠情踏查和鼠情监测工作。在 24 个乡镇的 134 个行政村，踏查发现我区主要优势鼠种有子午沙鼠、三趾跳鼠和小家鼠，呈散在分布，鼠密度在 3～4 只／公顷，未发现自毙鼠和其他啮齿类动物。

2011～2015年，榆阳区为省级鼠疫监测点，根据省、市鼠疫疫情监测方案，开展以踏查为基础，重点监测野鼠密度和鼠血清的监测。野鼠密度一直维持在0.51～0.72只/公顷之间，家鼠密度为18.5%，夜行鼠密度为2.82%；鼠体蚤指数在0.15～2.36之间，血清学监测118份，均为阴性。窝巢蚤指数在0.2～0.4之间。2014年8月份隆重举行了榆阳区人间输入性鼠疫疫情应急处置模拟演练，取得了良好效果。

2010年春季鼠情踏查共踏查了24个乡镇134个行政村，踏查结果表明我区以子午沙鼠、达乌尔黄鼠、小毛足鼠、三趾跳鼠、五趾跳鼠、黑线仓鼠、小家鼠、褐家鼠为优势种，呈散在分布，鼠密度为1～4只/公顷。在3个监测点采集活鼠血清4种50份，分离血清灭活后送定边鼠防站进行检验，检测结果均为阴性。

2012年春季在我区范围内的24个乡镇510个行政村开展了鼠情踏查，踏查结果表明我区以三趾跳鼠、五趾跳鼠、小毛足鼠、黑线仓鼠、达乌尔黄鼠、小家鼠为主，呈散在分布，估计密度为1～2只/公顷。在3个监测点采集活鼠血清4种50份，分离血清灭活后送定边鼠防站进行检验，结果均为阴性。3个监测点共检鼠4种60只，发现带蚤鼠3种10只，梳检蚤10匹，总蚤指数为0.17。

2013年春季在全区范围开展了鼠情踏查，踏查结果表明我区鼠种以三趾跳鼠、小毛足鼠、黑线仓鼠、达乌尔黄鼠、小家鼠为主，呈散在分布，估计密度为1～2只/公顷。在鼠情踏查的基础上筛选，确定补浪河、小壕兔为2013年鼠疫监测点。两个监测点夜行鼠密度监测布笼639个，捕鼠4种18只，总捕鼠率2.82%；家鼠密度监测布夹627个，捕鼠2种2只，总捕鼠率0.32%。鼠体蚤监测共检鼠6种20只，发现带蚤鼠3种5只，分别为小毛足鼠、子午沙鼠、三趾跳鼠，梳检蚤17匹，分别为前凹眼蚤15匹、二齿新蚤2匹，总染蚤率为25%，总蚤指数为0.85。两个监测点采集活鼠血清3种4份、鼠脏器标本6种16份，送市地研所进行检验，结果全部为阴性。

2014年鼠情踏查了24个乡镇489个行政村，估计密度1～2只/公顷。经过筛选确定小壕兔、巴拉素为今年我区鼠疫监测点，共检鼠3种22只，采集活鼠血清2种7份、鼠脏器3种15份，检测结果全部阴性。举行了榆阳区人间输入性鼠疫疫情应急模拟演练，参加全省鼠防工作会的全体领导和代表现场观摩。

2015年鼠情踏查了24个乡镇489个行政村，估计密度1～2只/公顷。经过筛选确定小壕兔、补浪河为今年我区鼠疫监测点，经调查统计，监测点夜行鼠密度为1.77%、家鼠密度为1.48%、总染蚤率为30%、总蚤指数为1，血清学监测检鼠5种20只，采集活鼠血清3种7份、鼠脏器5种39份，检测结果全部阴性。

表4-24　1930～1932年榆林县人间鼠疫流行统计

年	公社数	疫村数	发病人数	死亡人数	病死率（%）
合计	5	14	198	179	90.45
1930	1	8	56	54	96.42
1931	4	5	130	114	87.69
1932	1	1	12	11	91.66

表 4-25　1930 ～ 1932 年榆林县 196 例鼠疫患者病型统计

年	发病人数	腺型		肺型		败血型		皮肤	
		人数	%	人数	%	人数	%	人数	%
合计	196	116	59.18	54	27.55	25	12.76	1	0.51
1930	54	9	16.67	41	25.93	3	5.55	1	1.85
1931	130	107	82.31	13	10.00	10	7.69		
1932	12					12	100.00		

第五节　布鲁氏菌病

1. 病区成因与分布

本病是流行于家畜（羊、牛、猪）间的传染病，能引起家畜的传染性流产，由病畜传染给人，引起人间的布氏杆菌病。榆阳区的布病始发于 1955 年 4 月，分布在余兴庄、郭家湾一带。经细菌培养分离出 9 株羊型布氏杆菌，检出患者 97 例，羊感染率为 27%。1972 年，安崖大队发生局部流行，检出患者 48 人。2005 年，在榆阳区南部山区发生输入性羊型布病爆发流行，分布于古塔、鱼河、清泉、镇川、鱼河峁、上盐湾、榆阳镇等 7 个乡镇，检出患者 161 人，患病率为 38.15%。

2. 防治

1956 年在郭家湾、余兴庄一带出现了羊只流产，人间有俗称"爬床病"流行。10 月，鱼河医院院长刘兆雄首先诊断为疑似布鲁氏菌病。1957 年 5 月～ 8 月，陕西省防疫站、西安第四军医大学、中国科学院陕西分院流行病学微生物学研究室、陕西省兽医诊断室等单位的 19 名专家学者组成榆林县布病联合调查工作队，在郭家湾、余兴庄等地进行了布病流行病学调查与防治。共抽检当地村民血清 1035 份，分离出羊型布氏杆菌 4 株；检测家畜血清 1558 份，其他动物血清 142 份，分离出羊型布氏杆菌 5 株；经流行病学调查，本次布病系由羊型布氏菌所致，属输入型首次发病，直至 1961 年疫情终止，历时 6 年之久。

1972 年 1 月，安崖公社安崖大队发生畜、人间布病爆发流行，检出阳性 48 人，于 1978 年治愈。

1984 年，经省地病办考核评估，榆林县布病防治工作达到陕西省基本控制病区标准，从此，榆林县布病防治进入监测阶段。

1986 ～ 1992 年，对重点职业人群进行布鲁氏菌素试验检测 9048 人，阳性 95 人，阳性率 1.05%，血清学检验 88 人，检出患者 1 例，疑似患者 4 例，患病率 1.14%。

1993 年达到陕西省稳定控制病区标准。

2003 年布病在县境内死灰复燃，发现患者 3 例。

2005年疫情爆发流行，发病163例，发病率38.15/10万。在202户的畜群中检出阳性羊959只，阳性率8.23%；阳性牛17头，阳性率6.12%。对检出的病畜一律就地宰杀，经无害化处理后深埋，共捕杀病羊1043只，病牛23头。

2007年，榆阳区是省布病监测点之一，按照《陕西省布鲁氏菌病监测方案》的要求，对13个固定监测点和4个非固定监测点所涉及的17个乡镇，350个行政村，共53318户220043人进行了线索调查，对7～60岁与牲畜及畜产品有密切接触的重点人群进行了摸底调查，对查出的115名重点人群进行了血清学检测，阳性22人，男21人，女1人，阳性率19.13%，患病率4.68%。2010年发现患者15例。

2011年检出阳性，10人，发病10例，治疗患者9例，有效率为90%；

2012年检出阳性23人，发病23例，治疗患者16例，有效率为93%；

2013年检出阳性23人，治疗患者21例，有效率为91%；

2014年检出阳性61人，发病31例，治疗患者23例，有效率为91%。针对红石桥乡双红村布病疫情，联合畜牧、卫生、疾控等单位开展了职业人群防治干预活动。

2015年布病血清学检测332份，检出阳性36例，阳性检出率10.84%，发病25例，发病率4.0/10万，隐性感染11例。门诊主动就诊193人，确诊病例21例；高危人群筛查215人，实验室检测阳性15例，确诊4例，11例隐性感染。重点人群摸底调查2069人，未发现病人。对确诊的25例患者，按要求进行了流行病学调查、免费治疗、建档管理和回访。

表 4-26　2005 年榆阳区布布血清学监测结果统计

乡镇名称	总人口数（人）	清学检查			病人数（人）	发病率/10万
		检查数（人）	阳性数（人）	阳性率 %		
古塔乡	7405	381	104	27.29	100	1350.43
鱼河镇	13246	94	19	20.21	19	143.
清泉镇	13536	61	15	24.59	15	110.81
镇川镇	18053	52	8	15.38	8	44.31
鱼河峁镇	8518	30	4	13.33	4	46.95
上盐湾镇	7215	18	6	33.33	6	83.16
青云乡	9843	9	1	11.11	1	10.15
刘千河乡	7011	11	1	9.09	1	14.26
牛家梁镇	12407	5	1	20	1	8.05
榆阳镇	4358	26	5	19.23	5	20.52
驼峰办	15444	3	1	33.33	1	6.47
末发病乡镇	284930	70	0	0	0	0
合计	421966	760	165	21.71	161	38.15

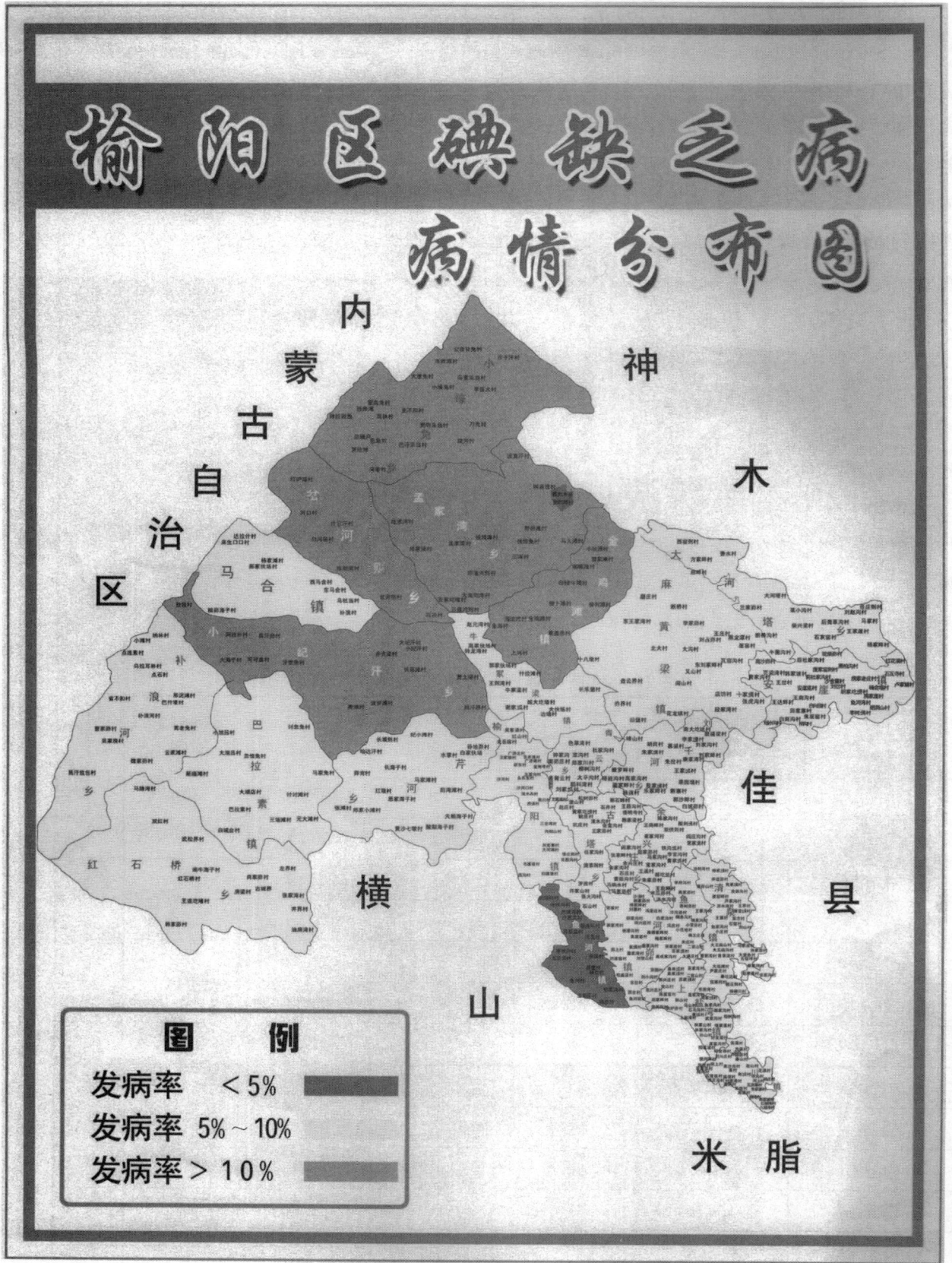

图 4-5 榆阳区碘缺乏病病情分布图

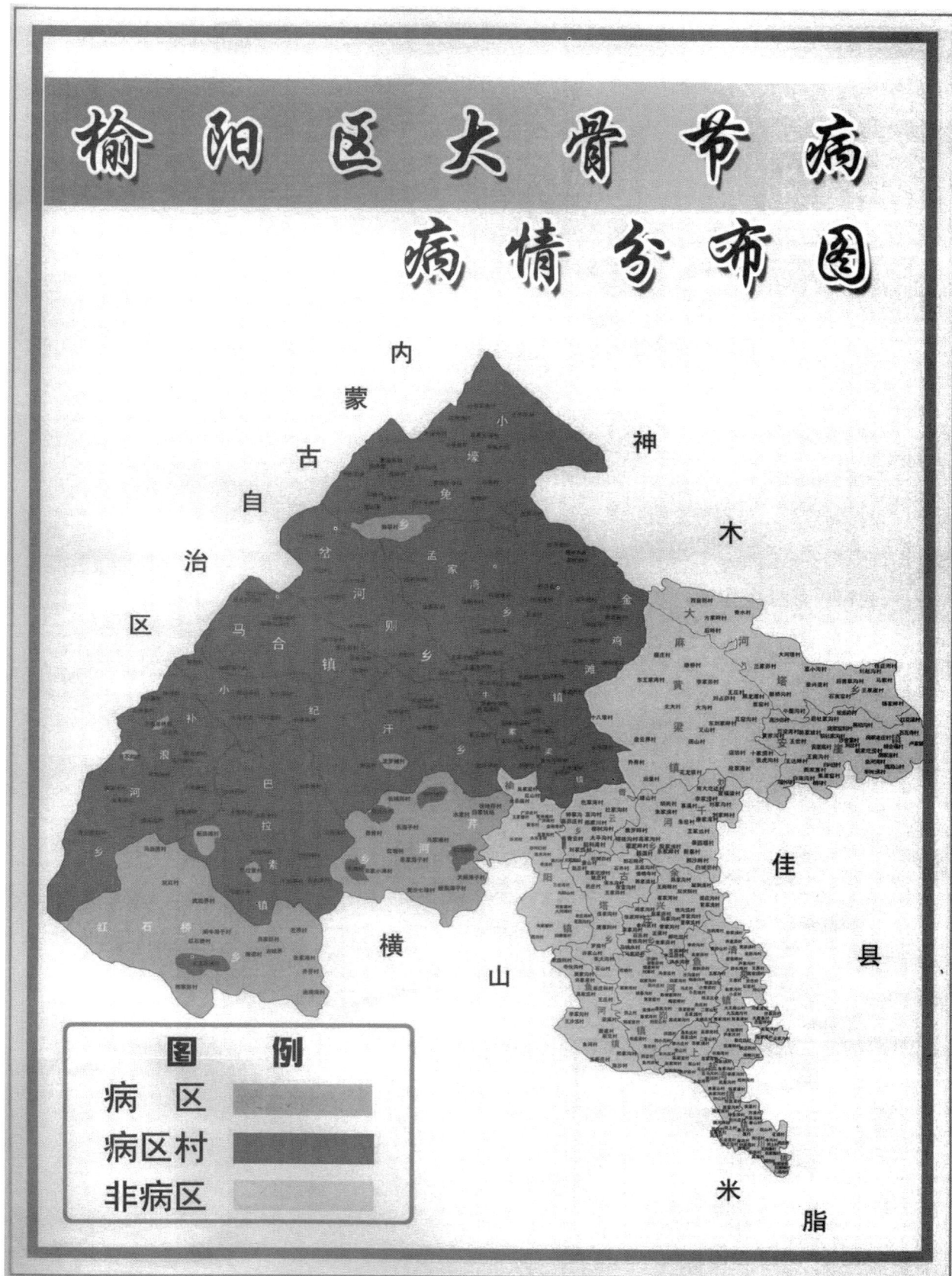

图 4-6 榆阳区大骨节病病情分布图

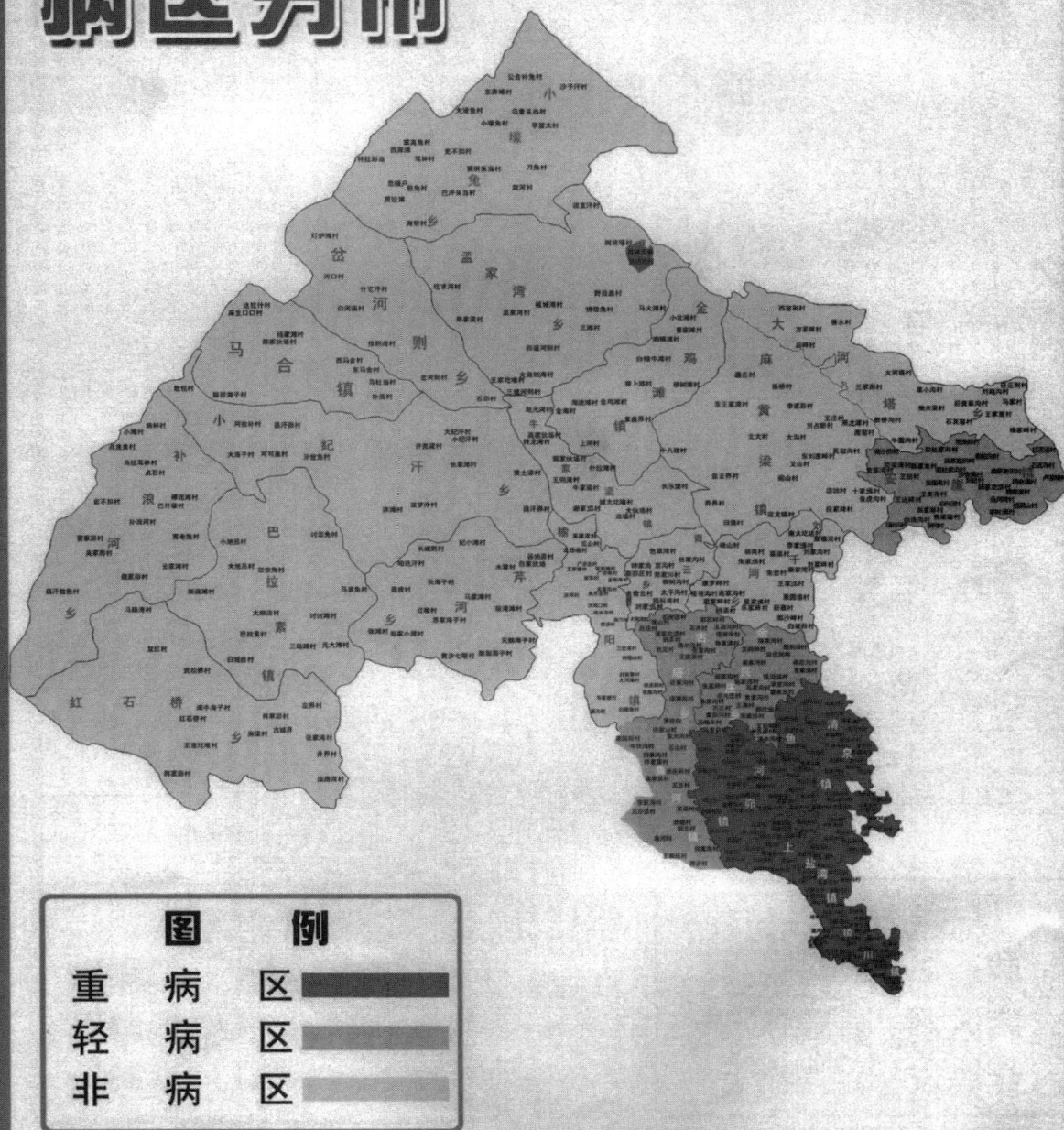

图 4-7　榆阳区地方性氟中毒病区分布图

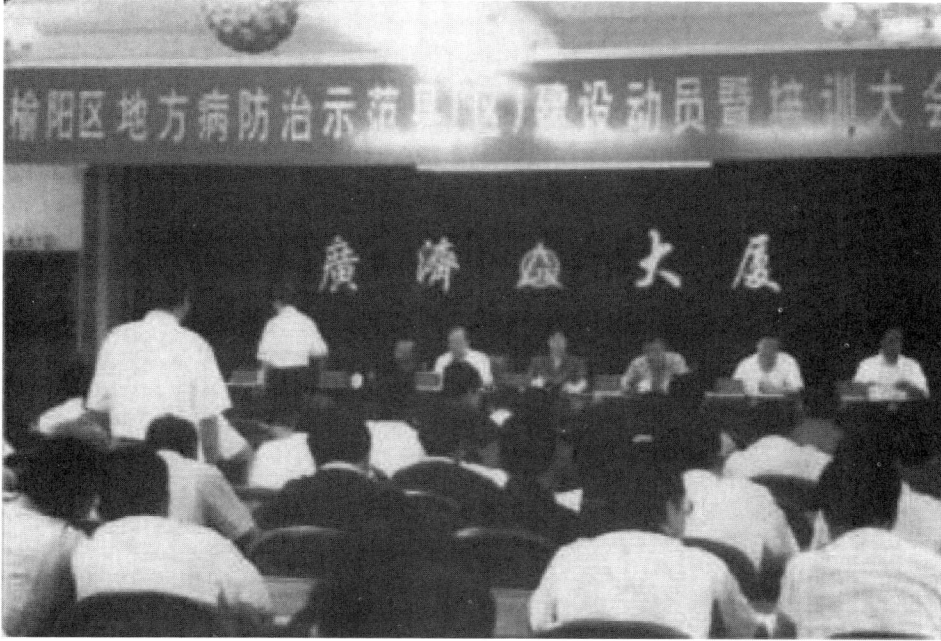

图 4-8 2007 年召开榆阳区地方病防治示范区建设动员暨培训大会

第三章　公共卫生

第一节　食品卫生

1. 法律法规

1953 年颁布《卫生部清凉饮食物品管理暂行办法》是第一个食品卫生法规，目的是保障人民健康，防止胃肠道传染病为主的疾病发生，明确规定制售清凉饮食物品的卫生条件和标准，规定卫生主管机关对清凉饮食物品实施检查。

1955 年，卫生部、中华全国总工会颁布《食堂卫生管理暂行办法》，适用于工矿、企业、学校、机关、团体等所经营的集体食堂。规定了食堂厨房应具备的设备以及卫生管理、工作人员的卫生要求。规定"各单位食堂不论其所属系统一律接受当地卫生主管机关的卫生监督与检查"。

1955 年，榆林县人民委员会印发《行业卫生管理规则》。

1960 年，卫生部、商业部联合颁发《食品加工、销售、饮食业卫生"五四"制》，要求各地食品加工和饮食业严格执行"五四"制。"五四"制由五个"四"组成："四不"，采购员不买腐烂变质的原料、保管验收员不收腐烂变质的原料、加工人员不用腐烂变质的原料、营业员（服务员）不卖腐烂变质的食品；"四隔离"，食物生与熟隔离，成品与半成品隔离、食品与杂品隔离、食品与天然冰隔离；"四过关"，用（食）具一洗、二刷、三冲、四消毒（蒸汽或无水）；"四定"，环境卫生采取定人、定物、定时间、定质量，划片分工，包干负责；"四勤"，个人卫生做到勤洗手剪指甲，勤洗澡理发，勤洗衣服、被褥，勤换工作服。

1962 年，卫生部、商业部、中央工商行政管理局、全国供销合作总社颁发了《关于加强集市贸易卫生管理的联合通知》，提出集市贸易的食品必须达到的卫生条件。这是针对集市贸易的首部食品卫生法规。

1965 年，国务院批转卫生部、商业部、第一轻工业部、中央工商行政管理局、全国供销合作总社制定的《食品卫生管理试行条例》（以下简称《条例》），规定卫生部门负责食品卫生的监督和技术指导工作，一是食品卫生监测和管理；二是预防和处理食物中毒事故；三是应当采取各种方式，向广大人民群众进行宣传，普及食品卫生知识；四是制定食品卫生标准。该《条例》尽管重心仍在防止食物中毒和肠道传染病，但已经体现出食品卫生从单项管理向全面管理的过渡。

1979 年，国务院颁布《中华人民共和国食品卫生管理条例》，规定"各级卫生部门要加强对食品卫生工作的领导，要充实加强食品卫生检验监督机构，负责对本行政区内食品卫生进行监督管理、抽查检验和技术指导，有贯彻和监督执行卫生法令的权力。各级卫生部门可设置兼职的食品卫生监督员，由同级人民政府委任具体执行监督任务。"当时的食品卫生监管工作，主要由各级卫生防疫站或食品卫生监督检验所承担。

1982 年，国家颁布了《中华人民共和国食品卫生法（试行）》。规定各级卫生行政部门领导食品卫生监督工作，县以上卫生防疫站或者食品卫生监督检验所为食品卫生监督机构。自 1983 年 7 月 1 日实施以后，食品卫生监管进入法制管理的轨道。各级卫生防疫站充实现场管理和检验技术力量，加强了食品卫生监测和监督执法工作。

1995 年，国家颁布了《中华人民共和国食品卫生法》将食品卫生监督执法主体改为各级卫生行政部门，食品卫生监测和食物中毒原因调查处理由各级卫生防疫站承担。

2000 年起，各地陆续实施卫生监督机构改革，撤销卫生防疫站，成立卫生监督所和疾病预防控制机构，卫生监督所承担卫生行政部门的监督执法工作，疾病预防控制机构作为执法体系的技术支撑，承担食品卫生检验、评价、食物中毒调查处理报告等工作。

2009 年，《中华人民共和国食品安全法》替代了《中华人民共和国食品卫生法》。法律规定卫生行政部门承担食品安全综合协调职责，负责食品安全风险评估、食品安全标准制定、食品安全信息公布、食品检验机构的资质认定条件和检验规范的制定，组织查处食品安全重大事故；疾病预防控制机构作为卫生行政部门的技术支撑，承担风险监测、评估、检验、标准研制等工作。同时还赋予各级疾病预防控制机构承担食品安全事故的流行病学调查和现场卫生处理的职责。

食品卫生法律法规的实施对改善食品卫生状况发挥了重要作用，全社会食品卫生法律意识明显提高，食品卫生知识逐步普及，食品卫生总体水平有了较大的提高。榆阳区食品卫生监测合格率由 1982 年的 61.5% 上升到 2015 年的 95.5%。

2. 监督监测

民国 23 年（1934），榆林卫生院代行食品卫生管理之职，配备稽查员每天上街检查指导。民国 32 年（1943），屠宰场宰前宰后检疫猪羊 15.4 万只。

建国初期，由县医院卫生稽查员开展饮食卫生及零食店、零食摊的管理。

1951 年夏季，零食摊大部分制作了防蝇纱罩。1955 年，对 40 多个单位的 76 名炊事员进行为期一周的食物、灶具、食堂、厨房等卫生训练。8 月又举办了各单位管理座谈会，会后又分 3 组进行为期 2 天的检查观摩，有效地改变了各机关的饮食卫生状况。

1954 年成立县防疫站后，设卫生股，配备食品卫生检查员在城镇巡回督查，加强了食品卫生的检查管理。

1956 年夏季，对城关的国营饮食公司及公私合营食堂所有炊事员集中进行为期 14 天的培训，讨论制定了"饮食从业人员卫生公约"。

1958年，加强了食品、饮食、屠宰等行业的监督和管理。全县共监督管理64户，从业人员369人。严格按照1957年县人民委员会颁发的《行业卫生管理规则》监督管理。实行了煮沸消毒，增设防蝇防尘设施、毛巾消毒、生熟案板分开、穿戴卫生工作衣帽、口罩等制度。

1959年5月26日，县卫生防疫站印发《集体食堂卫生要求》，就食堂选址、室内外环境、食物加工、储存等作了具体要求，并明确规定凡患有肠道传染病（伤寒、痢疾）、花柳病、开放、活动性肺结核、精神病、疖肿痈或脓泡疹等皮肤病者禁止从事饮食业。各单位食堂都能建立健全卫生制度，付诸实施。

1960年，贯彻卫生部、商业部的《关于加强食品卫生工作联合通知》，全县实施食品加工、销售、饮食食品卫生"五四"制。在大办食堂期间，以公社分批分期培训炊事员1937人，管理员748人，食品检验员1181人，保证食堂不买、不做、不卖变质食物。在第四季度，为做好救灾保粮，安排好受灾人民生活，重点对利用当地野生植物制作代食品"康复散"的人员，进行了毒化检验培训等。

1961年，根据陕西省民政厅、公安厅、卫生厅联合通知精神，成立了培训食品卫生监督检验员领导小组，县卫生局举办培训会3天，为各公社卫生院培训师资28名。抽调10名干部深入各公社具体指导。据统计：全县21个公社，5个农场，474个生产队，有公共食堂3189个，培训食品卫生监督检验员2052名。成立食品卫生检验站53个，由190人组成，配制食品卫生检验箱30个。有1137个食堂没有检验员。全年抽检从业人员163人，检出肺结核6人，疑似患者10人，全部调换了职业和岗位。

1962年，加强对有害色素食品添加剂的管理。发放流动摊点卫生许可证35个。对蛋糕业、醪糟业、浑酒业、豆腐业等共43户进行经常性监督管理。

1963年，贯彻饮食食品卫生"五四"制，狠抓"病从口入"环节，要求饮食业必须配置防蝇防尘设施。成立了食品卫生监督管理办公室，下设5个监督站，分别对城关自由市场、饮食业、店铺、摊点进行监督管理。全年检查28次，健康体检1248人次，发放卫生许可证47个。

"文化大革命"时期，食品卫生监督工作瘫痪。1968年，防疫站并入县医院，食品卫生无人过问。

1972年，城关举办2期服务行业学习班，100多人学习了饮食卫生和卫生知识。全年体检饮食服务从业人员431人，肝功化验105人。检出不宜从事饮食业人员40余名，建议全部调换工作。

1973年，突击开展城镇饮食行业卫生整顿，国营一食堂、二食堂、地区糖果加工厂等获"卫生模范单位"荣誉称号。

1974年，首次分别对镇川、清泉、上盐湾、鱼河、岔河则、牛家梁等公社举办了为期3～5天的贯彻"五四"制学习班。对冷库、镇川屠宰场进行监督检查，禁止经营病死畜肉。在城关、镇川食堂从业人员健康体检中，发现浸润性肺结核患者18人。城关内的国营食堂推行利用余热对餐具进行经常性消毒措施。

1976年，地、县防疫站联合就有机氯农药（DDT、六六六）对粮食、油、蛋农产品污染情况调查，结果：高粱总检出率51%，鸡蛋85%，植物油10%。

1978年县卫生局、商业局联合作出对饮食服务人员定期进行健康体验的规定后，当年对316名饮食服人员进行体检，无传染病者发给健康证书和卫生营业许可证，此后每年进行体检。

1977～1978年，榆林县连续发生8起较大的食用病死动物和不洁猪下水及猪喉头肉食物中毒事件，中毒人数达 868 人，无死亡。其中青云公社崔家畔大队社员因集体分食未摘除甲状腺的猪喉头肉，有 438 人发生甲状腺素中毒。

1983 年 7 月，为了贯彻《食品卫生法（试行）》，防疫站成立食品卫生科，配备 5 名食品卫生监督员。行使食品行业审批、发证、体检监督、处罚职能。

1984 年全县食品卫生大检查共 16 次，查处违反食品卫生法者 182 人次。

1987 年对从事食品、饮食业人员 1500 名进行体检，查出乙型肝炎表面抗源阳性者和痢疾带菌者 48 人，占受检者的 2.77%，不合格者均令其停业，并建立档案督导治疗。

1988 年对违反食品卫生法的单位和个人给予警告 36 家，罚款 64 家，停业限期改正 8 家，销毁、封存总价值 3.6 万元的一批霉坏变质食品和饮料。

1990 年开始食品卫生细菌检测工作。至 1993 年共监测糕点 91 份，冷饮 40 份。细菌总数合格 84 份，合格率 64.12%。大肠菌群合格率 99.24%。

1995 年 10 月 30 日，《食品卫生法》正式实施后，食品卫生由管理转变为行政监督，主体由卫生防疫站转变为卫生行政部门。

1996 年，全年监督管理食品生产、经营单位 1393 户，督促从业人员预防性健康体检 2225 人，查处违法经营 35 户，罚款额 8300 元，没收销毁不符合卫生要求的食品 134 公斤，检测各类食品 88 份，餐饮具 529 件。

1998 年，榆林市农村碘缺乏病区强力推行全民碘盐配给制，开始对每年一度的碘盐覆盖率、食用率、合格率等进行碘盐监督监测。

2002 年卫生监督所成立后加强了监督力度，采用经常性监督与重点监督相结合的方法，每年开展卫生许可证审验换发，从业人员健康证审查，食品、餐具监测等执法检查，食品生产经营单位年监督覆盖率 100%，同时负责对区内卫生法规宣传及从业人员培训工作。

2003 年，对餐饮业餐具消毒监督监测共采样 1264 份，合格 989 份，合格率 79.2%。

2005 年后，相继在 25 个乡镇卫生院聘用 25 名卫生监督员，农村食品卫生监督全覆盖。2007 年，对城区餐饮业实行分级量化管理。2008 年 9 月，开展了为期 3 天的针对"三鹿"牌婴幼儿奶粉受污染事件专项检查工作，共出动 54 人次，对全区 58 户副食经营户进行了现场检查，暂扣封存"三鹿"牌婴幼儿奶粉 578（罐）袋。1994 ～ 2011 年共监督 44250 户次，食品从业人员健康检查 85994 人次，行政处罚 2150 户次，罚款 34.3 万元，销毁假冒伪劣食品 13400 公斤。发生集体食物中毒 6 起，无死亡。食品从业人员职业禁忌调离 976 人，调离率 100%，食品、餐具监测 16006 份，主要指标合格率 98% 以上。2011 年 4 月，食品卫生监督交由食品药品安全局实施。

3. 食品污染事件

1959 年 5 月下旬，牛家梁乡某生产队 42 人因食用蓖麻、苍耳子油发生食物中毒。

1963 年 7 月 6 日，驻榆某连发生食物中毒 39 例，经流行病学调检和检验，确认为大肠杆菌和副大肠杆菌污染食品所致。

1976 年，发生 1 起因食用病死畜肉等食物中毒 83 人，死亡 1 人。

1977年6月，发生食物中毒4起，共计302人，无死亡。其中：上盐湾郭家沟生产队社员因吃病死马肉致26人食物中毒。人民煤矿职工吃剩余变质猪下水致230人食物中毒。火电厂职工因吃变质猪下水致36人食物中毒。"五七"干校学员因吃存放时间长的腊肉致10人食物中毒。

1978年6月30日，发生食物中毒4起，共计541人。其中青云公社崔家畔大队从地区肉联厂购回未摘除甲状腺的熟猪喉头肉520斤，分给社员食用，造成385人甲状腺素中毒，严重者98人，经抢救治疗痊愈，无死亡。其他3起共计156人。

1980年5月，公安局幼儿园50多名儿童饮用牛奶发生葡萄球菌毒素污染中毒，无死亡。

1984年4～5月，榆林地委、榆林毛纺厂职工灶因食用大麻油发生食物中毒，发病125人。

1985年6月30日，榆林师范东沙分校学生灶发生1起由变形杆菌污染而引起的食物中毒，发病276人，无死亡。

1988年8月23日，金鸡滩乡古墓梁庙会一个体户销售受1605农药污染的熟羊杂碎中毒34人，死亡5人。

2001年7月10日，榆林某饮食业服务责任有限公司涮锅城职工灶22人发生四季豆食物中毒。

2005年5月3日，驻红石桥乡某建工集团第七分公司食堂就餐食物沙门氏菌属污染中毒66人，无死亡。

2008年，开展了食用含三聚氰胺奶粉婴幼儿患泌尿系统结石症患儿的专项检查诊治工作，全区共检查患儿3028人，确诊26例，住院治疗14例。

4. 营养卫生

早在1954年、1955年、1956年，榆林县召集机关、学校、工厂等集体单位和饮食摊点的炊管人员举办学习班，讲授烹调与营养卫生知识。

1960年，在三年自然灾害时期，为了弥补粮食不足，中共中央印发了《关于立即开展大规模采集和制造代食品运动的紧急通知》。1960年10月，省卫生厅根据《通知》精神，责成省流行病研究所、西安药品检验所抽调6名卫技人员及器材设备，组成榆林专区代食品检验室，12月到榆林开展工作。首先对全区17种野生植物做了营养成份、卫生、价值、毒性鉴定。并对8种植物分别做了24小时、48小时、72小时、168小时动物毒性试验，仅柠条籽组168小时组死亡实验动物1只（死亡率20%），其余各组无死亡。

1961年2月、4月，对榆林县机械厂、银行的干部职工和鱼河农场、生产队食堂进行了营养卫生调查。结果表明，调查单位多养成早、晚进餐习惯，总热量供给不足，占总需要量的64.2～70.3%，脂肪、蛋白质供给不足。备冬主要酸白菜器具不加盖，表面履有白色霉变物，糖损失49.2%，抗坏血酸损失殆尽，营养损失严重。托儿所、幼儿园膳食调查结果表明，进餐为三餐制，其食物量、营养配比、烹调方法均不符合营养卫生学要求。

1982年10月，省、地防疫站按照"全国营养调查方案"要求，对县托儿所等单位的膳食营养卫生学进行抽样调查，调查项目包括膳食营养、体格检查、生化测定。结果与1961年调查比较，营养状况有了明显改善。

第二节　公共卫生

1. 公共场所卫生

民国 25 年（1936）夏季，在霍乱流行之际，榆林卫生院即制定饮水、街巷、饮食店、理发店、澡堂等卫生清洁及管理规则，并成立县卫生委员会进行管理监督。当时榆林城每周二、周六日为环境卫生规定检查日，由卫生稽查员及警察局警士等会同各保、甲长进行检查，并经常将检查情况在《陕北日报》上公布。

民国 32 年（1943），据统计：全年组织环境视察 284 次，水井改良 28 眼，水井消毒 6 次；改良厕所 204 个，依奉颁式样改建公厕 5 个；灭蝇处理 129 例，指导清洁 785 例，取缔不合卫生要求者 2839 例，并奉令开展了清洁竞赛。

1950～1951 年，在卫生运动中，制定垃圾处理办法和制度，改变了不讲卫生、乱倒垃圾习惯，建垃圾箱 44 个，清理垃圾坑 6 处。补修厕所 14 处，取缔不合卫生要求厕所 11 处。

1956 年，防疫站成立后在卫生股内设环境卫生员、消毒员各一名，行业卫生检查，对理发、旅店、浴池、影剧院等服务行业培训卫生员，推行公共用具消毒等。

1957 年，县防疫站组织以城关 4 个办事处的基层卫生人员及和平农业社的 19 名农业生产队的卫生员为对象，共 73 人，进行了为期 7 天的技术培训，以开展饮水消毒和灭蝇灭蚊工作。

1959 年，对公共卫生场所的 5 个理发门市部及 1 个澡堂的从业人员计 49 人，进行 X 光胸部透视，检出结核病患者 3 例，建议行政部门调换岗位。

"文化大革命"期间，公共场所卫生管理工作中断。1972 年开始恢复。1984 年县防疫站设公共卫生组，登记公共场所 91 户，理发业 42 户，旅店 39 户，浴池 10 户，统一建档、建卡。1986 年，服务行业发展到 138 户，其中理发 40 户，旅店 39 户，浴池 10 户，影院 22 户，其他 27 户，文娱场所 41 户。1987 年，国务院颁布《公共卫生场所卫生管理条例》，县卫生局对公共场所卫生加强监督工作。全县公共行业登记 300 户，其中理发 128 户，旅店 123 户，浴池 6 户，文娱场所 41 户，监督率 88.6%。1989 年增加到 384 户，增加从业人员体检项目。2000 年增加到 709 户，比 1984 年的 91 户上升 6.75 倍。全区公共卫生行业由于内部装修及设施改进，室内微小气候的指标以及从业人员体检合格率逐步上升。

1992 年，防疫站全面落实公共场所各行业的监测，至 2000 年各场所的环境逐步提高，改善了公共场所的环境质量。1994～2010 年，监督核发卫生许可证 8670 个，1994～2010 年，从业人员健康体检 11289 人次，检出五病人员 98 人，调离率 100%，理发用具监测 2833 份，主要指标合格率 95% 以上。2010 年，被监管单位 1056 户，持证率达 100%，健康证持证率达 95%，量化分级管理率达 100%，监督覆盖率达 100%。

2. 饮水卫生

明成化九年（1473），延绥镇由绥德迁至榆林后，延绥巡抚余子俊即在北城西，选优质泉水为军民生活饮用水，并建井加盖称官井，水井所在地称官井滩。民国18年（1929）在普惠泉修蓄水洞，将蓄水洞口封闭安琉璃龙头，泉水从琉璃龙口流出，如龙口吐水。民国20年（1931），从泉口至豆腐巷用砖砌暗渠，引流出西城。民国23年（1934）对水渠进行一次整修，将渠道改为石槽，上用大焦砖覆盖。鼓楼以南至镇署巷口一段悉用青砖砌筑，上用大块青石条覆盖，有9处井口供人取水。民国30年（1941），榆林县政府集资，将水道用磁管暗道延伸至四方台巷口，上留11个井口，便民汲水。1950年，退水瓷管堵塞，供水渠井破烂，县政府发动群众募捐资金，复修供水渠井，修建了穿城下水道。同年6月10日开工，11月5日完工，支费小米190.2石，修建供水井口27眼，增建污水井18个，新修供水渠1095米，维修旧水道1600米。并加高水井口，划定洗衣、饮马区域，改善了饮用水的卫生环境。

1955年，原有供水渠道不能适应城市需求，榆林水利工程处设计供水管网，省政府拨款7.5万元，同年11月30日动工，翌年6月底完工。建成蓄水池1座，水位提高0.7米，安装铸铁输水干管2210米，支管566米，设自流供水点20个。

1975年，建成东山抽水站，并在东山红文昌楼下建成600吨蓄水池、抽普惠泉水入池，实现了东山部分地区和城内高层楼房自来用水，初步建成城区自来水网。

1981年8月，在城东4.3公里处的钟家沟榆阳泉（水掌泉）动工建榆阳水厂，基本缓解了老城区和东沙、红山新城区的供水困难。对自来水进行了全分析监测，每月开展了"四项指标"检测。

1984～1986年，烈士陵园东侧建成1000吨高位蓄水池，实现水厂给南郊用户供水。建成西沙新城区独立供水系统工程，给70%的住户供水。

1992年，市供水公司盲目利用旧矿井投资300多万元建成秦庄梁水厂，抽矿井水供秦庄梁一带居民饮用。人们饮用此煤矿井水后，普遍发生拉肚子、不适等情况，制作的豆腐也都坏掉。经化验，大肠菌群、矿化度等项目严重不符合饮用水标准，属污染水。为此秦庄梁一带居民多次上访，要求政府给予解决，到1995年问题还未得到解决。几年来，秦庄梁居民饮用水有的到二三里外的城内或山梁下去挑，有的用车到四处去拉运，苦不堪言，怨声载道。

1994年，撤销供水网点，实现自来水入户。城区设水厂5处，榆阳水厂、普惠泉、南郊水厂、西沙水厂、南沙水厂。另有自备水井110口，1994年人口饮用水进户率70%。

1999年11月，红石峡城市供水水源工程竣工，日供水量达1.5万吨，水质符合国家生活饮用水标准。2003年新增水厂2座。至2010年城区饮用自来水约占全市人口的95%以上。2006～2009年，创建省级卫生城市期间，城市自来水普及率达95%。

2013年农村饮用水水质卫生监测调查了2个办事处18个乡镇的30个集中式饮用水水源地基础环境信息，建立了农村集中式饮用水水源地基础信息档案。丰枯水期分别采水样80份，进行水质卫生检验，获得检验数据2640个，监测结果表明微生物、溶解性固体、总硬度、硫酸盐、氟化物等项目超标较多。土壤环境监测完成了5个乡镇20个行政村100户家庭的农村环境卫生摸底调查、土壤样品采集。

2014年调查表明，我区供水工程覆盖594398人，其中农村163296人、城区431102人。集中式供水覆盖557099人，水厂352个（江河水1个、深井水114个、泉水235个、浅井水2个），不进行消毒处理的有348个、消毒处理的有4个；分散式供水覆盖37299人，水井90口。

2015年全区供水工程覆盖595713人，其中城区419330人、农村176383人。城区城市公共供水5

个、自建设施供水 5 个、二次供水单位 12 个。全区中、小学校 75 个，其中饮用饮水安全工程供水学校 11 个，自建设施供水学校 20 个。农村集中式供水水厂 379 个（地表水 1 个、地下水 378 个），供水人口覆盖 146365 人，分散式供水 80 个，供水人口覆盖 30018 人。

水质监测 1972 年 5～8 月，承担国家沿黄河八省（区）工业"三废"（废水、废气、废渣）污染调查科研课题的榆林专区组对榆林县境内的毛纺厂、地毯厂、制革厂、大修厂、化肥厂排放的废水进行了检测，测定指标有砷、铬、氰化物、酚等。除制革厂铬超标外，余均符合国家废水排放标准。

1979 年，榆林解放后首次进行水体检测检验，水源类型有井水、泉水、自来水、河水、深井水、水库水、渠水等。饮用地下水（井水、泉水、自来水）人口占总人口的 85.9%。饮用地面水为 10.5%。检查结果表明，各类被调查水源程度不同地受到三氮污染。细菌总数和大肠菌数的合格率分别为 7.8%、9.5%。南部山区水氟含量超标检出率为 55%，一份井水最高 4.4mg/L，一份泉水最高 5.6mg/L。

1981 年始，为达到《国家生活饮用水卫生标准》要求，开辟东郊钟家沟"榆阳泉"，修建榆阳水厂入网供城区饮用。水厂建立水质检验室，依据《国家生活饮用水卫生标准》要求，每天对水源水质的浑浊度、大肠菌群、细菌总数三项指标检测一次，1000 毫升水中不超过 3 个大肠菌，细菌指标达标 95%，由防疫站定期监督检查。

1988 年，榆林县建立城镇供水厂 2 座，供水人口 6.3 万人。水质经检测列入全国优质天然矿泉水名录，未采取水质消毒措施，末梢水质浑浊度、细菌总数、总大肠菌群三项指标合格率均达 90.0% 以上。

1990 年，开始监测高层楼房居民二次供水 24 处，要求每处落实储水池、水箱定期洗刷、水质检验报告书、卫生管理制度和管理者体检证等制度。1997 年，首次开展生活饮用水卫生监督监测工作，对二次供水、自备水源和集中式供水水源和管理人员每年监督检查一次。建立二次供水档案管理制度，以单位部门为单位建档登记制度。至 2002 年，对 55 户二次供水单位年监督覆盖率 100%，累计健康体检 302 人次。

1995～2009 年，累计监测水样 905 份。2005 年，对 32 户二次用水单位的生活饮用水进行了监督检查，覆盖率达 98%。

2014 年采集了 13 个乡镇 9 个集中式、2 个学校自备井、2 个分散式饮用水水源地的基础环境信息，开展了丰、枯水期水质卫生监测。完成了 5 个乡镇 20 个行政村 100 户家庭的农村环境卫生调查摸底、土壤样品采集送检、蛔虫卵检测工作。

2015 年检测水样 80 份，合格 18 份，合格率仅为 15%。完成了 5 个乡镇的 20 个行政村、9 所中小学、100 家农户的农村环境卫生摸底调查，监测率达 100%。采集土壤 40 份，环境卫生检测全部合格。

3. 劳动卫生

劳动卫生工作始于 1954 年县防疫站成立之后。1958 年"大跃进"，全县工矿企业由数处增到 40 余家，职工 5000 余人，仅开展一般性卫生检查和防暑降温工作。1959 年对 34 个厂矿进行了调查，共有工人 4033 人，主要职业危害因素有：生产性粉尘、高温、CO_2、CH_3、CO、布氏杆菌、炭疽杆菌等。

1964 年，对榆林毛纺厂进行卫生学调查，体检 255 人，视听力减退率达 13.17%；胸部 X 线透视检查 238 人，查出浸润性肺结核 19 人，患病率达 7.98%；对全部女工进行了妇科检查和阴道滴虫镜检，滴虫感染率达 14.86%。

为了贯彻国务院《关于防止厂矿企业矽尘危害的决定》，1965 年、1973～1975 年、1978 年、1981 年、1984 年，榆林县对国营煤矿开展了 5 次煤尘接触工人的煤矽肺调查。共计调查 2521 人，X 线拍片 1229 人，检出矽肺患者 553 人，其患病率分别为 7.78%、10.79%、51.93%、25.17%、66.38%。同时对采煤作业面粉尘浓度进行检测及通风排尘情况督查。

1966 年，对榆林报社印刷厂进行铅中毒调查，结果熔铅房、铸字房、排字车间空气铅含量分别超国标 5.24 倍、2.58 倍和 4.3 倍；对 53 名触铅工人进行体检，带铅状态 18 人，带铅率 33.96%，轻度中毒 3 人，以熔铅铸字工人危害较大。

1979～1980 年，对全县 24 个厂矿进行了铅、苯、汞、锰四种毒物危害调查。共有四种毒物接触工人 230 人，有 3 个单位空气中铅、苯超国标。

1981～1982 年，对县境内 30 个厂、矿企业 1016 名工人进行了建档建卡，同时进行健康体检。受到省卫生厅、劳动人事厅、总工会的表彰。

1983 年，县制革厂发现数例贫血病人，疑苯中毒，于是开展了卫生学调查。共采集空气苯浓度测定样本 64 份、有 40 份超国标。污染最重的是机扎工房，空气中苯浓度超国际 2.27 倍。对 90 名接触苯的工人进行了体检，检出慢性苯中毒患者 3 人。造成苯中毒的主要原因是：车间抽风机故障月余未修，操作过程中苯漏、撒现象严重，个人防护条件差所致。

1985 年，对全县 109 个乡镇企业的劳动卫生状况进行了调查。据统计，接触有害因素工人有 1775 人，分布在 21 个乡镇。主要职业有害因素是粉尘、化学毒物、高温、噪声等。接触粉尘的工人占总人数的 89.74%。

1986 年，县境内有劳动卫生监督工矿企业 34 个，工人 4201 人。

2002 年卫生监督所成立后，所辖单位年监督覆盖率 100%。2005 年，职业危害项目申报 4 家。2006 年，按程序发放卫生许可证 35 户，立案查处 5 户。2009 年，对煤矿、加油站、建筑工地等 24 户用人单位进行现场监督检查，首次对全区汽车 4S 店进行摸底调查。2010 年，积极开展全国基本职业卫生服务试点工作。顺利完成全国职业健康状况基本情况重点调查。全区现有各类企业 1085 个，符合本次调查对象 103 个，从业人员达 7258 人，其中接触危害因素 5003 人（女 73 人），接触 6 种重点职业危害因素 3915 人。2003～2010 年，职业病体检 8777 人次，查出职业病 257 名，职业病禁忌症 203 名。

4. 学校卫生

学校卫生工作起始于民国 23 年（1934）榆林卫生院成立之后，主要开展学校的环境卫生检查和学生健康体检。

民国 24 年（1935）榆林卫生院对 367 名学生进行了健康体检。集训 37 所小学教员 38 人。并发放保健箱 37 个，各配备器械 10 种，药品 10 种。

民国 32 年（1943）1～4 月，榆林卫生院对县城 10 所中、小学校 372 名新入学少年儿童进行健康检查，矫治沙眼 451 人次。检查学校环境卫生 16 次。

民国 33 年（1944）4 月，儿童节期间，在榆林城开展儿童健康普查，检查儿童少年共两千多人，散发儿童保健卫生宣传传单 2000 余份。

1951 年，依据中央政务院第 39 次政务会议通过的《关于改善各级学校学生健康状况的通知》，榆林县对 2 所中学、3 所小学建立了学校卫生组织，学校卫生工作逐步展开。1954 年，防疫站成立后，配备学校卫生检查员 1 名。从 1955 年起，先后开展了中小学生健康体检、视力监测和沙眼、龋齿、蛔虫病调查及防治等项目。

1960 年，贯彻国家卫生部和教育部的指示，全县范围内开展了沙眼病普查普治及防治知识宣传工作，发放宣传资料 25000 余份，受教育人数达 10 万人次，受检人数达 5 万人次。县防疫站对 1 所幼儿园、2 所小学、4 所中学进行沙眼病调查和试点防治。受检 2023 人，检出患者 1773 人，沙眼患病率为 87.1%，经治疗后，治疗有效率达 96%。

分别于 1960 年、1976 年、1980 年、1982 年、1983 年、1985 年和 1986 年累计进行视力调查 33254 人次。

在 1973 年、1980 年和 1986 年进行了 3 次设施卫生学调查，累计 11 所学校，查了 118 个教室的采光照明、桌椅等。结果表明，采光照明不符合要求的占 59%，桌椅不符合卫生要求的达 70%。

1983 年 4 月，县教育局、卫生局联合下发了《关于在部分中小学校建立统一健康档案和定期对学生进行体检通知》，至此，每年一次的学生预防性健康体检工作逐渐展开和完善。体检的项目有：视力、龋齿，沙眼、心脏疾病、脊柱弯曲、结核病等影响学生健康与学习的疾病。给每名学生建立了健康档案，将体检结果及时反馈给学校和家长。对有缺陷的学生提出适宜的注意事项和建议。每 2 年对各学校的校长、校医或学校卫生负责人进行一次为期一天的学校卫生知识培训。体检发现，危害学校少年儿童身体健康的主要疾病有结核病、沙眼和龋齿，其 1985 年健康体检的患病率分别 1.14%、26.56%、6.94%。

1990 年经国务院批准发布实施《学校卫生工作条例》。1991 年学校卫生科人员被聘为监督员，依据《学校卫生工作条例》开展工作。

2006 年落实饮食安全责任制。各学校成立了专门机构，负责学校用餐的食品卫生管理工作。2009 年对 78 所农村学校卫生工作进行了专项督查。

2010 年，加大学校卫生监管力度，共建"平安校园"。全面落实 229 所学校校长是食品安全第一责任人制度。没收过期食用油 175 千克，无标签食用油 20 千克，依法公开销毁。1994 ～ 2010 年，对区内 1230 所学校进行了卫生监测，学生预防性健康体检 458227 人次，平均体检率 98.6%，体检信息向学校及家长及时反馈率 100%，学生健康建档率 100%。

2011 年学校卫生共体检学校 31 所（城区 22 所，农村 9 所），应检 49634 人，实检 48793 人，体检率 98%，建卡建档率 100%；新生入学结核菌素试验筛查 1471 人，强阳性 64 人，发现肺结核患者 2 例。

2012 年完成了 34 所学校学生的健康体检，应检 50294 人，实检 49774 人，体检率 99%，建卡建档率 99%。学生视力低下率为 40%，龋齿患病率为 24.7%。新生入学结核菌素试验筛查 7133 人，发现强阳性 8 人。

2013 年完成了 32 所学校学生的健康体检，应检 52548 人，实检 52156 人，体检率 99%。体检结果表明，学生视力低下率为 40%、龋齿患病率为 24%。

为了了解中小学生生长发育状况及规律，先后在 1959 年、1963 年、1973 年、1976 年、1981 年对部分中小学生的体重、身高、座高、胸围、肺活量等形态、机能指标进行了检测。

表 4-27　1981 年榆林县身高检测结果

地区	年龄	男				女			
		人数	平均值	标准差	标准误	人数	平均值	标准差	标准误
城关	7	57	118.81	5.32	0.70	60	118.13	5.52	0.72
	8	67	124.40	5.66	0.69	74	122.46	4.72	0.55
	9	104	128.07	5.47	0.54	98	127.25	6.13	0.62
	10	121	132.37	5.41	0.49	93	131.64	5.44	0.56
	11	98	136.94	5.88	0.59	109	137.19	7.63	0.68
	12	73	139.77	6.74	0.79	83	142.85	6.85	0.75
	13	94	148.00	8.79	0.91	79	149.61	6.63	0.75
	14	40	153.50	6.91	1.09	42	151.96	5.53	0.85
	15	57	160.16	6.23	0.83	66	155.17	4.84	0.60
	16	71	164.88	5.96	0.71	64	156.41	4.97	0.62
	17	50	166.38	6.22	0.88	27	157.86	5.90	1.13
镇川	7	59	118.22	4.20	0.55	50	117.25	5.20	0.74
	8	64	120.03	5.58	0.64	54	120.11	5.31	0.72
	9	73	127.61	6.38	0.75	57	124.81	5.44	0.72
	10	72	131.42	5.02	0.59	69	131.72	5.69	0.69
	11	76	135.05	5.75	0.66	68	136.66	6.81	0.83
	12	70	140.43	6.26	0.75	90	142.41	6.13	0.65
	13	11	143.93	7.13	0.71	85	146.94	7.53	0.82
	14	67	150.23	7.50	0.92	50	151.85	5.49	0.78
	15	52	156.74	9.33	0.29	51	153.48	4.71	0.66
	16	62	162.61	7.55	0.96	61	154.91	5.30	0.68
	17	44	162.81	6.20	0.93	22	156.45	4.87	1.04

表 4-28　1981 年榆林县体重检测结果

地区	年龄	男				女			
		人数	平均值	标准差	标准误	人数	平均值	标准差	标准误
城关	7	57	21.10	2.46	0.33	60	20.57	2.62	0.34
	8	67	23.43	2.76	0.34	74	22.73	2.41	0.28
	9	104	25.01	2.55	0.25	98	24.42	3.04	0.31
	10	121	27.56	3.39	0.31	93	26.46	3.29	0.34
	11	98	30.80	4.11	0.41	109	29.78	4.43	0.42
	12	73	32.66	4.59	0.54	83	34.50	5.01	0.55
	13	94	37.62	6.67	0.69	79	39.25	5.38	0.61
	14	40	42.20	5.91	0.94	42	43.30	5.35	0.83
	15	57	46.13	5.60	0.74	66	46.77	5.86	0.72
	16	71	52.51	5.10	0.60	64	48.16	4.82	0.60
	17	50	52.97	6.68	0.94	27	49.63	5.41	1.04

地区	年龄	男				女			
		人数	平均值	标准差	标准误	人数	平均值	标准差	标准误
镇川	7	59	21.42	1.99	0.26	50	20.28	2.23	0.32
	8	64	22.30	2.88	0.36	54	21.89	2.53	0.34
	9	73	25.34	3.40	0.40	57	24.43	3.00	0.40
	10	72	27.02	3.14	0.37	69	26.92	2.91	0.35
	11	76	29.30	3.52	0.40	68	29.68	4.36	0.53
	12	70	33.09	3.52	0.42	90	34.91	5.13	0.54
	13	11	36.00	5.48	0.54	85	38.74	6.89	0.75
	14	67	39.64	6.83	0.83	50	43.26	5.95	0.84
	15	52	45.90	7.18	1.00	51	47.41	5.58	0.78
	16	62	50.21	6.60	0.84	61	50.78	6.04	0.77
	17	44	52.60	6.24	0.94	22	50.05	4.45	0.95

表 4-29　1981 年榆林县胸围检测结果

地区	年龄	男				女			
		人数	平均值	标准差	标准误	人数	平均值	标准差	标准误
城关	7	57	58.28	3.16	0.42	60	56.78	2.77	0.36
	8	67	60.34	2.67	0.33	74	58.30	2.47	0.29
	9	104	61.50	2.65	0.26	98	59.79	2.63	0.27
	10	121	63.47	3.08	0.28	93	61.11	2.85	0.30
	11	98	65.30	3.02	0.31	109	63.88	3.65	0.35
	12	73	66.91	3.45	0.40	83	66.84	3.72	0.41
	13	94	69.73	4.51	0.47	79	69.95	3.73	0.42
	14	40	72.40	4.51	0.71	42	73.11	3.60	0.56
	15	57	76.61	3.70	0.49	66	75.20	3.94	0.48
	16	71	80.11	3.69	0.44	64	76.12	3.68	0.46
	17	50	80.68	3.82	0.54	27	76.83	3.39	0.65
镇川	7	59	58.73	2.71	0.35	50	56.70	2.73	0.39
	8	64	59.58	3.16	0.40	54	57.75	2.17	0.43
	9	73	62.17	2.99	0.35	57	59.72	3.04	0.40
	10	72	62.96	2.46	0.29	69	62.47	2.97	0.36
	11	76	65.19	2.99	0.34	68	65.18	4.11	0.50
	12	70	67.24	2.85	0.34	90	68.18	4.81	0.51
	13	11	68.46	4.27	0.42	85	71.54	5.74	0.62
	14	67	71.87	4.42	0.54	50	74.08	4.52	0.64
	15	52	75.04	5.12	0.71	51	75.35	5.15	0.72
	16	62	78.27	4.40	0.56	61	79.13	4.37	0.56
	17	44	78.86	4.64	0.70	22	77.45	3.54	0.26

第五篇　妇幼卫生篇

　　明清时期产妇坐月子，婴儿"洗三"的民俗尚属最初始的妇幼卫生保健。清末，榆林城始有从事为产妇接生的"接生婆"或"老娘婆"。妇幼卫生工作起始于民国23年（1934）榆林卫生院成立之后，主要开展接生、产前产后检查和访视。1949年榆林解放后，首先废除旧法接生。1958年城乡妇幼保健网形成。2015年，榆阳区有二级甲等妇幼保健院1所，三级乙等儿童医院1所，有妇产科卫技人员82人，儿科卫技人员160人。妇产科床位由1984年的15张增加到100张，儿科床位由2004年的100张增加到300张。孕产妇死亡率15.29/10万，5岁以下儿童死亡率11.62‰，婴儿死亡率10.09‰，新生儿死亡率9.02‰。

第一章　妇女卫生

第一节　普及新法接生

　　清末，榆林城内有从事孕妇分娩接生的妇女，称"接生婆"或"老娘婆"，虽采取旧法接生，但曾对保护产妇和婴儿的生命安全发挥过一定作用。新法接生始于民国 23 年（1934）榆林卫生院成立后，民国 24 年（1935）8 月接生 5 次，产前检查 14 次，产后检查 8 次，家庭访视 91 次。1949 年榆林解放。1951 年榆林城关区接生站成立，站长聂永贞。培训妇幼保健员和新法接生员 30 余人，新法接生 121 人。1952 年县妇幼保健站成立，建立基层接生站 29 个，培训接生员 89 人。12 月，有 25 名接生员参加了专区妇幼工作队举办的接生员培训班。1953 年，榆林县妇幼保健站举办了首届接生员训练班，共有 26 人参加。1959 年全县设立接生站 266 个，训练接生员 324 名，新法接生 2297 例。1960 年新法接生率达 28.08%，住院分娩率为 11.00%。1961 年实行接生收费制。1976 年县妇幼机构恢复，为乡村接生员配接生包 232 套。1979 年，全县 26 个公社配备了妇幼专干，基层接生员增至 833 人，配备接生包 646 套。孕妇产前检查 3189 人，新法接生 3148 例，新法接生率为 54.36%。1982 年，对农村 407 名接生员进行技术考核定级。1983 年后，根据各乡（镇）的实际情况，采取多种形式进一步落实接生员的报酬，并整顿、调整、培训接生队伍，检查配备产包，使新法接生率逐年提高。2003 年，"降消"项目启动，通过促进住院分娩得到降低孕产妇死亡率，消除新生儿破伤风。住院分娩率 80%，高危产妇住院分娩率 97%，新法接生率 95%。同时启动"母亲健康快车"项目，省卫生厅给配备了专车，免费接送孕产妇，对护送孕产妇住院分娩的乡村妇幼工作人员每次补助 50 元。2004 年，凡住院分娩的平产补 100 元，难产补 150 元，剖腹产补 750 元。区"降消"项目办发放贫困救助金 13900 元，救助贫困孕产妇 124 人次。妇保院救助孕产妇 65 人，计 13400 元。其中妇产科住院 658 人次，手术 137 人次，正常产 421 人次，剖宫产 108 人。住院分娩率 85.6%。从 2004 年起，明确规定乡镇卫生院只能开展平产接生，难产一律转到区级以上医疗机构住院分娩，取缔村医及诊所接生。2009 年，第二轮降消项目启动，高危孕产妇管理率 100%，住院分娩率为 98%，孕产妇死亡率为 24.18/10 万。农村孕产妇免费住院分娩补助项目启动，有 1008 人持免费卡住院分娩，报销金额 80.7 万元。榆阳区产科急救中心成立。2010 年，孕产妇住院分娩率为 97.7%，补助农村孕产妇 3814 人，发放补助金 332.8 万元；补助城镇孕产妇 313 人，补助资金 15.65 万元。新法接生率达 95% 以上。

第二节　妇女保健

1. "四期"卫生保护

1953 年，贯彻工厂劳动保护条例，全县城乡劳动妇女实行经期、孕期、产期、哺乳期劳动保护措施。女工一般不从事有毒作业，对在"四期"者给予适当照顾。城镇各工厂主要抓孕妇的劳动保护，预防，降低流产、早产、难产的发生。农村重点推行妇女月经期调干不调湿；孕期调轻不调重；哺乳期调近不调远的"三调三不调"劳动保护制度。农村由妇女队长掌握，城镇由单位妇女干部负责。1980 年，增加更年期保护，使女工"四期"保护增加为"五期"保护，扩大了女工保护范围，完善了女工保健。全县70% 的妇女使用上了新式"手帕式"月经带。根据国家有关妇女保护规定：产妇产期实行 56 天产假，难产为 70 天，产假期间工资照发；哺乳期在婴儿未满 12 月龄时，规定每天在工作时间内，哺乳 1 ～ 2 次，每次哺乳时间为 30 分钟。实行计划生育以来，规定的假期有：上环 7 天，刮宫 21 天，扎管 30 天，引产 35 天。为了鼓励晚婚、晚育，产假延长为 3 个月，工资照发。1986 年，地毯厂办起了妇女卫生保健室，对全厂女工及孕产妇开展了系统的定期检查，检出妇女病患者 42 人，经治疗，治愈率达 91.3%。孕产妇的检查率为 100%。1990 年，贯彻《女职工劳动保护规定》，以新形式开展女工保健，为女工建立健康手册。

2. 围产期保健

1980 年代，全县开始推行以消灭产褥热、子宫破裂、子痫、新生儿破伤风、产妇中暑和减少产后大出血，减少胎位性难产为中心的围产保健工作，提高产科工作质量。1981 年，围产保健以加强高危孕妇管理为主，降低孕产妇和新生儿的死亡率。1983 年，县妇幼保健院开设妇科门诊，始建病床 10 张。设预防保健科，建立高危转诊登记卡片。1993 年，围产期保健工作进入系统管理阶段，孕产妇系统管理率逐渐提高。2010 年，开展孕产妇及新生儿死亡评审工作。孕产妇系统管理率为 87.16%，高危孕产妇管理率 100%。

3. 婚前医学检查

1994 年，婚前健康教育和健康体检处于宣传启动阶段。1998 年，婚前体检 654 对。1999 年，婚前医学检查 605 对。2003 年婚前医学检查 2459 人次，其中城内 554 人次，乡镇 1905 人次。2004 年，婚前医学检查由强制检查改变为自愿检查。

2013 年规范了产前服务流程、产前检查宣教，产前门诊就诊人数持续上升，高危筛查管理工作稳步推进。开展了盆底功能障碍防治。举办妇幼人员适宜技术培训班一期，共培训 89 人，对产科适宜技术、孕产期保健、妇幼卫生信息统计及增补叶酸预防神经管缺陷项目等知识进行了系统培训，进一步提高了妇幼人员的业务技能。

2015 年，孕产妇系统保健免费基本服务项目，共免费产前筛查 211 人、产前超声检查 391 人，新生儿疾病筛查 2676 人，听力筛查 360 人；孕产妇住院分娩补助 3279 人。1～11 月份完成胎儿监测 3448 例，脐血流监测 1397 例，产后康复访视 2482 例，妊高症筛查 1297 例，盆底肌肉监测 508 例，盆底肌肉治疗 81 例，孕妇管理卡 796 例，营养干预 718 例，体检 1475 例，乳房按摩 40 例。门诊就诊约 1300 余例。

第三节　妇女病防治

1961 年重点对妇女子宫脱垂、闭经等妇科病进行查治，在 5644 名妇女中，查出 II 度子宫脱垂 712 人，闭经 756 人。政府拨专款免费治疗，采用蓖麻仁头顶点穴，蓖麻仁阴道栓塞，补中益气汤为主的综合治疗及针灸、大蒜葱白糊阴道栓塞、紫醚浸剂喷射、7.5% 的矾甘油宫旁注射、纯酒精宫旁注射、维生素 C 加普鲁卡因宫旁注射、维生素 B 加普鲁卡因宫旁注射等方法，医治子宫脱垂 255 例，疗效良好。蓖麻仁栓塞疗效最佳。1976～1977 年，全县开展了妇女病普查工作。26 个公社（镇）普查 18301 人，受检率为 75.6%，检出各种妇女病患者 7980 人，患病率达 43.60%。对查出的患者，分别采用乳香、没药、消炎内服或桃树叶、黄芩、蓖麻子、黄连、鸭蛋子等中草药冲洗治疗，治愈率达 74%。1977～1979 年，省卫生厅派著名妇科专家叶瑞禾到榆林免费治疗妇女子宫脱垂、尿瘘病，其中手术治疗子宫脱垂 52 人，上子宫托 448 人，手术治愈尿瘘 2 人，治愈率达 92.8%。至 1980 年，II 度以上子宫脱垂治疗率提高到 99%。1982 年 6 月，在岔河则、牛家梁、董家湾 3 个公社进行了 1979～1981 年产妇死因调查，在 2253 名孕产妇中，死亡 5 人，孕产妇死亡率为 22.19/万，其中 4 例死于产科出血。1983 年对 100 例宫颈糜烂、严重阴道炎患者用白糖、四环素注射粉局部治疗，使 83 人治愈。此后在全县各医院推广，收到较好的效果。1985 年牛家梁乡开展妇幼保健和计划生育同步试点，对 2670 名孕龄妇女进行了健康检查，检出患者 242 人，患病率为 9.1%，经治疗痊愈 205 人，治愈率达 85%。1994 年结合计划生育工作，对全市 28112 名妇女，其中城区 3107 名进行了妇女病、乳腺疾病普查。受查人员 22009 人．查出妇女病患者 10599 例，占普查人数的 48%。1996 年对部分单位的 1078 名妇女进行了乳腺疾病及妇女病的普查。1999 年分别到 24 个乡、488 个行政村、1647 个自然村化验血型，农村受检达 11.13 万人（其中免费 9260 人），城区妇病检查 2981 人次。2001 年对 1700 多名女职工作了检查。2002 年妇病检查 2530 例，职工健康体检 720 人。2008 年底至 2009 年初，结合新合疗对农村 22065 名育龄妇女进行了健康检查和妇女病检查，共检出患病人数 14457 人，患病率高达 71.5%。检出疾病病种 60 种，其中有 39 人确诊为妇科癌症。

第四节　母婴保健

1996 年以来，以贯彻《中华人民共和国母婴保健法》创建"爱婴医院"为重点，实现《九十年代中国儿童发展规划纲要》目标，榆阳区多次举办贯彻《中华人民共和国母婴保健法》学习班。区妇幼保健院每年利用"三八"妇女节、"六一"儿童节，与区妇联、区教育局举行大型咨询活动。利用"世界母乳喂养日",开展母乳喂养宣传周活动。利用"科技周"活动,举办落实《中华人民共和国母婴保健法》的专题讲座,以及举办宣传和咨询、义诊活动。区妇幼保健院以贯彻和落实《母婴保健法》为中心,以降低孕产妇死亡率和婴儿死亡率为重点,努力提高母乳喂养率及出生人口素质,完成了《九十年代中国儿童发展规划纲要》和《中国妇女发展纲要》提出的各项指标和任务。1997～1999年,市妇幼保健院、市中医院、榆阳镇卫生院、镇川镇卫生院、余兴庄卫生院、孟家湾卫生院、巴拉素卫生院、金鸡滩卫生院、星元医院先后通过国家卫生部《爱婴医院》工作评估。2001年验收发放《母婴保健技术服务许可证》33家,考核发放《母婴保健技术合格证》43个,2004年核发《母婴保健技术合格证》142个。2006～2010年实施母子系统保健项目。启用了孕产妇和0～3岁儿童管理卡,统一制发了孕产妇系统管理牌。将各项妇幼指标量化为分值,与岗位考核挂钩。2007年给各乡镇卫生院配备了妇幼工作专柜,政府对乡镇卫生院的人员经费开始全额预算。考核发放《母婴保健技术合格证》102个,重新换发《母婴保健技术服务许可证》31家。

2011年,3月份举办妇幼人员适宜技术培训班一期,培训42人,对产后出血防治、正常分娩技术、新生儿窒息复苏技术、孕期保健等知识进行了系统培训。9月份采取分批设点的形式,对各乡镇卫生院院长、妇幼专干,村医就孕产妇和0～36个月儿童健康管理服务工作的要求,技术规范等进行了培训,共培训344人。10月份在牛家梁镇召开全区孕产妇和0～36个月儿童健康管理服务项目经验交流培训会,进一步推广了项目执行过程中的好做法和经验,促进了项目工作顺利推进。强化对基层妇幼保健工作的督导检查,全年完成了6次以上督导,并定期深入村(组)进行现场考核指导。4～5月份,各挂片领导及保健科包片人员参加指导了所有乡镇的年初例会。2011年高危孕产妇管理高危孕产妇筛查率为100%,管理率为99.9%。体弱儿管理率为1.5%。4月份举办母婴保健服务培训班一期,共培训152人,聘请区内产科、儿科及保健学科带头人对《中华人民共和国母婴保健法》、产科质量管理、产后出血防治、正常分娩技术、新生儿窒息复苏技术、异常分娩技术等适宜技术进行了系统培训,考核合格率100%。发放《母婴保健技术服务合格证》126个。9月份,在卫生局组织下,与卫生监督所协作,对从事助产技术服务的区属及民办各医疗机构的产科建设工作进行了专项监督检查。

2012年举办妇幼人员适宜技术培训班一期,培训42人,对产后出血防治、正常分娩技术、新生儿窒息复苏技术、孕期保健等知识进行了系统培训。7月份,在卫生局组织下,与卫生监督所协作,对从事助产技术服务的区属及民办各医疗机构的产科建设工作进行了专项监督检查。9月份对260名村医及妇幼专干就孕产妇和0～36个月儿童健康管理服务工作的要求、技术规范等进行了培训。母婴保健监管工作,严格按规定管理《出生医学证明》,"两非"制度健全。

第五节　计划生育技术管理

1. 行政管理

1964年榆林县成立计划生育委员会,"文化大革命"中机构解体。1973年8月组建由11人组成的"榆林县计划生育"领导小组，下设办公室，配备两名专职人员同县卫生局合署。全县有 23 名专职人员办理日常工作。1980 年将领导小组改为计划生育指挥部，成员扩大为 22 人。1981 年 10 月又调整为计划生育领导小组，直接由政府主管文教卫生工作的副县长领导开展工作。县级各系统、单位及农村人民公社镇、大队（居委会）也相应地建立起划生育领导机构。1983 年 10 月，计划生育委员会取代了计划生育办公室，成为政府部门的正式职能机构，设主任、副主任各 1 名，配备工作人员 4 至 5 名，管理全县的计划生育工作。各乡、镇及居民委员会均设 1 至 2 名计划生育专职工作人员，至 1985 年全县共配备 19 名专职人员。此外，各村委会、各单位均设有兼职计划生育行政管理人员共约 500 余名。

2. 节育手术常规

1978 年，卫生部制定《节育手术常规》，经过 3 次大的修改，1984 年卫生部与国家计划生育委员会联合发文，在全国各地统一施行。在认真贯彻《节育手术常规》的同时，又规定了各级医院施行节育手术范围；基层医院和门诊部做人工流产手术仅限于孕 10 周内；开展中期引产的医院必须备有住院、输血、抢救等条件。还建立手术统计报表和管理等制度，做到节育手术管理制度化、手术室房屋装备规范化、手术操作正规化、器械敷料规格化、消毒冲洗标准化、手术污物处理无害化，提高了手术质量。1988 年，卫生局发出（88）《关于各级医院节育手术有关规定》的通知，对节育手术单位进行验收，合格率达 97.5%。

3. 培训节育技术人员

1978 年开始，对全县各级医院从事节育手术人员进行理论和技术操作考核，固定或相对固定节育手术人员，稳定节育技术队伍。1980 年，县妇幼保健站将计划生育技术指导工作列为重要工作之一，指导全县手术网点和技术咨询服务。1986 年成立县计划生育技术指导站，负责全市计划生育技术指导，进行人工流产、放环、绝育和新的简便易行的节育方法的研究工作。1988 年各乡镇先后成立计划生育技术服务站，全市共配备技术人员 77 人。1989 年卫生局发出"关于对节育手术人员考核发证"的通知，要求对节育手术的人员普遍进行技术培训，理论和实际操作考试、考核，上岗前培训等。至 1993 年，全市有计划生首专、兼职技术、管理人员 156 人。

4. 节育手术质量管理

节育手术质量是计划生育技术管理的核心。为了掌握和分析历年节育手术，计划生育技术指导站对影响手术质量的手术人员素质、工作环境、设备条件、技术水平及手术难度、可避免因素等进行分析，提高了节育手术人员的素质，因而采取固定手术人员，培训考核和发合格证是很重要的措施。经常抽调三四十人，有时上百余人的节育技术人员，组成计划生育工作队，在各乡镇巡回进行计划生育宣传和节育、绝育手术。1999 年，全市已婚育龄妇女节育率为 93.5%，其中长效节育措施占 62.49%。

第二章　儿童卫生

第一节　学龄儿童保健

民国 32 年（1943），榆林卫生院在县城各中、小学校对新入学的少年儿童进行健康检查，对发育不良及患有沙眼者进行矫治。先后健康检查 372 人，矫治沙眼 451 人次。民国 33 年（1944）4 月 4 日举行儿童会。举办儿童健康比赛，参加儿童 277 人，优胜 18 人，有缺点 57 人，不及格 36 人。对所查出贫血、营养不良者及时给予治疗，并散发儿童卫生、保育传单 2000 余份。民国 34 年（1945）春，榆林县城乡麻疹流行，城乡发病 3310 人，死亡小儿甚多，其死因多为护理不善所致合并症。为此榆林卫生院在城区举办母亲会，给儿童母亲宣传预防、护理知识，结果患儿大减，死亡甚微。儿童节期间，在榆林城开展儿童健康普查，检查儿童少年共 2000 多人，散发儿童保健卫生宣传传单 2000 余份。卫生院在县城忠勇、爱国镇先后举办母亲会 12 次，参加妇女达 1489 人，宣讲麻疹等疾病预防、护理方法。这年该院还举办儿童健康比赛活动，参加儿童共 90 名，比赛检查健康者有 40 名。

1949 年榆林解放后，人民政府兴办儿童保健事业，1952 年成立妇幼保健站。

1958 年，儿童保健网络基本建成，依靠该网络对儿童保健专业人员和儿童家长及儿童教育、保育工作者进行培训，保证儿童身心健康发展。

第二节　托幼园（所）儿童保健

1953 年仅榆林城举办母亲会 15 次，听众 574 人。儿童会 6 次，参加儿童 143 人。针对当地传统的几种育儿不良卫生习惯，如喂母亲"嚼食"、"手授炒面卷"、挤"薄奶"、挑"马牙"等，开展了广泛的新育儿法宣传。在城区各厂矿、学校、单位办起幼托机构，农村在农忙季节成立了抱娃小组。到 1957 年，全县办起托儿所 124 个，入托儿童 2003 人。1954 年在榆林城、镇川等地为 824 名儿童体检。此后，每年"六一"儿童节前后对儿童健康状况进行普查，免费为患儿治疗。1957 年，在城区开展了集体儿童和街道散居儿童的健康访视和健康体检。1958 年办起托儿所 124 个，各幼儿园相继建立适合儿童营养食谱和卫生健康检查制度。1959 年因精减机构，妇幼保健机构撤销，直至"文化大革命"，幼托园（所）儿童保健由县卫生院承担。1961 年县卫生院组织各幼托机构的保育员举办了 25 次培训学习，有 186 人参加培训。1976 年恢复妇幼保健站建制，开始恢复儿童保健工作。1979 年集体幼托园（所）加强儿童饮食营养的指导和管理，制定合理膳食，开展营养测算试点。1980 年，由于计划生育政策的贯彻，"优生优育"更被广大群众所接受，群众不仅注重儿童营养方面的需求，更注重儿童的早期教育，许多家长自觉地承担起幼儿早期教育的义务。1981 年对县城各小学、县托儿所的 464 名独生子女进行体检，并建立健康档案。1982 年开展了"1979 ～ 1981 年 0 ～ 14 岁儿童死因回顾调查"，共调查 32647 名儿童，死亡 111 名，死亡率为 34.00/ 万，7 岁以下儿童前 3 位的死因依次为呼吸系疾病、新生儿疾病、传染病。1983 年，卫生部颁布《托儿所工作条例》，儿童保健进入系统管理阶段，0 ～ 6 岁儿童管理率逐渐提高。1985 年，根据卫生部《托儿所、幼儿园卫生保健制度》，健全完善了全县幼儿园、托儿所的规章制度。1994 年，卫生部与国家教委联合颁发《托儿所、幼儿园卫生保健管理办法》。1996 年，0 ～ 6 岁儿童系统管理挂牌服务工作启动。0 ～ 6 岁儿童系统管理率达 78.3%，婴儿死亡率为 28.3‰。2002 年，"促进农村早期儿童全面发展社区实施项目"在区第二幼儿园成立了"亲子学苑"，建立全国儿童早期教育试点。2004 年，"国际儿童基金项目"连续三年，每年投入 32 万元，用于孕产妇、哺乳期妇女、婴幼儿喂养等方面的健康教育。2006 年获得"国际儿童基金项目"调整和扩展后的项目实施资格。2008 年，出生缺陷防治项目启动，发放叶酸 25260 瓶，服用 812 人。2009 年，新生儿疾病筛查项目启动，全年共筛查新生儿 74 例。2010 年，7 岁以下儿童保健管理率为 87.21%。2015 年，7 岁以下儿童保健管理率达 95%以上。

第三节　儿童多发病防治

1961 年，在全县对小儿佝偻病、营养不良等进行查治，调查 12 岁以下儿童 1561 名，查出病儿 789 名，患病率达 50.54%。对所查出的病儿均采取了药物、调整营养及指导育儿方法等综合治疗措施。

1978 年对城关、刘官寨、鱼河等地的 0 ～ 3 岁 398 名儿童进行佝偻病调查，查出患儿 296 人，患病率高达 91.89%，其中城镇 94.83%，农村 83.20%。经多年防治，到 1984 年患病率降至 60% 以下。

1979 年，根据榆林地区卫生局安排，在全县范围内开展了一次 12 岁以内儿童免费驱蛔虫工作。共发放驱蛔灵 309500 片，应服药 40860 人，服药 38565 人，服药率达 94.38%，排蛔 37032 人，有效治疗率达 92.1%。

1981 年始，每年对城镇及部分农村儿童进行一次健康检查。并采取边查边治的方法，积极预防和治疗儿童常见病，多发病。

1982 ～ 1984 年，组织医务人员对镇川、鱼河、清泉、孟家湾、巴拉素等地的 2.8 万名儿童进行健康调查，查出佝偻症患儿 217 名，营养不良患儿 367 名，营养性贫血患儿 56 名，肺结核患儿 18 名，先天性心脏病患儿 23 名，建立档案，给予免费或指导治疗。至 1989 年，每年对榆林城及部分农村儿童进行健康检查，发现疾病及时治疗，并常年开展常见病、多发病的预防。

1986 年，县政府成立了儿童"四病"（即贫血、消化不良性腹泻、肺炎、佝偻病）防治领导小组，使儿童保健工作达到进一步加强。

1994年，对0～6岁儿童进行了健康检查，共检29108人，体检率达61.5%，其中对城区13个企事业单位的幼儿园和学前班体检2632人，体检率达73.8%。1995年，0～8岁儿童体检30876人，体检率66.70%，其中市内各幼儿园及各小学学前班体检5932人，体检率达95.02%。1996年，市内对14个单位学前班、幼儿园的3065名3～6岁儿童进行了健康检查。1998年市内儿童健康体检2000多人次。2001年，对市、区内13所幼儿园、学前班的2400名7岁以下儿童进行了保健体检和口腔、眼保健指导。2002年儿童健康体检870人。国际"驱虫""爱牙行动"项目在刘千河、古塔、余兴庄三乡开展乡村医生培训和"驱虫和牙病治疗"。2003年"驱虫""爱牙行动"项目，驱虫1000人次，普查牙病1376人次，诊治牙病113人次，儿童体检2488人次。2010年区妇保院组建了新生儿沐浴与抚触室，开展了儿童生长发育监测、听力筛查、微量元素测定、新生儿沐浴与抚触等儿保项目。

2013年区妇保院儿保科与儿科分设，加强了散居儿童保健管理工作。开展办理出生证明建卡、儿童定期健康检查、体弱儿筛查及管理。办理儿童保健卡2704张，体检42天婴儿795人次。体检3个月～1岁儿童1855人次。儿童健康体检共排查出3例婴儿肝炎综合征，8例脐疝，2例股疝，1例先天性心脏病，4例结膜炎。新生儿听力筛查658人次。继续开展NBM，对出生新生儿进行神经行为测定，尤其是高危新生儿，对初步评分不达标的进行定期随访，以早期发现新生儿神经系统损伤，及时告知家属早治疗。

2014年规范托幼机构卫生保健管理，区卫生局联合区教育局制定并印发《榆阳区托儿所幼儿园卫生保健工作管理方案（试行）》及《托幼机构卫生保健工作文件汇编》。3月份对全区302所托幼机构进行督导检查。6月28日举办榆阳区托幼机构卫生保健人员专业知识培训会，共计培训400人，会后对卫生保健人员进行考核，发放榆阳区托幼机构卫生保健技术考核合格证书378个。7月份开展儿童入托（入园）体检10214人次，检出异常2228人，检出患病率为22.13%。10～11月份对全区302个托幼机构进行了卫生保健评价和督查工作。

2015年，区妇保院儿保门诊共完成体检3200人次。其中办理儿童保健卡1160张，生长发育监测1627例，喂养指导1627例，视力筛查4736例，感统训练1627例，智力测评888例，骨密度测试1818例，听力筛查2100例等。排查出2例婴儿肝炎综合征，19例脐疝，6例股疝，1例先天性心脏病，9例结膜炎，1例听力发育迟缓。7月4日举办榆阳区托幼机构卫生保健人员专业知识培训会，共计培训526人，会后对卫生保健人员进行考核，发放榆阳区托幼机构卫生保健技术考核合格证书401个，对全区265所托幼机构进行督导检查，全年区属医疗机构（区妇保院、区人民医院、区中医院）为9856名儿童进行了入园前健康体检，区妇保院对托幼机构儿童体检人数达18710人，体检率为91.63%，检出异常人数10352人，发病率为55.33%。为429名托幼机构工作人员进行了健康体检，检出不合格7人，体检合格率为99.3%，开展卫生保健讲座4次。对本院出生新生儿进行神经行为测定，以便发现新生儿神经系统损伤。电话回访1200人次。对3岁以上幼儿进行氟化泡沫治疗，共计90例。

第三章　项目工作

第一节　基本公共卫生项目

1. 加强中国基层妇幼卫生 / 计划生育服务"合作项目

1990 ～ 1995 年圆满完成了联合国儿童基金会、人口基金会的"加强中国基层妇幼卫生 / 计划生育服务"合作项目，进一步加强了基层妇幼保健人员的业务技术水平和妇幼保健机构的基础设施。1995 年 10 月，新建的建筑面积为 1740 平方米的门诊住院大楼开诊投入使用。

2. 后续"国际妇幼卫生合作项目"

1996 ～ 2000 年实施联合国儿童基金会后续"国际妇幼卫生合作项目"。主要工作：妇幼保健人员能力建设。对乡村级妇幼保健人员进行了四轮理论培训，共有 275 人次接受培训。1998 ～ 1999 年，与地区二院协作，分 5 期对 48 名乡级妇幼人员进行了为期 3 个月的临床实践培训。妇幼合作项目 2004 ～ 2006 年实施。向广大孕产妇和儿童免费发放了价值 80 万元的营养药品玛特纳片和小儿善存片。

3. 孕产妇系统管理项目

服务对象：辖区内常住孕产妇。

服务内容：孕 12 ～ 13 周前由孕妇居住乡镇卫生院、村卫生室、社区卫生服务中心（站）为其建立孕产妇系统管理卡及发放《孕产妇保健手册》，进行第 1 次体检；孕 16 ～ 20 周、孕 21 ～ 24 周、孕 25 ～ 36 周、孕 37 ～ 40 周各进行 1 次产前随访；产后访视：于产妇出院后 3 ～ 7 天内、42 天到产妇家中进行产后访，视进行产褥期健康管理，加强母乳喂养和新生儿护理指导，同时进行新生儿访视。

2011 年孕产妇健康管理服务项目印制并启用了《榆阳区孕产妇保健手册》，截至 9 月底已服务孕产妇 3764 人，早孕体检 2852 人，孕期健康服务 T472 人次，孕产妇建册率 98.4%、产前检查率 90.8%、产后访视率 94.1%。

2012 年，全区孕产妇总数为 5870 人，孕产妇建卡 5864 人，产检 5702 人，建卡率 99.9%，孕妇早孕 5391 人，早孕建卡率 91.71%，新法接生活产数 5878 人，新法接生率 100%，住院分娩活产数 5763

人，住院分娩率 98.04%，产后访视 5604 人，产后访视率 95.34%，母乳喂养调查人数 5855 人，母乳喂养 5683 人，母乳喂养率 97.06%。系统管理 5324 人，系统管理率 90.58%，保健覆盖率 97.01%，其中高危产妇 1193 人，管理 1192 人，管理率 99.92%。

2013 年，全区孕产妇总数为 5409 人，活产 5415 人，早孕建卡率 91.78%，住院分娩率 98.32%，产后访视率 95.97%，母乳喂养率 97.88%。系统管理率 91.14%；保健覆盖率 97.71%，其中高危产妇 1088 人，管理率 100%。

2015 年，全区孕产妇总数为 8296 人，活产 8335 人，孕产妇建卡 8280 人，产检 8164 人，早检 7769 人，早孕建卡率 93.21%，新法接生活产数 8335 人，新法接生率 100%，住院分娩活产 8297 人，住院分娩率 99.54%，产后访视 8047 人，产后访视率 96.54%，系统管理 7671 人，系统管理率 92.03%，高危孕产妇 1254 人、管理 1254 人，管理率 100%，孕产妇 0 死亡。

4. 母子系统保健项目、健康促进与健康传播项目

2006～2010 年，榆阳区实施母子系统保健项目、健康促进与健康传播项目。通过开发适宜的母子保健服务包，完善了县、乡、村三级保健网、加强了医疗保健机构的规范化建设，改善基本妇幼卫生保健的公平性和可及性，提高妇女儿童利用基本妇幼保健的能力，通过妇女和儿童的健康管理，改善妇女健康水平，保护和促进儿童的生存与发育。通过急重症转诊系统的建设等，减少了孕产妇和儿童的死亡。

5. 0～6 岁儿童健康管理服务项目

服务对象：辖区内 0～6 岁居住儿童。

服务内容：①新生儿家庭访视。新生儿出院后 1 周内，医务人员在新生儿家中进行，同时进行产后访视。②新生儿满月健康管理。新生儿满 28 天后，结合接种乙肝疫苗第 2 针，乡镇卫生院、村卫生室、社区卫生服务中心（站）建立 0～6 岁儿童健康管理卡、《儿童保健手册》，进行一次随访。③婴幼儿健康管理。满月后的随访服务均在乡镇卫生院、村卫生室、社区卫生服务中心（站）进行，随访服务时间分别在 3 月、6 月、8 月、12 月、18 月、24 月、30 月、36 月龄，4 岁、5 岁、6 岁时，共 11 次。

2011 年，儿童健康管理服务项目印制并启用了《榆阳区儿童保健手册》，截至 9 月底已服务 0～36 个月儿童 32202 人次。0～6 岁儿童健康管理率 91.77%、系统管理率 88.46%，新生儿访视率 94%。

2012 年，全区共有 0～7 岁儿童 66841 人，保健管理 62242 人，保健覆盖率 93.12%。3 岁以下儿童 42467 人，系统管理 38840 人，系统管理率 91.46%。5 岁以下儿童营养监测 49151 人，中重度营养不良 503 人，患病率 1.02%，中重度贫血 400 人，患病率 1.60%，全部进行专案管理。5 岁以下儿童死亡 65 人，死亡率 11.06‰，婴儿死亡 65 人，死亡率 11.06‰，新生儿死亡 54 人，死亡率 9.19‰。

2013 年，全区共有 0～6 岁儿童 86181 人，保健覆盖率 91.62%，3 岁以下儿童 48972 人，系统管理率 90.64%。5 岁以下儿童营养监测 50315 人，中重度营养不良 1276 人，患病率 2.54%，中重度贫血 561 人，患病率 2.23%，全部进行专案管理。5 岁以下儿童死亡 61 人，死亡率 11.27‰。婴儿死亡 59 人，死亡率 10.9‰。，新生儿死亡 51 人，死亡率 9.42‰。与上郡路中心合作对东升幼儿园 400 多名 3～6 岁儿

童进行了体检。

2014 年，全区共有 0 ～ 6 岁儿童 96085 人，保健管理 388385 人，保健覆盖率 92.0%，3 岁以下儿童 52406 人，系统管理 47114 人，系统管理率 90.1%。5 岁以下儿童死亡 76 人，死亡率 1.61‰。婴儿死亡 66 人，死亡率 10.09‰。新生儿死亡 59 人，死亡率 9.02‰。

2015 年，全区共有 0 ～ 6 岁儿童 103751 人，保健覆盖率 91.63%，3 岁以下儿童 45878 人，系统管理率 90.43%。母乳喂养调查 8103 人，母乳喂养 7712 人，母乳喂养率 95.17%。5 岁以下儿童死亡 73 人，死亡率 8.76‰，婴儿死亡 62 人，死亡率 7.44‰，新生儿死亡 49 人，死亡率 5.88‰。

6. 0 ～ 36 个月儿童中医药健康管理服务项目

2014 年开始实施。服务对象：辖区内居住的 0 ～ 36 个月儿童。服务内容：在儿童 6 月、12 月、18 月、24 月、30 月、36 月龄时对儿童家长进行儿童中医药健康指导，具体内容包括：向家长提供儿童中医饮食调养、起居活动指导；在儿童 6 月、12 月龄给家长传授摩腹和捏脊方法；在 18 月、24 月龄传授按揉迎香穴、足三里穴的方法；在 30 月、36 月龄传授按揉四神聪穴的方法。截至 2015 年底，共计服务 51707 人次。

第二节　重大公共卫生项目

1. "降消项目"

为贯彻落实《中共中央国务院关于进一步加强农村卫生工作的决定》精神，实现《中国妇女发展纲要（2001 ～ 2010）》提出的目标，国家安排专项资金在中西部地区实施降低孕产妇死亡率和消除新生儿破伤风项目。

2004 年起实施"降消"项目。榆阳区给各乡镇卫生院配备了价值 30 多万元的产床、电动吸引器、新生儿复苏囊、新生儿抢救辐射台、婴儿秤等产科设备。2007 年出资 36300 元在各乡镇及部分行政村喷刷 516 条住院分娩固定标语，制作孕产妇住院分娩亲情联系卡，由乡村妇幼工作人员进村入户发到孕产妇手中。每年举办一期产科人员培训，加强了产科建设。

2009 年第二轮妇幼"降消"项目启动。

2010 年后与农村孕产妇免费住院分娩项目并轨管理。

2011 年降消项目举办区乡两级妇幼人员培训班两期，共培训 258 人。新生儿破伤风发病率为 0。

2012 年降消项目举办区乡两级妇幼人员培训班两期，共培训 58 人。组织有关人员对全区各乡镇项目工作进行了 4 次督导，新生儿破伤风发病率为 0。

2013 年"降消"项目及农村孕产妇免费住院分娩补助项目，通过广播、电视、报纸、网络等新闻媒体广泛宣传公共卫生服务项目相关政策，共发放各种形式的宣传单 6500 多份，提高了群众对项目的知晓率和参与率。同时规范督导检查，制订督导检查和质量控制标准，按季度定期检查，及时上报各种资料和月报表，全年共计补助农村孕产妇 4702 名，发放补助金 4577581 元。

2015 年榆阳区孕产妇死亡率为 15.29/10 万，新生儿破伤风发生率为 0。

2. 孕产妇及新生儿死亡评审工作

2011 年组织榆阳区孕产妇及新生儿死亡评审委员会专家对辖区内 1 例死亡孕产妇及 2 例死亡新生儿进行了死因评审，分析讨论了死亡原因，研究制定了干预措施。

2012 年 11 月组织榆阳区新生儿死亡评审委员会专家对辖区内 3 例死亡新生儿进行了死因评审。

2013 年对辖区内 1 例死亡孕产妇、4 例死亡新生儿进行了死亡评审会，专家组一致认为均不可避免死亡。

3. 农村孕产妇免费住院分娩补助项目

2009 年起，榆阳区启动农村孕产妇免费住院分娩补助项目。

项目目的：降低孕产妇死亡，消除新生儿破伤风，提高出生人口素质。

项目对象：辖区内农村住院分娩的孕产妇都可以实行全部免费。

项目内容：阴式顺产服务包 1000 元、剖宫产服务包 2600 元。剖宫产、危重孕产妇不超过 30%。农村妇女在本辖区生孩子，可以直接在当地出院时报销。

2011 年农村孕产妇免费住院分娩补助项目补助农村孕产妇 5081 人，发放补助金 4642128 元，孕产妇住院分娩率为 98.67%，孕产妇死亡率为 18.41/10 万。

2012 年农村孕产妇免费住院分娩补助项目补助农村孕产妇 3922 人，发放补助金 3660588 元。

2014 年共计补助农村孕产妇 5073 名，补助城镇孕产妇 47 名。

4. 新生儿遗传代谢性疾病筛查项目

新生儿疾病筛查，是提高出生人口素质，预防出生缺陷的重要措施。主要是筛查先天性代谢性疾病，即苯丙酮尿症和先天性甲状腺功能减低症。根据《榆林市疾病筛查工作实施方案》（榆政卫发 [2007]556 号）文件，项工作 2008 年启动。当年仅筛查 74 例。2010 年新生儿疾病筛查率达 59.6%。

2011 年新生儿疾病筛查 6652 例，不合格血片 2 张，血片合格率为 99.96%，筛查率为 87.94%，阳性患儿 3 例，患病率 0.04%。

2012 年住院分娩新生儿 5619 人，筛查 5502 人，筛查率为 93.60%。苯丙酮尿症可疑阳性 32 例，确诊 4 例。先天性甲状腺功能低下症可疑阳性 11 例，确诊 4 例，在陕西省妇幼保健院接受治疗。

2013 年区属医疗保健机构住院分娩新生儿 9374 人，筛查 8501 人，筛查率为 90.68%。苯丙酮尿症可疑阳性 50 例，确诊 1 例。先天性甲状腺功能减低症可疑阳性 17 例，确诊 3 例。

2014 年区属医疗保健机构住院分娩新生儿 9145 人，筛查 8492 人，筛查率为 92%。苯丙酮尿症可疑阳性 3 例，先天性甲状腺功能减低症阳性 3 例。新生儿听力筛查 360 例，筛查率 55%。

2009 ～ 2014 年共筛查 36056 例，其中筛查出可疑阳性 189 例，确诊苯丙酮尿症 13 例，先天性甲状腺功能减低症 12 例。

2015 年住院分娩活产 6538 例,筛查 6257 例,筛查率为 95.70%。苯丙酮尿症可疑阳性 6 例,确诊 2 例,先天性甲状腺功能减低症可疑阳性 12 例,确诊 2 例。听力筛查 5900 人,筛查率为 70.79%。

5. 增补叶酸预防神经管缺陷项目

榆阳区从 2007 年开始实施婴儿出生缺陷防治项目,2011 年更名为增补叶酸预防神经管缺陷项目。项目目的是降低神经管缺陷儿发生。神经管缺陷是一组严重影响胎儿大脑和脊髓发育的先天性畸形,主要有脊柱裂、无脑畸形和脑膨出等。项目内容是免费发放叶酸片。由区妇幼保健机构具体组织实施,各级医院妇产科门诊、各乡镇卫生院、各社区卫生服务中心(站)、村卫生室发放。每天补充 0.4 毫克的叶酸,高危人群,应在怀孕前每天补充 4 毫克叶酸。

2011 年新增服用叶酸人数 3456 人,发放率为 94%,依从率 63%,增补叶酸知识知晓率为 90%。

2012 年,将出生缺陷预防关口前移,向辖区内所有待孕、早孕妇女免费发放叶酸。建立"区、乡、村三级负责制",做到优生指导、服务、随访、管理"四到位",提高依从率和服用率。全年新增叶酸服用 4783 人,服用率达 93.49%,增补叶酸知识调查 4517 人,知晓 4329 人,知晓率达 95.84%。

2013 年对婚检领证待孕妇女均免费发放叶酸。新增叶酸服用 5744 人,服用率达 93.19%,增补叶酸知识调查 5623 人,知晓 5281 人,知晓率达 93.91%。

2014 年新增叶酸服用 5463 人。服用率达 9.96%,增补叶酸知识调查 5731 人,知晓 5423 人;知晓率达 94.62%。

2015 年,新增叶酸服用 4236 人,服用率达 95.26%。

6. 艾滋病、梅毒、乙肝(以下简称"三病)母婴传播阻断项目

项目目的:减少"三病"母婴传播,降低"三病"对妇女儿童的影响,提高妇女儿童的生活质量及健康水平。项目内容:由国家出资为孕产妇提供免费的孕产期"三病"检测,同时保证艾滋病病毒感染孕产妇所娩新生儿在出生 6 小时内使用新生儿抗病毒药物,保证乙肝感染母亲所生新生儿及时注射乙肝免疫球蛋白。

2012 年榆阳区预防"三病"母婴传播项目启动。制作了项目工作流程,每季度督导该工作开展情况。1～11 月底全区 HIV 抗体检测率 93.24%,未发现阳性孕产妇。接受梅毒检测率 93.30%,发现 36 例梅毒感染产妇,对产妇和新生儿均给予抗梅毒治疗。接受乙肝表面抗原检测阳性儿童给予免费注射免疫球蛋白,注射率 97.34%。

2013 年 3 月召开了项目工作培训会,对全区预防"三病"母婴传播服务的相关人员及妇幼专干进行了业务知识培训及考核。2013 年辖区住院分娩产妇数为 19020 人,为孕产妇提供免费咨询,咨询率为 73.94%,HIV 抗体检测率为 93.18%,未发现阳性孕产妇。辖区梅毒检测率为 93.83%,对产妇和新生儿给予抗梅毒治疗。乙肝表面抗原阳性产妇所生活产数 534 人,对其中 521 名儿童免费注射免疫球蛋白,注射率为 97.56%。

2014 年年初召开了项目培训会。通过广播、电视、报纸、网络等新闻媒体广泛宣传公共卫生服务项

目相关政策，共发放各种形式的宣传单 6000 多份，提高群众对项目的知晓率和参与率。

2010 年 12 ～ 2014 年，孕产妇"三病"检测率均达到 80% 以上，梅毒感染孕产妇及所生婴儿接受规范诊疗的比例为 83%。

从 2012 年起，借助了农免项目实行"三病"免费筛查。2015 年全区"三病"住院筛查率为 100%，"三病"早期筛查已达 51% 以上。

7. 农村妇女"两癌"检查项目

项目目的：提高全市农村妇女宫颈癌和乳腺癌的早期诊断、早期治疗率，降低死亡率，提高广大农村妇女健康水平。检查对象：为年龄在 35 ～ 64 岁的农村妇女。2012 年榆阳区为农村妇女宫颈癌检查项目县之一。

2012 年 10 月 11 日召开了项目启动会及培训会。区卫生局制定了《榆阳区 2012 年农村妇女"两癌"检查项目管理方案》。截止 12 月 15 日，对辖区内 9015 名农村妇女进行了宫颈癌检查，确诊宫颈癌 8 例。乳腺癌检查 1233 人次，确诊乳腺癌 1 例。

2013 年 5 月 30 日召开了项目启动会及培训会，将榆阳区"母亲健康工程"和农村妇女宫颈癌与乳腺癌检查项目有机结合起来，当年农村妇女进行宫颈癌检查 12000 人次，确诊宫颈癌 27 例，乳腺癌检查 2000 人次。

2014 年，为 12000 名农村妇女进行了宫颈癌检查，确诊宫颈癌 3 例，宫颈上皮内瘤变 16 例；乳腺癌检查 2000 人次，确诊乳腺癌 3 例。

2015 年，为 16081 名农村妇女进行了宫颈癌检查，确诊宫颈癌 4 例，宫颈上皮内瘤变托例；乳腺癌检查 2000 人次，确诊乳腺癌 2 例。

项目成果：2011 ～ 2015 年宫颈癌患病率 0.75‰；妇科病患病率 37.58%。妇科肿瘤患病率 2.07%。乳腺癌患病率 0.63‰。宫颈癌每年市级质控合格率 95%，乳腺癌市级质控合格 100%。

8. 孕产妇系统保健免费基本服务项目

孕产妇系统保健免费基本服务项目是陕西省实施的一项民生工程，项目于 2015 年逐步开始实施，至 2017 年覆盖全省。2015 年，榆阳区被列为第一批项目执行单位，项目对象是户籍孕产妇及新生儿。

目的：体现党和政府对广大妇女儿童的关心和爱护，降低孕产妇死亡率和婴儿死亡率，加强出生缺陷的控制，降低出生缺陷发生率，减轻家庭和社会负担，有效提高妇女儿童健康质量，加强和巩固妇幼卫生服务体系。

服务内容：孕前 2 项。孕前免费优生健康检查项目、增补叶酸预防神经管缺陷项目。产前（孕期）包括 4 项。孕产妇健病管理项目、产前筛查项目（筛查的疾病有神经管畸形、唐氏综合症）、产前超声检查项目（重点筛查无脑儿、脑膨出、开放性脊柱裂、胸腹壁缺陷内脏外翻、单脏心、致命性软骨发育不良等胎儿六大畸形）、产前艾滋病、梅毒筛查项目。产时。孕产妇免费住院分娩补助项目。产后，继续实施国家孕产妇健康管理项目（这个项目是和产前孕产妇健康管理项目是连续的一个项目）、新生儿疾病筛查项目（苯丙酮尿症有甲状腺功能低下、新生儿听力障碍初筛）。详见表 5-1。

表5-1　2015年榆阳区孕产妇系统保健免费基本服务项目

项目内容		服务内容	服务时间	服务机构
孕前服务	孕前免费优生健康检查项目	优生健康教育，病史询问，体格检查；实验室检查：血、尿常规、阴道分泌物检查、血型、血糖、肝功能、乙型肝炎血清学五项检测、肾功能、甲状腺功能检查。实验室筛查：风疹病毒、巨细胞病毒·弓形体、梅毒螺旋体。影像学检查产科超声常规检查，风险评估和咨询指导，早孕及妊娠结局追踪随访。	孕前	计划生育技术服务机构
	增补叶酸预防神经管缺陷项目	健康教育、免费发放叶酸片。	孕前3个月至孕早期3个月	各级医疗机构
产前服务	孕产妇健康管理服务项目	孕早期健康管理（健康状况评估），孕中、晚期健康管理（4次产前随访）。	孕期	乡镇卫生院、村卫生室、社区卫生服务中心、服务站
	预防艾滋病、梅毒和乙肝母婴传播项目	健康教育，产前艾滋病、梅毒、乙肝检测服务，艾滋病、梅毒阳性孕妇免费药物治疗。	孕期	区妇幼保健院、区人民医院、区中医院
	产前筛查项目（≤35周）	健康教育与知情同意，唐氏综合征和神经管畸形筛查。	孕15～20周	
	产前超声检查项目	产前常规B超检查，重点筛查胎儿六大畸形。	孕20～26周、孕30～34周各一次	
分娩服务	住院分娩补助项目	住院分娩。	分娩后	
产后服务	孕产妇健康管理服务项目	产后健康管理（2次产后随访）。	产后3～42天	乡镇卫生院、村卫生室：社区卫生服务（中心）站
	新生儿疾病筛查项目	新生儿苯丙酮尿症和先天性甲状腺功能减低症筛查	新生儿出生后3～20天	区妇幼保健院、区人民医院、区中医院
		新生儿听力筛查。	新生儿出生30天内	

9. 其他项目

2009年，实施儿童生长发育和营养状况调查项目，调查对象为榆阳区城镇0～6岁儿童，开展儿童体格检查和实验室检查，针对儿童发育与营养的专业知识进行问卷调查等。

2010年起实施榆阳区基本公共卫生妇幼健康管理服务项目、婴幼儿喂养与营养改善项目，开展儿童生长发育及喂养调查问卷工作。

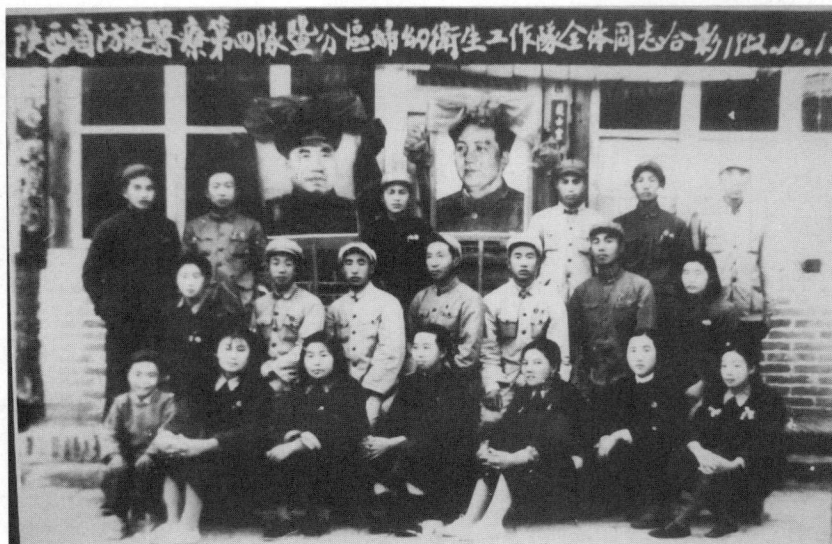

图 5-1　1952 年陕西省防疫医疗第四队暨分区妇幼卫生工作队来榆林合影

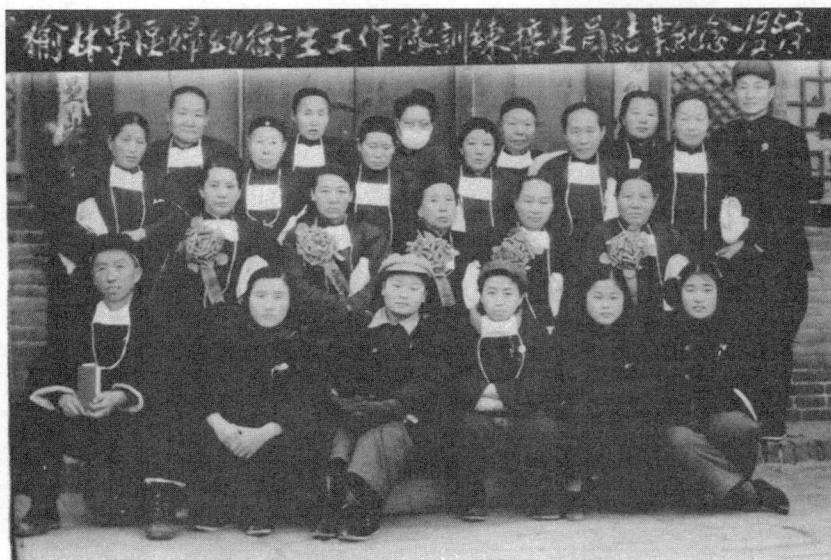

图 5-2　1952 年榆林专区妇幼卫生工作队训练接生员结业留念

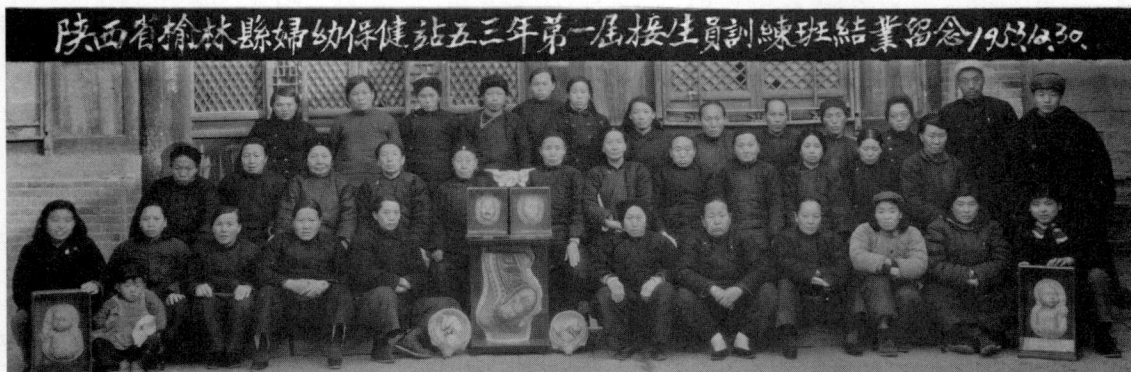

图 5-3　1953 年榆林妇幼保健站第一届接生员训练班结业

第六篇　中医中药篇

　　榆阳区的先民活动至少要从河套人说起。早在五万年前，陕北榆林一带已经有人工取火，按压止痛，制止出血，救护损伤，刺痛排脓等本能的最原始的医疗行为。出土的实物表明：史前先民已经广泛使用砭石、骨针"刺病"。战国时期，榆林军事医学的发展常优先于地方医药，军队即设有"方士二人，主百药，以治金疮，以痊万病"。秦公子扶苏和大将军蒙恬率重兵于榆林上郡抵御匈奴、筑长城，即有军医救护。明代，榆林设立官办"医学"，专门培养中医药人才；设药局储存、营销中药；设养济院，负责伤残将士的康复医疗。自清朝以来，榆林的中医药事业更趋发达，人才辈出，学术进步，医药经营日益繁荣，其医疗影响也辐射到陕、晋、蒙、宁各地。民国初，外地排斥中医思潮泛起，中医趋向衰落，而榆林中医则延续明清之势，中药行有增无减，达40余家。中华人民共和国建立之后，在"团结中西医"与"中西医结合"方针指引下，形成"中医、西医、中西医结合"三支力量共同发展格局。至2015年，榆阳区境内有三级甲等中医院1所，二级甲等中医院1所，中医专科医院3所，中西医结合医院1所；综合医院设有中医科、中药房。有中药店堂158家。编制床位1376张，实有1028张；有卫技人员1062人，其中执业（助理）医师395人。区属从业中医技术人员有174人。

第一章　中　医

第一节　传统中医

1. 中医渊源

榆阳区中医中药有着悠久的历史，可溯源于 3.5 ～ 7 万年前的河套人时代，始有初级医事活动。

战国时期，周显王十七年（公元前 352）魏惠王（十八年）筑长城、塞固阳，北有上郡（今榆阳区鱼河堡附近），中医中药便应运而生，军中时设方士主百药，治金疮。

秦始皇三十三年（公元前 214），使蒙恬再击匈奴，沿黄河筑长城，蒙恬将兵 30 万驻守上郡，军事医疗优于地方。

明正统年间浙江钱塘人太医院御医张红郎因被人诬陷获罪，一族百余口被贬榆林寨，世代行医。

明正统十年（1445 年），从清水营至定边营 16 营堡各设医 1 人。

明成化七年（1471），祖籍安徽凤阳蒙城淳化乡世医纪温、纪溁兄弟"应例输边"，从绥德迁居榆林行医。明正德九年（1514）九月《明故敕封征仕郎中纪翁墓志铭》载：纪氏为名医世家，"治疾往往有奇验，翁（纪溁）少从澹庵（纪溁之父），能世其业，每居善药，凡负病求疗者不问疏亲贱贵，致之辄往，投之剂无不弗愈者，且不责报，故人人德之，至称为纪一帖云"。又载：纪溁壮强时"商游淮扬间，克力干蛊（肚子胀起的病），家日饶裕焉"。

清代，本县从事中医者渐多，有本地祖传世医，有外地流入开业行医，也有一些弃儒学医。道光年间供职太医院的朱御医，人称"朱豁咀"，后来遇难逃到榆林，数年未尝言医。一日，偶遇一妇人难产暴厥，朱治之回生，遂名声大噪，人仰若神。自朱氏定居榆林，由于他医学造诣高深，技术精湛，对当地医界有深远的影响，从学求教之人较多。实得其传者，有其子朱祥，袁文澜、郭秉钧、郝联魁和郭绣川等五人。他们深明医理，精通医术而各有专长，在群众中颇享盛誉。这是朱氏后当地的第一代名医。

之后名医辈出，他们继承前辈经验，刻苦钻研，不断发展，在医理、疾病诊治等方面各有专长。景星垣（1852 ～？）为榆林同仁堂创办人，精通医药，擅长炮灸修合，及蛲虫等症的治疗。袁卿臣（1874 ～ 1941）字硕甫，其祖父服周、父文澜均为榆林名医。至硕甫医术更高，他善于辨证，经验丰富，尤长于伤寒、斑疹、喉痧、天花等时疫病治疗，对中药亦有很深的理论研究，在榆林城曾开设恒济药堂，著有《袁氏秘方》，惜多散佚。郭京（1870～1947）字瑞西，少随父绣川习医，医理方面造诣颇深，尤精脉学，善望诊，对妇、儿疾病有独到见解，一生研集验方很多，流传于世的有桃花散、保赤散、永健丸、益土育金丹等，其伏虎神效散等著名方剂，曾对陕北当时疫病流行的有效控制起到过很大作用。张鸿钧（1878～1946）字陶阉，对妇科、针灸有较深的研究，在群众中享有较高医疗信誉。著有《诊疗医案》《医药验方》等书，均散佚。高兴业（1885～1961）字瑞堂，少在广庆春药堂随老中医郭秉钧学医，一生勤奋好学，临床经验丰富，善用经方、时方，长于儿科、妇科，对中药鉴别炮制知识、技术亦很熟练。他同当时郭瑞西、袁甫、姬连卿被群众誉为榆林"四大名医"，著有《临证验方》一册留于后裔。兴业子高镇南（1910～1982）字岳秀，承父业，精通医药，长于治内、妇、儿科诸证，辨证准确，疗效显著，成榆林一代名医。姬连卿（1875～1954），通悉中医经典，尤喜钻研《傅青主女科》。以善治妇科病而闻名。自制"千金调经散"疗效显著，销售甚广。牛浚（1871～1930）字文川，长于治儿科、妇科等症。张昆明（1889～1951）字紫垣，长于治妇科、对疫、疑难杂病等症；熟识温热药，应用自如，有"温热派"之称。对痢病之病因，治疗尤有独特见解。出其门颇有医名者有其子龙翔、龙田，以及学生张培田、高镇南等。正骨医生的冯应魁（1832～1942）有较高接骨技术，治愈不少骨折伤者。针灸医生高库（1885～1943）用学得"马丹阳12针法"专以高超针灸治病而颇有名气。民国后期，本县又涌现出一批中医后起之秀，如县城郭谦亨、麻厚庵（世医，麻勃之子）、梁世珍（世医，梁瑞生之子）、李文正、张培田、林懋森、雷泽霖、张鹏举（世医，张席珍之侄）等；镇川众生药堂医生李子贵（山西临县人）、申世明等。民国35年（1946）全县包括儒医行中医者共达50多人。

1952年榆林县对44名中西医药人员进行审查，取得合格的中医7人，西医1人。对麻醉药品建立了登记表册。

2. 医事机构设置

榆阳中医、军事医学的发展常优先于地方医药。明正统年间（1436～1449）浙江钱塘人太医院御医张红郎因被人诬陷获罪，一族百余口被贬榆林寨，世代行医。

明正统十年（1445），从清水营至定边营16营堡各设医1人。

祖籍安徽凤阳蒙城淳化乡世医纪温、纪渫兄弟"应例输边"，从绥德迁居榆林行医。

明成化九年（1471），榆林设卫之后，巡抚余子俊即上《开设学校疏》奏道："近已开设榆林一卫，生齿浩繁，子弟率多美质，尽堪教养。""及照军中凡遇卜日、用药，亦各缺人。臣等议得，榆林卫实当万万年镇御重地，合照正统年间凉州、洮州二卫添设学校事例，开设儒学及阴阳、医学各一所。设教授一员，吏一名，生员于本城并东、西二路俊秀子弟内选充""阴阳、医学各设官一员，于民间访保术业精通者送部考用"。这是榆林设置医学教育最早记载。明季，榆林设医学正科、阴阳正科，崇祯十六年（1643），李自成军刘方亮、李过攻陷榆林，城内公署司院尽遭破坏，榆林卫医学、阴阳学也因被毁而停办，该医学前后持续170多年。

成化十六年（1480），榆林城内设有药局及养济院两处，一在榆林卫局西，一在管粮厅北，一直延续至清代。

清代，榆林府置医学正科，人事代有更迭，建制延续不废。如王兴，嘉庆年间榆林医官；王太和，光绪初榆林医官；安汝祥，光绪末年医官。同治年间设牛痘局。

3. 明清医籍

成化中，建文庙设儒学，尊经阁内藏医学书籍有《医学》一本、《心学图》一本、《千金要方》二十本、《急救仙方》二本。《外科秘方》二本、《肘后备急方》四本、《痘疹一班》一本、《经验痘书》一本。榆林地处边关，屡遭兵燹，明清医书医著大多毁损或散失，能保存至今的已如凤毛麟角。明崇祯庚辰年（1640），榆林人张天禄，在安徽任提督、总兵官时，关心民间疾苦。积极支持程敬通重刊《外台秘要》，并为作序。序中说："值此沧桑变故之际，民遭兵火若患热烈之症。予滥任抚绥，尤当视民如伤，恨不能人人而投以清凉之剂。"王焘在《外台秘要》中，对许多传染病如伤寒、天花、温病、疟疾的认识、鉴别、防治都有精湛论述，集唐以前医方之大成，载方6900余首，堪称经典。

明清榆林医家的著述或经验记录，都为手写，极少刊印。《临证汇方》是榆林医家编著的一部方书，约成书于明清之际，作者已不可考。全书分内科、妇科、儿科三册。内科载咳嗽、痰饮、喘急、痹病、消渴、肿胀、失血、内伤、虚劳等19类病症，主方117首，附方64首，另附经典方22首，共汇集203方；妇科载经行腹痛、经断复来、崩漏、带下、瘕、堕胎、胞衣不下、恶露不绝、产后发热、产后痉病等62种病症，主方205首，附方25首，共汇集230方；儿科按23门收载伤风、伤寒、瘟疫、时痢、咳嗽、喘急、飧泻、疟疾、热淋、虫痛、乳滞、风水、衄血、气虚脱肛、五迟五软等87病证，主方152首，附方49首，共汇集201方。全书总计收录病症168种，汇方600余首。于每一病症列方之前，先扼要论述该病病因、症候、病机、辨证、治则，然后依次列方。立论有据，文字精练，条理清楚。书中近半数为自拟或化裁之方。

榆林还保存不少手抄医书。较完整的有两部，一部是抄录清康熙时期杨起岩所著《痘科精义录》，另一部则是分别抄录《医宗金鉴》第52卷、53卷"幼科杂病心法要诀"及第57卷、58卷"痘疹心法要诀"，后者被名为《编辑痘形并证治要诀》。

乾隆年间，名医张汉辅（张红郎之后）知识渊博，医技超群，赐封五品医官，用满、汉、蒙、藏文编修《唐恭药典》。

4. 中医世家

自明代以来，榆林中医人才培养，除了官办医学教育外，还有师承、家传、自学、私塾几种学习模式。其中家传就是一种重要的医学教育方式。榆林医家多传学术技艺于子孙，代代相承不辍，成就许多中医世家，成为促进榆林中医药发展的一支重要力量。兹仅列部分中医世家于后。

纪二翁→纪信→纪瓛→纪溁，明代延绥（绥德、榆林）中医世家。属官宦家族，亦为军医、官医，医声显赫，精于内、外等科。

张昶→张贤生→张再和→张翰甫，明清之间榆林中医世家。太医后裔，断续绵延四百多年，医药兼营，曾开设积善堂、万和堂等药店，自制成药有六龙固本丸、三消饮面等。

袁服周→袁绣藻→袁硕甫→袁明一、袁明远，清民之间榆林医学世家。善治时症，传为家学，已延续六代。医药兼营，曾开设恒泰堂、恒济堂药店。自制有小儿金粟丹、冰片上清丸、神仙双丢拐（散）等成药。

郭绣川→郭瑞西→郭金铸→郭谦亨，郭冠英、郭世英，清民国之间榆林医学世家。擅长内科、妇科及温病，至今已延续六代。医药兼营，曾开设福积生药房、广生西药栈。自制成药有保赤散、伏虎神效散、桃花散、永健丸、益土育金丹等。

景了凡→景百川→景贤→景恕堂、景鸿儒，清民国之间榆林中医世家。长于儿科、痘症，擅种痘之术。先后开设长春堂、宏济堂药房。自制加味和中丸、金衣至宝锭、三仙丹等成药。

高兴业→高镇南→高智、高寰→

传承三代以上的还有榆林张鸿儒世家、张昆明世家、张炳南世家。中医世家绝不仅仅是职业上的承袭，其内涵包括这一家族若干代人在长期从业过程中形成的道德伦理，坚持的专业取向，积累的诊治经验，练就的独特技术，各具特色的教授方式，不断完善的经营规则，创制的成药，撰写的论著，以及逐步建立的职业信誉。总而言之，中医世家是一种具有医药特质的家族文化，它对培育优秀中医人才、推动中医学术进步、保护医药学术成果等多方面都具有重要意义。

5. 边医

榆林与内蒙古接壤，历来有经济文化交流，明清两朝榆蒙边界开放设有互市。当时内蒙古地域医药力量比较薄弱，榆林有些医家即移居内蒙古长期从医，如榆林路游僧迁于内蒙，榆林纪文藻迁往宁夏。还有每年都往内蒙流动行医兼做中药材生意的职业人，被称为"边医"。仅榆林有名的边医就有七八人，其中贾说、贾成、贾文华、贾正章一家几代，从业时间最长，医疗水平较高，中药材年经营量达五六千斤。高宽、贺庆等边医也颇有影响。榆林边医在内蒙古的活动范围涉及乌审旗、扎萨克旗（今伊金霍勒旗）、鄂托克旗、阿拉善旗、杭锦旗、达拉特旗、准格尔旗以及临河、五原、固阳等河套内外大部分地区，对推广中医药、促进蒙汉医药交流作出了重要贡献。

第二节　现代中医

1. 传承与发展

1950年起，贯彻党的"团结新老中西医，发展祖国医药遗产"的方针，组织中医人员参加"卫协会"，提倡老中医带学徒，并选送一些骨干到省中医学校进修学习。提倡中西结合发展医疗卫生事业。1955年榆林人民医院增设中医科，吸收张鹏举、杭逢源等著名中医开展中西医结合治疗工作。1955年，郭谦亨、高镇南、雷泽霖、张九霄、柴振国、黄炳华、张龙田等7名中医人员成立了榆林城关中医联合诊疗所。

1958～1960年先后将城关镇中医诊所、中西联合诊所、天主教堂诊所合并组建成中西医相结合的榆林县中医联合医院（即后来之县中医院）。1959年，县中医联合医院组织老中医编印了《中医治疗经验集》。

至 1962 年，全县 90% 的中医采用中西医相结合的方法诊疗治病。1965 年，中医联合医院迁址天主教堂（今天神庙巷 6 号），修建了门诊部、住院楼，床位 15 张，日门诊量达 300 多人次，固定资产达 10 多万元。"文化大革命"时期，中医机构和人员受到了严重摧残，中医院撤销，中医联合医院与县卫生院合并改称榆林县工农医院，1968 年又与县药材公司一起并入县人民医院，统称榆林县卫生防治院。一批有专长的中医药人员被打成"牛鬼蛇神""历史反革命"，有的"戴上帽子"被轰到农村监督劳动。进入 1970 年，城乡各医院及大队合作医疗站几乎都建有中草药房，多数赤脚医生学习针灸疗法，用中西医结合的方法为群众治病。城乡医疗界普遍开展西医学习中医。1970 ～ 1975 年，县医院、县卫校相继举办中西医学习班、进修班共 12 期。1975 年成立县中西医结合领导小组，推动中西医结合医疗工作。至 1978 年，全县 90% 以上西医人员轮训学过中医，并掌握针灸要领和穴位、汤头、剂量和中药配伍禁忌等技术。有不少西医学习后，在临床上转以中医诊治为主，除熟练使用中药外，还应用按摩、针灸、割疗等临床中西医综合治疗法。中医中药推广应用于各科，采用中西医结合治疗了许多疑难病症。1979 年 12 月，贯彻中央"有条件的地区成立中医院"的指示，榆林县中医院恢复建制，地址在北大街 241 号，建筑面积 519 平方米，人员 24 人，设有内、儿、妇产、痔瘘、骨伤等科室，1981 年开诊运营。1986 年，县中医院从榆林城区北大街搬迁至西沙新新开发区（今榆林市常乐路（东）32 号）。医院占地面积 1.2 万平方米，建筑面积 2020 平方米，业务用房 1400 平方米，有病床 30 张，临床设内科、儿科、外科、妇产科、中医科、针灸理疗科、痔瘘科。医技设放射、检验科，有业务技术人员 50 人，其中中医技术人员 30 人。

1980 ～ 1989 年，县医院用中西结合治愈的中风半身不遂、冠心病、脉管炎、骨增生、美尼尔氏综合征等病症疗效显著，一些按常规需经手术治疗的疾病，采用中西药配合或针灸治愈，免去手术痛苦，降低患者费用。中医人员普遍借助西医仪器的诊断结果开方施药，使诊断准确率提高，对肝炎、肺结核、肠胃溃疡、痢疾等的疗效更加显著。1989 年市医院收治肝炎、肠胃溃疡患者 2600 人，采用中西医结合治疗，治愈好转率达 92%。由于榆林市医院上划榆林地区管理后，榆林市中医力量大大减弱。

1985 年组建《榆林中医》编辑委员会，委托榆林县医科所主持编著，历时四年之久，全书包括四个分册；第一分册历史医传，第二分册医方选粹，第三分册医案选集，第四分册地方中药，其中《医方选粹》《医案选集》《地方中药》分册相继出版。

1986 年，痔瘘专科从县中医院分出，成立了中医痔瘘专科医院，先后自主研制中药"止血散"，引进掌握了先进的"消痔灵"和激光治痔瘘技术，各类肛肠疾病的治愈率达 97% 以上，被患者尊称为"痔瘘克星"。1994 年以来，医院成立了科研制剂室，先后研制成功了痔瘘病和鼻病等七大系列 15 个品种普通非标准制剂。1995 年后引进了不禁食疗法治疗糖尿病纯中药制剂、肝胆肾结石溶石疗法、哮喘病治疗新技术。1998 年由原来单一的痔瘘专科增加到 11 个专科。2005 年全市首家引进德国百康生物共振过敏原检测仪，可检测 491 种过敏源，进行脱敏治疗。2010 年，增至 15 个临床职能科室。

1987 年 6 月，榆林县开展了地道药材和中药专业人才情况调查。本县野生的地道药材有：款冬花、菟丝子、远志、银柴胡、龙骨、甘草等 30 余种这些药材历史悠久，在国内外市场享有很高声誉。家种家养的黄芪、枸杞、党参、冬花、鹿茸、紫苏等 20 余种，经鉴定和临床使用，完全符合药典规范。1956 年前，中药业全是私营，公私合营时有中药从业人员 50 余人。1955 年以后县医院等单位开始设立中药房，县药材公司相继经营中药业务。1970 年以来招收青工 100 余人。1981 年职称晋升时批准主管中药师 2 人，中药师 8 人，中药士 8 人。1983 年以来由省分配到本县中药士 6 人，至 1987 年，县乡级医疗单位共设中药房 10 个，中西药混合药房 29 个，共有中药从业人员 180 余人。

1990 年，时逢卫生改革政策将公立医疗机构推向市场，中医院因一无特色科室、二无医疗设备、三无结构合理的人才梯队，医院经费为差额预算，职工工资失去保障。市中医院为求生存，在编人员被分流至城区内举办的三个门诊、一个分院维持运营，全年业务收入约 50 万。

1998 年 6 月，市中医院与西安菲尼克期医疗器械公司合作引进价值 100 万元的二手匹克 120 型 CT 机，成为当时榆林地区唯一拥有 CT 机的中医医疗机构。

2002 年 10 月 1 日，区中医院住院楼建成运营，建筑面积 3956 平方米，设病床 150 张，总投资 258 万元。

2004 年，区中医院与西安凤城医院合作，创办了断肢显微外科，填补了榆阳区显微外科的空白。

2005 年，区中医院医技楼建成运营，并多方引进人才，健全了住院、医技、门诊功能区，人员达 111 人，临床科室设内科、外科、妇产科、儿科、针灸理疗科、皮肤科、男性病室、糖尿病专科、哮喘专科、胃肠专科等。医技科室设有检验、放射、心电、彩超、电子胃肠镜室、CT、脑电图室及手术室等。大型医疗设备有 CT、彩超、全自动生化分析仪、全自动血球计数仪、电子胃肠镜、12 导电图机、脑电图机等，使区中医院从小门诊发展成了西沙区域内一所有影响的初具规模的中西医结合医院。

2009 年 11 月，榆阳区卫生局在区中医院设立榆阳区中医药适宜技术推广基地，向县乡村三级专业人员培训推广中医药适宜技术。

2010 年 1 月，榆阳区中医院被列入陕西省农村医疗机构中医特色专科建设项目。11 月 8 日，顺利通过省中医药管理局的验收，晋升为"二级甲等中医医院"挂牌，成为榆林市首批二级甲等中医院。

2011 年以来，通过引进、培养、返聘等多种方式，招聘大学生 23 名，聘用护士 34 名，返聘中医专家 4 名，院外西学中培训 19 名，院内西学中培训 123 名。建成了中医药远程视频会议室，每年远程视频学习达 40 多期。全院形成爱中医、学中医、用中医的浓厚氛围，中医药人员比例逐年上升。开展中医特色服务项目 41 项，各临床科室制定并实施了 2 个以上的常见病及优势病种的中医诊疗方案和中医临床路径，定期分析、总结、优化，提高了科室常见病的疗效，得到了患者的认可。推行中医特色护理和优质护理工作。结合科室实际情况，分类确定辩证施护病种 10 个，开展穴位按摩、拔罐、刮痧等 14 项中医特色护理服务；制定护理人员西学中培训计划，开展院内护理西学中，全院 54 名护士参加并通过了考核。

2012 年起，区中医院在编人员实行全额预算，区财政投资 200 万元，自筹 87.5 万元购置了螺旋 CT；通过县级中医院建设项目，配置了约 200 万元的电子胃镜、电子肠镜、血球计数仪等一批医疗设备，提高了诊断水平。全年，门诊、急诊量 56066 人次，业务收入 1886 万元，中药饮片 519 种，中药使用率 31%。申请区财政支持，投资 280 万元更新了彩超。剩余历史欠款 581 万元由区财政逐年打包解决。配备了三维牵引床和胃镜下电凝电切设备，新开展了无痛胃镜、镜下治疗业务。返聘中医专家开展了哮喘、妇科、中医骨伤等专科。有两项研究成果荣获榆林市科学技术二等奖、三等奖，医院给予课题组重奖。

2013 年，区中医院顺利通过了国家级二级甲等中医医院的复审，按照"二甲"中医院的要求，各临床科室制定和实施了 2 个以上的常见病及优势病种的中医诊疗方案和中医临床路径，开展 41 项中医特色服务。新开展了无痛胃肠镜及镜下治疗、无痛人流、椎间盘臭氧射频消融微创术治疗、全胃切除术、近端胃癌根治术、新生儿洗浴等业务。新建 3 个中医诊疗室，配置了中医诊疗设备。各科确定辨证施护病种 10 个，开展 14 项中医特色护理服务，开展护理西学中培训 2 期，53 名护士参加并通过了考核。医院增设骨伤科。脾胃科、针灸科被市卫生局评审为榆林市重点中医专科；脾胃科获省厅批准列入 2013～2016 年省级重点专科建设项目。各类人员参加国家中医管理局主办的中医适宜技术推广学习班培训 37 次。区级财政投资 800 多万元，引进了德国西门子 1800 型全自动生化分析仪、GE 双板 DR、C 型臂、臭氧治疗仪，以及中医诊疗设备。投入 37.8 万元项目资金建成了远程视频教育会议系统。全年门诊、急诊量 61314 人次，医疗收入 2139 万元。

2014 年，区中医院承担全区中医药人员的适宜技术培训任务，共开展中医药适宜技术培训 40 次。开展 5 项新技术，骨伤科开展了椎间盘微创治 157 例。脾胃科开展无痛胃镜 212 例，镜下治疗业务 58 例。妇儿科开展分娩镇痛 29 例，开展胎儿四维彩超检查诊断 9 例。将原内科分为内一科和内二科，原外科分为综合外科和骨伤科。脾胃科被列入省级中医药重点专科建设项目，截至 10 月底脾胃科接诊门诊病例 7646 人次，收住患者 24 人。门诊、急诊量 61382 人次，医疗收入 2665 万元。

2015 年，开办"西学中"学习 68 期。区中医院有 19 名学员开展中医药适宜技术培训 42 次。医院购进了奥林巴斯腹腔镜、宫腔镜诊断治疗系统，成功开展了 13 例腔镜手术。各临床科室积极开展中医临床路径管理工作，每个临床科室至少开展 3 个中医病种诊疗方案和 1 个中医临床路径，并定期评估、优化，规范诊疗行为，提高医疗质量。门诊、急诊量 64657 人次，医疗收入 2764 万元。

每年 5 月 12 日举办全院中医知识、中医护理操作竞赛并印发《中医护理健康教育手册》，根据患者病情有针对性地开展中医护理健康教育工作。于 2011 年、2012 年、2013 年连续获得"全市中医工作先进集体"荣誉。近 3 年来，共派出专科业务人员 8 名在省级医疗机构进修学习，新增 6 名大学生充实到重点专科工作。投资 100 多万元扩建了脾胃科、针灸科专科诊室，建立了脾胃科病区，购置了三维牵引床、电子胃肠镜等专科检查和治疗设备。医院脾胃科、针灸科为榆林市重点专科。开设的中医"治未病"科，充分运用中医诊疗技术实现疾病的预防、养生、康复、保健。冬病夏治，开展儿科脐疗防积、灌肠退热项目，妇科熏蒸治带项目，内科洗肠排毒项目等，深入社区举办各种类型的中医养生保健讲座，开展宣传义诊咨询活动。脾胃科开展了 7106 例胃肠疾病治疗，针灸理疗科开展了 45 例针刺治疗面神经麻痹，哮喘专科采用中药汤剂、散剂、丸剂，配合针灸、埋线、穴位拔罐、季节贴药等方法治疗肺气肿 33 例。

1953 年榆林县有中医师 32 人，中药调剂员 5 人。1985 年中医药人员发展为 135 人。1993 年中医师增至 178 人，中药师 30 人，中医士 104 人，此外西医师 376 人，西医士 203 人，这些西医人员 90% 具有中医中药理论知识，同中医人员一样能应用中医辨证施治法则进行中西医结合治病救人。2011 年，全区基层卫生服务机构中医门诊量已超过总门诊量的 30%，门诊中医科室的治疗率超过 85%。2015 年，全区有中医临床医生 174 人。城区有开展中医药服务的社区卫生服务中心 7 个，社区卫生服务站 30 个。榆阳区顺利通过了卫生部国家中医药管理的验收获得了"全国社区中医药工作先进单位"的光荣称号。发展中的差距主要是中医药服务网络体系不健全，服务可及性不强；高职称、高学历的中医药人才懂乏，人才断档现象严重；中医药龙头医院实力较弱，中医特色和优势不突出；中医药重点学科、特色专科和优势学科尚不突显，中医药科研、教学和学术能力整体水平较低。

2. 中西结合

1951 年起，贯彻党的"团结新老中西医，发展祖国医药遗产"的方针，组织中医人员参加"卫协会"，提倡老中医带学徒，并选送一些人到省中医学校进修学习。提倡中西医结合发展医疗卫生事业。

1955 年，榆林人民医院增设中医科，吸收张鹏举、杭逢源等著名中医开展中西医结合治疗工作。

1956～1958 年，县卫生科、县政协举办中医学习班 4 期，请有名的中医李文正、高瑞堂、高镇南等讲授中医、针灸学；请西医大夫讲解生理学、解剖学、消毒杀菌、西药使用等知识，先后培训中西学员 100 多人。

至 1962 年，全县 90% 的中医采用中西医相结合的方法治疗疾病。

进入七十年代，城乡各医院及大队合作医疗站几乎都建有中草药房，多数赤脚医生学习针灸疗法，采用中西医相结合为群众治病。1970 年至 1972 年，军分区卫生科与榆林城关镇医院试制"麻胆合剂""芹菜根"合剂，治疗"老慢支"，有效率达 97.5%。榆林县医院应用针灸技术开展针麻手术取得了良好的效果。

1970 年至 1975 年，榆林县医院、县卫校相继举办西学中学习班 12 期。。1975 年成立县中西医结合领导小组，推动中西医结合医疗工作。至 1978 年，全县 90% 以上的西医人员轮训学习过中医。这些西医人员 90% 具有中医中药理论知识，同中医人员一样能应用中医辨证施治法则进行中西医结合治病。有不少西医学习中医后，在临床上转为中医诊治为主，除熟练使用中药外，还应用按摩、新针疗法、鸡血疗法、割疗等作临床中西医综合治疗。中医中药推广应用于各临床科室，采用中西医结合治疗了许多疑难杂症。

1980 年至 1989 年，县医院用中西结合治疗的中风半身不遂、冠心病、脉管炎、骨增生、美尼尔氏综合症等病症疗效显著，一些按常规需经手术治疗的疾病，采用中西医药配合或针灸治疗，免除手术痛苦，降低了患者费用。

1998 年，市中医院率先引进价值 100 万元的二手匹克 120 型 CT 机之后，先后又引进了 GE 双排螺旋 CT，美国 GE 双板 DR，美国 GE 高档四维彩超，GEvividE9 四维心脏彩超，德国 DRager 麻醉呼吸机，高频 C 型臂，日本富士能 4450HD 高清电子胃镜、电子肠镜，日本奥林巴斯腹腔镜、宫腔镜、阴道镜检查治疗系统、德国西门子 1800 型全自动生化分析仪，臭氧治疗和射频消融治疗仪，24 小时动态心电图仪等大型医疗设备及中医诊疗设备 300 多台件，中医人员普遍借助先进医疗设备诊断结果开方施韵，使诊断准确率明显提高，不少疾病的治愈或好转率达 90% 以上。

第二章　中　药

第一节　药材资源

1. 榆阳草药

明代，榆林物产地道中药有百合、大黄、黄精、大戟、紫苏、薄荷、车前子、茵陈、防风、三棱、益母草、葶苈、白蒺藜、苍耳、瞿麦、扁竹、知母、生地黄、浮萍、夏枯草、泽兰、破故子、芜荑、柏子、秦艽、杏桃仁、松香、夜明砂、石膏、漏芦、柏油、苍术、半夏、墓头灰、瓜蒌、鹿角、葳蕤（芜荑以下诸药，柏林以上诸堡出）；细辛、木瓜、柴胡（鱼河川及境外驼山尤佳）；盐根、蕤仁（三山尤佳）。苦参、枸杞子、寒水石、黄芩、款冬花（双山尤佳）；地骨皮、草乌（高家堡佳）。菊花、罂粟、牵牛、黑白、菟丝子、郁李仁、红娘子、白芨、小茴香、荆芥、榆钱、海金砂、紫花地丁、臭灌子（即马兜铃）。共62 科。

明成化九年（1473）后，榆林设药局，在镇城抚院门西。万历元年（1573），巡抚张公改置右将署之南，建医学坊。贮布政司解到年例川、广诸药料，以医军中之有疾者。万历三十七年（1609），巡抚涂公委官即旧局施药。

据清《榆林府志》20 至 24 卷中记，榆林地区当时就有马勃、马兜铃、千金子、大黄、白蒺藜、石菖蒲、苍耳子、苍术、杏桃仁、知母、泽泻、泽兰叶、柏叶、苦参、夜明砂、枣仁、荆芥，柏子、枸杞、茵陈蒿、益母、夏枯草、郁李仁、桑寄生、海金沙、菟丝子、黄地丁、黄菊花、麻黄、黄芩、蛇蜕、银柴胡、紫苏、款冬花、鼠黏子、苓香、槐花、谷精草、薄荷等五十多种草药。

1987 年 6 月，榆林县开展了地道药材情况调查。本县野生的地道药材有款冬花、菟丝子、远志、银柴胡、龙骨、甘草等 30 余种，有着悠久的历史，在国内外市场享有很高声誉。家种家养的有黄芪、枸杞、党参、冬花、鹿茸、紫苏等 20 余种，经鉴定和临床使用，完全符合药典规范。

1989 年，《榆林中医》地方中药分册收载榆林所产中药共 1310 味。其中列为正式药目 898 味，副药 412 味。正式药目中含植物药 694 味，动物药 163 味，矿物为 16 味，加工类 19 味，人体类 6 味。其中收载榆阳区地产药材 800 余味。

2. 榆阳地产中成药

榆阳区中药店堂素有"医药不分家"的传统，出于医疗和业务竞争的需要，大部分的中药店堂都具备作坊式生产能力，研制丸散膏丹。据调查统计，明清以来，本区曾经生产的丸散膏丹共196种，其中地方创制的"榆林中成药"为94种，均享有一定信誉，部分著名成药曾流通全区，甚而远销省外。都是精选地道药材，依照确有疗效的古方配制而成。配制技术、管理制度多由山西保元堂、万全堂所传。不论切、滴、炒、蒸、炙、煅、升，都认真精详，如法炮制，绝不马虎。有些药铺生产销售祖传密方配制的中成药，如榆林恒济堂的神仙双丢拐、冰片上清教小儿金栗丹，福积生的桃花散、贴喉异功散、保赤散、伏虎神效散、心气痛散、一捻金、益土育金丹、保元化滞丸，长春堂的朱砂养神丹、红膏药，万全堂的千金调经散，育德药房的健脾化积丸、冰霜梅苏丸，同仁堂的南木耳散、加味和中丸等。

表 6-1　民国年间榆林县自制中成药名录

药名	剂型	技术来源
一服光	蜜丸	（创制）
※ 二陈越鞠丸	蜜丸	（创制）
二母宁嗽丸	蜜丸	（仿制）
二妙丸	蜜丸	（仿制）
十全大补丸	蜜丸	（仿制）
人参养荣丸	蜜丸	（仿制）
人参鹿茸丸	蜜丸	（仿制）
人参健脾丸	蜜丸	（仿制）
八珍丸	蜜丸	（仿制）
八珍益母丸	蜜丸	（仿制）
※ 山楂健脾丸	蜜丸	（创制）
※ 小儿金栗丹	蜜丸	（创制）
小儿健脾丸	蜜丸	（仿制）
卫生丸	蜜丸	（仿制）
五香丸	蜜丸	（仿制）
※ 五粒回春丹	蜜丸	（创制）
五福化毒丹	蜜丸	（仿制）
勾丁九	蜜丸	（创制）
※ 勾丁至宝锭	蜜丸	（创制）
分心气饮丸	蜜丸	（仿制）
化风丹	蜜丸	（创制）
化毒丹	蜜丸	（仿制）
※ 化滞丸	蜜丸	（创制）
牛黄丸	蜜丸	（仿制）
乌梅丸	蜜丸	（仿制）

续表

药名	剂型	技术来源
止嗽金丹	蜜丸	（仿制）
止泻烧针丸	蜜丸	（仿制）
※ 止泻助胃丸	蜜丸	（创制）
六合定中丸	蜜丸	（仿制）
※ 六龙固本丸	蜜丸	（创制）
六味地黄丸	蜜丸	（仿制）
四神丸	蜜丸	（仿制）
归脾丸	蜜丸	（仿制）
加味黄连上清丸	蜜丸	（创制）
加味连翘败毒丸	蜜丸	（创制）
※ 永健丸	蜜丸	（仿制）
西园桂附丸	蜜丸	（创制）
芎菊上清丸	蜜丸	（仿制）
※ 至圣保命丹	蜜丸	（创制）
百花定喘丸	蜜丸	（创制）
冰片丸	蜜丸	（仿制）
华善丸	蜜丸	（仿制）
导赤丸	蜜丸	（仿制）
导赤丹	蜜丸	（仿制）
麦味地黄丸	蜜丸	（仿制）
杞菊地黄丸	蜜丸	（仿制）
※ 芦巴丸	蜜丸	（创制）
良附丸	蜜丸	（仿制）
补心丹	蜜丸	（仿制）
※ 补中八仙丸	蜜丸	（创制）
补中益气丸	蜜丸	（仿制）
附子理中丸	蜜丸	（仿制）
明目地黄丸	蜜丸	（仿制）
明目蝉衣丸	蜜丸	（仿制）
※ 肥儿丸	蜜丸	（仿制）
金粟丹	蜜丸	（创制）
金匮肾气丸	蜜丸	（仿制）
※ 金衣至宝锭	蜜丸	（创制）
参苏理肺丸	蜜丸	（仿制）
参茸卫生丸	蜜丸	（仿制）
知柏地黄丸	蜜丸	（仿制）

续表

药名	剂型	技术来源
备急丸	蜜丸	(仿制)
柏子养心丸	蜜丸	(仿制)
胃苓丸	蜜丸	(仿制)
贯仲丸	蜜丸	(创制)
香砂养胃丸	蜜丸	(仿制)
香桔丸	蜜丸	(仿制)
※ 保元化滞丸	蜜丸	(创制)
养胃丸	蜜丸	(仿制)
养阴清肺丸	蜜丸	(仿制)
※ 益土育金丸	蜜丸	(创制)
※ 调经滋补丸	蜜丸	(创制)
通宣理肺丸	蜜丸	(仿制)
朱砂安神丸	蜜丸	(仿制)
黄连清肺丸	蜜丸	(创制)
银翘败毒丸	蜜丸	(仿制)
银翘解毒丸	蜜丸	(仿制)
麻杏石甘丸	蜜丸	(仿制)
鹿茸三肾丸	蜜丸	(仿制)
※ 清宁丸	蜜丸	(创制)
清胃败毒丸	蜜丸	(仿制)
清暑益气丸	蜜丸	(仿制)
清热解毒丸	蜜丸	(仿制)
羚翘丸	蜜丸	(仿制)
搜风顺气丸	蜜丸	(创制)
藿香正气丸	蜜丸	(仿制)
万亿丸	糊丸	(创制)
※ 太和丹	糊丸	(创制)
※ 肥儿化痞丸	糊丸	(创制)
开郁越鞠丸	水丸	(仿制)
※ 丙丁丹	水丸	(创制)
龙胆泻肝丸	水丸	(仿制)
加味香连丸	水丸	(创制)
※ 加味和中丸	水丸	(创制)
防风通圣丸	水丸	(仿制)
※ 连翘败毒丸	水丸	(创制)
沉香化气丸	水丸	(仿制)

续表

药名	剂型	技术来源
※ 冰片上清丸	水丸	（创制）
※ 冰霜梅苏丸	水丸	（创制）
苦参丸	水丸	（创制）
和中山楂丸	水丸	（创制）
※ 香蔻和中丸	水丸	（创制）
逍遥丸	水丸	（仿制）
清暑丸	水丸	（仿制）
※ 消积保丸	水丸	（创制）
槟榔四消丸	水丸	（仿制）
※ 梅苏丸	水丸	（仿制）
梅花点舌母	水丸	（仿制）
清气化痰丸	水丸	（仿制）
清血搜毒丸	水丸	（仿制）
橘半枳术丸	水丸	（仿制）
礞石滚痰丸	水丸	（仿制）
※ 一捻金	散剂	（创制）
二妙散	散剂	（仿制）
二味拔毒散	散剂	（创制）
十味导赤散	散剂	（创制）
人中白散	散剂	（创制）
人参健脾散	散剂	（仿制）
七味白术散	散剂	（仿制）
※ 七味豆蔻散	散剂	（创制）
七厘散	散剂	（仿制）
刀伤散	散剂	（仿制）
※ 三合健脾散	散剂	（创制）
※ 三消饮散	散剂	（创制）
※ 千金肥儿散	散剂	（创制）
千金调经散	散剂	（创制）
川芎茶调散	散剂	（仿制）
五苓散	散剂	（仿制）
※ 止泻参术散	散剂	（仿制）
止痛立安散	散剂	（仿制）
止痛手拈散	散剂	（创制）
止痢散	散剂	（创制）
止崩散	散剂	（创制）

续表

药名	剂型	技术来源
月白珍珠散	散剂	（创制）
化积散	散剂	（创制）
六一散	散剂	（仿制）
※ 心气痛散	散剂	（创制）
平胃散	散剂	（仿制）
※ 枣槟榔散	散剂	（创制）
玉真散	散剂	（仿制）
※ 牙疳散	散剂	（创制）
四芥散	散剂	（仿制）
失笑散	散剂	（仿制）
立止牙疳散	散剂	（创制）
※ 伏虎神效散	散剂	（创制）
红棉散	散剂	（创制）
如意金黄散	散剂	（仿制）
导赤散	散剂	（仿制）
走马牙疳散	散剂	（创制）
冰硼散	散剂	（创制）
参苓白术散	散剂	（仿制）
枕中丹	散剂	（仿制）
参术散	散剂	（仿制）
※ 南木耳散	散剂	（创制）
轻乳生肌散	散剂	（创制）
轻蛤散	散剂	（创制）
※ 贴喉异功散	散剂	（创制）
贴烫火伤散	散剂	（创制）
胃黄散	散剂	（仿制）
※ 保赤散	散剂	（创制）
※ 便血散	散剂	（创制）
神效散	散剂	（仿制）
※ 神仙双丢拐散	散剂	（创制）
神术散	散剂	（创制）
※ 健脾化虫散	散剂	（创制）
秘制脐风散	散剂	（创制）
益元散	散剂	（仿制）
益肾健脾散	散剂	（创制）
※ 朱砂养神丹	散剂	（仿制）

续表

药名	剂型	技术来源
朱砂初幼散	散剂	（仿制）
黄水散	散剂	（创制）
※ 紫朴分消散	散剂	（创制）
消热散	散剂	（创制）
疡药	散剂	（创制）
琥珀定惊散	散剂	（仿制）
提喉散	散剂	（创制）
焦山楂面	散剂	（创制）
禄袍散	散剂	（创制）
※ 蝎蚕散	散剂	（创制）
擦疥散	散剂	（仿制）
二冬膏	膏剂	（仿制）
千槌膏	丹剂	（创制）
※ 千槌红膏药	丹剂	（创制）
※ 红膏药	丹剂	（创制）
※ 黑膏药	丹剂	（创制）
※ 三仙丹	丹剂	（创制）
※ 桃花散	丹剂	（创制）
※ 复方三仙丹	丹剂	（创制）
八宝玉枢丹	丹剂	（仿制）
万应锭	锭剂	（仿制）
梅片锭	锭剂	（仿制）
蟾酥锭	锭剂	（仿制）
张代熏药	熏剂	（创制）
驱疫丹	熏剂	（创制）
嗽口灵	含嗽剂	（创制）
擦疥药	擦剂	（创制）

说明：标有 ※ 的创制中成药为祖传密方。

第二节　药品经营

1. 中药行

药品经营机构既有官办，也有民营。明代榆林镇设有药局，驿站备有药材。中药市场以民营为主，《延绥览胜》载："榆城边商皮毛而外，次推药材居第二位"。药材主要从河北安国、安徽亳州、本省西安及东北等地采购。榆林地产药材有一千三百多种，其中质量优良的药材如甘草、柴胡、枸杞、款冬花、青蒿、龙骨等也收购使用。"广生药栈""福寿昌药店"则购进"个药"，在栈内切片、炮制后，批发给各家药店销售，既可降低成本，保证质量和卫生，又为规模较小的药店提供了便利。有实力的大药店，也自行采购炮制。为满足市场需求，经营丸、散、膏、丹等中成药，品种繁多，大部分从京、津、沪、广百年老店采购品质优良产品。大型药店建有涉及十余省几十个商家的经营网络。许多药店也自制部分成药应市，如补中益气丸、六味地黄丸、益元散、五苓散、拔毒膏、化痞膏、五粒回春丹、七珍丹等。榆林名医或药店自行研制的成药主要在自家店堂销售，少数销往外地。

榆林地方志书在"物产"项下均有"药属"类，记载当地出产的药材，汇总数以百计，其中如银柴胡、柴胡、甘草、款冬花等因品质良好而被《本草纲目》收录或选为贡品。这些药材可由官家调拨，亦可由民间向外销售。这是药局或药店经销中药材的基本形式。成药供应丸、散、膏、丹俱全，大多转销外地成品，也有部分自制成药。榆阳区存一册康熙丙戌年（1706）北京刊刻的《同仁堂药目》，说明早在三百多年前榆林与北京同仁堂就有药品经营往来。

药行在榆阳各行业中是较为发达的一个行业。早在明正统年间（1436—1449）由浙江钱塘人太医院御医张红郎因被人诬陷获罪，一族百余口被贬榆林寨，创办积善药堂诊病售药，清乾隆丙辰年（1736）由张红郎的后辈张再和改称万和堂，直至民国8年（1916）该药堂倒闭，至民国8年（1916）后张氏世医改行兽医。明时还有山西平遥人武元甲（字万禄）的祖先开设的保元堂，为榆林较早开设的药铺。同时，山西孝义人董教在榆林前后街开设了万全堂、万和堂，均有坐堂医生诊病售药。清末，陆续又有榆林人曹随随的祖先开设双合堂。医生梁瑞生、陈雨田、林润生、麻勃、郭瑞西等开设的广庆春、椿茂、杏林堂、双和堂、福积生（在抗战后政为同春药房）及景星垣创办的榆林同仁堂、景恕堂祖先开设的长春堂、邱凤鸣开设的万生堂、张政三开设的庆春堂、薛富有开设的广济堂等十二家。民国18年（1929年），政府卫生部在第一届卫生委员会议上，通过《废止中医案》，遭到全国反对，榆林药行有增无减。民国初年至抗战前，先后又有张溶金开设的广茂堂、卢耀亭等开设的三处育德药房、尚崇斋开设的蔚春堂、张绍铭开设的天和堂、孙云锦开设的仁和堂、景兰亭开设的同寿堂（后改为宏济堂）、袁卿臣开设的恒济药堂、张恒斋开设的恒泰堂、白雪亭开设的延龄药房、刘华亭开设的同德药房、张耀先开设的广德堂、袁幼甫开设的华康药房、刘文德开设的广生堂等15家。到民国26年（1937）仅榆林城开设达18家，其中名望高的中药堂有广庆春、同椿茂、双合堂、杏林堂、同仁堂、长春堂、万生堂、广济堂、同寿堂、恒泰堂等10多家。这些中医药堂均有坐堂医生诊病。抗日战争时期，育德药房散伙停业，伙计张鹏举、阎秀三开设了裕德堂。先后有杜义开设了万德堂和济众诊疗所、雷泽霖、高华、张志良开设的兴华药房和雷记药房、华记药房、志记药房。郭润生开设润德药房。王立本开设新和药房。邱应五开设万生堂。卢志正开设育德堂。李志远开设义盛堂，朱俗德开设俗生堂；1943年恒济堂倒闭后，由陈显堂接过来开设寿春房药。1948年由刘文德接办改为德寿堂；先后还有贺志正开设的正记药房，张效先开设的济生堂，王进开设的进记药房。沈保润开设的保全堂，康建德开设的健记药房，黄炳华开设的德华药房，以及杨子实、王子安、林宝森、崔锦堂、叶庆荣、景礼、李子杰、赵云峰、窦济才、林茂森、张文奎、崔智远、贺九昌等开设的个人药铺共35家。此外还有舒万杰、张仁德、刘敬斋、梁振中、李俊彦等先后开设的西医诊疗所和西药房，他们除治病外也兼营销售。这时榆林城内店堂林立，生意兴隆，是榆林药行最兴盛时期。农村有医生李子贵在镇川开设众生药堂。

民国35年（1946）陕北日报社长高宗山在榆林城医药界发起成立平民医药施诊会，由榆绥党务办事处、陕北日报社、职业中学每月各捐资1万元法币，为本城无钱治病的平民免费诊治；参加义务诊疗的医生有高瑞堂、郭谦亨、梁世珍、李文正，高镇南、李甫、张培田、高济生、麻厚庵、林润生等；平价售药的有福寿昌（雷泽霖等开设）、长春堂（景恕堂开设）、同寿堂（景兰亭开设）等药店。医生李子贵在镇川开设众生药堂。解放前，所有的中药店堂房铺没有一张床位。

榆林因毗邻内蒙古伊克昭盟各旗，早在清咸丰年间，边商贾瑢即在内蒙古卖药，以后发展至10多人，各走一路。如贾成、贾正章经营的地区在杭锦前后旗及达拉特旗、五原、临河一带；高宽在郡王旗、扎萨克旗（今伊金霍勒旗）、准格尔旗一带；贾文华、贺庆在鄂托克前后旗一带；杜黄栓在巴盟的阿拉善左旗、乌拉特中旗及宁夏磴口、绥远坎坝一带。这些在内蒙古各地卖药的边商，不但会说蒙古语，而且还识藏文，因喇嘛开的药方写藏文，不识藏文是卖不了药的。每年可售中药5000余斤，兽药20000斤以上。

1949年，榆林和平解放，在党的"发展生产、繁荣经济、公私兼顾、劳资两利"的政策指引下，极大地调动了药商的经营积极性，使解放前奄奄一息的中药行焕发生机。各药商将做生意的资金又转向药材经营，进货渠道由西安转向京津等地。1950年下半年，成立国营榆林医药贸易公司，后称人民药房。1952年，榆林成立药材供应社2个。1953年在"三反""五反"运动中，中药行进行了整顿，制定了全行业统一销售价格，实行了明码标价，一扫千百年"黄金有价药无价"的经营状况。1956年春，继农业合作化高潮之后，资本主义工商业的社会主义改造也出现了新高潮，中药行业在这个高潮中实现了公私合营。除张鹏举参加医院工作外，赵云峰、黄炳华、林茂森三户医生参加中医联合诊所。四户西医参加医院工作外，有37家药铺，68名从业人员参加了公私合营。经过清产核资，定股资金共106508元，定息5厘，10年不变。并成立了榆林县药材公司，至此，药材统一由药材公司批发经营。至1993年5月，药材公司下设2个批发部和1个购销部、1个加工厂、10个零售门市部，经营中草药，中成药及西药、器械等5700余种，占地面积11616平方米，建筑面积7500平方米，实有职工160人。公司地址榆林市南郊上郡北路112号。1998年，在体制改革中，药材公司整体转型为有限责任公司，实行股份制经营，改称榆林大药房。此后，个体药店星罗棋布，据不完全统计，2015年榆阳区有158家。其中规模较大的有广济堂、榆林大药房、榆林北京同仁堂、振华药店等。这些药店兼营草药、中成药、西药，与各级各类医院配合，形成了覆盖全市城乡的医药保障网络。

2. 榆林广济堂药店选介

1999年1月，陈国良先生响应党和政府"鼓励党政机关干部下海经商办企业"的号召，在榆林广济大厦成立了榆林第一家医药民营企业——榆林广济堂医药科技有限责任公司，是一家集医药连锁销售、医药批发、医疗服务和医药研发与生产为一体的集团化医药企业。创办初期有医药护共20余人，面积400平方米。总投资100万元。地址在榆林长城路广济大厦一楼。

2003年至2006年，公司先后获得国家药品连锁企业GSP认证、国家药品零售企业GSP认证和国家药品批发企业GSP认证。

2002 年又创办了"榆林市广济堂中西医结合医院"（非营利性），建筑面积 1000 多平方米，科室设置中医科、内科、儿科、妇产科、急诊室、预防保健室、针灸理疗室、放射室、化验室、心电 B 超室等。有大型医疗设备麦迪逊彩超、心电工作站、200MAX 光机、半自动生化分析仪、血球分析仪、微波治疗仪等。床位 30 张，总投资 200 万元。医院一直开展"家庭式""疗养式"医疗服务，深受群众的欢迎和好评，多次被评为"社会办医先进集体"。2002 年还开办了开光路诊所。

2004 年 3 月，以广济堂为中心店组建了榆林市广济堂医药连锁有限公司，连锁店发展到 6 家。

2007 年，新成立了 4 个榆阳区社区卫生服站务，有 5 个连锁店整体转型为榆阳区社区卫生服务站。这 9 个卫生服务站指定为新型农村合作医疗、城镇职工、城镇居民医疗保险定点单位。

2008 年，榆林市广济堂中药开发有限责任公司（简称榆林药厂）和河北省安国市广济堂药业有限责任公司（安国药厂）顺利通过国家药品生产企业 GMP 认证。

2009 年公司被榆林市政府批准成为高校毕业生就业见习基地"塞上广济堂"商标被陕西省工商行政管理局认定为陕西省著名商标。

2010 年，申报成立陕西省榆林市广济堂集团公司。

2015 年集团公司拥有医药连锁公司直营门店 61 家，（其中包括社区卫生服务站 9 家、各类门诊、诊所 22 家），中西医结合医院、医药批发公司、两家中药饮片厂（其中一家在河北安国）。同时加盟的企业有咨询管理公司、母婴连锁公司、绿色食品连锁公司等。广济堂集团公司总建筑面积 40552 万平方米，总固定资产达 8569.4 万元，设备总投资 1.5394 亿元，现有员工及各级医技人员 1000 多名，其中具有中高级技术职称的 200 多人，经营十大类总计 4000 多个品种。年产中药饮片 400 多吨。年门诊量达 65255 万人次。业务收入 2.2962 亿元。

作为榆林市医药行业的重点骨干企业，公司先后被授予"全国市场质量信用 AAA 级企业""医药行业明星企业"、陕西省"诚信先进单位"、陕西省"价格计量信得过单位"、陕西省"民营科技优秀企业"、陕西省"企业科协工作先进单位"、陕西省"劳动保障守法诚信 A 级用人先进单位"、陕西省"先进私营企业光彩之星"，榆林市"非国有制成长型优秀企业"、榆林市"优秀民营企业"、榆林市"诚信建设先进单位"、榆林市"非国有制企业用人先进单位"、榆林市"非公有制经济组织创先争优先进党组织"、榆林市"高校毕业生就业见习先进单位"、榆林市"发展非公有制经济优秀企业"等荣誉称号。2012 年，公司被榆林市政府确定为全市县级公立医疗机构药品"三统一"配送企业。广济堂注册商标连续两次被陕西省工商行政管理局认定为陕西省著名商标；在全国药店年度百强活动中陕西广济堂医药集团连续四年跻身中国药店百强行列，列 59 位。

第七篇　医疗技术篇

　　明清时期榆林医学分科已十分明显。清末至民国，凡有成就的医家大多学有专长，术有专攻。出于临床需要，精于一科或两科，兼习其他者也较普遍。民国年间，长于内、妇科的郭瑞西；善治温病的袁硕甫；擅长妇科的姬连卿；专于儿科的高兴业，被誉为榆林的四大名医。民国9年（1920），驻榆林城井岳秀部队军医始用西医西药给部队官兵治病。民国20年（1931）王瑞图等在中楼巷开设民办公助民众医院，始用德国、英国产的霍乱药水、阿斯匹林、肺痨药水、磺胺类药（大健黄）及"九一四""六零六"等药品治病。民国23年（1934）民众医院改建为公办榆林卫生院，由毕业于齐鲁大学本籍外科医生、博士学位叶瑞禾任院长，首设内儿科、外科、妇产科。尤仙航1940年就任榆林第一位儿科主任、教授。舒万杰在榆林首开眼科诊所。1949年，中华人民共和国成立后，榆林卫生院改为榆林市人民医院，外科仅能进行切开缝合、难产、截肢等应急处理。20世纪50年代初，乔荫平先后成功开展了肠梗阻手术、巨大卵巢囊肿摘除术、阑尾切除术、截肢术等外科手术，是榆林县外科的拓荒人。1953年榆林人民医院配制首台X光机。1957年张克妙开拓了妇产科。1956年，吕人玉开创了口腔科。内科拓荒和奠基人孙兴华，1962年引进心电图、H超声波技术应用于临床。1957年张培基创办了皮肤科，他所研发的"生发丸"疗效显著。1959年，李一生是榆林县骨外科的开拓者和奠基人。徐华霖为胸外科的开拓者和奠基人。80年代涌现出一批中青年医师，外科有樊耀斗、王万富；内儿科有李星慧、柴兆雄、班世明；妇科有刘改芝、贺瑞琳；五官科有魏明理等。进入本世纪，涌现出的学科代头人有：医学科学研究郭冠英，心内科贺海龙，普外科曹锦飞，脑外科高明强，泌尿外科思成怀，神经内科曹丕彦、刘生荣，眼科马莲芳，耳鼻喉科高步生等。杨文学首例断指再植成功。

第一章 中医技术

第一节 中医药技术

1.《临证汇方》

《临证汇方》是榆林医家编著的一部方书，约成书于明清之际，作者已不可考。全书分内科、妇科、儿科三册。内科载咳嗽、痰饮、喘急、痹病、消渴、肿胀、失血、内伤、虚劳等19类病证，主方117首，附方64首，另附经典方22首，共汇集203方；妇科载经行腹痛、经断复来、崩漏、带下、症瘕、堕胎、胞衣不下、恶露不绝、产后发热、产后痉病等62种病证，主方205首，附方25首，共汇集230方；儿科按23门收载伤风、伤寒、瘟疫、时痢、咳嗽、喘急、飧泻、疟疾、热淋、虫痛、乳滞、风水、衄血、气虚脱肛、五迟五软等87病证，主方152首，附方49首，共汇集201方。全书总计收录病证168种，汇方600余首。于每一病证列方之前，先扼要论述该病病因、症候、病机、辨证、治则，然后依次列方。书中近半数为自拟或化裁之方。

2.《唐恭药典》

乾隆、嘉庆年间名医张汉辅（张红郎之后），赐封五品医官。知识渊博，兼通满、蒙、汉民族语言文字。一生致力于民族医药方化交流，翻译编撰满、汉、蒙、藏等多种文字对照的《唐恭药典》，并镌刻印行。榆阳尚存有部分手抄和印制的残片。他为向少数民族传播中医药文化、增进民族医药交流作出了重要贡献。

3. 针灸铜人

张汉甫中医世家仿制，制高二尺左右，标经络穴位，供针灸医疗和学习参考。

4.《榆林中医·医方选粹分册》

于1984年由陕西榆林报社印刷厂印制发行，主编郭冠英，张鹏举、李世平、张世雄、康寿天、谢立业为顾问，编委由24人组成，责任编辑10人，历时一年多，共38万字。本书选辑了地区已故中医药界著名前辈 61 人的药方 237 首；现在著名中医、老中医、中医骨干 113 人的药方 429 首（其中学习、引进现代医籍中介绍的药方，且屡用屡验的 96 首）；从榆林、米脂等县的 16 所中药店堂的藏本中选方 75 首。共计 741 首。分为内科、妇科、儿科、外科、皮肤科、五官科及肿瘤科等 7 部分，共列病 173 个。

5.《榆林中医·地方中药分册》

于 1989 年由陕西科学技术出版社印制发行。主编郭冠英，编委由 56 人组成，执行编辑 15 人，历时 5 年，共 42 万字。本册分上、中、下三编。上编为榆林本草；中编为榆林中成药；下编为榆林民间习惯用药。"榆林本草"收载本地产中药 1310 味，其中列为正式药目 898 味，附药 412 味；中编收录自制中成药 78 种，其中丸剂 38 种，散剂 32 种，膏剂 8 种。

6.《榆林中医·医案选集分册》

于 1992 年由陕西科学技术出版社出版发行。主编郭冠英，编委由 56 人组成，执行编辑 12 人，历时 4 年，共 36 万字。本册分上、中、下三编。上编为已故著名医家医案；中编为现代著名医家医论医案；下编为现代医家类案。上编考证辑录了 40 位已故著名医家的临床医案 109 侧；中编考选择了 9 位著名医家的医论 24 篇，医话 28 篇，医案 68 则；下编精选了 49 位现代知名中医或中年中医骨干的医案 122 则。以科为纲，以病为目。分内科、妇科、儿科、外（皮肤）科、五官等科，载病 80 种。

《榆林中医》各分册面世后，卫生部胡熙明副部长评价说："你们为国内区域性整理中医药文化开了先河"。

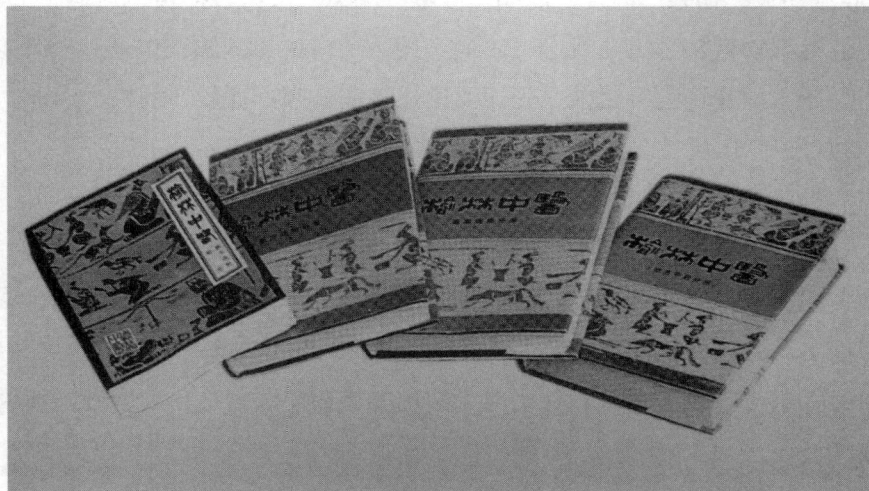

图 7-1　1984～1993 年《榆林中医》分册相继出版发行

7.《榆林百年医粹》

于 2015 年中国中医药出版社出版。主编郭冠英，副主编樊大受，编委由 14 人组成。历时 4 年，成书 118 万字。全书在《榆林中医》的基础上对收载内容、选择范围、时间跨度、编辑体例等进行了调整和精心设计，将原有的《榆林中医·医案选集分册》《榆林中医·医方选粹分册》汇集分为医论医话卷、医案卷和医方卷。卷首为医史卷，并录载了榆林医史文物图片，旨在反映榆林中医渊源及背景。医论医话卷选择近现代29位著名中医的医论医话109篇；医案卷分上、中、下三篇，共选录116名医家的医案351则；医方卷以科为纲，以病为目，内科收录41病，301方；妇科收录23病，105方；儿科收录20病，89方；外科收录14病，89方；皮肤科收录15病，69方；五官科收录18病，71方；肿瘤科收录9病，22方。共计收录150病，746方。

第二节　中医学技术

1. 内科

纪　溁　陕西省明初名医。医术在世家中尤为突出，他"少从澹庵，能世其业。每居善药，凡负病求疗者不问疏亲贱贵，致之辄往。投之剂无弗愈者，且不责报。故人人德之，至称为纪一帖云。"少壮时"商游淮扬间，克力干蛊"（肚子胀起的病）。

张　昶　明成化、弘治至正德间榆林医官（贡医），因军功于正德五年（1510）获封太仆少卿，医术精湛，医德深厚。

朱　胤　清太医院名医，名籍不详。因故割唇毁容，扮作道士，化名"朱胤"，于道光时落籍榆林避难，住白云庵为人治病，每多神效，并授徒传医，长于内、妇、针灸，理论、医术俱佳。曾因救治出殡厥死产妇，起死回生，传为佳话。

郭绣川　陕西省清末名医。为继承和发扬祖国医学，郭氏与当地同师学医的朱祥、袁文澜、郝联魁、郭衡甫等举办"杏林晚议"学术活动，每旬日晚间，集会探讨医理，交流经验，研究分析疑难问题。曾去晋、冀、豫、甘、宁等地，检送药材，接诊患者。四川巡抚李苕棠患"头风"病，慕名来榆求治，愈后书赠："唯能济人，斯能济世；未为良相，便为良医"楹联，以志其感谢之情。

袁文澜　陕西省清末名医。出身中医世家。为晚清榆林五大名医之一。先生一生谦逊，同道中凡有所长，必虚心求教。提倡并热心参加当地"杏林晚议"学术活动。治病精于辨证，对痘疹等时症尤为擅长。对重危患者精心施诊，所用药物常自行炮制，疗效显著，深得病家爱戴。誉称为"大国手"。

苏福贵　人称"青眼"，清咸丰同治年间名医。享寿百岁，总兵刘福堂曾与建坊表扬。

郭瑞西　民国榆林四大名医之一。睿智博学，精于辨证，施治灵活，行医五十余年，兼精妇科。每起沉疴，活人甚众，被誉"郭一服"，史称"榆林医界巨擘"。著有《脉说》《医学集要》等。《榆林百年医粹·医论卷》中收录郭瑞西"医论"片断二则，在片断二中对四诊、论断、伤寒、妇科、幼科、外科、中风、杂症均有论述。并在医案卷中收录痢疾、气虚腹胀、斑疹、血瘀胁痛、便血、腰背痛、腹痛等临床医案。

高镇南　榆林名老中医，行医四十余年，在榆林一带享有很高的声誉。长于内、儿、妇科，辨证准确，疗效显著，著有《简便中医疗法》。1956年春，在天鹅海则村出诊时首先发现该村有较多的甲状腺肿患者，并进行初步调查，采用中药昆布、海藻等进行防治。是榆林地方性甲状腺肿防治第一人。著有《简便中医疗法》一书。《榆林百年医粹》中收录了"谈温病学对三焦辨证的认识"等医论及子嗽、黄疸、腹痛、带下、头痛医案5则。

杭逢源 陕西省名老中医,《榆林百年医粹》中收录"肾炎的中医药治疗""金匮肾气丸的临床应用""小议肝藏血与主魂""梦交岂是鬼神作祟"4则医论和龟背痰合并瘘躄、阴维病、水肿、流痰、肺痨、头痛、胃脘痛等病案7例。

张鹏举 陕西省名老中医,榆林人。精于内科、妇科,遵经典,重实践,治多良效。晚年致力于疑难杂症研究,曾以活血化瘀理论医治癌症。年近古稀时,他还不辞辛劳,跋涉于榆林、横山、三边等地僻远高氟区,深入调查研究,以补肾的原理自制除氟壮骨丸,投放发病区,获得良效。他曾用和胃渗湿之类为王震副主席治愈慢性腹泻,并多次应邀到北京、兰州、内蒙古等地会诊。留有医著手稿。《榆林百年医粹》中收录"中药周期疗法治疗不孕症""崩漏分型论治""四时温病证治举验""耳鸣证治""肝经证治略述""小儿肺门淋巴结核治疗一得"等医论和胃脘痛、肺痨、癫痫、狂证、腹胀、湿温、产后蓄血、不孕、崩漏、氟骨症医案10倒。

李世平 国家名老中医,第一届全国老中医药专家学术经验继承指导老师。《榆林百年医粹》中收录"略论升脾阳与养胃阴""胃病以脉论证之管见""目疾小议""耳鸣耳聋用药""补中益气汤治鼻炎""开胃进食治肝炎""头昏、头晕、头重辨""养胃阴小议"等医论和咳喘、泄泻、瘀斑、胃痛等医案7例。

柴有华 第二届全国老中医药专家学术经验继承指导老师。陕西省国家级名老中医之一。擅长治疗急慢性肾炎、肾病综合症、急慢性肝炎、肝硬化腹水等疑难病症。创研"两剂一汤"应用于临床。对中医验方颇有研究。他的"经方应用""内伤难症""妇科杂症""用药特色"治疗经验,1999年录入《陕西省名老中医经验荟萃》第五辑。《榆林百年医粹》中收录头痛、腹泻医案2例。

韩 增 第三届全国老中医药专家学术经验继承指导老师。陕西省第二届名中医,在临床实践中他提出在医治肝胆疾病中,肝病重在血分,以毒邪痰浊为主因,治疗当以活血化瘀,化浊解毒为总则,并注重扶正,顾护胃气。用药主张中病及止,效必更方,不可余药之说,并在临床中加以发挥。自拟"七味甲已化土汤""黄精补肾汤""参麦八味饮""八味佛手散""夏白汤""消扁汤"等二十余类系列处方,承担了全国"复肝康冲剂"的临床疗效观察项目。研制的"复元口服液"获得了国家发明专利。1999年录入《陕西省名老中医经验荟萃》第五辑。《榆林百年医粹》中收录"肝硬化的分型论治"医论及失语、水肿、淋症、癃闭、消渴医案4例。

郭冠英 陕两省有突出贡献专家。出身中医世家,幼承家学接受中医教育,毕业于西安医学院医疗系,主攻心血管病、老年病专科。从事临床医疗、医药科研、医学教育、医学管理45年。临床精于诊断,重视身心调理,善于融汇中西医治疗疑难病症,对冠心病、心脑血管病中医治疗颇有见解。亲自主持完成8项科研项目。获陕西省科技进步一等奖1项、二等奖1项、三等奖2项。榆林市科技进步一等奖2项、二等奖2项。研制的新型中药,取得国药批号1种、省级批号4种。《榆林百年医粹》中收录"冠心病论治""中风论治""肺心病论治""谈谈现代中药新药的研发""胆石利通片治疗胆石症"等医论及心悸、胸痹(病窦综合征)、中风等医案4例。

孙德龄 榆林市"十佳"名老中医。从事中医内科近40年,擅长糖尿病、脾胃病、颈腰椎骨质增生、乳腺增生及小儿厌食症的治疗。《榆林百年医粹》中收录"活络咳灵丹"治疗不安腿综合征、节结性红斑、下肢静脉炎、腰椎骨质增生、椎间盘突出等新用医论。

著名内科医家还有张百川，刘济清、安汝祥、邱凤鸣、陈雨田、刘子实、纪文藻、杨蓁。还有郭维一擅长内科，对脑肾疾病尤有研究。创办榆林脑肾病医院，治多效验。曾任中医药学会脑病专业委员、榆林市中医院领导。著有《郭维一老中医临证实践录》。《榆林百年医粹》中收录癫狂、水肿（慢性肾炎）、胸痹（冠心病、高血压）医案 3 例。

2. 温病

袁硕甫 民国榆林四大名医之一。出身善治时症世医之家，继承家学，又博览医书，治疗各种时症学验丰富，疗效显著。史称"民国以来，对时症有经验者，只此一人"。擅治伤寒、温病、斑疹、痘痧、天花等，为民国年间榆林"四大名医"之一。著作有《伤寒抄本》《时症经验总结》《袁氏秘方》等，均遭散失。有治疗斑疹验方 20 则、治男女腰腿疼痛、寸步难行之验方"神仙双丢拐"传世。《榆林百年医粹》中收录斑疹内陷症、阴黄脱症医案 2 例。

郭谦亨 全国著名温病学家，临证长于内、妇科、对"痨瘵""肝郁""胃脘痛""胸痹""心痛、悸"等病富者经验、在温病诊治研究上造诣尤深，自成一家，积累甚富。因他倾其毕生精力，为我国中医事业的继承和发展做出了弥足珍贵的贡献，被卫生部认定为首批国家级中医药科学家之一。《榆林百年医粹》中收录"论温病治疗中几个法、方的运用""湿热症论方药举要""温病琐言与诊治鳞爪""论温病的神昏、谵妄及症治""经络、经筋古今谈""谈古论今话毒邪""漫谈水与阴火""预防种种话扶正""扶正祛邪论治温"、"治病求本话肾脾"、"疏调气血话妇科"等医论医话及风中少阴、伤寒、鼻渊、石淋、消渴、气瘿、郁症兼瘾疹、虚风夹痰、正产气虚血晕、产后咳嗽、绿风内障等医案 12 例。

著名温病医家有郭金铸、袁明一、袁明远、王直卿等。

3. 妇科

郭秉钧 陕西省清末名医。清同治间医生，善妇科，曾设广庆春药房，治病稳妥。

郝联魁 清末榆林四大名医之一。清咸同间妇科医生。出身宦门，喜读医学经典，又师从朱胤学医，精于方药，亦为清代名医。

姬连卿 民国榆林四大名医之一。由设馆教书而改学医、行医。对《傅青主女科》深有研究，受聘在"万全堂"坐堂应诊。自制"千金调经散"疗效显著，曾配制为成药销售。《榆林百年医粹》中收录癥闭、产后少腹痛医案 2 例。

张世雄 《榆林百年医粹》中收录"女子以血为本，治在调理气他""妇人顽难症治治""无精子症治在补肾""治癌三法的临床应用"等医论医话及不育（无精子症）、不孕、阴痒（外阴白斑）、症疾（子宫肌瘤）、瘀证医案 5 例。

高 智 陕西省名老中医，精于脉学，尤善望诊，临床擅长妇科、儿科和内科杂症的诊治。特别对不孕不育、乳腺增生、月经不调、糖尿病、高血脂症、脱发病的治疗，并对小儿厌食症、青年座疮等疾病治疗有独到见解。研制的"三和糖胶囊"对治疗Ⅱ型糖尿病效果明显。通过对数万例患者的临床研究，研制出"降脂冲剂"，获国家新药发明专利和国家药品临床批准文件。本人提出的"乳房应属奇恒之腑"

理论，填补了几千年来中医对乳房只有经络归属，没有脏腑所属的理论。《榆林百年医粹》中收录"试述'精'与慢性肾炎中尿蛋白的关系""太阳病所属脏腑初探""学司《金匮》谈湿病"等医论医话及泄泻、房事后感冒、不孕、乳痈、鼻凉、阴吹、湿疹等医案8例。

刘茂林 第四届全国老中医药专家学术经验继承指导老师。《榆林百年医粹》中收录"中医药治疗输卵管阻塞性不孕的临床经验"医论医话及乳汁自出、不孕、乳癖医案3例。

著名妇科医家还有：张昆明、郭润生、郭鸿先、姬发武等。

4. 儿科

高瑞堂 民国年间榆林四大名医之一。长于儿科、妇科，能灵活运用经方、时方。行医五十余年，治疗儿科疾病尤有经验。撰有《临证验方》一书。临床诊病准确，尤长脉诊，谙熟药性，精于炮制，遣方用药合度，善用经、时方。临证擅长妇科、儿科，往往用平淡之药而起沉疴。《榆林百年医粹》中收录斑疹伤寒、腹痛、中暑、阴盛格阴、血瘕医案5例。

高万佑 榆林市"十佳"名老中医。自拟方剂治疗小儿厌食、高热不退、小儿急慢惊风、紫癜、婴幼儿哮喘等疑难杂症疗效独特，享誉省内外。《榆林百年医粹》中收录真心痛医案1例。

著名儿科医生榆林还有景星垣、牛文川、麻厚庵、接生婆闫大润等。另有景百川以善治儿科疾病、精通种痘技术名闻于世。学术传于其子景贤。麻勃治疗疹痘等儿科疾病效果显著。梁庭辉长于儿科，善治麻疹、疹症、惊风、搐搦等病。雷泽霖自拟"羚角镇痉汤"，善治小儿惊风。雷氏数十年临床探索所得"惊风穴"，灸治抽搐，自拟治疗小儿疾病6方，其中"清肺养胃汤在儿科临床的应用"，在陕西省第四届儿科学术大会宣讲，获三等奖。自创应用中药灌肠治疗痢疾、漏肩风等疾病，疗效显著。根据经络学说的理论，独创"冻结穴"探讨病因机理、治疗方法。

5. 外科

冯应魁 榆林名医。少贫，中道辍学，入屠帮工渐悟"庖丁解牛"之旨，又随宋姓医家学习正骨，自制"骨骼人"反复揣摩解剖关系，终成正骨名医，手法技艺高超。三十岁那年，冯偶患眼疾，去天津诊治，凡遇骨折、脱臼之患者亦予治疗，因此在津颇有医声。病好返里，医名大震，毗邻府、县求医者络绎不绝，门庭若市。

张焕彩 榆林名医。早年为赴蒙"边医"，得治疗梅毒花柳、疔毒疮疡等皮肤、外科病真传，综内服、外治、熏药诸法，取效捷然。曾任陕西省中医研究所特约研究员。

外科著名医家还有榆林张焕成、冯建茹（女）、刘改如（女）等。

6. 针灸

朱　祥 榆林名医，御医朱胤之重孙，继承家学，尤其擅长针灸，治多效验。

李文正 榆林名医。尤擅针灸治疗，屡起沉疴，深孚众望。乡里赠有"万病一针"匾额以颂其德。1956年，他与刘哲等通力合作，办了民办中学。为了解决中医后继乏人的问题，在他的倡导下，城内办起中医学习班。他亲自授课，先后培养出60多名中医人才。其遗著有《放血疗法》《针灸临床经验谈》等。

《榆林百年医粹》中收录痿证、过汗亡阳怔、热厥医案 2 例。

著名针灸医家还有高库、林懋森,梁世珍自行研制弹簧针管快速进针,减轻疼痛。

第三节 榆林习惯用药

榆林中医历史悠久,本地居民对中医十分信赖。中医药知识得到较为广泛的普及。《延绥揽胜》记载:"榆俗男女饮食衣住间,素最药饵,视若神品,匪特有病用药,即平居偶感不适,仍要照方配剂,故家庭主妇老妪均能历举熟方,毫厘不爽"。不论为了强健身体、养生延年,或是预防、治疗常见疾病,群众往往不经医生,自己用药,而且每每应用恰当,效果满意,逐步形成具有地方特色的民间习惯用药。这种用药俗尚,代代相传,至今仍然盛行不衰,尤其在文化较发达的城市中蔚然成风。

1. 生序年秩习惯用药

榆林民间惯于生序不同时期,运用一些药物,以利保健摄生。

初生、婴儿期新生儿呱呱坠地第 3 日,家中人自去药店购买"洗药"(苦参、薄荷、生艾叶各 6～9g 花椒 2g),煎汤为婴儿沐浴,俗称"洗三"。主要为了涤除胎垢、强健肌肤,预防皮肤病此法延用至今,殊无例外。

婴儿生后第 3、4 天,必予服药以涤除胎粪,预防脐风(或称四、六风),本市惯用之药有:脐风散、钩藤、防风、僵蚕各等分水煎服,薄荷为引,竭蚕散(榆林成药:西大黄、僵蚕、全蝎),兑金五花丸(榆林成药:奎砂、半夏、巴豆霜、青黛、南星、寒水石、白附子、大黄、郁金、五灵脂、全虫、甘草、朱砂、滑石、墨)。

1～2 岁以内婴儿,或为健脾开胃:或为消食除积;或为添加辅食以助发育,常自购服用的有:白玉饼(榆林成药)、一捻金(榆林成药)、雀舌面(又名枣槟榔面)。

幼儿、少年期 3～6 岁幼儿,为助长发育,增强体质,消除虫积,常预购服;肥儿饼(榆林成药:山楂肉、使君仁、炒麦芽、胡黄连、神曲、槟榔、广木香、炒白术、煨肉蔻、炒枳实),健脾化虫散(榆林成药:党参、白术、苦楝皮、建曲、使君仁、鹤虱、炒山药、榧子、雷丸、砂仁、茯苓、焦山楂、当归、莲子肉、炙甘草).小儿健脾肥儿丸(榆林成药:红参、白术、云苓、陈皮、半夏、山药、山楂、莲子、麦芽、扁豆、苡仁、桔梗、答芽、炙甘草、芝麻)。

7～12 岁少年,为强壮筋骨,以便将来能有强健体格,配服壮骨丹、紫河车烙干 1 具(乡间多以牛胎盘代之)党参、牛膝、杜仲、麦冬、龟板(炙)各等分、山药加倍共研细面。

青年、成年期,此期正值发育成熟,体格健壮,年富力强时间,倘无病异,本地区群众俗尚勤劳,注重锻炼,极少用药。唯女性青年于初潮时仍有习惯用药。(详见妇女用药荐下)

壮年、老年期,榆林群众亦有"四十进补"之说,40 岁之后的男女,习用补药。常选服者有:补中益气丸、人参健脾丸、养血归脾丸、定坤丹、八珍丸、十全大补丸、六味地黄丸、麦味地黄丸、参茸卫生丸、天王补心丹、朱砂安神丸。习惯用滋补药方有:党参 30g、山芋 12g 菊花 9g,水煎服;党参 30g、元肉 15g、炙黄芪 12g（或加菊花），水煎服；党参 30 ～ 60g、（或红参 6 ～ 9 克）麦冬为引，炖服。

年过花甲、已届老期，身体明显衰弱，所谓"六十心气衰""七十脾气虚""八十肺气虚"，此时药物摄生已成必需。榆俗习惯用者有：永健丸（榆林成药：黄精、狗脊、怀牛膝、粉丹皮、车前子、枸杞、菟丝饼、泽泻、当归、巴戟肉、熟地、山萸、炒山药、油桂、补骨脂、炒枣仁、小尚香、炕菊花、怀生地、宣木瓜、辽五味、煨杜仲、肉苁蓉、人参、麦冬、北五加皮、茯苓块、远志、龟板、麦味地黄丸、人参资生丸、金匮肾气丸、龟龄集。

2. 时令季节习惯用药

本区群众根据四时季节对人体的影响，结合当地气候、地理、生活特点，素有"春健脾，夏补气，秋润肺，冬养血"之谚，也形成了适应时令季节的习惯用药。

春季本境毗邻内蒙，群众嗜食羊肉，羊为火畜，其性温燥；更兼地处高寒，冬月人人夜卧火炕，取暖防寒，久成习惯。一冬郁火往往随春阳上升而外发，易于病热。因此当地习惯于"立春"日，男妇老幼皆服"防风通圣汤（丸）"，以清解伏热，预防发病，并有"有病没病，防风通圣"的俗谚。应此习惯，大小药店也于每年"立春"前几天，制备"防风通圣丸"，或以饮片，按方配好分包，供群众购服。

暮春时节，人常感到神疲纳呆，身体困倦，群众谓之"春乏"，盖因春令肝旺，木伐脾土，而脾又主肌肉，故然。榆俗惯用下列药品以益中气，振脾阳，助运化，即四君子汤，三合健脾散（榆林成药：苍术、山楂、党参、白术、茯苓、山药、厚朴、陈皮、炙甘草、麦芽、神曲、薏苡仁、扁豆、莲肉、砂仁）、人参寻脾丸。

夏季 4 月属火，本地群众自配清凉之剂，以代茶饮，习用方有：生山楂 6g、菊花 12g、通大海 10g、金银花 10g、茶叶 6g、冰糖 15g，泡茶饮；乌梅 12g、山楂 6g、竹叶 6g、菊花 10g、冰糖 15g，泡茶饮；金银花 10g、连翘 6g、桔梗 6g、山楂 6g、甘草 2g，泡茶饮。

盛夏伏天，暑湿之邪淫乱，本地群众惯用"益元散"解暑化湿、镇心除烦；或服"冰霜梅苏丸"，清解暑热、生津止渴。各药店亦事先大量制备"益元散"和"冰霜梅苏丸"，分剂包装，于伏天应市销售。

秋季，秋为养收之季，"万物之荣，至以平定"，人体脏腑也较安和。本地蛔虫感染极为普遍，群众习惯择入秋之时驱虫，用药安全，也颇合理。立秋之后，气候由热转凉，阳气渐收，阴气新长，秋又为肺令，本地之秋，天高气燥，民间习惯秋月润肺，常用方有：党参 15g、麦冬 12g、水煎服；党参 15g、沙参 10g、天冬 10g、麦冬 12g，水煎服。

冬季，榆林民间有"冬季进补"的习惯。冬季为一年最冷的季节，阳气潜藏，阴气最旺，但于闭藏中育含生机。此时进补，药力易于蕴存而发挥效能，并可蓄精养锐，以滋济来年的生命活动之需。冬季习用的补养方、药有：炙黄芪 5g、当归 10g、党参 18g，水煎服；归脾丸；参茸卫生丸；六味地黄丸；金匮肾气丸；麦味地黄丸（八仙长寿丸）；十全大补丸。

3. 男女不同习惯用药

中医学认为：男生于阳，女生于阴。男女的禀赋、体质、生理皆各不同，用药亦有差异。榆林民间摄生习惯，男多重气，女多重血，有"十男九固气，十女九当归"的保健谚语。

男子习惯用药：男子年轻时期为元阳之体.除非病残，概不用药。及至年事增长，或因劳于心身，或因耗于房室，或因损于岁月，宜均酌情调摄。榆林男子习惯服用药物：桑椹15g，枸杞12g，炖服；人参6g（或用党参适量）、麦冬10g、熟地15g、炙黄芪2g，水煎服；益肾健脾散（榆林成药：熟地、山药、山萸肉、石斛、谷芽、丹皮、茯苓、泽泻、党参、焦白术、山楂、六麯、莲子、芡实、薏苡仁、炙甘草）；三肾丸；参茸卫生丸。

妇女习惯用药：妇女由于冲、任、督、带的特殊功能，所以表现有经、带、胎、产等生理特点。在调摄保健方面也就有相应的特殊要求。榆林民间关于妇女的习惯用药比较细致，又很受家长或家属的重视。

调经习惯用药　初潮：榆俗女子初次月经来潮，其母便去药店购买红花6～9g，另加自备的炒黑豆30～50g，水煎服，以活血养血。调经：月经不调，女子十有八、九。本地分别习惯用下列方药调摄：益母草30～90g、红糖引，水煎服；红花10g（过去多用西红花1.5～3g），炖服，连服多次；墓头回50g、蜂蜜500g、熬制成膏，30天服完；定坤丹（体虚月经不调或崩漏气血亏虚者用之）。经期肝气郁结：许多妇女经期伴有胸胁胀痛，头晕心烦，口苦咽干及潮热等症，同时兼有月经不调。榆林妇女习惯选服方药：逍遥散；紫朴分消散（榆林成药：香附、蔻仁、苍术、厚朴、陈皮、半夏、茯苓、枳实、青皮、神曲、麦芽、山楂、白术、菜菔子、槟榔、甘草）；千金调经散（榆林成药：黄芪、当归、柴胡、香附、白术、茯苓、白芍、丹皮、栀子、煨姜、薄荷、炙草）。

养胎习惯用药　安胎：首次怀孕，多习用保胎药。如：保产无忧散；胶艾八珍汤；生黄芪30g、软大米60g、贯众炭10g，水煎服。凉胎：凡妇女怀孕，于妊娠中期必自购服凉胎药，以清胎火并预防孕妇胎前产后热病。如：条芩6～10g、砂糖引，水煎服；条芩6g、焦术10g、砂糖引，水煎服。子悬：多用紫苏和气饮：紫苏9g、大腹皮6g、党参9g、陈皮9g、白芍9g、当归9g、川芎3g、炙草3g、葱白3寸，水煎服。

产前产后习惯用药　催生：为求临产时顺利分娩，产前1～2周内，本地分别习惯选用方药催生：当归50g、川芎12g、枳壳5g、炙龟板15g、血余炭引，水煎服；党参15g、川芎9g、当归9g、枳壳3g、紫苏3g、炙龟板12g，水煎服；八珍汤加香附、黄芩，水煎服；佛手散加炮姜、水煎服；人参6～9g、炖服；定坤丹。

产后、产后血晕（榆林称"血迷"）：铁心甘草（本区特产），研末冲服；血迷散（榆林成药：当归24g、川芎12g、党参30g、炙黄芪30g、黑芥穗6g、生甘草6g），水煎服。产后复旧：产后3、5日，家属必至药房购取"生化汤"，为产妇煎服。生化汤：当归24g、川芎12g、桃仁2.4g、红花2.4g、炙甘草2.4g、煨姜10g、黄酒为引，水煎服。体弱者，当归用量酌减；腹痛剧者，加失笑散或元胡。

调乳：下乳方之一：王不留行6g、当归15g、川芎9g、炮山甲4.5g、生黄芪24g、白芷4.5g、青皮4.5g、通草3g、桔梗4.5g、炙甘草3g、黄酒引，水煎服。下乳方之二：王不留行6g、路路通6g、炮山甲1.5g、通草3g、当归6g，水煎服。凉乳：为清婴儿胎火并预防乳痛发生，常习惯购服"生地四物汤"加味。

4. 防病除害习惯用药

中医注重预防，提倡"不治已病治未病"。榆林居民也在长期同病害作斗争的过程中形成了一些防病除害的习惯用药。

预防疾病习惯用药　打醋炭：即把烧红的无烟炭火取出，置铜质或搪瓷容器内，迅速以食醋泼洒，使急剧产生醋蒸气（亦可将醋置锅内煮沸、蒸发），关闭门窗，借以室内消毒，预防如感冒、流行性感冒、流行性脑脊髓膜炎等呼吸道传染病，用金银花 15g、连翘 15g、贯众 30g、大青叶 30g、水煎，先含后服。预防流行性感冒、流行性腮腺炎、流行性脑脊髓膜炎等，用鲜藿香叶适量、水煎服，本地群众多有在庭院栽种藿香的习惯，每年伏天，摘藿香叶煎服以防中暑。用大蒜嚼服，夏秋季节无论家居、旅行，群众习惯常备大蒜，就餐嚼服，用以预防肠炎、痢疾。用鲜马齿苋适量、水煎服，本区农村群众，惯于夏秋季煎服鲜马齿苋，预防肠炎、痢疾。用贯众、苍术、大蒜各适量，浸泡于饮水缸内，用以预防流行性感冒、细菌性痢疾等传染病（亦有用贯众、苍术在室内燃熏消毒的）。榆俗逢年过节喜食腥荤，饮食厚腻，群众惯于年节期间购服"山楂化滞丸""消积保中丸""保元化滞丸"等，以助消化，预防积食。

消灭害虫习惯用药　灭蝇：将雄黄面撒于烧红的炭火上，用瓷碗扣罩，然后取升华于碗壁的雄黄面加入米汤中，搅匀，分置苍蝇密集处。灭蛆：本区农村群众惯用鲜牛心朴子（阔叶徐长卿）切碎，撒于厕中粪坑内，杀灭蝇蛆。驱蚊：仲夏采收鲜艾叶，编成辫条阴干。晚间点燃，煨烟熏蚊，城乡群众皆惯用之。灭蚤：群众常将室内打扫后，取石灰粉撒布墙根、墙角四周，用以灭蚤。雄黄酒和香药包：每年端阳节，榆俗家家制备雄黄酒（白酒中掺入雄黄面适量），成人酌饮少量；儿童少年则用菖蒲根蘸雄黄酒涂点前额、耳孔、鼻孔、脐眼等处以驱虫辟秽。儿童（亦有成人）喜挂香药包（香药由山奈、官桂、公丁香、白芷、藁本、细辛、陈皮、麝香、冰片等药组成，既为衣饰之美，增添节日气氛，而且香气宜人，又能驱虫辟秽。

5. 养生寿老习惯用药

本地群众历来讲究养生寿老。年逾古稀及八旬九秩的高寿老人屡见不鲜。中华人民共和国成立以来，由于社会条件、生活水平的日益改善，人民群众的保健要求越来越高，全社会对老人的延年益寿也越来越加重视，养生寿老习惯用药也在不断丰富，民间常用的药物类：健脾益胃类：脾胃为后天之本，饮食为老人之要。衰老与脾气虚弱密切相关。榆俗寿老首重健脾益胃，常选用方药：四君子汤，人参健脾丸，三合健脾散（见前），保元化滞丸（见前）。滋阴补肾类，肾为先天之本，肾衰则老至，故历来摄生多重补肾，且应兼顾肾阴肾阳。本区群众习惯选用下列药品：六味地黄丸，八仙长寿丸，金匮肾气丸，杞菊地黄丸，永健丸，龟龄集。

补气养血：人至老年必然气血虚衰。榆林民间寿老注重补气养血兼以活血。常用方药有生脉散，补中益气丸（汤）（重用当归），当归补血汤（重用黄芪），八珍汤（丸），补阳还五汤，十全大补丸，人参养荣丸。

6. 惯用药膳

炒米汤：炒小米 30 ～ 50g、薄荷 3 ～ 5g（或用葱白 2 根）、煎汤后加白糖适量，饮服，盖被取汗。用治感冒。

胡辣汤：油炸葱花炝锅烧汤，拌入面圪塔，加辣子适量（或加生姜丝少许），趁热吃，取微汗。用治感冒。

辛夷煮豆腐：辛夷 5 ～ 10g、豆腐 100g（切成小片）食盐少许，加水同煮 20 ～ 30 分钟。吃豆腐，喝汤（小儿可将豆腐温贴囟门，凉即换之，一日三至四次，每次饮汤 1 ～ 3 匙）。用治鼻渊、鼻塞流涕。

蜂蜜炖梨：梨 1 ～ 2 个（切片）、杏仁 6 ～ 9g、薄荷 3 ～ 5g、蜂蜜 25 ～ 50g 加水同煮至梨熟，喝汤食梨。用治肺燥咳嗽。

鲜水萝卜：红水萝卜 1 ～ 3 个（或白水萝卜 3 ～ 5 个）洗净去皮（或不去皮）生食。可消食化滞，下气宽中，除满化痰，解酒治痢。

苦菜拌豆腐：苦菜（败酱草）适量，豆腐适量，香油、食盐少许，将苦菜置开水中余后捞出，切碎，与豆腐同拌，加香油、食盐拌匀。酌量而食，每日一至二次。用治肺痨等。

绿豆汤：绿豆 100g 加水煮熟后酌加白糖，食之。可清热解暑。

南瓜绿豆汤：南瓜适量（切片）、绿豆适量加水同煮，熟后食用，可清热解暑。

消水鱼：鲤鱼 1 条（去鳞、鳃、鳍及腹内杂物，洗净）、赤小豆 60g、蝼蛄 7 个（去翅足，微火焙黄）、鲜姜 9g，将后三者纳入鱼腹内，加水煮熟，连汤分 2 ～ 3 次服。治水膨，水肿。

蜂蜜香油：蜂蜜 60 ～ 90g、香油 12 ～ 18g 调匀开水冲服。用以治便秘。

枸杞菊花茶：枸杞 3 ～ 5g、菊花 2g、茶叶 1 撮加水炖 10 分钟，连汤饮服，每晨一杯。可滋补肝肾、清热明肺。

红枣粥：大米、豇豆、大枣各适量熬粥食之。可健脾和胃，补中益气。

银耳莲子羹：银耳 5g、莲子 10g（去皮心）、藕粉、冰糖适量，先将莲子煮熟，银耳发开后放入，最后酌调藕粉、普糖，每服一小碗，一日一至二次。可补心润肺，养阴益肾。为待客或节日佳肴。

八宝饭：江米为基料，加扁豆、苡米、核桃仁、大枣肉、樱桃丝、青梅丝、陈皮面、桂枝面及油、糖各适量，蒸熟拌食。亦为待客或节日佳肴。

7. 习惯用药方法与宜忌

榆林不仅形成了一整套较为系统的习惯用药，而且在具体用药方法上，也十分认真、讲究。

药引 本区群众服用丸、散成药时，习惯使用药引，常用者如：感冒外感风寒常以生姜或葱白煎汤为引；外感风热则用薄荷或菊花为引。热病伤阴或咳嗽咽痛：常以元参、桔梗为引。心经热盛或湿热下淋惯用灯芯为引。吐泻，灶心土煎水为引。白痢，赤糖为引；赤痢，白糖为引。血症，多以童便为引。调经：乡间常用米酒为引；城市群众则惯用黄酒或红花为引。

煎服方法及宜忌 解表药及芳香类药物：煎药时多加盖，煎熬时间较短，服后应严衣、盖被取汗，或进稀热饮料，以助药力，谓护胃气，服药后须忌油腻及难消化食物。清热泻火类药物：煎药取汁较多，常于饭后服，忌食油腻厚味。滋补类药物：惯用文火煎药，煎熬时间稍长，取药汁较少，多于早晨空腹服。镇静安神药：惯用睡前服，忌饮茶及食有刺激性的食物。健胃药和攻下药：惯于饭前服药，忌有凉食冷饮及刺激性食物。补气助阳药：惯于早晨服；补血滋阴药：惯于睡前服，多用淡盐水送下。

第四节　中医专科

1. 痔瘘

1981 年榆林县中医院设中医痔瘘专科。1986 年，中医痔瘘专科从中医院分出，是以中医痔瘘为特色的专科医院，也是榆林地区第一个专科医院。先后自主研制中药"止血散"，引进掌握了先进的"消痔灵"和激光治痔瘘技术，各类肛肠疾病的治愈率达 97% 以上，被患者尊称为"痔瘘克星"，将痔瘘医院办成陕北一流的中医专科医院。1994 年以来，突出专科特色，注重专病建设；发展大专科小综合为目标，医院成立了科研制剂室，先后研制成功了痔瘘病和鼻病等七大系列 15 个品种（止血消、消痔胶囊、九华痔疮栓、沙棘生肌膏、灭脓拔毒膏、消肿膏、痔瘘袋泡洗剂、消肿袋泡洗剂、止痒袋泡洗剂、止痒散、湿疹膏、息敏胶囊、氟麻喷鼻剂 1 号/2 号）的普通非标准制剂，广泛应用于临床，具有显著的疗效，并且取得了省药监局制剂批准文号。1994 年，新开设美容、男性病、激光妇科、鼻炎科。1995 年，先后引进了石家庄糖尿病医院纯中药制剂不禁食疗法治疗糖尿病、四川旭华肝胆肾结石溶石疗法、山东潍坊哮喘病医院治疗哮喘病等外地新技术。1998 年，市痔瘘医院坚持走突出专科特色求生存的路子，由原来单一的痔瘘专科增加到 11 个专科。2005 年，引进全市首家德国百康生物共振过敏原检测仪，可检测 491 种过敏源，对检测出的过敏源可进行脱敏治疗。2010 年，设有痔瘘科、变态反应科、全科诊室、中医科、预防保健科、妇幼保健科、护理部、制剂室、检验科等 15 个临床职能科室。拥有 500nlA 高频 x 光机、全自动生化分析仪、彩色 B 超、心电监护仪、24h 动态心电图、血球分析仪、酶标仪、壁挂式全科医疗诊断系统、儿童智力筛查仪、听力筛查仪、腰椎牵引床、医用臭氧治疗仪等，专科设备有过敏源检测仪、纤维结直肠镜、激光射频痔疮治疗仪、高频电刀、微波治疗仪、肛门中药熏洗机等医疗设备 100 多台件。

2. 脾胃

2002 年，区中医院设立脾胃专科，为榆林市重点专科。2012 年在科主任的带领下，科室完成《益气活血汤治疗脾胃虚弱血瘀型胃炎》和《活期溃结饮与慢溃恢复丸分期治疗溃疡性结肠炎的临床研究》两项专科科研成果，分别获得榆林市科学技术二等奖与三等奖。科室开展无痛胃肠镜操作技术及内镜下诊疗，使患者在无痛苦状态下接受检查和治疗。

3. 针灸理疗

1983 年，县中医院设针灸理疗专科，是榆林市重点专科。开展中医传统疗法如：毫针刺法、火罐疗法、艾灸疗法、头针、电针、穴位贴敷、埋线、刮痧等。现代物理疗法有电频治疗仪、红外线治疗、三维牵引床、磁振热治疗、六合治疗仪、微波治疗仪等。

特色疗法有：

中风病的治疗：以体针、头针配合中西医药物治疗，可促进患者功能康复，减少致残率，提高生活质量。

颈椎病腰椎病头痛的治疗：以针刺夹脊穴为主配合拔罐、艾灸治疗。

面瘫的治疗：针对面瘫的不同时期不同的病情变化，以针、罐、药并用治疗周围性面瘫。

穴位贴敷治疗，是集药物与穴位作用于一体的一种治疗方法，临床用中药粉配一定比例佐剂调制贴敷于相应穴位上，使药物通过经络腧穴作用到达病所能最佳发挥药物和穴位的协同作用，如"冬病夏治"的"三伏贴"。

针灸减肥：针灸减肥主要针对单纯性肥胖患者，亦适用于局限性肥胖患者。而继发性肥胖患者应主要针对其原发疾病进行治疗。具有以下症状的患者不应采用针灸减肥：1 患病期间 2 具有出血倾向疾病及贫血；3。义务献血未满一个月；4。患有皮肤病。

埋线治疗：主要用于各种慢性疾病，需要较长时间进行针灸治疗者，如慢性肠炎、胃炎、腰椎间盘突出、坐骨神经痛等疾病，也常用于美容、减肥、保健等项目。

4. 男性养生保健

1994 年，榆阳区中医院设男科，应用中医、中西医结合治疗前列腺炎、男性不育症、男性性功能障碍、男性更年期综合征、泌尿生殖系感染等男科泌尿疾病和中医养生保健。开展中医养生保健、生殖健康临床研究，包括养生之道、心理健康、健身保健、健康饮食指导。擅长男性性功能障碍、男女不孕不育症、前列腺疾病、生殖器官疾病、性病、肾炎等疾病的诊治，特别是在慢性前列腺炎的治疗上充分发挥中医药治疗的优势，形成新的特色，在男性不育精液不液化，少弱死精子，生殖道感染等治疗方面，中医药治疗疗效显著；在男性性功能障碍治疗上，突出中医特色，将提高性功能与增强体质，中药扶正固本的长效与西药的速效，治疗基础病与治疗性功能障碍相结合，取得明显疗效。

5. 骨伤、椎间盘外科

1983 年县中医院始设骨伤科。2010 年增设椎间盘科，是以中西医并重、将传统方法与现代技术相结合，采用多种方法治疗骨伤科常见病，多发病及部分疑难病症。以微创为主的综合方法治疗颈、腰椎间盘突出症。

拥有南京普爱"C"型臂，美国 DR 高清 X 线光机，射频热凝治疗仪，臭氧治疗仪，骨科下肢牵引复位床，腰椎间盘三维牵引床，颈椎三维牵引器，多功能疼痛治疗仪，多功能远红外线按摩床，中药熏蒸床，中频治疗仪，神灯治疗仪，多功能按摩床，多功能银质针治疗仪等，显微外科器械等医疗设备。

开展特色项目：1、骨伤科：脊柱四肢关节骨折，骨病（炎症、结核、畸形、肿瘤），四肢血管神经、肌腱损伤，手外伤功能缺损重建，全髋关节置换术等。特别是开展 C 型臂下对四肢骨折的微创手术治疗，显著降低了骨折、骨不连等并发症。2、椎间盘科（疼痛科）：在颈、腰椎间盘突出症的治疗上，除了吸收和借鉴国内先进理论和技术外，制定了一整套具有自己特色的分类方法和治疗模式，采取以射频联合臭氧为主的综合治疗和三级治疗原则在市内处于领先地位，优良治愈率达 90%。Ⅰ级治疗：①牵引；②中频；③中药熏蒸、离子导入；④红外线理疗；⑤小针刀治疗；⑥封闭；⑦银质针治疗；⑧手法复位、推拿；⑨中西药治疗；⑩运动疗法。Ⅱ级治疗：1. 臭氧髓核消融术；2. 射频热凝消融术；3. 射频靶点消融术；4. 射频联合臭氧消融术。Ⅲ级治疗：开放手术治疗。应用脉冲射频＋臭氧＋理疗＋中西药的综合治疗肩周炎，膝关节退行性骨关节炎、滑囊炎、风湿性关节炎，腰肌劳损，软组织损伤，类风湿，强直性脊柱炎，股骨头坏死，三叉神经痛、带状疱疹后遗症疼痛，恶性痛等。

第二章　西医技术

从 1934 年榆林卫生院成立，至 1989 年榆林市医院上划的 58 年间，医院基本上仅设内、外、妇、儿、五官、皮肤六大科室，各临床专业仅以小组形式开展工作。1999 年，新建的星元医院是榆阳区的综合医院，其科室设置代表着榆阳区的先进水平。医院开诊运营时设内科一病区（血液　神经　心肾　内分泌）、内科二病区（血液　呼吸　儿科）、外科一病区（普外　胸外　泌尿）、外科二病区（神经外科　骨科）、妇产、五官（耳鼻　喉　口腔　眼科）、中医、痔瘘、颈腰椎、急诊、手术麻醉、注射室、供应室、药剂、检验、放射、B 超、心电、脑电、理疗、护理、总务、财务、医务等 25 个科室。至 2015 年，陆续增设同位素、病理、门诊、采供、收费、餐饮、改革、医保、体检、心内科、口腔科、皮肤科、磁共振室、胃镜室、车队、人事、超声、传染、感染管理、外事、重症监护、宣传科、防保、理疗科、输血科、放免室、脑外、泌尿、高压氧、网络办、信息统计科、物价科、内窥镜诊疗中心、新合疗、审计、病案、骨一科、骨二科、神经内一科、神级内二科、消化内科、风湿及内分泌、医技、质控、科教、肾病内分泌等 40 多个科室。2003 年，首设温馨特需病房。2004 年，市政府将星元医院儿科改建为榆林市儿童医院。其中新生儿科、小儿神经内科、小儿心血管内科、小儿骨科为全市优势学科。

第一节　内　科

1. 综合内科

榆林市医院早在 1934 年榆林卫生院时设内科，由于条件所限，只能依靠临床经验，对一些常见病、多发病进行诊治。1951 年始设化验室开展三大常规化验。1952 年配备 X 光机，1955 年设放射科后，胸肺等内科疾病的诊断准确率大为提高。1962 年，孙兴华等医师将心电图、H 型超声波应用于临床，1963 年在心电图器监护下，始用普鲁卡因、醋胺等抗心律紊乱剂静脉推注。1964 年首次进行心包穿刺术。1973 年将扩血管药物应用于抢救休克，改变过去只用肾上腺素的传统治疗，提高了疗效。1978 年榆林县医院由王维翰组建病理科开展病理检查。1980 年使用心电监护仪和非同步式电击除颤等，同时设立骨、淋巴结检查室，开展部分组织化学染色法。1982 年行施小针头肝穿刺片检查。1983 年始进行心脏体外起搏，并相继开展了胃镜检查，纤维十二指肠镜检，同时使用较大剂量普卡因治疗急性毛细血管支秘管肺炎，及 ORS 补液法和超声雾化吸入治疗。1984 成功地进行了首例电击转律术。同年开展甲状腺肿块、乳腺肿块、腹部包块等细针穿刺细胞学检查。1985年起，使用B超，更为准确地对肝、心包、腹部肿块进行定位穿刺诊断和治疗，对各种肿瘤进行药物联合化疗，并将大批新药如琉甲丙脯酸、硝普纳、酚妥拉明、心痛定等应用于临床。1986年开展逆行胰胆管造影，并在胃镜下进行治疗。2000年～2014年，医科所多次成功抢救急性心衰、心肌梗死、脑血管意外、呼吸衰竭、肾功能衰竭病人，重度颅脑损伤导致长期昏迷病人。治疗各种复杂血液病48例。

1999年星元医院开诊时内科拥有先进的肺功能仪、呼吸机、电子支气管镜、血气分析仪等设备。可诊治各种呼吸系统、血液系统疾病。对各种肺炎、慢支肺气肿、肺心病、支气管哮喘、肺癌、间质性肺病、胸腔积液、肺血管病变及睡眠呼吸暂停综合征、多发性骨髓瘤、淋巴瘤、急慢性白血病、各类贫血的诊治中积累了丰富的临床经验，显示出自己的独到之处。对多种疑难病例的诊治形成了成熟的诊断思路和多种治疗方法。在抢救呼吸衰竭、多脏器功能衰竭中有较高的成功率。在支气管镜检查及镜下气道内病变治疗，在超声或CT引导下经皮肺脏穿刺活检或胸膜活检术也有极高的成功率。可诊治各种呼吸系统、血液系统疾病。对各种肺炎、慢支肺气肿、肺心病、支气管哮喘、肺癌、间质性肺病、胸腔积液、肺血管病变及睡眠呼吸暂停综合征、多发性骨髓瘤、淋巴瘤、急慢性白血病、各类贫血的诊治中积累了丰富的临床经验，显示出自己的独到之处。在抢救呼吸衰竭、多脏器功能衰竭中有较高的成功率。在支气管镜检查及镜下气道内病变治疗，在超声或CT引导下经皮肺。文志强副主任医师专长对各种肺结核、难治性结核、结核性大咯血、慢性乙型肝炎、肝硬化、重症肝炎、顽固性腹水、慢性阻塞性肺疾病治疗。

2010年，由纪东世主任医师组建内二科。由住院部、内窥镜中心及血液净化中心组成。内二科是以诊治消化、内分泌、肾病及风湿免疫系统疾病为特色的科室，尤其对多种原因所致的上消化道出血、消化性溃疡、急（慢）性胃炎、炎症性肠病、消化道肿瘤、急性胰腺炎、胆石症、胆囊炎、Ⅰ、Ⅱ型糖尿病、甲亢、甲低。急性肾盂肾炎、急（慢）性肾炎、肾病综合征；系统性红斑狼疮、干燥综合征；风湿性关节炎、类风湿性关节炎等的诊断及治疗。内窥镜中心拥有电子胃（肠）镜、胶囊胃镜、C13、C14等先进设备，对胃肠道疾病如消化性溃疡、消化道肿瘤、多种食道（胃）炎、直（结）肠溃疡及肿瘤的诊断及内镜下治疗具有较大的技术优势。血液净化中心是榆林市内开展血液净化最早的中心之一，拥有多种血液透析机14台，对多种原因导致的急、慢性肾衰竭，急—重肝炎，多种原因导致的中毒，重症过敏性疾病等的治疗具有药物治疗无法替代的优势，还可开展深静脉置管及动静脉内瘘成形术。擅长于对脑血管病、眩晕症、癫痫、中枢神经系统感染、脱髓鞘疾病等诊断及治疗。可开展颅内血肿微创穿刺引流术、脑脊液净化术治疗蛛网膜下腔出血、鞘内给药治疗结核性脑膜炎、脑脊液细胞学、肉毒素治疗顽固性偏头痛、面肌痉挛、三叉神经痛、痉挛性斜颈等、超早期溶栓治疗、肌电图诊断、心理测验、评估及治疗、中药外敷治疗深静脉血栓等多种项目。目前已顺利开展脑血管造影术、神经血管介入治疗。

2. 内分泌科

1950年代中期。榆林人民医院内分泌疾病属大内科，当时对疾病的诊断治疗方法比较简单，对甲状腺功能减退症（地方性甲状腺肿即克汀病）采用甲状腺素替代治疗；甲状腺功能亢进症用口服药物及手术治疗的办法；肾上腺皮质功能减退症采用肾上腺皮质激素替代治疗，垂体前叶功能减退症（席汉氏综合症）采用垂体激素替代治疗；糖尿病用口服药物治疗；尿崩症采用皮下注射抗利尿激素治疗；针对垂体肿瘤，采用口服药物加手术治疗的办法。到 1960 年代中期，对糖尿病的治疗有了注射胰导素的新方法。1980 年代初期，榆林县医院增设心肾专业组，能对一些急慢性肾炎，肾病综合征等疾病凭经验给予对症及激素治疗，急慢性肾衰也只能靠内科的保守治疗，对一些继发性肾脏病，如糖尿病肾病、狼疮性肾炎、乙肝相关性肾炎、紫癜性肾炎还没有足够的认识，治疗效果不理想。2007 年星元医院刘云霞主任医师创建风湿内分泌科，引进新技术，致力于风湿免疫、内分泌疾病临床诊治。应用生物制剂、关节腔注射等国际先进的治疗方法，取得了很好的效果。用中西医结合的方法，对强直性脊柱炎、类风湿性关节炎、系统性红斑狼疮、其他血清阴性脊柱关节病、骨关节炎、皮肌炎、干燥综合症、硬皮病、成人 Still 病、白塞氏病、骨质疏松症、痛风、糖尿病、肥胖症以及甲状腺、垂体、肾上腺、性腺、甲状旁腺等疾病进行科学规范的治疗。

3. 心血管内科

1950 ～ 1960 年代，榆林县医院瓣膜疾病诊断主要依据病史、临床检查、心电图和胸透。治疗上主要是休息，用阿斯匹林治疗风湿热，用磺胺类药物预防风湿热。对心力衰竭患者给予低盐饮食和洋地黄类药物；房颤者给予奎尼丁。急性心脏炎愈后很差。50 年代心肌梗塞患者尚不能测定心肌酶学变化，故对心肌梗死不能做出确定性诊断。检查心梗，心率失常者只有 12 导联心电图，室速治疗只能用奎尼丁治疗。当时住院患者心肌梗死死亡率是 30%。心血管扩张剂治疗心力衰竭开始于 1960 年代末和 1970 年代初。1970 年代末和 1980 年代初，血管紧张素转换酶抑制剂的问世，开创了治疗心力衰竭新的篇章。2006 年，贺海龙在星元医院创建了心内科及心导管室，率先在榆阳区独立开展心血管介入诊治，心血管内科引进的新技术有：2007 年 / 经导管室动脉导管未闭封堵术、心脏起搏器植入后程控随诊、疑难房室旁路的射频消融术、心肌标志物在心血管疾病中的应用、冠状动脉分区病变不同术式的 PCI 应用、慢性阻塞病变的介入治疗、盐酸替罗非班（欣维宁）在急性心肌梗死、PCI 术中的应用。2009 年 / 开展了心脏永久型双腔起搏器植入术等。2015 年，开展的项目有：运用冠脉介入手术治疗各种复杂冠心病，心绞痛，心肌梗死；开展射频电消融术治疗室上性心律失常；食道心电图；食道起搏及超速抑制诊断及治疗难治心律失常；心脏临时、永久起搏器的安装；介入封堵术治疗先天性心脏病等。年收治病人 1000 多人次，开展冠脉介入治疗术（PCI）120 多例，冠脉造影术 200 多例，先心病封堵术 20 多例，临时、永久起搏器植入术 30 多例，射频消融术 20 多例。

4. 神经内科

1949 年，榆林人民医院只能诊断神经内科一般的疾病，对脑出血、脑梗死都不能明确诊断。到 1950 年代初期，对内科普通疾病诊断有所进步，但专科疾病诊治仍停留在较低水平。1960 年代，对神经内科部分疾病才有所认识。1970 年代初，对脑出血、脑梗死、蛛网膜下腔出血逐渐有了明确认识，并可通过腰椎穿刺确诊。1999 年后，星元医院先后购置了螺旋 CT、彩超，磁共振、数字血管造影机等先进设备，对脑干、小脑、脊髓的病变能明确辩位及定性。2002 年，在影像学的帮助和推动下，逐步进行了选择性动脉介入溶栓疗法治疗急性脑梗死。1999 年 5 月星元医院神经内科设在内科一病区，2002 年先后分设为三个神经内科。科室设备：引进美国进口伟康呼吸机、多功能监护仪、亚低温治疗仪，极大提高了危重患者抢救成功率。睡眠呼吸监测仪是阻塞性睡眠呼吸暂停低通气综合征检查的金标准，为呼吸机治疗的病人进行仪器调试和疗效观察提供科学依据。脑电检查仪对癫痫、脑炎以及各种脑病的诊断和鉴别诊断提供重要依据。电子生物反馈治疗仪、吞咽障碍治疗仪、失眠治疗仪、中频脉冲电治疗仪、脑波治疗仪、超声、激光、电刺激三维一体治疗仪以及辅助排痰仪、电针仪等仪器，为神经功能缺损的患者提供全面的早期康复治疗，大大提高了患者的生存质量，减轻了社会和家庭的沉重负担。先后引进新技术 19项，2008 年 / 电子生物反馈治疗脑血管疾病、脑血管疾病的介入治疗 2009 年 / 脑脊液净化术治疗蛛网膜下腔出血、鞘内给药治疗神经系统脱髓鞘疾病、鞘内化疗治疗结核性脑膜炎 2010 年 / 应用新的速效肌松剂 - 罗库溴铵、神经兴奋剂刺激注射治疗慢性顽固性面神经麻痹、缺血性脑血管病分层诊断及治疗、侧脑室引流术抢救高颅压危象、肉毒素治疗顽固性偏头痛、超早期尿激酶溶栓治疗缺血性脑卒中、开展肌电图神经诱发电位检查、应用 A 型肉毒素成功治顽固性面肌痉挛症、心理测验项目、引进上海诺诚肌电图 \ 诱发电位仪可为肌萎缩等多种病症提供诊断依据、开设心理咨询门诊 2011 年 / 建立心理测验室，开展心理测验、心理咨询及心理疏导治疗心理障碍患者。诊疗特色：对脑血管病的诊治处于全市领先水平，能够熟练进行蛛网膜下腔出血脑脊液置换术、脑出血颅内血肿微创穿刺置管引流术、急性缺血性卒中静脉溶栓。近年来开展的选择性全脑血管造影术检查、颅内动脉瘤夹闭及栓塞、颅内外血管狭窄支架植入、脑梗死超早期动脉溶栓治疗，以上技术已达国内先进水平。科室设有心理咨询、治疗门诊，擅长诊治精神病性障碍、情感障碍、焦虑障碍、强迫症、躯体疾病伴发的精神障碍及心理咨询等，同时设有焦虑抑郁量表、精神症状阴性、阳性量表、药物副作用量表等量表的测定，对于上述疾病的诊断、治疗及预后的判断起着不可替代的作用。

　　神经内二科设有心理测验室、脑脊液细胞室、肉毒素治疗室、肌电生理、神经诱发电位检查室等。开展颅内血肿微创穿刺引流术、脑脊液净化术治疗蛛网膜下腔出血、鞘内给药治疗结核性脑膜炎、脑脊液细胞学、肉毒素治疗顽固性偏头痛、面肌痉挛、三叉神经痛、痉挛性斜颈等。超早期溶栓治疗，肌电图诊断、心理测验、评估及治疗。中药外敷治疗深静脉血栓等多项新技术。可开展脑血管造影术、神经血管的介入治疗。2009 年开展了"肉毒素靶肌点注射治疗面肌痉挛、痉挛性斜颈及顽固性偏头痛"。用"神经兴奋剂刺激注射治疗难治性面瘫症"，取得了非常好的效果。

　　神经内三科主要诊治脑血管病变（脑出血、脑梗死、短暂性脑缺血发作、蛛网膜下腔出血）、中枢神经系统感染性病变（脑炎、脊髓炎）、眩晕、头痛、失眠、焦虑、帕金森病、癫痫、周围神经病、神经系统变性及代谢性疾病、肌病、深静脉血栓等多发病、常见病，开展有脑脊液细胞学检查、脑血管造影、颅内血肿及侧脑室微创穿刺引流术、针灸康复等技术。相关疾病脑炎、脑膜炎、脑出血、脑梗死短暂性脑缺血发作眩晕头痛癫痫、颈椎病多发性硬化视神经脊髓炎、多系统萎缩痴呆、帕金森病、周围神经炎亚急性脊髓联合变性焦虑症、抑郁症、运动神经元、病重症肌无力、面神经炎、多发性肌炎、格林巴利周围神经系统肌病，脑脊液细胞学检查。康复理疗方面，应用针灸理疗，超声、激光、电刺激三维一体治疗仪等开展早期偏瘫肢体功能锻炼。马少玲、安凤莲研发新技术—火针疗法，治疗内动脉瘤栓塞 2 例。

第二节 外 科

1. 普外科

榆林市医院从 1931 年建院率先开展了阑尾切除术、"割治"先河。1950 年榆林人民医院乔荫萍等医师在局部麻醉下开展肠梗阻手术。1951 年开展阑尾切除及截肢手术和剖腹探查术等。1952 年王光清率陕北卫生工作队在榆林人民医院做了首例肠吻合手术。1956 年由马世昌首次做胃大部切除手术，并开展外眼手术、兔唇修补、气管切开及气管异物取出等手术。至 1963 年相继开展巨脾切除、迴盲部切除吻合，乳腺癌乳房切除、胃幽门癌胃切除、巨大肾盂积水肾切除及上臂软骨瘤摘除、骨折内固定等手术。1964 ～ 1979 年，张鹏、徐华霖、包钟奇、李金祥等医师先后开展纵隔肿瘤切除、肾结核切除、食道静脉曲张结扎、甲状腺瘤切除、直肠癌根治、肺叶切除、前列腺切除、中段食道癌切除、子宫颈肌瘤切除，以及膝关节、髋关节融合等手术。1976 年，解放军 309 医院医疗队在县卫校开展了胃癌根治术、食道下段肿瘤切除术、直肠癌根治术、前列腺摘除术、乳突根治术等。1980 年代，随着医疗技术水平的提高，检验、放射、超声波、心电图、脑图、病理、窥镜、人工肾、血疗监察治疗仪器等先进设备用于临床。相继开展了普胸、全食道手术，门脉高压分流术，胆道镜检查及取石术、各种消化道肿瘤根治术和上腹部其它手术，直肠癌、前列腺、膀胱全切手术、小儿麻痹的各种矫正手术、脊柱骨折特殊内固定术、脊柱结核、肿瘤、骨核摘除术等；颅脑外伤、颅内血肿清除、颅内肿瘤的诊治等。2000 ～ 2004 年，医科所可开展：巨大脑瘤摘除术、后颅窝肿瘤摘除术、脑囊虫摘除术、高血压脑出血微创术；股四头肌成形术，氟骨症矫正术；宫颈癌根治术、子宫内膜癌根治术；甲状腺、食道、胃癌根治术，乳房整形再造术，胆囊癌根治术，肝叶切除术，直肠癌低位保肛根治术等。

1999 年，星元医院开诊时外科分设外科一病区（普外、胸外、泌尿）和外科二病区（神经外科、骨科）。单设普外科引进新技术 7 项：深静脉穿刺留置管术、X 线定位下肺穿刺活检技术、皮肤软组织扩张器的应用、CT 导引下穿刺活体检查、高位食管癌颈段食管兼喉部分切除残喉代食管术、气管支架置入术、前交通支动脉瘤。2010 年，医院可开展腹腔镜胆囊摘除术、胰头癌胰十二指肠切除、直肠癌根治、胃癌根治、先天性巨结肠切除。主任医师周喜斌于 2000 年开展了腹腔镜微创外科手术。手术种类包括：胆囊切除；肝囊肿开窗；腔镜下脾脏切除；腔镜下肝左外叶切除；腹腔镜下结肠、直肠癌根治；胃癌根治；胃间质瘤胃部分切除；腹腔镜下联合脏器切除手术包括：胆囊切除＋阑尾切除；胃肠道肿瘤＋胆囊切除；胆囊切除＋盆腔囊肿切除；胃肠阑尾切除；胃十二指肠穿孔修补；腹部外伤、腹膜炎的腹腔镜探查等。还开展了甲状腺癌改良根治（6 区淋巴清扫）；乳癌的标准根治、改良根治。2015 年，可开展左右肝癌的不规则切除；左右半肝切除；肝内外胆管结石的肝叶切除；肝门部胆管癌切除；胆囊癌根治术和扩大根治术；胰十二指肠切除术；先天性胆总管囊肿切除；高位胆管空肠 Roux-en-Y 吻合等复杂肝胆胰外科手术及胃癌根治术、远端、近端胃癌根治术（D1、D2、D3）、根治性全胃切除、胃癌联合脏器切除、结肠癌根治术、直肠癌根治术（Dixon/Miles 术式）。

2. 胸外科

榆阳区胸外科始于1964年，由张鹏、徐华霖、包钟奇、李金祥先后开展各种胸部疾病的抢救、手术和胸部恶性肿瘤的化疗、介入治疗和放疗。除常规手术外，开展了纵膈肿瘤切除、食道静脉曲张结扎、肺叶切除、中上段食道癌切除术、颈部食管吻合术、乳腺扩大根治术、乳腺癌改良根治术、乳房成形术等。1999年，星元医院胸外科设在外科一病区，开展常见疾病，多发病及部分疑难杂症的诊断及手术治疗，如肺叶及全肺切除、纵膈肿瘤、食管各段肿瘤及贲门癌根治、胸壁肿瘤、结核等疾病的诊断与手术及各种胸外伤的诊断处理。胸外科引进的新技术有：深静脉穿刺留置管术、X线定位下肺穿刺活检技术、皮肤软组织扩张器的应用、CT导引下穿刺活体检查、高位食管癌颈段食管兼喉部分切除残喉代食管术、气管支架置入术、前交通支动脉瘤。2015年，由主任医师王建睿任科主任可开展食管、肺、纵隔良恶性肿瘤及胸膜腔疾病的手术治疗，包括贲门癌根治术、食管癌根治术、肺癌根治术、纵隔肿瘤切除等复杂手术、胸膜腔疾病及重症胸部外伤的手术治疗及胸部肿瘤微创介入手术。胸腔镜下开展肺大泡切除、自发性气胸修补术、胸膜剥脱术、纵隔肿瘤切除术等。

3. 骨科

1951年，由乔荫萍施行的首例截肢手术，开创了榆林骨科先河。当时限于医疗环境差，不设骨科门诊，只能诊治常见疾病。1962～1972年，骨科的诊疗水平仅限于一般性的四肢骨折保守治疗和小夹板固定，简单的切开复位内固定和截肢手术，设备仅有一付牵引治疗架。1980年代，由李一生等开展了小儿麻痹的各种矫正术，脊柱骨折特殊内固术及脊柱结核、肿瘤、骨核摘除术等。1999年星元医院骨科设在外科二病区，2000年杨文学成功开展断指再植术。2004年王万富执刀后，先后引进新技术11项，2005年/胫骨骨折闭合髓内针内固定术、尺骨鹰嘴截骨治疗肱骨髁间髁上骨折。2007年/经椎间孔的腰椎体间融合术、足内侧皮瓣治疗足跟部皮肤缺损、顶棒系统治疗胸、腰椎骨折、胸椎结核侧路径胸膜外病灶清除植骨内固定术，人工全膝关节表面置换术、颈前路单一椎体次全切除钛网植骨内固定术，椎板减压肿瘤切除后路钉棒系统内固定术、颈前路双节段椎体次全切除支撑钛板内固定术（ACCF）。2015年，骨科分设为二个科。骨一科以手创伤、足踝外科、脊柱外科、关节外科、骨病科为特色。骨二科学科带头人王万富可熟练施行人工全髋、全膝关节置换术、胸、腰椎结核前路病灶清除、植骨、内固定术。颈、胸、腰椎骨折脱位复位内固定术、颈、腰椎间盘突出及脊椎退变性疾病的手术治疗。骨盆、四肢骨折内固定。微创接骨板或髓内针内固定术。

4. 泌尿外料

1963年，榆林县医院施行巨大肾盂积水肾切除术，首开泌尿外科先河。1964年后开展了肾结核切除术和前列腺切除术等。1980年代，随着医疗技术水平的提高和先进设备用于临床，开展的新技术有前列腺、膀胱全切术等。1999年星元医院泌尿外科设在外科一病区，主任医师思成怀可开展肾上腺嗜铬细胞瘤摘除、人工肾血液透析，自体肾移植、先天性膀胱颈部梗阻、输尿管损伤、泌尿系统结核晚期并发症处理、回盲肠代输尿管扩大膀胱术治疗结核膀胱挛缩对侧肾积水等疑难杂症。2009年引进了腹腔镜肾脏切除手术、电切镜及腹腔镜微创手术等新技术。2015年，科室拥有进口成人膀胱镜2套，小儿膀胱镜1套。有体外碎石机1台、前列腺电切镜2套及等离子电切镜1套。还有瑞士EMS碎石清石系统、以及奥林巴斯腹腔镜、输尿管镜等高端医疗设备。科室开展巨大肾上腺肿瘤切除、前列腺癌根治术、膀胱全切及原位膀胱、尿流改道术、肾部分切除术等大型手术。成功开展泌尿外科各种腔内微创手术，如经尿道电切术治疗前列腺增生及膀胱肿瘤；TVT、TVT-O治疗压力性尿失禁；经皮肾镜及输尿管镜下气压弹道联合超声碎石清石术治疗复杂的泌尿系结石；后腹腔镜下进行肾上腺、肾脏、输尿管等各种微创手术。

5. 神经外科

榆林县医院神经外科于1970年代开始发展，当时仅能做脑创伤急救手术，而且死亡率很高。1980年代初开展了脑血管造影，脑室造影，脊髓造影术等治疗比较复杂的疾病，如垂体瘤切除术、大脑半球肿瘤切除术、脑血管搭桥术及后颅窝肿瘤、脊髓肿瘤手术、高血压脑内血肿清除术。1999年星元医院神经外科设在外科二病区由主任医师高明强可开展：颅内血肿碎吸术治疗脑出血、侧脑室引流术、颅脑凹减压四脑室置管引流治疗重型桥脑出血等二十余项新技术、电生理检查、脑血管病介入检查、睡眠呼吸监测和心理咨询及肝豆状核变性、多发性硬化的诊断治疗；多种介入治疗，如冠状动脉造影及支架植入，二尖瓣狭窄球囊扩张术，先心封堵术以及全脑血管造影检查等技术。2010年引进神经介入颅内脑动脉瘤栓塞术新技术。2015年科室拥有德国双极电凝系统、自动开颅钻动力系统、冷光源照明系统，德国手术显微镜，冰帽，呼吸机等。对于重型颅脑损伤、高血压脑出血的救治抢救成功率达90%以上。成功开展了颅内、椎管肿瘤、脑积水、先天畸形等手术。还开展了全脑血管造影及动脉瘤介入栓塞治疗，效果良好。1998年以来，医科所率先采用请进来的办法，曾多次成功抢救急性心衰、心梗、脑血管意外、呼吸衰竭、肾功能衰竭病人，重度颅脑损伤导致长期昏迷病人。治疗各种复杂血液病48例。顺利完成各种高难手术，在全市最早开展了巨大脑瘤摘除术、后颅窝肿瘤摘除术、脑囊虫摘除术、高血压脑出血微创术；股四头肌成形术，氟骨症矫正术；宫颈癌根治术、子宫内膜癌根治术；甲状腺、食道、胃癌根治术，乳房整形再造术，胆囊癌根治术，肝叶切除术，直肠癌低位保肛根治求等只能在省级以上医院才能开展的诊疗项目。2008年星元医院神经外科引进新项目显微外科，为断肢（肢）、肌腱、神经、血管损伤病人提供就医方便。2010年在本区率先引进臭氧治疗仪，开展椎间盘突出臭氧术，介入治疗运行性关节疾病，药物＋自血臭氧疗法治疗缺血性血管病等新技术。

6. 皮肤科

1953年，张培基创办榆林县医院皮肤科，仅限于诊治常见病和多发病，停留在门诊诊治水平，至1980年代后，医院条件有所改善，治疗水平有所提高。星元医院皮肤科始建于2001年，采用中西医结合方法诊治各类皮肤病、性病，包括系统性红斑狼疮、硬皮病、皮肌炎、银屑病、大疱性疾病、及重症药疹等。2010年以来，先后开展了电离子手术，用激光、生物共振过敏原进行检测及治疗。用红蓝光一体治疗仪、微波及紫外线等治疗方法，对各种难治性顽固性皮肤病进行治疗。还开展皮肤美容护理，特别对各种性传播疾病能进行系统正规彻底治疗。设备有德国进口摩拉生物共振过敏原检测治疗仪，可检测近1000种过敏原，并可有效地脱敏治疗慢性荨麻疹、湿疹、皮炎、过敏性紫癜、激素依赖性皮炎、神经性皮炎、支气管哮喘、过敏性鼻炎、过敏性结膜炎、过敏性咽炎及过敏性胃炎等。皮肤激光及微波治疗仪可治疗血管瘤、汗管瘤、睑黄疣、蜘蛛痣、毛细血管扩张症、太田痣、色素痣、雀斑、咖啡斑、老年斑、尖锐湿疣、扁平疣、祛除不满意纹身等。红蓝光一体治疗仪对痤疮起到治疗和控制复发的作用。对带状疱疹、经久不治的溃疡有促进愈合作用。

第三节　妇产科

1. 妇科

1934 ~ 1949 年榆林卫生院设有妇产科门诊，诊治一些妇产科常见疾病以及产期检查，新法接生等。

1951 年开展卵巢囊肿摘除术。

1955 年将乙醚麻醉应用于手术临床，乔荫平主刀行巨大卵巢囊肿摘除术，计重 36 磅。

1963 年，妇科医师张克妙等开展了膀胱阴道瘘修补、宫外孕、横位内倒转、子宫全切等手术。但手术时间长，手术的并发症较多。

1978 年前实施古典式剖宫产、子宫次全切术。至 1985 年陆续开展了子宫全切术、子宫下段剖宫产，阴道再造成形，宫颈癌、卵巢癌根治术等。妇科广泛开展了两病普查普治，邀请妇科教授叶瑞禾回榆林指导开展子宫脱垂、尿漏、粪漏、会阴裂伤等手术。并且开展了难度较大的子宫切除术如宫颈肌瘤、阔韧带肌瘤手术。

1985 年 12 月开展绝育术、后输卵管吻合术。到 1989 年前榆林市（县）医院可以开展宫颈癌根治术、卵巢癌减灭术、外阴癌根治术、子宫内膜癌手术，并且可开展卵巢癌、滋养叶细胞肿瘤化疗等

1999 年新建的星元医院设妇产科病区可开展复杂的子宫切除术，全面开展了妇科肿瘤的规范化治疗，妇科肿瘤的各种手术及化疗诊治水平进一步提高。

2008 年引进阴道镜、利普刀（Leep）、宫腔镜手术 3 项新技术，可开展特色诊治的项目：（1）、宫腔镜手术、腹腔镜手术、其特点费用切开小、出血少、恢复快。腹腔镜开展手术内容有：子宫肌瘤剔除或全子宫切除术、卵巢良性肿瘤剥除术或附件切除术、盆腔炎性包块、子宫内膜异位症、节育器异位取出术。宫腔镜开展手术内容：可视下子宫腔内疾病的诊断及治疗。粘膜下肌瘤摘除术、子宫内膜息肉取出术、节育器坎顿取出术。（2）、盆底功能障碍性疾病的诊治：子宫脱垂、阴道前后壁脱垂、慢性盆腔炎、慢性盆腔痛、阴道痛、外阴麻木、压力性尿失禁、急迫性尿失禁、膀胱过度活动综合征、性功能障碍、便秘等。

2015 年科室在妇科良恶性肿瘤、围产保健、高危妊娠、围绝经期相关疾病、计划生育以及妇科盆底泌尿系统相关疾病的治疗取得了非常好的效果。尤以腹腔镜、宫腔镜等微创技术诊治妇科疾病为特色，开展了妇科良性疾病如子宫肌瘤、子宫粘膜下肌瘤、子宫内膜异位症、卵巢肿瘤、宫外孕等疾病的微创治疗。该项技术创伤小、出血少、恢复快，受到患者的肯定。科室设立了盆底功能障碍性疾病及产后盆底康复治疗专科门诊（包含哺乳期开奶及催乳）。目前可诊治如下疾病：卵巢恶性肿瘤、卵巢癌、宫颈癌、

子宫内膜癌、外阴癌、输卵管癌、黑色素瘤等妇科恶性病变。

2. 产科

1947 年~ 1955 年，榆林县医院产科，产前检查只能通过听诊器和触诊来完成，只是简单的从家庭式分娩过渡到住院分娩。

1952 年开展产钳助产术、碎胎术等。

1955 年由王松年执刀做首例剖宫产手术。古典式剖宫产术的开展为处理难产的唯一手段，而且技术不成熟，手术时间相对较长，并发症的发生率较高

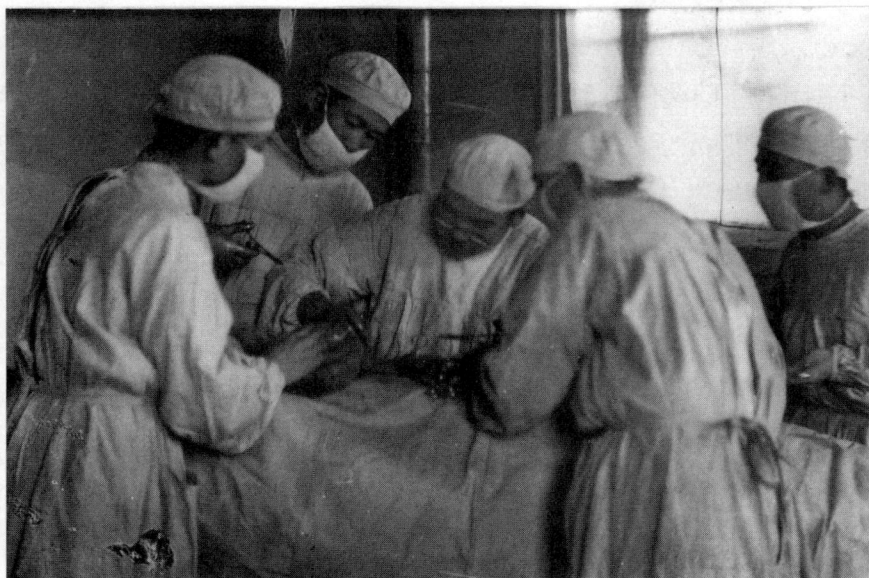

图 7-2　1955 年榆林人民医院乔荫平主刀行巨大卵巢囊肿摘除术

1977 年~ 1990 年，产科无论在人员上还是设备上都有了扩大和增加，能安全的完成正常分娩，并及时处理难产，手术技术也日渐熟练和成熟。

1991 年，新式剖宫产术的开展产科揭开了新的篇章，相关技术的改善，B 超、彩超的引人，为产科的发展奠定了基石。

2000 年后，产科的发展进人了一个全新的领域，它不仅仅是分娩的场所，而是从妊娠到分娩，为孕产妇提供一个全程化的服务，并且在抢救危重病人方面取得了突破性的进展。先后引进了胎儿监护仪、新式产床、HKN-93 婴儿辐射保暖台等先进设备。开展了针炙、笑气等无痛分娩技术，加上导乐陪伴，使孕妇在舒适、安全、温暖且无痛中结束分娩。2010 年~ 2015 年，产科提供先天性遗传疾病的筛查、保存脐带血干细胞等服务，使产妇、新生儿得到全方位的保障。产后盆底康复治疗：产后阴道松弛、产后子宫、阴道壁轻中度脱垂、产后压力性尿失禁、产后乳汁淤积（催乳）、产后便秘。与妊娠有关的疾病，如自然流产、过期妊娠、早产、异位妊娠。妊娠特有疾病如：妊娠期高血压疾病、妊娠期肝内胆汁淤积症、妊娠期糖尿病、妊娠剧吐。妊娠合并内外科疾病，如：心脏病、肝炎、贫血、特发性血小板减少性紫癜、急性阑尾炎、胰腺炎等。妊娠合并感染性疾病，如淋病、梅毒、尖锐湿疣、生殖器疱疹、生殖道沙眼衣

原体感染、支原体感染等。胎儿异常与多胎妊娠，如：胎儿先天畸形、胎儿生长受限、巨大儿、胎儿窘迫、死胎、多胎妊娠等。胎膜与胎盘异常，如前置胎盘、胎盘早剥、胎膜早破。羊水量与脐带异常，如羊水过多、羊水过少、脐带异常等。可开展的微创手术有：宫腔镜手术、腹腔镜手术、小切口子宫切除术、经阴道子宫切除术，特别是卵巢良性肿瘤、异位妊娠、部分子宫肌瘤、盆腔炎性包块、子宫内膜异位症、子宫内膜息肉、节育器异位等，不开腹、恢复快、术后三至五天出院。开展小切口、横切口、美容缝合皮肤的各种妇产科手术，广泛开展腹膜外子宫下段剖宫产术，筋膜内子宫切除术，及无痛技术（无痛人流、引产、分娩等）。重视围产期保健，开展胎儿、新生儿先天性疾病筛查技术。举办"准妈妈课堂"，协助培训基层医院的医疗工作，为全区危、急、重疑难病就诊中心。

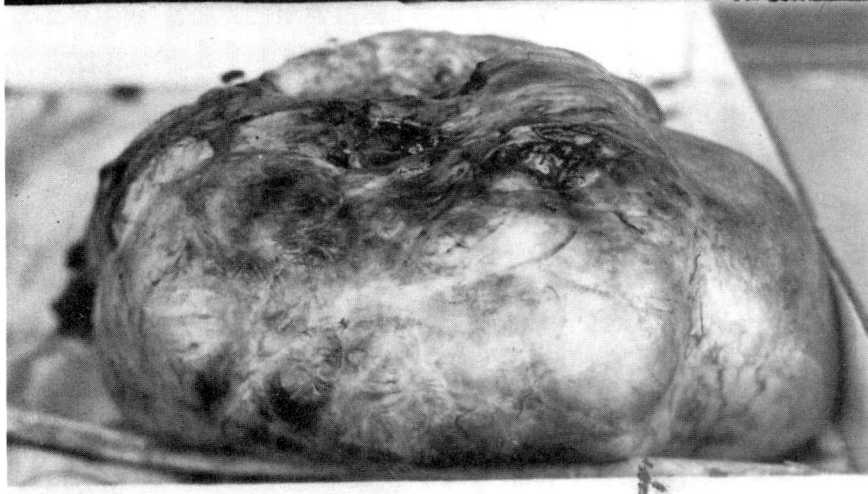

图 7-3 巨大卵巢囊肿计重 36 磅。

第四节 儿 科

早在 1930 年代，尤仙航曾任省立医院和省立医专内儿科主任及教授，擅长内儿科治疗。1950 年代初，榆林县医院即行静脉给药，但儿科尚不能进行小静脉穿刺，采用皮下补液法。1958 年开展小静脉穿刺补液、给药。1962 年儿科引进头皮静脉输液法。在心电机监护下，用普鲁卡因酰胺等静脉推注治疗心律紊乱，1980 年儿科开展了心包穿刺、胸部脓肿、脑脓肿穿刺疗法等。1988 年始建儿科病房，著名的儿科医师有柴兆雄、班世明。1999 年，星元医院开诊时，儿科设在内科二病区。时至 2002 年始独立单设。2004 年榆林市儿童医院成立，临床分科有：儿童重症医学科、新生儿科、小儿外科、小儿呼吸消化内科、小儿神经心肾内科等，建立了全市最早唯一的儿童重症监护中心，是市内最早实行无陪护管理。特色医疗服务有：常频、高频机械通气治疗各型呼吸衰竭、经颅微创术治疗婴儿颅内出血、脑脊液置换术治疗蛛网膜下腔出血、侧脑室穿刺引流术、经口、经鼻气管插管术、血浆置换术、建立危重患儿转运系统、严重脓毒症的诊断及治疗、多脏器功能衰竭等诊治、新生儿消化道畸形外科手术、率先开展小儿腹腔镜外科微创手术。开设哮喘门诊：通过肺功能检测、呼气一氧化氮检测及过敏原检测以动态评估小儿肺功能，并对儿童哮喘、慢性咳嗽行规范化治疗。微生物检测实验室：对支原体、torch、RSV、轮状病毒、EV71病毒、EB病毒等进行检测，有助于各种感染性疾病早期诊断。历年开展的新技术、新项目有：

2005 年：锥颅微创术治疗晚发性维生素 k 缺乏性颅内出血、抢救超轻体重儿 960g 获得成功、同步换血术治疗新生儿溶血病、脑脊液置换术治疗新生儿蛛网膜下腔出血、高频喷射呼吸机治疗各种呼吸衰竭、微创漏斗胸根治成形术、微量元素测定在儿童营养评估中的应用、新生儿休克的早期诊断及治疗、定压呼吸机治疗各种原因导致的呼吸衰竭、骨密度测定在小儿骨发育评估中的应用、24 小时动态脑电图检查在神经系统疾病诊断中的应用、新生儿支气管肺泡灌洗术治疗新生儿肺不张、全静脉高营养治疗在早产儿和术后新生儿中应用、经皮肺穿术在肺占位性病变诊断中的应用、支气管哮喘的阶梯治疗与国际接轨、新生儿行为神经测定在新生儿轻微脑损伤诊断中应用、肺表面活性物质替代治疗 NRDS、先天性巨结肠一期经肛门根治术、膈肌修补术治疗新生儿先天性膈症、小婴儿纵隔肿瘤切除术深静脉置管在小儿护理治疗中的应用、静脉留置针在小儿护理中应用。

2006 年：婴儿肺发育不良行肺叶切除松解术获得成功、生后一天（体重 1.4kg）先天性十二指肠闭锁行空肠十二指肠吻合术获得成功、新生儿支气管肺泡灌洗术治疗新生儿肺不张、抢救重度 MAS、改良新生儿、小婴儿腰穿诊疗术、胸骨后钢板支撑法治疗小儿漏斗胸、动脉插管治疗小儿颜面部血管瘤、下腹部皮纹横切口鞘突高位结扎术治疗小儿鞘膜积液、下腹部皮纹横切口症囊高位结扎术治疗小儿腹股沟症、一期尿道下裂修补术治疗小儿尿道下裂、新生儿游泳扶触技术。

2007 年：定压呼吸机在早产儿、低出生体重儿的应用、支气管肺泡灌法术在胎粪吸入综合征急救中的应用、肝素帽在小儿静脉输液中的应用、重组人生长激素在扩张性心肌病中的临床应用、新生儿肠闭锁围手术期治疗及护理、开展儿童生长发育、联合瑞文智力、注意力缺陷多动症，PPVT 儿童图片词汇、儿童抽动症测试分析、微量注射泵在新生儿治疗中的临床应用、咽拭子法肺炎支原体培养在儿科临床诊断中的应用。

2008 年：成立新生儿无陪护重症监护病房（NICU）、新生儿 24 小时动态脑电图在 HsE 脑损伤中的诊断、CPAP 呼吸机治疗 NRDS、ARDS、新生儿挠动脉置管术、三位一体治疗小儿脑性瘫痪、24 小时动态脑电图在 Ep 中的诊断、MIT 儿童多元智力测评、GIT 儿童团体智力测评，WIS 韦氏儿童智力测评、ATC 学龄前幼儿注意力测评、TQS 儿童气质测评、快速皮测仪在小儿药物皮试中的应用。

2009 年：新生儿金静脉高营养的全面推广、"鸟巢"在早产儿护理中的应用。

2010 年：经气管插管治疗急性阳度喉梗阻、猪肺磷脂注射液经气管给药治疗 NRDS、先天性马足蹄内翻 Carray 矫形术、28 天新生儿颅内出血微创术获得成功、成功救治严重脓毒症合并毛细血管渗漏综合症、开展小儿腹腔镜、重组人生长激素治疗矮小症、救治 800g 早产儿获得成功（30 周）。

2012 年：成功开展（36 小时）新生儿胃镜检查术（全国最小年龄）、应用三维技术诊断先天性支气管肺发育不良、染色体检测确诊唐氏综合征、应用三维技术确诊肺动脉吊带、确诊先天性甲状旁腺功能减低症、确诊皮罗氏综合征。

2013 年：成功救治 650 克早产儿（26 周）、不足 2 天新生儿颅内出血经颅微创手术救治成功（37 小时）、生长激素激发试验诊断矮小症、经脐静脉中心静脉置管技术、新生儿经鼻气管插管技术。确诊 / 成功救治：儿童疱疹性脑干脑炎、电击伤并多脏器功能衰竭——肌溶解症、闭塞性脑血管病（静脉横窦血栓形成）、神经胶质瘤（先天性）、先天性气管畸形、环状假膜、先天性左支气管肺发育不良、过度弯曲综合征、歪嘴哭综合征、先天性空肠闭锁、食道闭锁、消化道畸形、新生儿腮源性囊肿并感染、新生儿曲霉菌性肺炎（深部真菌性炎症）、先天性多发性肺囊肿。

2014 年：一氧化氮呼气试验在儿童哮喘诊疗中的应用、过敏原测定在临床诊断中的应用、床旁血气分析、维生素 D 测定在儿童佝偻病诊断中的应用、米力农在新生儿心功能不全中的临床应用、肺功能检测在儿童呼吸系统疾病诊疗中的应用、咪挞挫仑在新生儿惊厥中的临床应用、经外周动静脉全自动同步换血术、脑脊液置换术在小婴儿（新生儿）化脓性脑膜炎诊疗中的应用、高频振荡诊疗术诊疗新生儿持续肺动脉高压、亚低温诊疗术在新生儿重症 H1E 诊疗中的应用、耳声发射测试在新生儿听力筛查中的应用、经皮黄疸测定在新生儿高胆红素血症诊疗中的应用。

第五节　五官科

由眼科与耳鼻喉、口腔组成五官科。1934 年，榆林县卫生院成立初期，只开眼科。1956 年榆林县医院设立五官科，当时的五官科主任吕仁玉主要业务口腔。1980 年代，由高俊文创建耳鼻喉科业务。1999 年设五官科病区（耳鼻、喉、口腔、眼科）耳鼻喉科主任高步生，眼科主任马莲芳，口腔科有冯毅等。

1. 眼科

榆林县卫生院在 1934 年成立时，有一位英国女传教士开展眼科工作，只能诊断治疗一般常见病、多发病。1940 年前，舒万杰曾开设眼科诊所。1940 年后医院眼科有了一定发展。1950 年代由乔熙宏医师独立开展麦粒肿、霰粒肿等外眼手术。1964 年魏明礼可开展眼科白内障囊内摘除术；1970 年代白秀英开展白内障针拔术。1984 年常明龙在西安四院进修学成后，开展了白内障囊外摘除联合人工晶体植入术，及斜视矫正术、鼻腔泪囊吻合术、上睑下垂矫正术等。1999 年星元医院成立至 2011 年先后开展的新技术有：1999 年开展眼睑内、外翻矫正术，眼睑内、外翻矫正术，麦粒肿切除术，霰粒肿刮除术，双重睑手术，上睑下垂矫正术，眼睑肿瘤摘除 + 成形术，眼睑外伤缝合术，泪囊鼻腔吻合术，泪囊摘除，鼻泪管置管术，泪小管断裂吻合术，泪道探通术，结膜肿物切除术，单纯胬肉切除术，角巩膜穿通伤缝合术，角膜皮样瘤切除术，角膜深层异物取出术，前房穿刺术，共同性斜视矫正术，青光眼小梁切除术，虹膜根部切除术白内障囊外摘除 + 人工晶体植入术，青光眼白内障联合术。2000 年 / 结膜瓣遮盖术、复发性胬肉切除术、内眦赘皮成形术、眼球摘除术、眼内容物剜除术、眼眶肿瘤摘除术、眼球内磁性异物取出术。2001 年开展外伤性晶体脱位摘除 + 人工晶体缝线固定术、白内障超声乳化 + 人工晶体植入术。2002 年开展眼睑肿瘤切除 + 成形术。2003 年开展视网膜脱离手术、虹膜肿物切除术。2004 年开展眼内容剜除 + 羟基磷灰石义眼台植入术。2005 年 / 自动视野计检查、视觉电生理检查、非接触眼压计检查、睫状体冷凝治疗新生血管性青光眼、巩膜穿孔伤缝合＋巩膜外冷凝预防视网膜脱离术。2006年开展麻痹性斜视矫正术、眼眶内非磁性异物取出术、虹膜非金属异物取出术。2007年开展眼睑基底细胞癌切除＋眼睑再造术、玻璃体腔内注药术。2008年开展视网膜激光凝术、眼底血管荧光造影术、眼底血管造影术，包括荧光血管造影和吲哚青绿血管造影术、视网膜激光光凝术、双目间接检眼镜检查技术、睫状体脱离复位术。2009年开展玻璃体腔注气治疗黄斑裂孔性视网膜脱离，屈光及立体视觉检查与训练（同视机检查；综合验光仪检查）、垂直型斜视矫正术、小切口白内障摘除＋折叠人工晶体植入术。2010年开展羊膜移植术、肉毒杆菌素眼外肌注射治疗麻痹性斜视、眼眶非磁性异物摘除术。2011年开展Park'S切口显微斜视矫正术，共64项。2015年，开展业务：微创手术治疗各种类型白内障，榆林市内率先开展显微镜下斜视手术，诊治各种疑难复杂的眼底病、视网膜脱离复位手术、各种抗青光眼手术、翼状胬肉切除联合自体角膜缘干细胞移植术治疗复杂及复发的翼状胬肉、玻璃体腔内注药及注气术、眼底多波长激光治疗各种眼底疾病、眼球内异物取出术、眼眶肿瘤摘除术、义眼台植入术、眼睑肿瘤切除＋眼睑成形术、上睑下垂矫正等眼部整形美容术、各种泪道阻塞、复杂眼外伤、近视弱视以及角膜塑形镜配戴等。

2. 口腔科

1956年榆林县医院设立五官科，吕仁玉主要开展口腔常见病的治疗。1980年口腔各种外伤、肿瘤、成形术，牙齿的移植等高难度手术均可成功进行，并取得良好疗效。1990年代医科所设立口腔科，可开展口腔常见病的治疗。1999年星元医院设口腔科。2007年引进种植牙新技术。2015年为患者提供业务特色有：一类义齿高档烤瓷牙、最新引进韩国美格真种植系统、金诺利尔登腾种植系统、ITA种植系统，能为不同口腔条件的缺牙患者提供精细准确的种植服务。种植牙是纯钛制造，生物相容性好，不损害两边健康牙齿，舒适耐用。主要适用于前牙区无根缺牙，全口牙缺失患者。口腔内科，治疗各种龋病，牙髓病，根尖病，牙周病，粘膜病及儿童牙病。口腔外科，业务有拔牙、颌面创伤、口腔种植、颌面部肿瘤及畸形的整复治疗。口腔修复科，制作各种类型高、中低档义齿，儿童正畸（矫正各种类型牙列不齐）。美容牙科，进行断牙再接、隐形义齿、光固化修复、烤瓷修复、牙齿脱色及矫形治疗。预防保健科，为广大患者提供牙病咨询及预防保健宣教。

3. 耳鼻喉科

I934～1970年代，榆林卫生院到榆林县医院没有耳鼻咽喉专业人员，由大外科医师对耳鼻咽喉科疾病做一些简单的诊治，未开展手术治疗。1980年代，高俊文创建榆林县医院耳鼻咽喉科，开设了耳鼻咽喉科专科门诊。主要开展对耳鼻咽喉科常见病、多发病的治疗。可开展耳外伤清创缝合，化脓性耳软骨膜炎，清创搔爬术，乳突单纯凿开术，及乳突根治术，鼻息肉摘除术，下鼻甲部士中隔矫正术，扁桃体摘除术，咽部一般肿物摘除术，急性喉梗阻气管切开术，气管、食道异物的取出术等。1999年星元医院开设耳鼻咽喉科，开展了各种常见病及疑难病的诊断及治疗，尤其以内窥镜下诊断与治疗为特色。可开展上颌骨全切术、喉全切术、鼓室成形术、甲状腺次全切术、颈清扫术及气管、支气管异物清除术、改良乳突根治，简单的听力检测。鼻侧切开鼻腔良恶性肿瘤切除术，上颌骨全切及部分切除术，喉癌部分喉切除术，甲状腺良恶性肿瘤切除术，颈部淋巴结清切术，较复杂的气管、食管异物取出等。

2012～2015年，科室拥有奥利巴斯鼻窦镜、奥林巴斯纤维喉镜、支气管镜、食道镜、电测听、声导抗、耳内窥镜、微波治疗仪、耳鼻喉科综合治疗台、手术显微镜、多功能睡眠监测系统等先进设备。先后开展了喉部分切除、喉全切除、各种颈部肿瘤切除，颈清切术，甲状腺全切术。咽部巨大良、恶性肿瘤切除、阻塞性圈停低通气综合征胯咽成形术。

第六节　医疗急救

1. 急诊科

1956年榆林县医院首设急诊室。1961年榆林专区人民医院配备了救护车。1997年经市政府批准，榆林市医科所首先筹资创办了榆林市红十字急救中心，开通"120急救"业务。设有专用绿色通道、急诊药房、收费处、化验室、普通X光和CT等。工作区域分为接诊区、抢救区、临时观察区、观察病房和重症监护室五部分。拥有病床数33张，其中抢救床2张，重症监护床5张，留观病床25张，临时输液椅10张。拥有多参数监护系统，便携式监护仪，床旁血滤机，床旁超声及呼吸机、自动洗胃机、除颤仪、床旁心肺功能快速检查仪。有先进的车载救护设备和四台救护车，车载便携式吸氧装置、菲利普监护仪、自动除颤仪、心电图机、便携式心肺复苏机、急救箱等急救设备，可满足院前急危重病人的抢救及转运的要求。

2. 重症医学科

2010年星元医院组建重症监护室，设病床10张，拥有中央监护系统2台、多功能床旁监护仪12台，进口多用途呼吸机7台，多功能除颤器1台，床边血糖仪2台，床边血气分析仪1台，微量注射泵27台，输液泵16台、床边心电图机等一批先进设备。有洁净消毒系统、中心供氧系统、中心负压吸引装置等先进设施。在业务方面，2015年可对危重患者进行持续动态生命体征监测、动态的酸碱平衡血气分析监测、肝功能监测、肾功能监测、血糖监测、免疫功能监测、营养状况监测及部分治疗药物血药浓度监测。能熟练地进行各种动、静脉穿刺、气管插管。施行的技手主要有：（1）、重症监护如各科较大手术后或术后伴有心、肺、脑、肾功能障碍的术后监护、较大面积烧伤的监护。（2）、床边服务，如床边气管插管、气管切开及术后监护、锁骨下中心静脉留置及中心静脉压检测、挠动脉穿刺置管有创动脉压的监测、床边动脉血气、电解质、血糖等的快速检查、各种形式的生命支持、各种危重病人的床旁血液净化治疗。（3）、各种急危重症患者救治。如心肺脑复苏、休克、ARDS、急性心肌梗死、急性肺拴塞、各种心律失常、心功能衰竭。可治疗各科多脏器功能衰竭的患者、重症复合创伤的患者、爆炸伤诊断和治疗、急性特重度一氧化碳中毒采用无创高氧正压辅助呼吸治疗、矿井下长时间埋压伤患者急性肾衰的持续性血液滤过治疗、严重胃液误吸后在呼吸支持下的肺灌洗治疗、持续亚低温治疗大面积脑梗塞病人、格林巴利综合征的综合治疗、大面积肺动脉梗死的诊断和治疗、慢支肺气肿合并感染、呼衰的通气策略、脑干卒中的综合治疗、严重肺创伤的呼吸机及综合治疗、急性心肌梗死并心源性休克、心律失常的的救治、各种中毒并多脏器功能损害 / 衰竭的救治。应用有创或无创的机械通气技术对病人进行机械通气治疗、持续床旁血滤、血液灌流、血浆置换等治疗。

第七节 医技科室

1. 检验科

1935 年榆林卫生院检验科有单目显微镜一架、血红蛋白吸管一只、一个手摇离心机和一块细胞计算盘。开展工作范围，只能做简单的红、白细胞计数；血红蛋白测定；尿常规；便常规检查。20 世纪 50 年代，周毓枢、段开时陆续开展了肥达氏反应、痰、胸腹水、脑脊液等项目。1962 年成立生化室。1965 年成立免疫室。1970 年成立细菌室等。1999 年星元医院创建检验科，2007 年引进性激素测定、脑脊液细胞检查新技术 2 项。2015 年，检验科有 7 个亚专业实验室：临床血液室、临床体液室、临床微生物室、临床生化室、临床免疫室、临床基因室、特检室等。实验室先进的设备和仪器有德国生产罗氏 Modular（PPE）大型全自动生化免疫分析系统、BIO-RAD D-10 全自动糖化血红蛋白分析仪。美国产贝克曼 DXC 全自动生化分析仪、SysmexXT-1800i 血细胞分析仪、SysmexUF-1000i 全自动尿有形成分分析仪（两台）、SysmexCS-2000i 全自动血凝仪；美国产 RIMA 血气分析仪、ACL-7000 全自动血凝仪、ACL-TOP-700 全自动血凝仪、UniCel DxC800 全自动生化分析仪、ABI-7300 基因扩增仪；法国产生物梅里埃血培养仪（3D-120）、鉴定药敏（VITEK-2 COMPACT）全自动分析系统，以及细胞图像分析系统、血流变分析仪等先进仪器设备 30 多台。引进新技术有：肌钙蛋白、肌红蛋白、磷脂、脂蛋白 a、果糖胺、人类免疫缺陷病毒抗原抗体检测、胰淀粉酶、脂肪酶、全自动血细胞分析仪 +CRP（仪器法）、抗环瓜氨酸肽抗体（电化学发光）、骨标志物系列、结核分枝杆菌及利福平耐药检测、真菌（1-3）-β-D 葡聚糖检测、EB 病毒（EB-DNA）核酸定量检测、人乳头瘤病毒（HPV-DNA）核酸定量检测、丙型肝炎病毒（HCV-RNA）定量 PCR 检测、呼吸道感染病原体 IgM 九联检、纤维蛋白（原）降解产物（FDP）、精液分析（仪器法）、优生优育系列（宫内系列）、柯萨基病毒 A/B、手足口疫（EV71）病毒抗体检测、EB 病毒抗体四项等。

2. 影像中心

1952 年，榆林人民医院拥有全地区仅有的一台 X 光机，因无电、无技术人员而闲置。1953 年，选派杨锦文、康儒去西安西北五省（区）X 线技术人员培练班学习。1954 年，省卫生厅出资购买 20KW 柴油发电机一台，安装发电，1955 年 4 月 1 日，ORDE.100MA.100KV.X 线诊断机正式发光，为榆林放射线检查揭开新的一页。1961 年新购进一台 200MAX 光机，仅能做胸、腹、四肢等的简单摄影和胃肠造影的诊断。1980 年，陕西省在卫生三分之一县重点建设中，省卫生厅为榆林县医院装备 500MAX 线机一台。1999 年杨喜银领衔星元医院放射科，引进美国全身螺旋 CT、美国 500MAX 光机各 1 台。2001 年，引进美国 GE1.5 核磁共振，由蔺鸿儒创建磁共振室。2015 年，放射科、介入室主要设备有美国 GE 公司生产大型数字平板血管机一台，飞利浦公司生产 X 线数字化双板摄影系统（DR）一台，数字化造影系统一台，CR、普通透视机、拍片机各一台。在业务方面，医院可开展全身各部位 X 线摄片、钼钯摄影、床旁摄影；各种造影，如消化道、支气管、胆道、静脉肾盂、逆行肾盂、子宫输卵管造影及全身血管造影等；介入放射学，如多种恶性肿瘤的介入治疗、肝血管瘤、大咯血、脾亢等介入栓塞治疗、食道狭窄球囊成形及支架植入、输卵管阻塞再通术等；心脏介入、神经介入；CT 扫描，如全身各部位普通扫描、各种增强扫描、多种后处理；MR 检查，如全身各部位普通成像、多种特殊成像、多种后处理等。

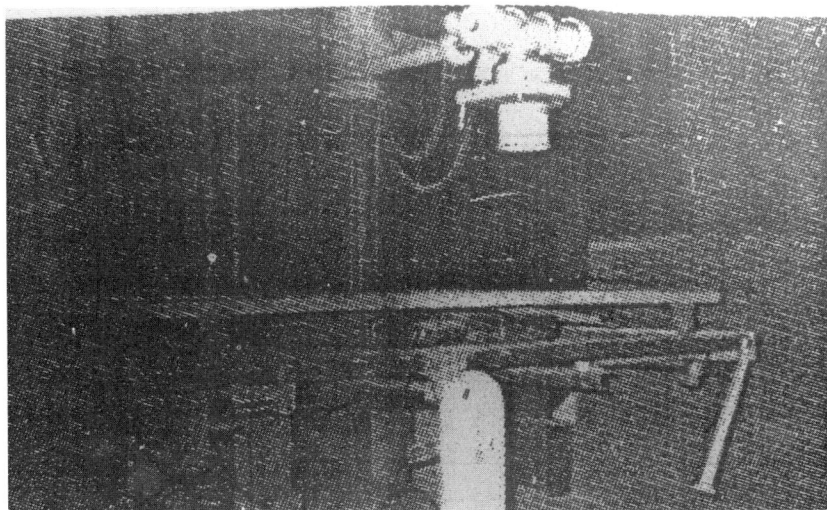

图 7-4　1953 年榆林人民医院配置的 ORDE 型 100AMX 线机

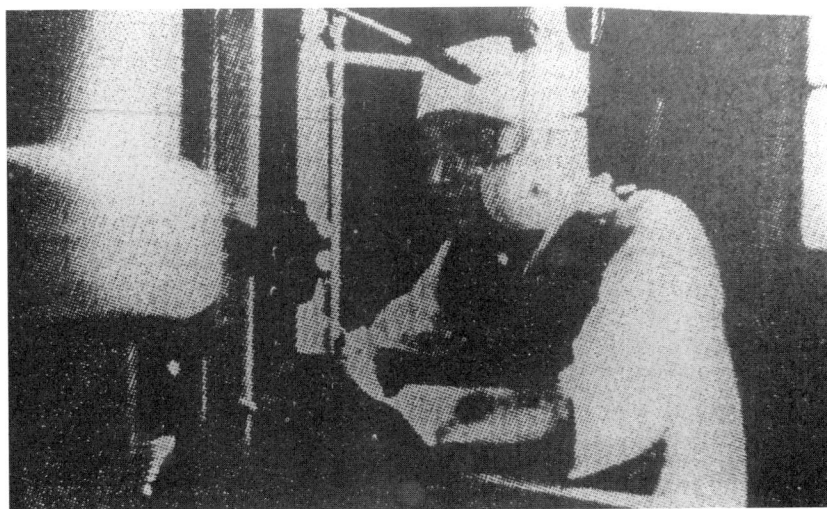

图 7-5　20 世纪 50 年代放射人员防护设备

3. 超声诊断医学

1962 年榆林县医院由孙兴华引进 H 超声波技术应用于临床。1985 年设 B 超室，同时购买了当时较好的两台阿洛卡黑白超声诊断仪，开展了腹部、妇产、心脏及小器官等超声检查。1989 年榆林市医院上划后，全市超声诊断由医科所承担。1999 年，星元医院创建超声科。2005 年有美国 GE 公司生产的四维彩超 E8、GE VIVDd7、GE 多维星、LOGIQ S8、VIVD dbook 高精尖超声设备。开展的业务有：对儿科复杂型先天性心脏病及小儿肠套叠、肠系膜淋巴结、阑尾炎、幽门梗阻等疾病的超声诊断；对胎儿三维、四维超声及阴道超声检查以及乳腺甲状腺的弹性成像的超声诊断；对孕早期 11 ～ 14 周的颈项透明层测定及 18 ～ 28 周胎儿的系统性超声诊断，及早发现胎儿畸形，对优生优育有重大意义；对成人常规肝、胆、胰、脾、肾、膀胱、子宫、卵巢、输卵管、心脏、血管等全身脏器进行检查，并做出明确的诊断。特别对复杂型小儿先心病及腹部疑难疾病以及胎儿四维超声诊断。

4. 内窥镜室

1985 年，榆林县医院设胃镜室，王振荣开展了不少新的服务项目。1989 年榆林市医院上划后，全市内窥镜诊断由医科所承担。1999 年星元医院由郭晓明开展内窥镜诊疗技术。2015 年，拥有全新富士 4400 主机 1 台，590-WR，胃镜 2 条，530N 鼻胃镜 1 条，EC-450WM5 肠镜 1 条；奥林巴斯 GIF-H260Z 胃镜 1 条，CF-260AZL 肠镜 1 条；以色列 Givens 胶囊内镜 1 台，确保了消化道检查无盲区。可开展常规胃、肠镜检查、胶囊内镜检查、内镜下息肉黏膜切除术、息肉电切术、内镜下各种止血术、内镜下异物取出术、内镜下消化道扩张术、内镜下电子染色（可明显提高早期胃癌的诊断率）、内镜下活检术等。开展尿素碳 14 呼气试验检查，可准确监测幽门螺杆菌，并及时规范治疗，可明显降低消化性溃疡、萎缩性胃炎及胃癌的发病率。

5. 病理科

1978 年榆林县医院成立病理科开展病理检查，创始人王维翰，设备只有 1 台国产显微镜和 1 台国产切片机，开展了一般的胸腹水、宫颈涂片等细胞学检查和常规活组织检查。1985 年以来陆续增加了德国徕卡切片机 2 台、磨刀机 1 台、冰冻切片机 1 台、图文报告 1 台、自动脱水机 1 台、进口显微镜 4 台等设备。开展了特殊染色 10 余项、细胞学检查、全身各部位各脏器的活组织检查、液基薄层细胞学检查等新技术新项目。1999 年，由榆林市学科带头人杨培忠创建星元医院病理科，可开展常规活检、脱落细胞学检查。2015 年，积极筹措开展术中快速冰冻病理切片检查。在业务方面开展常规病理组织处理、切片、HE 染色、快速石蜡切片、恒温冰冻切片，多种特染如网状纤维染色、PAS、AB 及抗酸染色等，用于疾病的诊断和鉴别诊断。免疫组化检测 10 余种包括各种上皮性标记物、间叶性标记物、细胞增殖性标记物、癌基因蛋白等，用于疾病的诊断和鉴别诊断，以及判断某些恶性肿瘤的转归和预后。还可开展各种细胞学检查、痰涂片、胸腹水及尿液涂片、各种组织穿刺涂片等技术。

第八篇 科教科研篇

专门医学教育机构，源于明成化八年（1480），延绥巡抚都御史余子俊奏疏获准榆林建医学，聘纪温为教官，至崇祯年间停办，长达170余年。1974年创办榆林县卫生学校，培养医学人才。至2004年，卫校先后开办了赤脚医生班、西学中普及班、骨科学习班、中专医士班、新医疗法学习班、卫生系统会计班、西医理论学习班、放射医生学习班，护士班、妇幼医士班、计划生育专干培训班、赤脚医生培训班、检验班、药剂班、计划免疫培训班等15个专业，42个班次，培育出1958名医务人员。

榆阳医药学研究始于明清，普遍应用中医实践研究成果，将辨证施治用于临床。专门医学科研机构始于1983年，榆林医学科学研究所成立。据不完全统计，1983～2015年，全区累计取得获奖医学科技成果66项，其中：省级11项（一等奖1项、二等奖2项、三等奖8项），市级55项（一等奖6项、二等奖17项、三等奖32项）；星元医院46项、区人民医院14项、区中医院2项、痔瘘医院4项。获得国家医学发明专利7项。编纂医学专著10部。撰写医学论文1000余篇。星元医院建院10余年间，撰写发表医学论文256篇，其中国家级刊物登载59篇，省级刊物登载197篇。

第一章　医学教育

第一节　中医教育

明成化八年（1472），延绥巡抚都御史余子俊奏疏获准榆林建"儒学"，后增设医学，聘纪温为教官。地址在凯歌楼南街东。至崇祯末年停办，长达 170 余年。

清代医学教育形式主要有：师授徒、师带徒和家传式三种。道光年间，供职太医院御医朱釉，得其传者，有其子朱祥、袁文澜、郭秉钧、郝联魁和郭绣川等 5 人。儒医郭秉钧（1832～1912）开办学馆（私塾）授徒。榆林传家式教育亦盛行，有袁文澜、郭秉钧、郭绣川、张昆明等。民国时期，著名医生张昆明，在榆林普济寺巷开设"中医学馆"，讲授中医理论及临床经验，受学的有张培田、高镇南、张龙翔、张龙田等。

1951 年起，贯彻党的"团结新老中西医，发展祖国医药遗产"的方针，组织中医人员参加"卫协会"，提倡老中医带学徒，并选送一些人到省中医学校进修学习。提倡中西医结合发展医疗卫生事业。

1955 年老中医高镇南以带徒的方式培养了 58 名中医药人员。

1956～1958 年县卫生科、县政协相继举办中医学习班 4 期，招收学员，请有名中医李文正、高瑞堂、高镇南等讲授中医，先后为地方培养、培训中西人员达 100 多名。

20 世纪 70 年代，卫生人才青黄不接，广大农村缺医少药。1974 年榆林县卫生学校成立至 1985 年，先后培训赤脚医生 680 多人次，每期学习班都安排讲授中医药知识，并进行考试测验。在 1981 年县卫生局编印的《乡村医生业务复习题解答》一书中，有中医中药解答题 43 题，其中中医部分 30 题，中药部分 13 题，为帮助赤脚医生学习中医药知识发挥了积极作用。县卫校还举办了在职西学中学习班 3 期，每期 1 年，培训在职西医生 180 多人次。参与讲课的教师有韩增、高智、李敏才、孙德龄、史志宏等。

第二节　西医教育

民国年间，榆林人外出求学，从医学院毕业的有尤仙航，北京国大医学院 1930 年毕业；叶瑞禾在齐鲁大学 1932 年毕业；张毕五在北京医专毕业。尤仙航首开出国留学西医先河。

1974 年 4 月，榆林县革命委员会决定，由韩增、郭冠英、柴兆雄筹建榆林县卫生学校及卫校附属医院——南郊职工医院，选址南郊上郡路，占地 50 亩，于 1976 年竣工，建筑面积 1800 平方米，有教职员工 20 多名。

1974～1976 年，卫校举办半功半读赤脚医生培训班 5 期，招收学员 300 余人。

1970～1975 年，县医院、县卫校相继举办中西医学习班、进修班共 12 期。至 1978 年，全县 90% 以上西医人员轮训学过中医。至 2004 年，卫校先后开办了赤脚医生班、西学中普及班、骨科学习班、中专医士班、新医疗法学习班、卫生系统会计班、西医理论学习班、放射医生学习班，护士班、妇幼医士班、计划生育专干培训班、赤脚医生培训班、检验班、药剂班、计划免疫培训班等 15 个专业，42 个班次，培育出 1958 名医务人员。学生中有突出贡献和成就的 8 人，取得高级职称 36 人，中级职称 337 人。

2004 年，医学人才教育培养由榆林市职业教育中心和榆林市职业卫生学校承担，榆阳区卫生学校停止招生。

第二章　医药科研

第一节　科研概况

明、清时期，随着外籍人口大量迁入本境，许多传统的医疗技术传入。如明代洪武时期即将中医辨证施治用于临床。榆林医家编著《临证汇方》一部，全书分内科、妇科、儿科三册，总计收录病证168种，汇方600余首。康熙年间，名医张汉辅（张红郎之后）知识渊博，医技超群，赐封五品医官，用满、汉、蒙、藏文编修《唐恭药典》。民国时期传入了西医技术。榆林名医郭瑞西著《脉脱》《医学集要》等。温病名医袁硕甫著《袁代秘方》。同治年间传入种痘术。

1949年榆林全境解放后，医学科学研究分为二个层次，即群众性科普研究和专科性研究。

1960年6月，榆林专署卫生局根据各地具体情况，提出研究项目。并规定：医师每半年结合临床经验，写出研究论文1～2篇，医士每半年写一篇。

1972年12月，县医院与部分地段、公社医院成立了科研小组，结合临床开展针麻手术，取得了良好的效果。

1970～1972年，军分区卫生科与榆林城关镇医院试制"麻胆合剂""芹菜根"合剂，治疗老慢支，有效率达97.5%。

1980年开始，由县科委负责对建国以来的科技成果进行了清查登记，时至1983年，登记的医学科研成果共登记卫生科研成果5项。即：

1974年11月，榆林县城关医院贺清义应用中草药治疗一名9岁骨肉瘤患者。治疗中以古方内托教煎汤为主，灵活多用抗癌药物，内外同疗，两年全部治愈。经北京有关部门鉴定，合乎治愈标准。1978年，获得榆林地区科技成果奖。

《榆林中医》医方选粹分册，由《榆林中医》编辑委员会编辑出版，该书是榆林地区近代医家临床经验的结晶，计38万字，分内、外、妇、儿、五官、皮肤（附肿瘤）6科，后附有中医辨证用药及方例参考和中草药现代化管理研究资料，具有较高的临床适用价值。1986年获得榆林地区科技成果二等奖。

《榆林县医院皮肤科1957～1977年门诊15238例统计报告》该报告分析了20年的治疗案例，对科研、临床、教学均有参考价值。1978年，获得榆林地区科技成果奖。

1971～1974年，榆林县医院吕人玉进行了两例牙齿移植手术，均获得成功。其中一例观察7年表明牙齿生长良好，稳固，完全恢复嘴嚼功能。1978年，获得榆林地区科技成果奖。

县医院张培基编著收集了1971～1979年国内有关皮肤病学科方面的文献目录《国内皮肤病文献目录索引》，内含800余种刊物的近500种皮肤病，记述16000多条文献目录。全书75万余字，内容丰富，查阅方便，为临床、教学及科研所需的反肤病学科的工具书。1981年12月，经在西安召开的国内皮肤科学会上审议、肯定，1982年由榆林地区科技情报研究所编印内部发行。

1983年，榆林县医学科学研究所成立，首先启动了榆林医学文献研究。至2005年，科研工作涉及医学文献研究、基础医学研究、临床医学研究、新药研制及功能性保健品开发等领域。1983～2004年共承担科研项目28项，其中国家级2项，省级10项，市级4项，区级2项，本所研究10项。已完成18项。获陕西省科技进步一等奖1项，二等奖1项，三等奖二项；研制的"胆石利通片"、"卡脉利通胶囊"、"利脉饮冲剂"、"肺安饮宁胶囊"、"力舒冲剂"等新药应用于监床，疗效显著。染色体制备及核型鉴定技术的开展，不仅添补了市染色体研究的空白，而且为优生优育提供了监测手段。

据不完全统计，1983～2015年，全区累计取得获奖医学科技成果66项，其中：省级11项（一等奖1项、二等奖2项、三等奖8项），市级55项（一等奖6项、二等奖17项、三等奖32项）；星元医院46项、区人民医院14项、区中医院2项、痔瘘医院4项。获得国家医学发明专利7项。编纂医学专著10部，撰写医学论文1000余篇。

第二节　成果奖励

1988年10月，榆林地区颁布实施《科技进步奖励办法》，一、二、三等奖分别为3000元、2000元、1000元。1990年进行了榆林地区首届科技进步奖评奖工作，地区卫生局依据文件要求，开始进行医学科技成果奖励申报评审。组织申报了1990年陕西省科技进步奖2项，获三等奖。以后每年组织一次评审和审报工作。2003年8月23日，榆林市新的《科学技术奖励办法》启动。奖励办法设置了特殊贡献奖和一、二、三等奖。一、二、三等奖的奖金分别为2万元、1万元和5000元；特殊贡献奖的奖金为20万元，其中5万元属个人所得，I5万元作为科研补助。市医药科技进步奖励等级为：一等奖，国内先进水平；二等奖，省内领先水平；三等奖，省内先进水平。一等奖，颁发榆林市医药卫生科技进步奖状、证书，奖金1500元；二等奖，颁发奖状、证书，奖金1000元；三等奖，颁发奖状、证书，奖金500元。

省科技进步奖励等级为：一等奖，国际水平或国内领先水平；二等奖，国内领先水平或接近国际水平；三等奖，国内水平或省内先进水平。一等奖，颁发陕西省科技进步奖状、证书，奖金1500元；二等奖，颁发厅级奖状、证书，奖金1000元；三等奖，颁发厅级奖状、证书，奖金500元。2010年，一等奖3万元，二等奖1万元，三等奖6000元。2013年后，一等奖6万元，二等奖3万元，三等奖1万元。

省医药科技进步奖励等级为：一等奖，国际水平或国内领先水平；二等奖，国内领先水平或接近国际水平；三等奖，国内水平或省内先进水平。一等奖，颁发陕西省医药卫生科技进步奖状、证书，奖金1500元；二等奖，颁发厅级奖状、证书，奖金1000元；三等奖，颁发厅级奖状、证书，奖金500元。

第三节　科技成果

1. 获奖科技成果

表 8-1　省级医学科技成果简表

项目名称	主要完成单位	主要负责人	获奖名称	奖励等级	获得年度
1. 胆石利通片新药研制与临床研究	医科所	郭冠英等	省科技进步奖	1	1990
2. 榆林中医药的开发与利用	医科所	郭冠英等	省科技进步奖	3	1990
3.《现代医德学》研究与编撰	医科所	张毛珍等	省科技进步奖	2	1990
4.《孙思邈（千金方）研究》编撰	医科所	郭冠英等	省科技进步奖	2	1991
5. 榆林地区历代著名医学临床经验研究与榆林中医药的开发利用	医科所	郭冠英等	省科技进步奖	3	1994
6. 空心组合式挂线探针	痔瘘医院	曹绥平	省科技进步奖	3	2003
7. "双波导"方案治疗慢性盆腔炎的临床研究	星元医院	王湘兰	省科技进步奖	3	2006
8. 婴儿颅内出血微创治疗的临床研究	星元医院	贺波等	省科技进步奖	3	2010
9. 高位颈段食管癌食管及喉部分切除残喉代食管手术	星元医院	王建睿	省科技进步奖	3	2011
10. 全麻喉罩三通导管联合高频喷射通气电子气管镜下小儿气管异物取出术	星元医院	王建睿	省科技进步奖	3	2011
11. 高能量骨折延期手术促进骨愈合的临床应用研究	市第四医院	潘治军	省科学技术奖	3	2014

表 8-2　市级医学科技成果简表

项目名称	主要完成单位	主要负责人	获奖名称	奖励等级	获得年度
1.《榆林中医》医学文献与著述	医科所	郭冠英等	市科技进步奖	1	1983
2.《榆林中医》医方选粹分册	《榆林中医》编委	郭冠英等	市科技进步奖	2	1986
3. 外周血淋巴细胞培养染色体 G 显带技术研究	医科所	郭湘榆等	市科技进步奖	3	1988
4. 榆林地区历代著名医学临床验案研究	医科所	郭冠英等	市科技进步奖	1	1993
5. L.L 方案治疗颈椎病（颈椎增生）的临床研究	医科所	尚正兰等	市科技进步奖	2	1999
6. 原发性高血压动态血压规律与治疗时相研究	医科所	申玲等	市科技进步奖	3	1999
7. 中西医结合（MMQ 方案）终止 7-22 周妊娠临床研究	医科所	宋鸿雁等	市科技进步奖	3	1999
8. 中西医结合硬膜外冲填术治疗神经根型颈椎病临床研究	医科所	冉红军等	市科技进步奖	3	1999

项目名称	主要完成单位	主要负责人	获奖名称	奖励等级	获得年度
9. LL 方案治疗颈椎病（颈椎增生）的临床研究	星元医院	王湘兰	市科技进步奖	2	2001
10. 便携式红外线痔疮热疗仪	痔瘘医院	曹绥平	市科技进步奖	1	2003
11. 术前舍服胃复安、安定对胃镜检查咽部刺激的影响	星元医院	郭晓明	市科技进步奖	2	2003
12. 鞘内联合给药治疗神经系统脱髓鞘疾病的临床研究	星元医院	刘生荣	市科技进步奖	3	2004
13. 联用自体红骨髓与骨肽注射液治疗骨不连	星元医院	刘增亮	市科技进步奖	3	2004
14. 复方樟柳碱治疗急性闭角型青光眼视功能损害的临床研究	星元医院	马莲芳	市科技进步奖	3	2004
15. 医用ＺＴ胶直肠内固定术维创伤方法	痔瘘医院	曹绥平	市科技进步奖	2	2005
16. 消痔胶囊治疗肛门病的临床研究	痔瘘医院	曹绥平	市科技进步奖	3	2006
17. 不同颈丛阻滞方法对心率、血压的影响	星元医院	朱光先	市科技进步奖	2	2006
18. 内口切开或挂线保留皮桥加皮筋引流治疗复杂性马蹄型肛瘘	星元医院	张稳存	市科技进步奖	3	2007
19. 微创切口在治疗先天性巨结肠中的应用	星元医院	陈宏雄	市科技进步奖	2	2008
20. 活期溃结饮与慢溃恢复丸分期治疗溃疡性结肠炎的临床研究	区中医院		市科技进步奖	3	2008
21. 益气活血汤治疗脾胃虚弱血瘀型胃炎	区中医院		市科技进步奖	2	2008
22. 胃镜微波治疗胃粘膜脱垂症	星元医院	郭晓明	市科技进步奖	2	2009
23. 骨不连与内固定失效的预防	星元医院	潘治军	市科技进步奖	3	2009
24. 婴儿颅内出血微创治疗的临床研究	星元医院	贺 波	市科技进步奖	1	2009
25. 坐立位经口电子支气管镜直视下镍钛合金支架植入术	星元医院	王建睿	市科技进步奖	3	2010
26. 高位颈段食管癌食管及喉部分切除残喉代食管手术	星元医院	王建睿	市科技进步奖	2	2010
27. 全麻喉罩三通导管联合高频喷射通气电子气管镜下小儿气管异物取出术	星元医院	王建睿	市科技进步奖	2	2011
28. 成人股骨干骨折延期内固定预防骨不连的临床应用研究	星元医院	潘治军	市科技进步奖	2	2011
29. 蓝牙动态脑电图在 HIE 的早期诊断的临床应用研究	星元医院	李慧荣	市科技进步奖	3	2011
30. 沐舒坦在预防、治疗新生儿呼吸窘迫综合征的临床应用研究	星元医院	李慧荣	市科技进步奖	3	2011

项目名称	主要完成单位	主要负责人	获奖名称	奖励等级	获得年度
31. 危重症婴幼儿长期经口气管插管呼吸机依赖等疾病的临床护理研究	星元医院	高翠莲	市科技进步奖	3	2011
32. 创面封闭联合长强穴埋线治疗肛门病术后疼痛研究	星元医院	张稳存	市科技进步奖	2	2011
33. 应用弹性钩钢板手术治疗髋臼后壁粉碎性骨折	星元医院	邢永军	市科技进步奖	3	2011
34. 负压封闭引流在骨筋膜室综合征减压中的应用	星元医院	王彦东	市科技进步奖	3	2011
35. 不同麻醉方法用于婴幼儿腹部手术的对比研究	星元医院	朱光先	市科技进步奖	3	2011
36. 超声心动图对合并高血压患者手术麻醉前心功能的评估分析	星元医院	朱光先	市科技进步奖	3	2011
37. 高能量骨折延期手术促进骨愈合的临床应用研究	星元医院	潘治军	市科技进步奖	1	2013
38. 清醒经鼻插管达咽部纤支镜引导在困难气道中的应用	星元医院	王雄	市科技进步奖	3	2013
39. 协同护理干预对脑卒中患者运动功能障碍恢复的影响	星元医院	贺艳霞	市科技进步奖	3	2013
40. 显微手术在输卵管复通术中的应用	星元医院	郑丽霞	市科技进步奖	3	2013
41. 应用铰链外固定架联合锚钉治疗肘关节骨折脱位并侧副韧带断裂	星元医院	邢永军	市科技进步奖	3	2013
42. 地区儿童微量元素、饮食及营养状况的调查研究	星元医院	高翠莲	市科技进步奖	3	2013
43. 钝针法改良肌间沟臂神经丛阻滞的临床研究	星元医院	陈焕林	市科技进步奖	3	2013
44. lepp 环形电切除术治疗宫颈内瘤样病忟 II III 级的疗效观察	市第四医院	郑丽霞等	市科学技术奖	3	2014
45. 智能有声挂图对脑卒中运动性失语患者语言康复训练效果的影响	市第四医院	贺艳霞等	市科学技术奖	2	2014
46. 脑脊液置换术在治疗小儿化脓性脑膜炎的临床应用	市第四医院	李慧荣等	市科学技术奖	2	2014
47. 小剂量异丙盼并芬大尼在胃镜检查中的应用	市第四医院	郭佳等	市科学技术奖	3	2014
48. 地奥司明片联合中药局部熏洗治疗痔急性发作	市第四医院	张稳存等	市科学技术奖	3	2014
49. 带套囊气管导管在 0 ～ 6 岁患儿全麻中的应用研究	市第四医院	陈焕林等	市科学技术奖	3	2014
50. 胸部 CT 呈大叶性肺炎改变的小儿肺炎支原体肺炎临床研究	市第四医院	郭春艳等	市科学技术奖	3	2014
51. 手术联合腹腔温热灌注化疗治疗进展期胃癌的临床研究	市第四医院	白卫兵等	市科学技术奖	3	2014

项目名称	主要完成单位	主要负责人	获奖名称	奖励等级	获得年度
52. 身材矮小儿童病因及治疗效果相关因素临床研究	市儿童医院、区人民医院	郭春艳	市科学技术奖	1	2015
53. 肱骨近端骨折微创手术治疗的临床应用研究	市第四医院	杨涛等	市科学技术奖	2	2015
54. 综合性康复训练对脑卒中患者肢体运动功能恢复的影响	市第四医院	贺艳霞等	市科学技术奖	2	2015
55. 缺血性眼病所致新生血管性青光眼临床治疗疗效研究	市第四医院	闫宏梅等	市科学技术奖	3	2015

2. 获取发明专利

表 8-3　榆林市卫生系统获取发明专利名录

专利名称	专利号	单位	主持人	年度
1. 空心组合式挂线探针	ZL 96235574.7	痔瘘医院	曹绥平	1996
2. 简易胸外心脏按压仪	ZL 02 2 62168.7	星元医院	贺海龙	2003
3. 心电图、心电监测背心式电极	ZL 03 2 19090.5	星元医院	贺海龙	2005
4. 仿生态熊蜂饲养室	ZL 2007 2 0156630.3	星元医院	杨学武	2008
5. 一次性新生儿腰穿针	ZL 2009 2 0033321.1	星元医院	贺波	2009
6. 小儿脑穿立体定位器	ZL 2009 2 0033176.1	星元医院	贺波	2009
7. 一次性脑穿针	ZL 2009 2 0033320.1	星元医院	贺波	2009
8. 小儿脑穿留置针	2012010500421070	星元医院	李慧荣	2011

3. 医学著作

表 8-4　医学著作名录

著作名称	单位	作者	职责	年度
1. 儿科误诊误治病例剖析	市儿童医院	贺波	主编	2002
2. 儿科疾病诊疗规范	市儿童医院	贺波	主编	2003
3. 医生日记	市儿童医院	贺波	主编	2005
4. 儿科疾病护理常规	市儿童医院	高翠莲	主编	2009
5. 实用新生儿临床诊疗	市儿童医院	李慧荣	主编	2012
6. 腹泻病现代诊断与治疗	市儿童医院	贺波	主编	2012
7. 实用儿科药物	市儿童医院	李慧荣	主编	2012
8. 儿科急危重症	市儿童医院	张艳萍	主编	2012
9. 药源性疾病防治手册	市儿童医院	李慧荣	主编	2013
10、榆林百年医粹		郭冠英	主编	2014

郭谦亨先生论著目录

一、专著

（一）《中医诊断学》（共 146.4 千字）

（二）《温病学》（共 186.1 千字）

（三）《温病述评》（共 515 千字）

（四）《中医教育实践录》（共 251 千字）

（五）《郭氏温病学》（共 666 千字）

二、主编的著作

（一）《中医多选题库——温病分册》（共 217）

（二）《中医问答题库——温病分册》（共 198）

（三）《温病卫气营血证侯动物实验研究》（共 185 千字）

（四）《中医药预防出血热研究》

三、合编的著作

（一）《全国高等医药院校统编教材——温病学》（四、五版）（共 259 千字）

（二）《全国高等医药院校中医教学参考丛书——温病学》（共 1112 千字）

（三）《孙思邈千金方研究》（共 1150 千字）

表 8-5　1977～2015 年榆林市获奖科研成果统计

单位名称	省级科技进步奖				市级科技进步奖				合计
	计	一等	二等	三等	计	一等	二等	三等	
星元医院	5			5	41	2	13	26	46
区人民医院	5	1	2	2	9	3	2	4	14
区中医院					2		1	1	2
痔瘘医院	1			1	3	1	1	1	4
计	11	1	2	8	55	6	17	32	66

4. 恶性肿瘤调查

为了摸清癌症在榆林县的发病规律、分布状况和病情底数，根据榆林地区 1976 年 4 月 28 日下发的榆地区发（1976）22 号文件精神，于 1976 年 5 月 25 日至 6 月底，在中共榆林县委、县政府的重视下，由县卫生局抽调 89 名医务工作者，在广大赤脚医生配合下，在全县范围内进行了 1973～1975 年三年恶性肿瘤死亡回顾调查，其结果为：

三年累计人口 752618 人，男 386216 人，女 366402 人。三年总死亡人数 6441 人，其中因恶性肿瘤死亡共 881 人，占总死亡人数的 13.68%，恶性肿瘤死亡率为 114.53/10 万。其中胃癌、食管癌、肝癌占全部恶性肿瘤总数的 76.6%，胃癌、肝癌分别居全省第 3 位，食管癌居全省第 24 位。

性别死亡率：男 148.98/10 万，女 114.53/10 万，男：女 1.3：1.0。男性前三位是胃癌、食管癌、肝癌，占 68.4%；女性前三位是胃癌、食管癌、宫颈癌，占 70.8%。

年龄别死亡率：除白血病外，其他各种恶性肿瘤死亡率均随着年龄的增加而升高，其中以 75～79 岁组最高，1374.02/10 万，其次 70～74 岁组，896.98/10 万，再次 65～69 岁组，785.40/10 万。

地区分布：城关 129.37/10 万；丘陵山区刘千河 108.86/10 万，安崖 110.99/10 万；草滩地区补浪河 72.99/10 万，岔河则 66.73/10 万，刘官寨 62.39/10 万。

前十位死因序次：恶性肿瘤死亡率 114.53/10 万，仅次于呼吸系疾病 125.06/10 万居第二位，第三位是传染病 107.24/10 万，第四位是其他心血管疾病 104.00/10 万，第五位是外伤、中毒及意外死亡 95.94/10 万，第六位是新生儿疾病 74.62/10 万，第七位是消化系疾病 64.61/10 万，第八位是脑血管疾病 45.40/10 万，第九位是结核病 24.83/10 万，第十位是泌尿生殖系疾病 21.97/10 万。

表 8-6　1976 年榆林县恶性肿瘤三年回顾调查癌变部位分类死亡率

恶性肿瘤名称	例数	死亡率（例/10 万）	标化率（例/10 万）
胃癌	339	45.04	38.5
食管癌	217	28.83	24.6
肝癌	119	15.81	13.5
宫颈癌	62	8.24	7.0
直肠癌	26	3.45	2.9
肺癌	19	2.52	2.2
白血病	17	2.26	1.7
乳腺癌	12	1.59	1.4
鼻咽癌	7	0.93	0.8
肠癌	7	0.93	0.8
脑癌	7	0.98	0.8
膀胱癌	6	0.80	0.7
淋巴瘤	4	0.53	0.5
绒癌	3	0.40	0.3
阴茎癌	2	0.27	0.2
其他癌	34	4.52	3.9
合计	881	114.53	

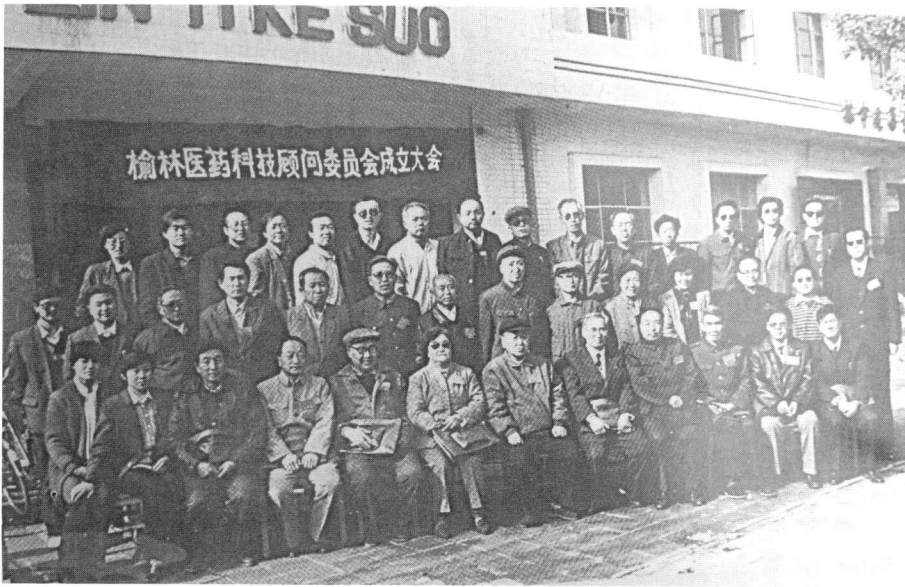

图 8-1　1988 年榆林县医药科技顾问委员会成立

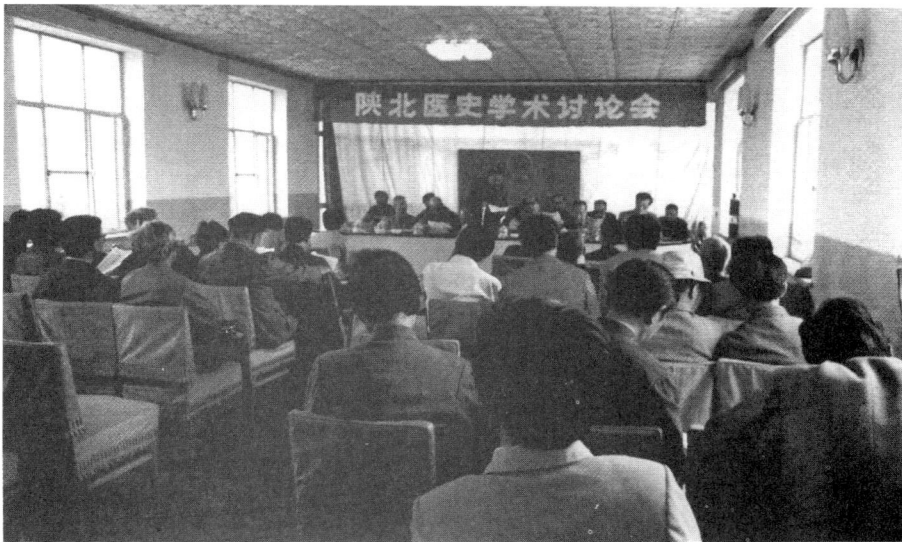

图 8-2　1986 年榆林地区卫生局主办，榆林医科所承办"陕北医史学术研讨会"

第九篇　基层卫生篇

　　基层卫生始于民国年间农村疫情报告，1949 年中华人民共和国建立之后，迅速组建区、乡卫生所，1955 年开展农村不脱产卫生保健员、接生员培训工作，在孟家湾、金鸡滩、马合、巴拉素、双山（现麻黄梁）、牛家梁等地的边远乡村相继开办村级保健站。1958 年基本形成以县级医疗卫生机构为指导中心，以乡镇卫生院为枢纽，以村卫生室为基础的三级医疗、预防、保健网络，承担着农村常见病、多发病、地方病的防治和卫生防疫、妇幼保健的各项任务。1965 年为了落实毛泽东主席"把医疗卫生工作的重点放到农村去"的指示，全县先后办起村级保健站 86 个。1970 年开始推行合作医疗制度，1977 年 99% 以上的农村实行合作医疗。1989 年组织实施"人人享有初级卫生保健"，始建 4 个街道办事处防保组。2007 年城市创建社医卫生服务体系，农村实施新型合作医疗制度。2009 年在社区启动公共卫生均等化服务项目，2012 年扩大至农村各乡镇，2015 年达到全覆盖。

第一章　农村卫生

第一节　乡镇卫生

1. 机构床位人员状况

1947 年镇川设立县卫生院。1951 年镇川首建区卫生所，有医生 1 人。1952 年机构增至 5 个，床位 5 张。1958 年机构增至 40 个，床位 39 张。1965 年机构 32 个，床位 47 张。1997 年，9 个中心卫生院有卫技人员 94 人（中级 9 人、初级 85 人），床位 134 张。19 个卫生院有卫技人员 91 人（中级 11 人、初级 91 人），床 100 张。农村每千人口拥有卫技人员 0.6 人，每千人拥有床位数 0.8 张。2013 年榆阳区行政区划整合，设镇卫生院 15 个、乡卫生院 6 个、办事处卫生分院 6 个，但因机构准入许可没有变更，故仍沿用原名称。2015 年，全区有镇卫生院 14 个、乡卫生院 5 个，办事处卫生分院 5 个。有床位 317 张，编制人数 313 人，在岗工作人员 388 人，其中卫生技术人员 319 人。共有执业医师 88 人，执业助理医师 20 人，注册护士 65 人，药剂师 15 人，技师 28 人，其中检验师 17 人，其他 103 人，管理人员 36 人，工勤人员 33 人。

2. 医疗设备

20 世纪 50 年代，各区、乡卫生所的医疗器件仅有听诊器、血压计、体温表。60 年代，各公社医院（卫生院）设备有所改善，配备了手提式高压消毒锅、"红医手术刀包"等，部分公社医院可实施清创、缝合、骨折复位、固定、阑尾切除、人工流产等手术。1974 年，地段医院、公社卫生院装备了 X 光机，显微镜，手术床。从 1975 年开始，逐步配齐卫生部规定的 8 种医疗器械（X 光机、显微镜、高压消毒器、手术床、无影灯、麻醉机、计划生育 4 种器械和手术刀包）的地段医院共有 5 所，公社卫生院 2 所。尚未配齐的，主要是缺无影灯和麻醉机。1977 年全区农村地段医院其中配齐 5 种医疗设备（X 光机、手术器械、计划生育手术器械、显微镜、高压消毒器）的有 9 所。公社卫生院，已配齐五种器械的 7 个。1968～1973 年，贯彻毛泽东主席"把医疗卫生工作的重点放到农村去"的指示，先后为地段医院配置了 X 光机、显微镜、电冰箱、急腹症手术器械等设备，使各地段医院从医疗技术、设施、设备等方面都有较大发展。到 1977 年镇川、清泉、余兴庄、巴拉素医院都设有门诊、住院部及内、外、妇产、五官等诊室，有 x 光机、检验等设备。1980～1989 年装备计划免疫冷键设备。1993 年全市 9 个地段医院手术床 12 台，无影灯 6 台，X 光机 9 台，显徽镜 13 台，还有手术器械、消毒器、氧气瓶等设备。2010 年，全区乡镇（中心）卫生院都配置有 100MAX 光机、B 超、心电图仪、半自动生化分析仪，多功能手术床、妇科检查床等共 30 多台件，总价值 300 多万元，均达到国家标准化建设要求。

3. 医疗技术

1947 年，镇川县卫生院在镇川、清泉、上盐湾、鱼河等地运用西医西药治病。20 世纪 50 年代，各区、乡卫生所只能治疗一般常见病，外科仅能进行一些小缝合手术，对疑难重病患者只能转送县城医院或等待县上下乡的巡回医疗队诊治，遇到急腹症患者和重危病人，束手无策。60 年代，各公社医院（卫生院）设备改善，并陆续分配来一些大专院校毕业的医务人员，常见病、多发病和一些传染病患者均可在本公社医院（卫生院）得到较好的治疗，并可实施清创、缝合、骨折复位、固定、阑尾切除、人工流产等手术。20 世纪 60 年代末～70 年代初，贯彻毛主席"把医疗卫生工作的重点放到农村去"的指示，相继将 67 名大专院校毕业的医务人员分配到各公社医院（卫生院），将 86 名城市医院的医生骨干下放到镇川、清泉、余兴庄，安崖、巴拉索等地段医院及其他公社卫生院，同时先后为这些地段医院配置了 X 光机、显微镜、急腹症手术器械等。1968 年，镇川、安崖、巴拉素地段医院开展了肠梗阻、阑尾切除等手术及血液、尿液、粪便三大常规化验。1972 年余兴庄、清泉、鱼河地段医院也相继开展疝气修补、阑尾切除、肠梗阻、剖腹产等手术及三大常规化验。1987 年后，全市 9 个地段医院及金鸡滩、补浪河卫生院均开展下腹手术及三大常规化验，镇川、安崖、巴拉素地段医院可行胃部分切除、胃修补术等。在内科方面，各地段医院和乡镇卫生院都可以用扩血管药物抢救休克，对"三衰"病人均可进行有效的抢救治疗。对小儿均可采用小儿头皮静脉补液、给药治疗。1990～2005 年，由于乡镇卫生院管理下放到乡镇政府，财政困难、卫生院实行承包制等诸多原因，乡镇卫生院的医疗技术水平跌落低谷。2005 年全区乡镇卫生院院长参加了市卫生局举办的业务技术及管理培训班，并为每个乡镇卫生院培训了传染病主检医师 1 名。2006 年为每个乡镇卫生院培训急救急诊医师 1 名。2007～2009 年，市卫生局先后举办各种培训班和提高班，对全区乡镇卫生院内科医师、B 超（含心电）、放射、检验、中医医师、儿科医师进行了专业培训，并分期分批对乡村医生进行培训。2010 年通过考试，招聘了 27 名医技人员。同时加强卫技人员岗位学习和在职培训，送出长期进修 30 人，短期培训 300 多人次。2012 年，补充招聘大专毕业生 37 名，9 月份与 51 名应届大学本科生签订了就业协议，为乡镇卫生院招聘 30～50 名专科毕业生。2013 年制定了未来五年人才发展规划。全年通过全省定向招聘医学类本科毕业生和全区事业单位公开招聘，给乡镇卫生院充实了 64 名医学类毕业生。对 24 名乡镇卫生院院长参加了全省院长管理培训，对全区 280 名村医分四期进行为期 12 天的集中培训。在区域卫生工作调查中，乡镇卫生院共有卫技人员 351 人，其中高级职称 11 人，中级职称 62 人，初级职称 278 人。2012 年乡镇卫生院支付工资 112.5 万元，农村卫生队伍得到巩固和发展。到 2015 年，农村卫生工作的服务能力和服务水平有了明显提高。

第二节　村级卫生

　　1955 年开展农村不脱产卫生保健员、接生员培训工作，在孟家湾、金鸡滩、马合、巴拉素、双山（现麻黄梁）、牛家梁等地的边远乡村相继开办村级保健站。至 1965 年全县先后办起村保健站 86 个。1969 年全县推广农村合作医疗站和"赤脚医生"经验，1979 年全县合作医疗站发展至 361 个，有赤脚医生" 675 人，共设中、西药房 418 个。1986 年，全县农村合作医疗站几乎全部改为由乡村医生个体承包加补贴形式的村卫生保健站（所），年底全县有村级保健站（所）共 410 个，有医务人员 505 人。1992 年，全市 464 个村级保健站（所）中有 80% 的达到乡级卫生院的医疗水平。1999 年村保健站更名为村卫生室，并进行标准化建设，村卫生室发展到 476 个，有乡村医生 622 人。2008 年有 276 所村卫生室，基本达到三室分离，甲级卫生室达到 60%。2015 年有村卫生室 444 个，其中规范化建设的村卫生室 220 个，乡村医生 497 人，其中有执业医师 9 人、助理执业医师 35 人、持证乡村医师 342 人。均可应用西医西药或中西医结合为患者治疗疾病及开展预防保健工作。

第二章 城市社区卫生

第一节 社区卫生服务中心

1. 机构床位人员状况

2007 年前，榆林城镇社区卫生主要依托县医院、妇幼保健站（院）和街道办事处防保所、个体诊所等进行疾病防治、健康检查、预防保健和卫生宣传教育。2002 年榆阳区榆阳医院和榆林医专附属医院开展社区卫生服务试点工作。2003 年 1 月 16 日，榆阳区制定了《社区卫生服务发展规划》。2004 年 9 月 21 日，榆阳医院始设社区卫生服务中心。2007 年，榆林市列为全省社区卫生服务重点建设城市之一。根据市政府《榆林市城市社区卫生服务机构设置规划》精神，榆阳区人民政府成立了社区卫生服务建设领导小组，出台了《关于发展城市社区卫生服务的实施意见》和《榆阳区城市社区卫生服务机构设置规划的通知》、《关于榆阳区社区卫生服务机构的批复》。11 月 9 日，榆阳区政府召开了有 280 多人参加的"榆阳区城市社区卫生服务工作启动大会"，为 7 个社区卫生服务中心授牌。2008 年先后为 7 个社区卫生服务中心核定事业编制 140 名，有 16 名临床执业医师、21 名护士完成社区全科医师转岗培训。7 个街道办事处社区卫生服务机构达到全覆盖。2010 年，全面完成 7 个社区卫生服务中心规范化建设，其中新建 3 个、医院转型 4 个。2012 年，为社区机构增加 51 人。2014 年，7 个社区卫生服务中心共设床位 123 张，人员 204 人，其中：卫生技术人员 164 人，有执业（助理）医师 52 人。2015 年为社区卫生服务中心招聘了 114 名协管员。

2. 医疗设备

7 个社区卫生服务中心根据工作需要，配备了彩色 B 超仪、500 毫安 X 光机、全自动生化分析仪、五分类血球计数仪、24 小时动态心电监护仪、红外线乳腺治疗仪、心电图机、呼吸机、儿童治理发展评价系统、臭氧妇科治疗仪、壁挂式全科诊断仪、血红蛋白仪、救护车等设备。

3. 运行情况

2003 年 9 月 8 日至 12 日，榆阳区卫生局组织有关人员及试点医院院长考察学习了西安市、铜川市和宝鸡市的社区卫生服务建设工作。试点单位全年共完成入户调查 13122 户，调查 32198 人，建立家庭档案 11299 份，签订入网合同 1724 份。2007 年 11 月，7 个社区卫生服务中心和 28 个社区卫生服务站启动工作，对城区居民进行入户摸底调查。

2008 年，在摸底工作的基础上，建立居民健康档案，并对慢性病（高血压、Ⅱ型糖尿病）、65 岁以上老年人、6 岁以下儿童、孕产妇等重点人群发放"服务圈"，开展一般性体检、随访、心理咨询和健康教育工作，社区卫生服务覆盖率达 65%。

2009 年，城区常驻居民建立健康档案 194175 人，建档率达到 67%。为了加强管理，投入 300 多万元，首创研发了全国比较先进的信息管理软件，即"榆阳区社区应用接入系统"和"榆阳区公共卫生服务证"，将居民健康档案和重点人群管理信息全部录入电脑，用互联网通过服务器架构的集中式应用平台，实现了各社区卫生服务机构的服务信息共享，获得陕西省城市社区卫生工作领导小组奖励，并在全省社区卫生服务工作会上介绍了经验。

2009 年，榆阳区卫生局和上郡路社区卫生服务中心分别被省卫生厅评为社区卫生服务工作先进集体。

2012 年，上郡路社区卫生服务中心被国家卫生部评为全国示范社区卫生服务中心。

第二节　社区卫生服务站

2007 年在建设社区卫生服务中心的同时，批准成立社区卫生服务站 30 个，其中 1 个是公立医疗机构（区妇幼保健院）办社区卫生服务站，其余 29 个全部由个人诊所和药店转型为社区卫生服务站，采取政府购买公共卫生服务的方式，承担辖区居民的公共卫生服务工作。

2010 年全面完成 30 个社区卫生服务站标准化建设，并为每站配备了 B 超仪、半自动生化分析仪、血球计数仪、24 小时动态心电监护仪、心电图机、呼吸机、儿童治理发展评价系统、壁挂式全科诊断仪、血红蛋白仪等医疗设备，价值 20 多万元

2015 年 30 个社区卫生服务站有人员 337 人，其中：卫生技术人员 297 人，执业（助理）医师 63 人，诊疗患者 51.76 万人次，医师日均担负诊疗 33.4 人次。

第三节　保障措施

1. 经费保障

从 2007 年起，中、省、市、区财政按照常住人口每人每年 I4 元标准预算安排社区公共卫生服务经费，其中央财政 4 元，省财政 2 元，市财政 4 元、区财政 4 元。2008 年区辖公共卫生服务经费按 19 万人，人均 14 元标准补助。2009 年陕西省公共卫生服务补助提高到人均 21.5 元。榆阳区根据工作情况，按 2007 年摸底人数每人 2 元进行补助。

2008 年～2009 年按服务人口和项目考核兑现补助经费，各占 50%。2007～2009 年共兑现补助经费 773 万元。

2007～2008 年，区政府先后为 7 个社区卫生服务中心落实工作启动经费 128 万元。财政每年对社区卫生服务机构聘用人员补助工资 90 余万元，保障了人员相对稳定。

2007～2010 年，省、市、区三级财政安排社区卫生服务体系建设经费 3427.64 万元；

2009～2010 年，中央扩大内需，中、省、市、区财政安排社区建设建设经费 1723 万元，累计投入基础设施建设经费 3590.71 万元，其中设备投入 1431 万元。总计 5150.64 万元。至此，区财政对社区卫生经费的投入进入常态化。

2. 政策保障

2008 年底之前，市劳动社保局把社区卫生服务机构纳入市、区城镇职工和居民基本医疗保险定点医疗机构，将家庭病床等符合规定的社区卫生服务项目列入基本医疗保险范围，降低居民社区就医个人支付标准，提高社区卫生服务机构就诊费用报销比例，引导参保人员在社区就医。财政局对社区卫生服务机构安装医保设备给予了经费补助。

第三章　合作医疗

第一节　合作医疗

早在 20 世纪 60 年代形成的农村合作医疗，随着国家经济体制改革不断深化，至 20 世纪 80 年代，榆阳区仅有少数村办企业条件较好、经济来源较为充裕的村仍坚持集体办合作医疗。1991 年、1997 年全市两次恢复和发展农村合作医疗，尽管各级政府和卫生部门均较重视，但由于投入不足，村卫生室基础设施欠缺，卫生人员业务素质参差不齐，农民群众得不到实惠，故合作医疗仍是起落不定，最终难以发展。

1955 年，榆林县开展农村不脱产卫生保健员、接生员培训工作，在孟家湾、金鸡滩、马合、巴拉素、双山、牛家梁等地的边远乡村相继开办村级保健站。

1958 年榆林县基本做到了社社有"两员一站"(卫生员、接生员、保健站)，农村医疗预防网基本形成。部分保健站实行本队社员看病免收出诊费、诊断费和注射费等，仅收药品成本费。

1965 年 6 月 26 日，为了落实毛泽东主席"把医疗卫生工作的重点放到农村去"的指示，全县先后办起大队保健站 86 个。

1970 年，中共中央（1970）2 号、49 号文件指出，"合作医疗和赤脚医生是贫下中农依靠集体力量，同疾病作斗争的伟大创举"，文件要求各地普及合作医疗，充分发挥赤脚医生出的作用。积极推广农村合作医疗站和"赤脚医生"经验，首先在牛家梁、镇川等公社办起了大队合作医疗站。

1976 年榆林县岔河则公社共有 7 个大队，队队办起了合作医疗站，拥有资金 15688 元，资金最少的站都有 1500 元，最多的 4500 元，站站都有中药房。七个站中有两个免费 50%，三个免费 30%，两个免费 20%。全公社种植中草药 174 亩，以枸杞、冬花为主，供自用外，每年收入两万元左右，平均每年采集蒲公英、败酱草、麻黄等十几种中草药 5 万斤，收入 1 万 5 千元。全公社有赤脚医生 17 名，经过半年或一年以上培训大都可以防治一般农村常见病、多发病。三分之二的赤脚医生达到了中技水平，成为全地区的典型之一。

1977 年，99% 以上的农村实行合作医疗。在方法上，一种是免四费收一费（免挂号费、诊断费、坐诊费、注射费，收取药品费）。一种是个人出一点，大队公益金出部分。门诊、住院按比例报销。为巩固发展合作医疗制度，全县广大农村采取三自（自种、自制、自用）三土（土医、土方、土法）一新（新医疗法；平针、头针、针灸）方针办合作医疗。使合作医疗大有起色。

1979 年县卫校举办赤脚医生培训班，同时对赤脚医生普遍进行了业务考核，卫生行政部门对每个赤脚医生建立了档案卡。

20 世纪 80 年代，全区农村实行联产家庭承包责任制，农村合作医疗形式发生变化，出现了多种形式并存的医疗制度，农村个体卫生所大幅度增加，合作医疗制度有名无实。

第二节　新型农村合作医疗

新型农村合作医疗制度（简称新农合），是由政府组织、引导、支持，农民自愿参加，个人、集体和政府多方筹资，以大病统筹为主的农民医疗互助共济制度。

2006 年 10 月，榆阳区被省政府正式批准列入新型农村合作医疗试点单位。2007 年 2 月 8 日，成立了榆阳区新型农村合作医疗办公室，负责全区新型农村合作医疗制度的施行。榆阳区新型农村合作医疗工作启动后，各乡镇政府和卫生院也成立新型农村合作医疗工作相应的组织机构，负责农民筹资和具体的医疗保障工作。

1. 运行情况

参合筹资与资金使用情况：榆阳区参加新型合作医疗基金来源是各级财政补贴和参加合作医疗的农民缴纳。随着农民对新型农村合作医疗政策优越性的认识提高，参合农民逐年增加。参合农民 2007 年为 260725 人，2015 年为 341499 人，增加 8 万多人。筹资标准 2007 年为每人 50 元，2015 年为每人 500 元，增加了 450 元，其中财政补贴部分增加 380 元，而个人缴纳部分仅增加 70 元。

2006 年 12 月 26 日，出台了《榆阳区新型农村合作医疗管理暂行办法》《榆阳区新型农村合作医疗实施方案》，按照"以收定支，收支平衡，略有结余，保障适度"的原则，资金使用率 2007 年为 90.78%，2015 年为 106.12%，提高了 15 个百分点。农民受益面从 2007 年的 3.80% 提高到 2015 年的 185.02%，提高了 181 个百分点。祥见表 9-2。

表 9-1　2007 ～ 2015 年榆阳区新农合筹资及资金使用情况一览表

年份	参合情况		筹资情况				基金使用率（%）	受益面（%）	账本基金使用率
	参合人数	参合率（%）	筹资标准（元）	财政补贴（元）	个人缴纳元	筹资总额（万元）			
2007	260725	86.24	50	40	10	1303.63	90.78	3.85	76.80
2008	276036	92.60	90	80	10	2484.32	88.02	5.76	88.61
2009	288179	92.80	100	90	10	2881.79	107.51	13.87	99.84
2010	301323	93.80	150	130	20	4519.85	101.68	24.12	86.34
2011	309668	96.20	300	270	30	9290.04	79.65	22.07	69.95
2012	318235	96.16	350	300	50	11138.23	105.78	69.36	76.04

年份	参合情况		筹资情况				基金使用率（%）	受益面（%）	账本基金使用率
	参合人数	参合率（%）	筹资标准（元）	财政补贴（元）	个人缴纳元	筹资总额（万元）			
2013	329617	96.36	415	350	65	13679.11	113.55	119.95	103.31
2014	336545	97.58	480	400	80	16155.60	109.89	161.47	97.56
2015	341499	98.17	500	420	80	17074.95	106.12	185.02	99.50
合计	2761827					78527.52			

定点医疗机构设置情况：合作医疗定点医疗机构是为参合农民提供基本医疗服务的机构，其主要单位是政府举办的取得《医疗机构执业许可证》非营利性医疗机构。

2007年，榆阳区卫生局制定《榆阳区新型农村合作医疗定点医疗机构管理细则（试行）》，2月3日，榆区政卫发【2007】18号《关于确定榆阳区新型农村合作医疗首批定点医疗机构的通知》，确定首批定点医疗机构31家，均为公立医院。辖区定点医疗机构与区农合办签订服务协议，实行协议责任管理。

2010年，7个社区卫生服务中心和25所乡镇卫生院全面启动新农合定点服务。榆阳区共有55所定点医疗机构，其中区属公立医院6所、民办医院17所、乡镇卫生院25所、社区卫生服务中心7所，与榆林市内11个县级定点医疗机构实行互认报销补助制度，市级定点机构全市公认。

2011年3月12日至3月18日，通过对全区80多家社区卫生服务站和村卫生室进行了初审，拟定65家符合条件的社区卫生服务站和村卫生室为首批开展村级门诊统筹试点，并配备电脑65台，10月8日正式启动了社区卫生服务站、村卫生室门诊统筹。

参合农民受益情况：参加合作医疗的农民，无论门诊或住院，实际发生的医疗费用，只要符合合作医疗相关规定，均可获得一定比例的补偿。

2007年制定出台了《榆阳区新型农村合作医疗单病种定额补助标准》《榆阳区新型农村合作医疗暂定门诊慢性疾病种类及最高限额补助标准》《榆阳区新型农村合作医疗药品特殊医用材料使用和特殊检查管理制度》《榆阳区新型农村合作医疗基本用药目录（试行）》《榆阳区新型农村合作医疗住院病种目录（试行）》《榆阳区新型农村合作医疗单病种入出院判定标准》等规范性文件，非单病种住院按医疗机构级别实行分段按比例报销；单病种住院补偿高于非单病种。15种单病种实行实额补助，7种特殊慢性病实行限额内按比例报销。年度内每户最高补2万元。

2008年7月1日，对《榆阳区新型农村合作医疗单病种定额补助标准》进行了修订。新方案从单病种、非单病种、门诊重大慢病几个方面做了较大调整。单病种增加到30种，并在市级定点医院也推行了单病种定额付费模式。同时降低了乡镇卫生院起付线，提高了各级定点医疗机构的报销比例。住院非单病种，省级定点医院不再设起付线，统一设起报点，三级医院为5000元，二级医院为3500元；14岁以下患者，三级医院为3000元，二级医院为2100元；超过起报点的报销比例均为40%。市内定点医院的起报点分别为：市级800元，区级300元，乡级80元。超过起报点报销比例为：市级45%，区级60%，乡级70%，不用分段按比例补助。封顶线仍执行每户每年报销总额不超2万元。单病种增30种；门诊特殊慢性病分Ⅰ、Ⅱ两类，共15种，报销比例为40%，最高限额为Ⅰ类4000元，Ⅱ类1000元。

2009 年修订下发了《关于加强对参合农民外伤住院患者管理的通知》。从 5 月 1 日起，住院执行 2008 年方案，乡镇卫生院陆续启动门诊统筹报销工作。同时启动了孕产妇免费住院分娩补助项目，该项目办设在区妇幼保健院，分娩费用分别由新农合和项目办承担。具体为：区级以上医疗机构剖宫产限价 2550 元，农合办报 1020 元，项目办补 1530 元；区级以下医疗机构阴式分娩限价 900 元，农合办补 360 元，项目办补 540 元。

2010 年，随着筹资水平的增加，及时对住院补偿方案进行了调整和完善。住院报销比例乡级由 70% 提高到 80%，区级由 60% 提高到 65%；住院补偿封顶线由每户每年 2 万元提高到 3 万元；新增单病种 12 种，总数达 42 种；放宽了部分用药或用材、大型医疗设备检查的限制；调整了外伤患者的补偿政策，简化了审批手续，扩大了补偿范围。参合外伤患者符合补偿政策的，其补偿比例较其他病种降低 10%（属单病种的，按定额结算），此项调整，是市卫生局批准在榆阳区进行试点；门诊慢病数量和范围由原来的 15 种增为 30 种，并提高了补偿封顶线。2007 ～ 2015 年榆阳区参合农民补偿 199.82 万人次，补偿金额为 81650.73 万元。祥见表 9-2。

表 9-2　2007-2015 年榆阳区社区新农合参合农民补偿情况一览表

年份	补偿总数		住院		门诊统筹		门诊慢病		二次大病救助	
	补偿人次	补偿金额	补偿人次	补偿金额	补偿人次	补偿金额	补偿人次	补偿金额	补偿	补偿金额
2007	10025	1183.46	9945	1176.24	-	-	80	7.22	820	238.35
2008	15893	2186.58	15450	2135.48	-	-	443	51.1	1389	202.90
2009	39981	3098.13	21180	2947.28	17953	54.22	848	96.63	-	-
2010	72671	4595.85	24535	4309.68	46965	138.78	1171	147.39	-	-
2011	68350	7399.42	26314	6329.79	40098	108.77	1938	241.30	343	719.56
2012	220715	11781.68	33909	10000.52	185169	587.36	1637	307.16	444	886.24
2013	395361	15532.62	39538	13039.07	352778	1206.46	3045	638.74	343	648.35
2014	543414	17753.13	41638	14261.13	490735	1808.89	11041	828.95	533	854.16
2015	631832	18119.86	40560	13630.19	547605	1972.56	43667	1423.85	683	1093.26
合计	1998242	81650.73	253069	67829.38	1681303	5877.04	63870	3742.34	2346	4201.57

特殊补偿政策：对参合五保户、特困户、残疾人等特殊（弱势）群体参加合作医疗的，其个人应缴纳的资金，由民政部门解决；对独生子女户、双女结扎户等计划生育优待户参加合作医疗的，其个人应缴纳的资金，由计划生育部门解决；凡是参加合作医疗的孕产妇住院分娩，减免基本分娩费用，其新生儿随母享受当年新农合医疗补偿待遇；特殊疾病、慢性病常年门诊治疗的，如肿瘤、再生障碍性贫血、肝硬化、老年慢性支气管炎、尿毒症等疾病，可在合作医疗基本用药目录以内，每年享受一定的补偿。

2007 年农村计划生育户在乡镇卫生院住院正常分娩，全部减免，由专项资金补助 400 元；在区属定点医疗机构住院分娩，个人负担 100 元，专项资金补助 500 元。落实了计划生育优惠政策，提高了住院分娩率。

2008 年，农村计划生育户在乡镇卫生院住院正常分娩，全部减免。

2009 年 5 月 10 日，农村孕产妇住院分娩实现了基本费用全免费。并根据区人大代表建议，开展了农村已婚参合妇女健康体检工作，共完成体检 20226 人，共检出患病人数 14457 人，患病率高达 71.5%；检出疾病病种 60 种，其中有 39 人经上级医院进一步检查，确诊为妇科癌症。

2013 年，配合健康榆林人寿保险公司救助大病患者 349 人、兑现救助资金 657.1326 万元。补偿大病救助遗漏资金 64 人、兑付救助资金 242769 元。

2. 监督管理

2006 年 12 月下旬，在成立了榆阳区新型农村合作医疗管理委员会的同时，成立了新型农村合作医疗监督委员会、新型农村合作医疗技术指导委员会，依据有关法律、规定、规范、规程，对新型农村合作医疗的实施进行监督管理、审核、审计等。

2010 年榆阳区新型农村合作医疗办公室下发了《关于榆阳区新农合制度运行监测试点工作相关事项的通知》，4 月 2 日召集各监测点工作人员进行了业务培训，启动了全区新农合制度运行情况的监测工作。5 月 21 日卫生局印发了《榆阳区新农合定点医疗机构考核实施方案（试行）》，对各定点医疗机构进行定期考核。为了控制医疗费用不合理上涨，把稽查工作列入年度考核，并与绩效工资挂钩兑现奖罚，强化了定点医疗机构的监管。出台了《榆阳区新农合定点医疗机构考核实施方案（试行）》，每月对次均医疗费用、控制指标进行统计分析，按季进行排序、通报。全年专项检查 2 次、抽查 50 余所定点医疗机构，床头核对参合住院患者 1600 余例，抽查报送病历和费用清单 1500 余份，电话随访出院患者 2100 余例。对发现有挂床、"四不合理"现象的定点医疗机构 41 个，涉及患者 223 人次，直接扣除拨付金 46385 元。

2011 年起，新型农村合作医疗制度实行市级"六统一"，即：统一筹资标准，统一组织管理，统一基金管理，统一补偿方案，统一服务管理，统一信息化管理。

2012 年全面推行新农合门诊统筹总额预付模式，由"要我控制费用"向"我要控制费用"转变。在 25 个乡镇卫生院、7 个社区卫生服务中心和 13 个村卫生室启动了门诊统筹工作，并全部实现了网络结算。

2013 年 9 月 27 日，区卫生局组织召开专门的新农合工作会议，下发了《关于进一步加强对新农合住院患者管理的通知》，提出了控费的八项具体措施和要求。结合市级"百日大检查"活动，全年按计划考核市、区、乡、村各级定点医疗机构 4 次，不定期抽查挂床 7 次。抽调专家 20 名，评审病历 1 天。全年扣除拨付资金 60011 元、暂扣当月补偿款 298003 元，诫勉谈话 5 所，警告 3 所，挂牌管理 6 所，暂停定点资格 7 所，取消定点资格 3 所。

推行了"一站式"服务，提高办事效率。健全了业务大厅"一站式"服务功能，设立了"补办合疗卡""人保大病救助""业务审核结算""慢性病审核结算"等 6 个窗口，兼容了所有业务的便捷功能，安装了扩音器、满意度测评器、电子显示屏。10 月，接受了"陕西省 2012 年度创建人民群众满意基层单位""榆林市 2012 年度创建人民群众满意基层单位"的回访检查。

2014 年出台了《榆阳区 2014 年新农合住院支付制度改革试行方案》，于 2014 年 10 月 1 日时间起执行。实现了参合信息网络登记、网络审核，参合信息和资料更加规范、更加完整、更加准确。对"挂床""不合理收费""病历书写不及时"等行为进行了重点稽查，扣除拨付资金 21.46 万元，第二季度对执行新农合制度不严的 6 所乡镇卫生院进行了诫勉谈话。专题整顿规范培训社区卫生服务站 28 所、村卫生室 3 所，暂停定点资格 8 所。加大了各定点每月报账审核稽查力度，共扣除不合理费用 29.32 万元。扣除基金违约金 25000 元。

2015 年，辖区内各级定点医疗机构开通了门诊慢性病的"直通车"补偿。10 月 1 日，推行了以"住院人次定额付费"为主的综合改革以后，住院人次、次均住院费用上涨的势头得到了有效遏制，自我控费意识明显增强，各级医疗机构住院人次均呈现不同程度的下降，次均住院费用除二级医疗机构略有上涨外，其他均呈下降态势。尤其是乡镇卫生院次均住院费用、住院率下降较为明显。对"挂床""不合理收费""病历书写不及时"等行为进行了重点稽查，扣除拨付资金 240610 元，对 27 所定点医疗机构负责人进行诫勉谈话，暂停新农合补偿 9 所，取消定点资格 1 所。

第四章　初级卫生保健

第一节　目标与任务

世界卫生组织提出："2000 年人人事有卫生保健"的全球战略目标和推行初级卫生保健的基本策略。I986 年，中国政府声明承诺这一目标。1988 年 10 月，时任国务院总理李鹏明确表示，将这一目标列为全社会经济发展总体目标组成郡分，专门制定了《中国农村实现 2000 年人人享有卫生保健的规划目标》，提出 14 项任务指标和分阶段达标构想，1978 年"阿拉木图"宣言提出的主要任务有：①对当前的主要卫生问题以预防和控制的方法进行健康教育；②改善食品供应和营养；③提供安全饮用水和改善环境卫生；④开展妇幼卫生保健（包括计划生育）；⑤主要传染病免疫接种；⑥预防和控制地方病；⑦妥善处理常见病和伤残；⑧促进精神卫生；⑨提供基本药物。

表 9-3　1989 年榆林市"2000 年人人享有卫生保健"最低限标准

初级卫生保健指标	不同经济地区最低限标准		
	贫困	温饱	宽裕
1. 把初级卫生保健纳入县、乡（镇）政府的目标和当地的社会经济发展计划（%）	100	100	100
2. 县政府卫生事业拨款占年度财政支出的比例（%）	8	8	8
3. 健康教育普及率（%）	50	65	80
4.（1）行政村卫生室覆盖率（%）	90	95	100
（2）甲级卫生室占村卫生室比例（%）	30	50	70
5. 集资医疗覆盖率（%）	70	70	70
6. "安全水"普及率（%）	60	70	80
7. 卫生厕所普及率（%）	50	60	70
8. 县、乡（镇）、村办工业企业有害作业点合格率（%）	80	80	80
9. 食品达食品卫生标准合格率（%）	80	80	85
10. 婴儿死亡率（%）	50	35	30
11. 孕产妇死亡率（/10 万）	10	5	4
12. 儿童"四苗"单苗接种率（%）	85	85	90
13. 出生缺陷人口出生率	在现有的 17.51% 的基础上逐年减少；基本控制严重遗传性疾病引发的先天畸形		

续表

初级卫生保健指标	不同经济地区最低限标准		
	贫困	温饱	宽裕
14. 法定报先传染病发病率每 5 年递降	5	5	5
15. 地方病防治情况:			
（1）鼠疫	85% 以上疫源地达基本控制		
（2）地甲病	控制新发		
（3）大骨节病	基本控制		
（4）布病	基本控制		
（5）地方性氟中毒	完成中等以上病区改水任务		

第二节　措施与方法

1989 年，榆林市为全省实施初级卫生保健试点县，意义重大，任务光荣而艰巨。其实施的重点措施是：

1. 建立健全农村三级医疗卫生网，重点放在乡和村两级的整顿建设上。据统计，1990 年代，筹资 300 多万元，对全市乡镇卫生院进行危房改建，基本上达到"一无、一有、一保证"（即无危房，有基本设备，保证基本经费和工资）的标准。村级卫生组织坚持以集体办医为主，努力消灭空白点，积极开展甲级村卫生所（室）活动。村卫生室覆盖率达 100%，甲级村卫生所室达 50% 以上。

2. 加强预防保健，强化了计划免疫，普及新法接生，加强妇幼保健系统管理，较好地解决了乡医开展预防保健工作的劳务报酬。榆林市于 1990 年、1996 年分别以县、乡为单位，实现了麻疹、脊髓灰质炎、百白破、卡介苗四苗接种率达到 85% 以上目标。在 1990 年的达标评估验收时，四苗接种率达 93.83%，受到省政府的表彰。1993 年实现了国家提出的："1995 年消除脊髓灰质炎野毒株传播"的目标。1996 年，启动了创建爱婴医院活动，1997 年经省、市级验收，市妇幼保健院、市中医院、榆阳镇卫生院、镇川镇卫生院、余兴庄卫生院、孟家湾卫生院、巴拉素卫生院、金鸡滩卫生院被授予"爱婴医院"。新法接生率达 86.7%。2000 年，孕产妇住院分娩率为 60%，婴儿死亡率为 21‰，孕产妇死亡率为 80/10 万，新法接生率 93.6%，孕产妇系统管理率 83.9%，0-6 岁儿童系统管理率 81.4%。

3. 加强县卫校建设，创造条件举办专业培训班，为农村培养中、初级卫生人员。市卫校开设医疗、妇幼、护理等专业，同时举办乡村医生培训班，在校学生达数百人。

4. 加强健康教育，采取多种形式大力宣传初级卫生保健的重要意义、目的和基本知识。宣传规划目标，动员群众积极参与，全县健康教育普及率达 60%。

5. 抓好各有关职能部门的协调工作，狠抓规划中的重点项目建设。市计委、财政、水利、卫生、农业等有关部门通力合作，加快改水工程建设，农村 70% 以上的人口饮用上了卫生水。

1993 年经省卫生厅初评，榆林市提前达到"2000 年人人享有卫生保健"贫困地区最低标准。

第五章　公共卫生服务均等化

第一节　实施举措

1. 项目启动与运行

公共卫生服务均等化，即城乡居民享有均等的公共卫生服务。

2009 年，榆阳区启动了公共卫生服务均等化工作。2010 年区卫生局制定出台了《榆阳区基本公共卫生服务均等化项目指导方案》（以下简称《方案》），率先实行公共卫生服务城乡一体化管理，使城乡居民能够享有均等的公共卫生服务。陕西省规定：全省实施公共卫生服务均等化服务项目共 9 项，即：居民健康档案管理、慢性病（高血压、Ⅱ型糖尿病患者）管理、重性精神疾病患者管理、0 ～ 36 个月儿童健康管理、孕产妇健康管理、健康教育管理、传染病报告和处置管理、预防接种管理和 65 岁以上老年人健康管理。榆阳区增加了残疾人健康管理、基本职业卫生服务管理、社区卫生服务证管理等 3 项内容。将 12 个服务项目进行打包，由社区卫生服务中心、社区卫生服务站和乡镇卫生院、村卫生室为居民免费提供，服务范围覆盖全区所有常住人口和暂住人口，服务对象以慢性病患者、老年人、妇女和儿童为重点人群，服务项目突出健康教育和慢性病管理。同时，将社区卫生信息平台进行升级扩容，实现了全区城乡公共卫生信息化管理和妇幼、疾控信息资源共享。组织召开了 600 多人参加的"榆阳区公共卫生工作推进会"，在城乡全面开展了 12 项公共卫生服务。依据市卫生局制定的《榆林市社区卫生服务对口支援和双向转诊实施方案（试行）》，在城区二级以上医疗机构与社区卫生服务中心建立对口支援与双向转诊制度，确定 2 个医疗机构对口支援 1 个社区卫生服务中心。为了加强管理，区卫生局制定了《榆阳区卫生系统职工绩效工资考核分配实施方案》，各社区卫生服务中心正职领导的工作津贴由卫生局考核兑现，副职和其他职工的绩效工资由单位考核发放。其中绩效工资的 70% 根据出勤考核月月兑现，剩余 30% 由各单位制定具体的考核方案，建立工作量考核台帐，按实际完成的工作数量和质量考核兑现。根据运行状况连续 6 年对《方案》进行修订完善。2014 年，将《方案》、《基本公共卫生服务规范》和《基本公共卫生服务考核细则》汇集成册，明确了项目实行归口管理和分级考核办法。

2. 经费保障

《榆阳区基本公共卫生服务均等化项目指导方案》将公共卫生服务补助费用按项目规定兑现标准，对于传染病报告、疫情处理和基本职业卫生工作也按实际工作情况给予补助，每年根据工作情况对补助标准进行适当的调整。

榆林市是全省推行基本药物制度试点市。按照省、市要求，从2012年3月份开始在全区社区卫生服务中心推行了基本药物制度。为保障基本药物补偿经费，于7月23日召开区长办公会议专题研究补偿办法，会议决定对各社区卫生服务中心按全年药品销售金额的18%进行补偿，资金按月预拨，年终考核结算。

2010年以后，公共卫生服务补助经费全部实行按项目考核兑现。

2011年起，公共卫生服务补助经费实行年初预拨制，待考核后长退短补，保障了各项工作顺利开展。为使公共卫生服务经费的管理和使用更规范和合理，2014年区卫生局制定了《榆阳区基本公共卫生服务项目补助资金管理办法》。

公共卫生服务经费兑现情况祥见9-4　2010～2015年榆阳区社区公共卫生服务经费兑现情况一览表。

表9-4　2010～2015年社区公共卫生服务经费标准与兑现情况

年份	经费标准（元/人）	兑现经费（万元）		
		社区	农村	计
2009	14	-	-	-
2010	21.5	555	-	-
2011	25	646	-	-
2012	25	755	817	1572
2013	30	717	798	1515
2014	35	666	467	1133
2015	40	1048.8	523	1571.8
合计		4387.8	2605	6992.8

3. 医保政策保障

城镇职工基本医疗保险和城镇居民医疗保险人员，在社区卫生服务中心和乡镇卫生院就诊，门诊和住院费用报销比例逐年提高。城镇职工基本医疗保险2010年门诊和住院报销比例为70%，2012年为75%和80%，分别提高5个和10个百分点；城镇居民医疗保险门诊和住院报销比例2010年为50%和60%，2012年为60%和70%，都提高10个百分点。到2015年，城镇居民医疗保险门诊和住院报销比例提高20多个百分点。

2010年7个社区卫生服务中心和25所乡镇卫生院全面启动新农合定点服务。2011年10月8日，65个符合条件的正式启动了村级门诊统筹服务，到2015年全区的社区卫生服务站和村卫生室为新农合门诊统筹定点单位，医疗保险服务保障能力显著提升，方便了广大居民的就医，缓解了人民群众就医难问题。

第二节 服务项目管理

按照《榆阳区基本公共卫生服务均等化项目指导方案》，在城乡开展各项公共卫生服务，并根据实际工作的需要，逐步对《方案》进行修订完善。

1. 居民健康档案及服务证管理

对城乡常住居民（包括居住半年以上非户籍居民）建立电子健康档案，对慢性病（高血压、Ⅱ型糖尿病）、65 岁以上老年人、0～6 岁儿童、孕产妇、重性精神病人、残疾人等重点人群发放服务证，并每年对档案进行更新。2010 年，全区城乡建立了电子健康档案 50.9 万人，建档率达到常住人口的 70% 以上。2011 年城区完成新建档居民 2.08 万人，乡镇完成新建档居民 1.2 万人，累计共建立城乡居民电子健康档案 56.7 万人，常住居民建档率达 80% 以上。到 2015 年，全区共建立居民电子健康档案 501507 人，常住人口建档率达到 95% 以上。对慢性病（高血压、2 型糖尿病）、60 岁以上老年人、6 岁以下儿童、孕产妇、重性精神病人、残疾人等重点人群建立专项电子健康档案。到 2015 年，城乡慢性病建档管理累计 65.2 万人，建档率达 88.3%。

2. 慢性病及重点人群健康管理

对慢性病（高血压、Ⅱ型糖尿病）、60 岁以上老年人、6 岁以下儿童、孕产妇、重性精神病人、残疾人等重点人群进行健康管理，定期健康体检、上门随访、提供心理咨询和康复指导。

对慢性病每年随访 4 次，体检 1 次；60 岁以上老年人每 2 年体检 1 次，80 岁以上老年人随访 4 次；6 岁以下儿童系列保健管理，新生儿出生 1 周内家庭访视 1 次，3、6、8、12、18、24、30、36 个月进行家庭访视 8 次，6～8、18、30 个月检测血常规 3 次；孕产妇在孕 12 周前进行 1 次体检，孕 16～20 周、21～24 周、25～36 周、37～40 周随访 4 次，产后 3～7 天家庭访视 1 次，产后 42 天体检 1 次；重性精神病人每年随访 4 次，体检 1 次；残疾人每 2 年体检 1 次。

2010 年，2 个社区卫生服务中心与省中医院联合开展了Ⅱ型糖尿病专题研究试点。城区 7 个社区卫生服务中心免费体检 60 岁以上老年人 9321 名、残疾人 728 名、重性精神病患者 153 名；农村乡镇卫生院免费体检 45～60 岁人群 2.85 万人次，体检率达 65%。

2012 年《方案》新增加 4～6 岁儿童健康管理，服务增加 3 次。

2013 年《方案》将 60 岁以上老年人两年体检一次修订为每年体检一次，取消 80 岁以上老年人随访工作；残疾人每两年体检一次修订为根据工作需要适时开展；孕产妇孕 12 周前体检修订为孕 13 周前体检，并在体检项目中增加血糖监测。

2014 年对所有参检人员进行了老年人生活能力和中医体质辨识评价，及时告知健康体检结果并进行相应的健康指导。2015 年对 11 项基本公共卫生服务项目细化和补助标准进行调整。

至 2015 年，全区规范管理高血压患者 30430 人，糖尿病患者 7866 人。体检高血压 19759 人次，糖尿病 7402 人次；随访高血压 128465 人次，糖尿病 70437 人次；60 岁以上的老年人体检 12822 人次，体检率为 65%；老年人健康指导 13582 人次；儿童疫苗接种 312077 针次，儿童基础免疫接种率 90% 以上。2007～2015 年连续 9 年开展了麻疹强化免疫和查漏补种工作；孕产妇系列保健管理率 92.03%，孕产妇住院分娩率达 95% 以上，孕产妇死亡率为 15.29/10 万，新生儿破伤风发生率为 0。

并进行定期健康检查、产前检查、产后访视和心理咨询服务。

通过对重点人群的随访、心理指导和行为干预，提高了卫生知识水平和慢性病患者的治疗效果；通过定期健康休检进行疾病筛查，掌握了管理人群的健康状况，更好的进行疾病的早发现、早诊断、早治疗，对提高居民健康水平和生活质量起到了很好的作用。

3. 健康教育管理

社区卫生服务中心和乡镇卫生院每年至少举办 12 期健康教育讲座和 6 期健康教育专栏，同时发放宣传资料和健康教育处方，播放影像资料进行公众宣传。

2011 年 6 月，榆阳区率先成立了健康教育讲师团，聘请了市区知名度高、有医学教育特长的 30 名专家为讲师团成员，在城乡进行较大型的健康教育讲座，营造了"呵护生命、关注健康"的浓厚氛围。到 2015 年，共开展 30 人以上健康教育讲座 1365 期，其中讲师团人员讲座 318 期，更新健康教育专栏 11684 期，播放影像资料 1002 期，公众宣传 870 期；印制发放健康教育处方 241 种 92 万余份。并与市健康教育所联合聘请北京健康教育协会教授在区政府组织开展了大型的"相约健康榆林行"健康知识讲座，收效良好。

4. 基本医疗服务

2011 年，航宇路、崇文路 2 个新建社区卫生服务中心的基本医疗服务得到有效开展，其他各中心医疗收入均比上年同期普遍增长，增长率达 8.6%。同时随诊服务、家庭签约服务也在各中心逐步开展，各乡镇卫生院基本医疗工作也稳步开展。

2011 年在上郡路和驼峰路两个社区卫生服务中心开展了慢性病管理家庭医生签约服务试点工作。共签约家庭 5200 户，签约率达 20% 以上，签约服务率达 80% 以上。

2012 年青山路、驼峰路和上郡路三个中心开展家庭医生式服务试点。

2014 年 9 月下旬，新明楼中心启动了家庭医生签约式服务试点工作，并在全区乡镇启动了农民家庭签约式试点服务工作，共与 59365 户、173040 个村民签订上门服务协议书，签约率达 64%。

到 2015 年，全区城乡累计家庭签约服 6.6 万多户，18.4 万人。新签约的 3500 多户、9700 多人，提供上门服务 4.6 万次。7 个社区卫生服务中心诊疗患者 172052 人次，医师日均担负诊疗 67 人次。

5. 传染病报告和处理管理

传染病疫情报告实现了网络直报，网络直报率达 100%。

6. 基本职业卫生服务管理

按照《榆阳区基本公共卫生服务均等化项目指导方案（试行）》从 2010 年起，基本职业卫生纳入城乡社区卫生服务机构的常规性服务工作。

7. 培训及技术比武

2012年积极配合上级部门搞好中省市级人员培训工作，组织23人参加了全省社区卫生人员能力建设项目培训，7人参加了省卫生厅举办的创建示范社区卫生服务中心工作培训班；10人参加了中国社区卫生服务管理高级研讨会，7人参加了省级儿科医师培训班和中医类别全科医师转岗培训等。积极组织搞好区级人员培训工作，举办了重性精神病管理工作和全科医生高血压学术培训等培训会，累计参训人员达300余人次。

2013年，社区卫生管理办公室于10月15日至16日，分别在榆林市八小和崇文路社区卫生服务中心举办了基本公共卫生服务知识暨免疫规划实践技能比武大赛，全区37个社区卫生服务机构组成36支代表队参赛，其中129人参加了基本公共卫生服务知识竞赛，72人参加了实践技能比武大赛，对取得优秀成绩的单位和个人进行了表彰奖励。

2014年，投资96万元建成了中医药适宜技术培训基地远程视频会议室。培训全区医疗机构、社区卫生服务中心、乡镇卫生院、社区卫生服务站和村卫生室业务人员，共举办70期，培训1792人次。加强中医药人才队伍培训和继续教育，全年共开展中医药适宜技术培训40次，1000多人参加培训。派出10名骨干赴省中医院进行学习，并对全区乡镇卫生院中医药人员进行重新调整，使每所乡镇卫生院至少有一名中医执业医师。

第三节　实施效果

2010年，榆阳区卫生局在全国社区卫生工作会议上做了经验交流。参加省卫生厅举办的陕西省社区卫生岗位技术比武大赛，荣获团体二等奖和个人优胜奖。青山路社区卫生服务中心被省卫生厅评为社区卫生服务工作先进集体。8月28日，卫生部部长陈竺在调研榆阳区公立医院改革时，参观了驼峰路社区卫生服务中心，对榆阳区社区卫生服务工作和机构建设给予了较高评价。

2011年，榆阳区被国家中医药管理局授予全国社区中医药特色服务示范区。全区启动创无烟医疗卫生单位工作，年底创无烟医疗卫生单位基本达标。2011年，卫生局成功创建全国社区中医药工作先进单位，新明楼社区卫生服务中心被省卫生厅评为社区卫生服务先进集体。

2012年，推选青山路、上郡路社区卫生服务中心参加全省示范社区卫生服务创建活动。最终上郡路社区卫生服务中心成功创建全国示范社区卫生服务中心。

2013年，上郡路中心已创建成国家级示范中心，新明楼和驼峰路中心参加了省级示范中心创建工作通过评审授牌。

2009～2015年，城市社区累计公共卫生服务达118.4万人次，其中：计划免疫504237人次、儿童保健243313人次、孕产妇16644人次、重症精神病5398人次、老年人74439人次、高血压253354人次、糖尿病85694人次、残疾人体检899人次。详见表9-5。

表 9-5 2009 ～ 2015 年社区基本公共卫生服务比较

社区	年份	计划免疫	儿童保健	孕产妇体检	孕产妇随访	重症精神病体检	重症精神病随访	老年人体检	老年人随访	高血压体检	高血压随访	糖尿病体检	糖尿病随访	残疾人体检	合计
上郡路	2009	1730	137		790			71		16	285	5	74		3144
	2010	3608	1166	1	163	1	1		57	98	574	25	166	7	5867
	2011	2241	1323	13	76		6	70	71	88	447	23	152		4510
	2012	30796	14754	78	421	19	185	2402	828	642	5655	163	1947	134	58024
	2013	12963	19636			7	193	1695	308	2	7918		3000		45722
	2014	73	23710			14	214	1967		257	8589	106	3551		38481
	2015	46080	24117	184	1641	11	286	2021	-	604	9724	511	4200		89379
	计	97491	84843	276	3091	52	885	8226	1264	1689	33192	833	13090	141	245073
青山路	2009	1559	387		221				294	9	582	2	194		3248
	2010	2698	1056	12	333	5	23		192	293	1524	121	572	31	7121
	2011	2467	1320	25	176	11	59	255	243	322	1844	104	711	1	8228
	2012	10988	6638	53	311	33	193	947	1053	1147	7732	315	2298	99	31800
	2013	1776				13	191	1267	256	44	7444	8	2445		13444
	2014	19	7942			13	209	1662	1	1348	7465	365	2665	2	21691
	2015	17580	2047	204	1387	18	228	2386		658	2525	270	1008		28311
	计	37087	19393	294	2419	93	903	7714	1745	3821	29116	1185	9893	133	113823
新明楼	2009	491	298	1	18	-	38	544	308	359	1850	105	305	18	4380
	2010	1601	1029	19	87	3	45	458	293	756	2260	89	407	26	7082
	2011	1692	1556	26	267	2	56	224	581	774	2785	130	435	30	8558
	2012	3623	2143	131	81	2	82	1190	1170	798	2914	121	586	29	12807
	2013	3971	2339	38		4	112	1524	2240	891	3089	256	1219	31	15727
	2014	5010	2214	246		6	113	1691	3250	1089	3948	450	1685	22	19743
	2015	5717	2133	261		9	131	1681	3380	1205	4582	495	1869	5	21489
	计	22105	11712	722	453	26	577	7312	11222	5872	21428	1646	6506	161	89751
航宇路	2009	794	264	-	364	-	-	69	28	28	723	2	238	-	2510
	2010	3997	1253	27	499	1	2	28	305	961	2902	207	762	36	10980
	2011	3662	1405	48	358	7	28	709	502	1378	6681	228	1689	1	16696
	2012	23715	373	34	246	3	61	728	675	1881	11081	324	2978	19	42118
	2013	26923	428	35	332	9	92	1760	240	212	14149	4	4154	-	48338
	2014	34450	1040	8	146	7	101	7902	-	1031	8441	490	3692	1	57309
	2015	36911	1095	18	212	6	121	1586	-	964	7345	531	3263	-	52052
	计	140452	5858	170	2157	33	405	12782	1750	6455	51322	1786	16776	57	237678
驼峰路	2009	2527	2533	4	406				386	3	408		138		6405
	2010	3493	922	17	275		12		76	160	650	55	198	50	5908
	2011	3612	973	13	175	3	27	86	118	158	901	59	277		6402
	2012	23034	9561	75	394	15	157	1350	695	591	6055	197	1994	110	44228
	2013	7472	10888			13	227	147	63	3	6940		2351		28104
	2014	276	13876			9		1497		836	8035	316	2986	3	27831
	2015	42322	6705	53	718	12	112	1763	106	932	8696	409	3108		65947

续表

社区	年份	计划免疫	儿童保健	孕产妇		重症精神病		老年人		高血压		糖尿病		残疾人体检	合计
				体检	随访	体检	随访	体检	随访	体检	随访	体检	随访		
计		82736	45458	162	1968	52	535	4843	1058	3768	31685	1036	11052	163	184825
崇文路	2009	595	336	4	114			125		2	257	1	71		1505
	2010	1240	870	70	277		3	1	65	142	631	33	152	23	3555
	2011	1223	1414	42	316	5	19	112	129	147	1066	44	286		4850
	2012	19145	11979	91	251	8	131	776	425	697	5013	163	1422	19	40120
	2013	9011	13901	1		12	138	1123	424	4	6245	2	2218		33079
	2014	26	14180				127	1095	43	805	6563	315	2723	1	25878
	2015	9584	3830	54	449		48	111	462		568		192		15298
计		40824	46510	262	1407	25	466	3343	1548	1797	20343	558	7064	43	124190
鼓楼	2009	2257	886	6	233	-	-	80	73	116	1938	40	597	11	6237
	2010	5421	2616	6	368	-	57	47	1221	845	4564	32	290	95	15562
	2011	6892	4082	6	428	35	160	905	1343	672	1334	182	1992	6	18037
	2012	8407	5035	37	392	11	220	945	1350	1148	7551	286	2222	34	27638
	2013	18386	5732	130	579	16	237	1640	282	29	7947	7	2503	26	37514
	2014	23007	5103	70	301	11	284	1762	-	1350	6849	415	2501	29	41682
	2015	20072	6085	66	641	15	300	1964	-	1974	6650	576	2626	-	40969
计		83542	29539	321	2942	88	1258	7343	4269	6134	36832	1538	12731	201	187638
合计		504237	243313	2207	14437	369	5029	51563	22876	29536	223818	8582	77112	899	1183978

第十篇 卫生状况篇

　　榆阳区自清乾隆年间官方始有人口统计,乾隆四十年（1775）榆林县有85679人。1949年为117758人。2015年,总人口570015人,出生率11.77‰,死亡率4.59‰,自然增长率7.18‰。榆阳区卫生机构1949年1个,2015年为614个;床位从1949年的15张,2015年增加到4042张;卫生人员1949年为13人,2015年为6140人。20世纪50年代,居民第一位死因为传染病,到70年代为呼吸系病,90年代为循环系疾病。医学模式从80年代已趋生物——心理——社会模式。民国35年（1946年）榆林县平均寿命33.74岁,男为32.85岁,女为34.63岁。1949年,榆林县人口期望寿命增加至39.06岁。2015年榆阳区居民人口平均期望寿命为73.8岁,男为70.5岁,女为75.7岁,男增加了37.65岁,女增加了40.07岁,比民国时期增寿1倍多。

第一章 人口自然增长

第一节 人 口

1. 明延绥镇人口

屯兵甲 5 万余。

2. 清榆林县人口

乾隆官方始有人丁统计，乾隆四十年（1775）榆林县有 85679 人。

3. 民国榆林县人口

民国 6 年（1817）有 114781 人。民国 35 年有本籍 135502 人，外籍人 7158 人，共 141994 人。

4. 榆阳区人口

榆阳区自 1949 年榆林解放时为 11.7 万，1962 年突破 20 万，1984 年突破 30 万，2000 年突破 40 万，2005 年突破 50 万，2015 年为 570015 人。

第二节 人口自然增长

1. 人口出生率

1949 年，榆林县人口出生率为 30.00‰ 以上，1954 年出生率为 40.87‰，到 1964 年持续增长为 43.20‰，达最高峰。1972 年仍高达 30.95‰，1980 年下降为 15.91‰，1985 年下降为 9.00‰，2015 年为 11.77‰

2. 人口死亡率

1949 年，榆林县人口死亡率为 13.40‰ 以上，1954 年死亡率为 10.86‰，1958 年高达 26.03‰ 到 1960 年为 12.59‰，1964 年持续增长为 18.65‰，1968 ～ 1984 年死亡率徘徊在 6.00‰，2015 年为 4.59‰。

3. 人口自然增长率

1949 年榆林县人口自然增长率为 17.15‰，中华人民共和国建立后的第二年（1950 年）增至 19.50‰，至 1954 年 5 年增到 25.20‰，1958 年高达 41.80‰，1975 年降至 17.40‰，到 1983 年为 8.22‰。2015 年为 7.18‰。

第二章　居民病伤死亡原因

第一节　城区居民死因顺位及百分比

城区居民死因 40 年间，1944 ～ 1955 年死因第一位为传染病；1973 ～ 1975 年前十位死因序次：第一位是呼吸系疾病 125.06/10 万，第二位是恶性肿瘤死亡率 114.53/10 万，第三位是传染病 107.24/10 万，第四位是其他心血管疾病 104.00/10 万，第五位是外伤、中毒及意外死亡 95.94/10 万，第六位是新生儿疾病 74.62/10 万，第七位是消化系疾病 64.61/10 万，第八位是脑血管疾病 45.40/10 万，第九位是结核病 24.83/10 万，第十位是泌尿生殖系疾病 21.97/10 万。1990 年第一位为循环系统疾病，占死亡总数的 36.22%；第二位为恶性肿瘤病，占死亡总数的 17.64%；第三位为呼吸系疾疾占死亡总数的 10.36%。2015 年死因居前六位的序列为：1. 循环系统疾病、2. 交通、意外事故、3. 肿瘤、4. 呼吸系统疾病、5. 消化系统疾病、6. 传染病。

第二节　城区婴儿死因顺位

从 1951 ～ 1978 年 27 年间，婴儿死因第一位为肺炎；第二位为消化系疾病、先天性心脏病；第三位为营养不良、麻疹、先天畸形。1949 年，婴儿死亡率为 200‰，2015 年，5 岁以下儿童死亡率 11.62‰，婴儿死亡率 10.09‰，新生儿死亡率 9.02‰。

第三章　机构床位人员

第一节　区属机构床位人员状况

1. 卫生机构床位及人员状况

区属卫生事业机构、床位、卫生技术人员及护士（含护师）设置情况祥见表10-1卫生机构床位及人员状况统计表。

2. 中医医院机构人员床位状况

从明、清、民国至解放前，没有专门的中医医院，仅有私人开设的中药店堂房铺，先后有中医100多人，没有一张中医床位。1953年，榆林县有中医师32人，中药调剂员5人。1955年榆林人民医院（现榆林市第二医院）增设中医科，首设中医病床5张，有中医师2人。1955年由7名中医创办榆林城关联合诊疗所。1960年正式命名为榆林县中医联合医院。1965年始设病床15张。"文化大革命"期间，中医院撤并，1979年底恢复了榆林县中医院建制，1989年有中医机构2个，病床60张。1993年中医师增至178人。至2015年榆阳区境内（含市级）有三级甲等中医院1所，二级甲等中医院1所，中医专科医院3所，中西医结合医院1所；综合医院设有中医科、中药房。有中药店堂158家。编制床位1376张，实有1028张；有卫技人员1062人，其中执业（助理）医师395人。卫技人员当中有区属中医技术人员174人。

3. 妇幼保健机构

1953年7月，成立县妇幼保健站，1959年撤销。1976年县妇幼保健站恢复建制，编制4人。1988年核编35人，始设病床15张。1995年设置床位30张。2011年，开设病床50张。有专业技术人员82人，高级职称11人，其中主任医师1人，副主任医师10人，主治（管）医师25人，初级职称46人。

4. 每千人拥有医生床位状况

1949年，每千人拥有医师数为0.085人，到1965年17年间增至0.78人；1975年为0.77人；1986年为2.43人，2010年为7.92人。到2015年达每千人9人。

1949 年，每千人拥有床位数为 0.13 张，到 1965 年 17 年间增至 0.53 张；1975 年减至 1.13 张；1986 年为 1.23 张，2010 年增加至 5.73 张。到 2015 年达每千人 6 张。

第二节　乡镇卫生机构床位人员状况

1. 城市社区及乡镇（中心）卫生院机构床位人员状况

1951 年，镇川首建区卫生所，有医生 1 人。1952 年机构增至 5 个，床位 5 张。1958 年机构增至 40 个，床位 39 张。1965 年机构 32 个，床位 47 张。1997 年，9 个中心卫生院有卫技人员 94 人（中级 9 人、初级 85 人），床 134 张。19 个卫生院有卫技人员 91 人（中级 11 人、初级 91 人），床位 100 张。农村每千人口拥有卫技人员 0.6 人，每千人拥有床位数 0.8 张。2015 年，全区有镇卫生院 14 个，乡卫生院 15 个，办事处卫生院 5 个。有床位 317 张，编制人数 313 人，在岗工作人员 388 人，其中卫生技术人员 319 人。共有执业医师 88 人，执业助理医师 20 人，注册护士 65 人，药剂师 15 人，技师 28 人，其中检验师 17 人，其他 103 人，管理人员 36 人，工勤人员 33 人。

2007 年城区 7 个社区卫生服务中心成立，至 2015 年共设床位 259 张，有在职人员 332 人，其中：卫生技术人员 164 人，有执业（助理）医师 52 人。

城乡共计设床位 576 张，有在职人员 720 人，其中卫技人员 483 人，有执业（助理）医师 160 人。

2. 村级卫生机构状况

1955 年，榆林县开展农村不脱产卫生保健员、接生员培训工作。至 1965 年全县先后办起大队保健站 86 个。1969 ～ 1979 年全县合作医疗站发展至 361 个，有赤脚医生 675 人，共设中、西药房 418 个。1986 年，全县有村级保健站（所）共 410 个，有医务人员 505 人。1999 年，村卫生室发展到 476 个，有乡村医生 622 人。2008 年，有 276 所村卫生室，甲级卫生室达到 60%。2015 年，有村卫生室 444 个，其中规范化建设的村卫生室有 234 个，共有卫生技术人员 497 人，其中有执业医师 9 人、助理执业医师 35 人、持证乡村医师 342 人。

城区有社区卫生服务站 30 个，核准卫技人员 297 人，持证上岗 213 人。

表 10-1　1949 ～ 2015 年榆阳区卫生机构床位人员状况统计

年份	机构数（个）	床位数（张）	卫技人员数（人）
1949	1	15	13
1950	1	20	20
1951	2	20	30
1952	6	25	84
1953	7	40	99
1954	7	40	103

年份	机构数（个）	床位数（张）	卫技人员数（人）
1955	15	40	112
1956	22	50	163
1957	39	70	166
1958	24	232	203
1959			
1960			
1961			
1962	68	213	354
1963	65	255	368
1964	64	281	370
1965	63	288	392
1966	50	347	376
1967	49	267	371
1968	44	190	377
1969	51	242	421
1970	53	316	406
1971	47	237	405
1972	56	297	558
1973	56	267	432
1974	55	267	441
1975	62	292	528
1976	67	304	516
1977	81	296	695
1978	78	318	674
1979	87	356	851
1980	87	415	864
1981	102	419	992
1982	113	419	1131
1983	110	451	1188
1984	104	467	1334
1985	106	498	1414
1986	104	486	1474
1987	106	526	1497
1988	107	611	1582
1989	114	899	1737
1990	112	728	1422

年份	机构数（个）	床位数（张）	卫技人员数（人）
1991	113	818	1523
1992	115	898	1605
1993			
1994	113	1021	1705
1995	104	1138	1705
1996	106	1121	1654
1997	107	1086	1732
1998	50	1081	1571
1999	51	1281	1793
2000	51	1421	1852
2001	51	1675	1958
2002	56	1681	1854
2003	59	1832	1862
2004	60	1832	1931
2005	62	2135	2151
2006	64	2351	2300
2007	242	2473	3100
2008	230	3677	3877
2009	675	2815	3742
2010	683	3061	3962
2011	695	3608	4229
2012	645	3614	5222
2013	604	3742	5661
2014	610	4042	6140
2015	614	4042	6140

第四章　卫生与健康总体状况

第一节　卫生事业发展状况

从 1950 ～ 2015 年，65 年间卫生事业的兴衰，以医院床位和卫生技术人员增长为指标：即建设时期（1950 ～ 1952 年）床位增长 25%、卫技人员增长 4.7 倍。"一五"时期（1953 ～ 1957 年）床位增长 75%、卫技人员增长 19.7%。"二五""大跃进"时期（1958 ～ 1962 年）床位负增长 20.2%、卫技人员增长 13.3%，比"一五"时期分别下降到 11.2 倍和 3.8 倍。调整时期（1963—1965 年）床位增长 83.6%、卫技人员增长 7.4%。"三五""文化大革命"时期（1966 ～ 1970 年）床位增长 75.8%，卫技人员负增长 85.5%。"四五"时期（1971 ～ 1975 年）床位增长 32.2%、卫技人员增长 8.4%。总计 1950 ～ 1978 年，28 年间床位增长 14.9 倍、卫技人员增长 40.4 倍。党的十一届三中全会后的前十年，从 1979 ～ 1989 年，床位增长 39.6%、卫技人员增长 41.0%。2010 年，床位增至 3608 张，卫技人员增至 4229 人。改革开放的 32 年（1979 ～ 2011 年），床位数和卫技人员数分别超过前 28 年（1950 ～ 1978 年）的 9.1 倍和 8.2 倍（详见表图）。

表 10-2　榆阳区卫生事业发状况比较

五年规划序列	年份	床位	增长速度 %	卫技人员	增长速度 %
基数	1949	15		10	
恢复期	1950 ～ 1952	20 ～ 25	25	12 ～ 68	4.7 倍
一五时期	1953 ～ 1957	40 ～ 70	75	78 ～ 135	73.1
二五时期（大跃进）	1958 ～ 1962	89 ～ 71	-20.2	166 ～ 188	13.3
调整时期	1963 ～ 1965	61 ～ 112	83.6	192 ～ 202	7.4
三五时期（文革）	1966 ～ 1970	129 ～ 226	75.8	166 ～ 308	85.5
四五时期	1971 ～ 1975	237 ～ 292	32.2	309 ～ 335	8.4
改革前 28 年	1950 ～ 1978	20 ～ 318	14.9 倍	10 ～ 414	40.4 倍
五五时期	1976 ～ 1980	304 ～ 375	23.4	379 ～ 476	25.6
六五时期	1981 ～ 1985	～ 384	2.4	～ 624	31.1
改革前 10 年	1979 ～ 1989	356 ～ 497	39.6	458 ～ 646	41.0

五年规划序列	年份	床位	增长速度 %	卫技人员	增长速度 %
七五时期	1986～1990				
八五时期	1991～1995	～1047		～1204	
九五时期	1996～2000	1035～1401	35.4	1269～2072	63.3
十五时期	2001～2005	1685～2135	26.7	1958～2151	9.9
十一五时期	2006～2010	2351～3061	30.2	2300～3919	70.4
十二五时期	2011～2015	3608～4042	32.0	4229～6140	56.7
较改革 37 年前	1979～2015	356～4042	10.3 倍	458～6240	12.6 倍

第二节　人口期望寿命

民国 35 年（1946 年）榆林县平均寿命 33.74 岁，男为 32.85 岁，女为 34.63 岁。1949 年榆林解放，到 1958 年榆林人平均寿命男为 54.19 岁，女为 52.81 岁。1975 年男为 63.96 岁，女为 65.18 岁。1978 年男为 64.37 岁、女为 66.87 岁。1981 年男为 64.09 岁、女为 65.68 岁。1989 年男增至 68.00 岁，女增至 71.23 岁。2015 年全区人口平均期望寿命为 73.8 岁，男为 71.5 岁，女为 74.7 岁。70 年间，榆阳区人口期望寿命增加了 40.1 岁。男增加了 38.7 岁，女增加了 40.07 岁。

第十一篇 卫生人物篇

自明洪武、永乐、正统年间世医纪二翁一家三代四人名医，明弘治十八年（1505）纪溁以"子贵"被封征仕郎中书舍人，称颂为"纪一帖"。正统年间御医张红郎一族发配榆林寨创办"进生药堂"，世代行医，乾隆年间，名医张汉辅知识渊博，医技超群，赐封五品医官，用满、汉、蒙、藏文编修《唐恭药典》。清道光年间御医朱豁嘴治病授医，晚清五大名医朱祥、袁文澜、郭秉钧、郝联魁、郭绣川均出其门。民国年间四大名医有郭瑞西、袁卿臣、姬连卿、高兴业。时有种痘医生景百川，接骨医生冯应魁，万病一针李文正，留学日本求医尤仙航等。到1949年，逝世的名中医有百余人。榆林解放后，涌现出的杏林新秀薪火相传，其中军部级3人，厅局级7人，区卫生局局长8人，各级劳动模范6人，省管有突出贡献专家7人，名老中医5人，外埠著名专家代表10人，学科代表14人，各级各类先进个人30人，各级代表委员92人。共计有著名医疗卫生人物239人。

第一章　人物略传

第一节　明、清榆林卫生人物

1. 纪二翁、纪信、纪瓛

纪二翁、纪信、纪瓛，明洪武、永乐、正统年间医学世家。祖籍安徽蒙城。二翁于洪武三年随大将军徐达来榆，戍绥德卫，是随军医官，子孙后落籍于绥、榆。其子信、孙瓛（字澹庵），俱为名医。"纪氏自二翁以医名，出而治疾，往往有奇验。"纪氏世家的医疗事业延续一百五十多年。

2. 纪溁

纪溁（1477～1514），字宗太，别号容庵，二翁曾孙。医术在世家中尤为突出，他"少从澹庵，能世其业。每居善药，凡负疴求疗者不问疏亲贱贵，致之辄往。投之剂无弗愈者，且不责报。故人人德之，至称为'纪一帖'云。"少壮时商游淮扬间，克力干蛊（肚子胀起的病）。对求医病人，他不视贱贵均精心医治，遇贫穷患者则义施药剂。溁治疾往往有奇验，治愈许多疑难病患者，一帖而愈，是对其医术和疗效的高度赞誉。明弘治十八年（1505）纪溁以"子贵"被封征仕郎中书舍人。正德九年（1514）七月五日病卒，葬榆林城南三岔湾之塬。

4. 张红郎

张红郎，明正德初年（1506），浙江钱塘人太医院太医，因故获罪被发配迁居榆林后，便创办了"进生药堂"诊病售药。

5. 张昶

张昶，张氏世医家族传人，明成化、弘治至正德间榆林医官（贡医），因军功于正德五年（1510）获封太仆少卿（掌舆马及牧畜的官）。太医院正吏制书赠匾额，赞其"精诚可格天心，硕德能添美封"，可见他行医年久，德高望重，不仅医术精湛，道德修养更为深厚。张氏是跨越明清两朝、世居榆林的一个医药家族，乡人习称"张红郎家"。后人家中残存镌有"洪武丁巳、太医府"的"安庄柘"（柘弹，用于门庭防卫的暗器），刻有正统丁卯的"积善堂药庄"砚匣，弘治年间有赠张贤生"学富青囊"匾，残缺的封赠匾对，如"积善为宗""济世活人"匾，"奇香满屋晨炊药，异色盈炉夜浴丹"柱联，署乾隆甲申年号的"榆林万和堂药店老局"牌匾，还有一些古旧医书等。考张氏先祖曾为明洪武年间太医，因故举家来榆；正统十二年（1447）前后曾在延绥镇波罗开设"积善堂药庄"。弘治间张贤生因医术精良，获赠匾称颂。正德年间族中医官张昶因军功获旌表封赠。清乾隆二十九年（1764）前后张再和在榆林设有"万和堂药店老局"经营药品。清中叶张翰甫曾致力于中药翻译，向蒙、藏等族传播中医药文化；清末医道逐渐衰落，民国时期，后人张瑞龙已改事兽医。张氏一族在榆林延衍四百多年，经营医药，卓有贡献。可惜家道中落，史谱无存。

6. 余子俊

余子俊（1429～1489），字士英，四川青神人。明景泰年进士。明成化八年（1472）升任右副都御史巡抚延绥。成化九年礼部上呈《开设学院疏》一文曰："臣等议得，榆林卫实当万万年镇御重地，合照正统年间二京州、洮州二卫添设学校事例，开设卫学、阴阳学、医学各所，设教授一员，吏一名，生员于本城并东西二路俊季子弟内选充。被其科贡等事宜并该设训导。阴阳、医学各设一员，于民间访保术业精通者，送部考用。湛称榆林创办医学节一人。医学也是榆林始建的第一个卫生机构。成化十二年离榆，后升迁兵部尚书。逝世后，榆林官民建余肃敏公祠，以资纪念。

7. 张翰甫

张翰甫，榆林人，张氏世医家族传人，乾隆、嘉庆间名医。知识渊博，医技超群，赐封五品医官，兼通满、蒙、藏民族语言文字。一生致力于民族医药文化交流，曾翻译编撰汉、蒙、藏等多种文字对照《唐恭药典》，并镌刻印行。榆林尚存有部分手抄和印制的残片，全书已渺不可寻。他为向少数民族传播中医药文化、增进民族医药交流做出了重要贡献，也为榆林医药历史书写了重要篇章。

8. 朱豁嘴

朱豁嘴（生卒不详），一说原名朱胤，籍贯不详，清道光年间供职太医院，后遇难逃离太医院，自毁唇破相，乔装道人，隐姓埋名，亡命江湖。来榆林后，改姓朱，在城南太白庙隐居为民治病。他医术高超，医治疑难病患者甚多。相传某次在盐市巷口遇某家出殡，见其棺下滴有鲜血，遂上前询问死者死因，得知系一难产孕妇，急痛气绝，当下他急令死者家人开棺，又稍作诊断，便取针刺入气绝之妇的胸口，即刻该孕妇呻吟复生，由此声名大噪。城内一名医忽得腿疾，多日自疗不愈，求治于他。他问明病情，只将原方中主味加重份分量，服后病愈。对方问其故，答曰："药力不达耳"。一次路过某当铺，见其中伙计神色憔悴，痛楚不堪。朱察其情状，当即劝其迅速返家。其人归后，竟至暴亡。事后探明其病因，乃因午饭过饱，又跳柜而出，将肠胃撑破而致死。朱仁术仁心，当地口碑盛传。他还修建药房，取名"药王洞"。又集生平验方汇为《诊珠囊》一书，惜未传世。自朱氏定居榆林，由于他医学造诣高深，技术精湛，对当地医界有深远影响，从学受教之人较多。实得其传者，有其子朱祥及袁文澜、郭秉钧、郝联魁、郭绣川5人。他们深明医理，精通医术而各有专长。

9. 袁润藻

袁润藻（约1821～1905），字文恒，又字文澜，榆林人，出身中医世家，继父业在榆林单独施诊，为晚清榆林五大名医之一。先生一生谦逊，同道中凡有所长，必虚心求教。提倡并热心参加当地"杏林晚议"学术活动。治病精于辨证，对痘疹等时症尤为擅长。对重危患者精心施诊，所用药物常自行炮制，疗效显著，深得病家爱戴。誉称为"大国手"。

10. 郝双应

郝双应，字联魁，清榆林人，咸同间医生。出身宦门，喜读医学经典，又师从朱胤学医，精于方药，亦为清代名医。

11. 苏福贵

苏福贵，人称"青眼"，榆林人，清咸丰同治年间医生。享寿百岁，总兵刘福堂曾与建坊表扬。

第二节　近现代卫生人物

1. 刘厚基

刘厚基（1840～1877），号福堂，湖南耒阳人，少年习武，扶弱抗强，乡里有贤名。咸丰八年（1858）在左宗棠麾下从戎，前后转战于湘、桂川、黔数省。他骁勇善战，屡立战功，晋升千总等职务。同治七年（1868）调任延榆绥镇总兵。时设立牛痘局，为民种痘，预防天花，开创预防医学先河。光绪三年病故，时年38岁。同年继任总兵谭仁芳奉旨在榆林建"刘公祠"。

2. 郭春林

郭春林（1840～1893），字绣川，榆林人。幼从薛寿堂先生就读，13岁到当地同仁堂学徒。工余刻苦钻研医药，又得名医指点，终能独立应诊。为了继承和发扬祖国医学，郭氏与当地同师学医的朱祥、袁文澜、郝联魁、郭衡甫等举办"杏林晚议"学术活动，每旬日晚间，集会探讨医理，交流经验，研究分析疑难问题。他曾去晋、冀、豫、甘、宁等地，检送药材，接诊患者。四川巡抚李苕棠患"头风"病，慕名来榆求治，愈后书赠："唯能济人，斯能济世；未为良相，便为良医"楹联，以志其感谢之情。

3. 景百川

景百川（1851～1918），字子凡，榆林人，其博览群书，终生从事医道，善治内、儿科，处方用药讲究廉、便、简，反对药物庞杂，临床颇有经验，治愈率较高。开设"同春堂药店，"自制有加味和中丸，急救拨丁膏。对疫病预防多有贡献。

4. 高王氏

高王氏（1854～1924），从24岁起学接生，一直到老，卒年70岁。经她亲手接生全活婴儿甚多，是榆林最早从事接生的妇女。随后有闫大闺（1891～1964）、景子佩（1897～1974）、张陈氏（1901～1965）等。她们大多出自贫寒家庭，有的经师传授，颇有技术，对于横生逆产，也有些精巧技能，解救了一些产妇的危难和生命。其中闫大闺可为佼佼者，榆林著名接生婆，人称老杨婆。擅长妇产、儿科及针灸。用针灸治疗妇、儿疾患，用十指放血法治疗伤风感冒，疗效显著。特别是用针灸治疗小儿马牙、胎毒、湿疹、感冒等妙手回春，屡治屡验。曾因为井岳秀姨太难产接生，母子平安，特请摄影师摄影奖励。解放后，二女杨秀芳得母真传。

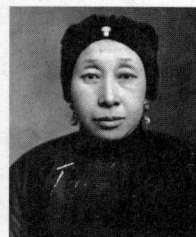

5. 朱祥

朱祥（1855～1915），榆林名医，御医朱胤之重孙，继承家学，尤其擅长针灸，治多效验。

6. 景星垣

景星垣（1852～？），榆林人，为榆林同仁堂药店开创人之一，长于药品经营及炮制修合，兼通医学。行医40年，颇有医名。

7. 郭秉钧

郭秉钧（生卒年不详），字衡甫，榆林人，清同治间医生。善妇科，曾设广庆春药房，治病稳妥。

8. 麻勃

麻勃（1862～1937），字润生，祖籍榆林，20岁开始学医，学就后，在榆林城内设"双和堂"药房，行医50年，除治疗内科杂病外，以治疗"痧症"最为特长，疗效极高，乡人誉为"麻佛爷"。

9. 梁庭辉

梁庭辉（1863～1941），榆林名医。初为儒生，后弃文学医，师从郭衡甫。长于儿科，善治麻疹、痧症、惊风、搐搦等病。开设"广庆春"药店，兼授徒传医。著有《古稀从医笔示》。

10. 郭瑞西

郭瑞西（1870～1947），名京。排行第四，人称"郭四先生"，榆林人，名医郭秀川之子，22岁后继承父业行医。民国9年（1920）受国民革命军第二集军混成旅之聘兼任军医正。民国16年（1927）辞职还乡行医。瑞西先生专长内、儿及妇科，对痰饮、虫积、湿热有独到见解。1932年秋，榆林"霍乱"流行猛烈，他详察病状，在"六和汤"基础上化裁出"伏虎神效散"进行防治，活人甚多。同时采用自拟预防药"驱疫丹"，倡用口服大蒜，水缸内投放苍术，贯众等法，对防治该病起到良好作用。他发古创新，所制丸散如保赤散、神效散、苍耳散、永健丸、益土育金丹等疗效显著。杨虎城、邓宝珊等曾与他结为契友，尊称"四哥"。民间赞誉他为"郭一服""服即生"。王军余先生著《榆林地方简志》为其立传，称其"榆林医界巨擘"。著《医学辑安》约10万余言。惜于1966年10月随其遗墨一起亡佚。

11. 郭应喜

郭应喜（1873～I935），字鸿先，榆林人。16 岁自学中医，年二十即开始看病，在任榆林旧高小校长、教育局会计期间，并兼行医。曾任旧农业学校校医及国民党二十二军军医。在学术上熟悉《伤寒论》，专长妇、儿科，曾传其术于杨蓁。

12. 袁硕甫

袁硕甫（1870～1941），字卿臣，出生于医学世家，其父文澜，祖父服周均为一代名医，至硕甫医名更显。幼习儒业，熟读经典，广览医籍，随父行医，潜心钻研，临证善于辨证，经验丰富。擅治伤寒、温病、斑疹、疾渺、天花等，为民国年间榆林"四大名医"之一。对中药亦有很深研究，曾在榆林城内开设"恒泰堂""恒济堂"等著名中药店。民国初年，陕北疫病流行，沿门闹户，竞相染疫，死者甚众。他极力救治，痊活者不可计数。曾应杜斌丞之聘，任榆林中学校医。袁硕甫精湛的医术多受同道之敬仰，乡人群众所赠"功同良相""大国手""艺精德名"等匾额至今犹存。王军余《榆林地方简志》称："民国以来对时行疫病有经验者就此一人"。著有《伤寒抄本》《袁氏秘方》现均已散佚，仅有治疗斑疹的验方 20 则及治男妇腰腿疼痛验方"神仙双丢拐"传世。

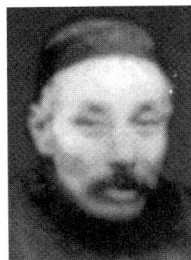

13. 张陶庵

张陶庵（1877～1946），名鸿钧，榆林人，清代廪生。初以教学为业，设私塾于榆阳"妙德庵"，喜学歧黄术，课余潜心钻研，亦曾至外埠专习中医三载，年届不惑从医，至晚期步入榆阳名医之列。曾受聘于国民党二十二军任营级医官。张氏临证擅长针灸及中医内、妇科，以治疗妇科疾病尤为得手。对白喉、症瘕、痛疽等疾病亦颇有心得。在天花的预防中，也做了大量工作。赠有"仁术济世""活我父子"等匾额。著有《亲笔医案》《医药验方》等，载案 138 例。1960 年，榆林县党政领导亲自带头采风找宝时，在破烂书摊获得该遗著。

14. 郭润生

郭润生（1877～1954），榆林人。年 23 岁，先后从姚某（山西人，清某镇台私人医生）、郭秉钧等学医。43 岁开始看病。熟悉妇、儿及内科，以稳妥称著，曾在"天和堂""育德药房"坐堂应诊。

15. 姬连卿

姬连卿（1878～1954），字绍礼，榆林人。1916 年开始行医。习读中医经典，旁及各家，尤喜钻研《傅青主女科》，学成后在榆林"万全堂"药店坐堂应诊，专长妇科经、带诸病，疗效称著，城乡闻名。自制"千金调经散"疗效显著，销售甚广。技传其孙姬发武。

16. 张鸿儒

张鸿儒（1880～1945），字席珍，榆林人。幼年投身榆林城内"广庆春"药店，及长，正式拜榆林清末名医郭秉钧为师，业成在城内"万生堂"药店坐堂应诊。擅于妇、儿疾病，对急危重症尤有独到见解。先生一生治学严谨，虚怀若谷，一有心得，即与同道切磋交流，毫不保留地全部传于后学。后起名医其侄张鹏举先生就是其中之一。由于席珍先生医德高尚，医技纯熟，深受群众爱戴，邑人赠有"品学兼优""志在活人"等匾额。

17. 曹武斋

曹武斋（1880～1945），榆林人。32岁开始行医，对《伤寒论》较熟悉。治疗善用"三黄"清泄，并以此知名。

18. 景贤

景贤（1882～1943），字子敬，榆林人。幼随其父学医，中年钻研"种痘要术"，应用人痘落痂溶解后，于每年春季为1～2岁儿童种痘以预防"天花"。他是榆林当时唯一的种痘专家，后传于子恕堂。其种痘方法，为当地预防"天花"做出了贡献。

19. 刘大祥

刘大祥（1884～1954），青年家贫，曾在盐池县作佣工，中年回榆务农。后从朱某学中医外科。年30余开始行医，为医勤苦、正派，不计报酬得失，深得病家好评。从学者有袁子明一人，已病故。

20. 高库

高库（约1885～1943），榆林人。幼家贫，以给人挑水为生，后投师（异乡人，未考得其详）学得马丹阳十二针法，便专用针灸治病。他一生苦练指力及行针手法，能进出轻捷，可意使气行，直达病所而气至病已，久之以针灸知名。由于当时医家较少专以针灸行医，他便成为当地唯一的针灸医生。

21. 高兴业

高兴业（1885～1961），字瑞堂，民国年间榆林四大名医之一。17岁时随榆林名医郭秉钧在"广庆春"药房学医，25岁独立行医。尤长脉诊，谙熟药性，精于炮制，遣方用药合度，善用经、时方。临证擅长妇科、儿科，往往用平淡之药而起沉疴。对妇人不孕症，善用交感丸治疗。对于小儿急惊风常以栀子一钱、川贝母一钱、琥珀一钱半、川大黄一钱七分、朱砂一钱、川连一钱，共为细面，面糊为丸治之。用逐寒荡惊汤治小儿慢脾风，七味豆蔻散治小儿久泻不止等，临床用之，效果显著。从医50余年，享誉陕北、山西、内蒙古、银川等地。临终之际，献《临证验方》一册。

22. 牛浚

牛浚（1889～1930），字文川。幼学皮匠工艺，年18自学医著，30岁开始行医。长于儿、妇科。牛氏应诊治病，不论贫富，不计报酬。

23. 张昆明

张昆明（1889～1951），字紫垣，号星耀，榆林人。14岁从张炳南学医，攻读《内经》《难经》等经典医籍数年，而得其要，熟悉医理、方药。19 岁开始行医，专长内科、妇科、时疫杂病。他在理论上本《内经》"阴阳偏盛，乃生疾病"之旨，认为"阴可不足，阳曷能少？"并据此指出："倘若补阴伐阳"，则"无阳可长"，因而诊治上他重在温补阳气，尤以爱用桂附知名。因熟识温热药理，应用自如，有"温热派"之称。曾设帐授徒于榆林普济寺。从其学者有张培田、高镇南及子龙翔、龙田等因医而名于世。

24. 李文正

李文正（1891～1983），字拙夫，祖籍山西，著名民主人士。1927 年，榆林工运领袖。解放后，曾任榆林县工会主席、榆林县政协一至六届副主席、榆林县政府委员、县人民代表、省政协委员等职。先生博学多才，也有颇深的医学造诣。学源于《伤寒论》《金匮要略》《针灸大全》《医林改错》《医学衷中参西录》等书。长于妇科、杂症，尤擅针灸之术，治疗多有良效，患者赠送"万病一针"之匾额赞誉。1956 年，为了解决中医后继乏人问题，在李文正的倡导下，榆林城内办起中医学习班，他亲自授课，先后培养出 60 多名中医人才。著有《放血疗法》《针灸临床经验谈》等。

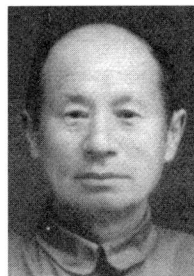

25. 冯应魁

冯应魁（1893～1942），榆林人。出身于屠户家庭，幼时因家贫辍学，迫于生计，给屠户揽工，得其祖传接骨术真传，获竹制拟人骨架，结合猪、羊骨节关系熟记人体解剖，研习各种复位手法，3 年后名声渐起。此后，冯自立门户，以屠宰、接骨为生。30 岁时，到天津治病期间，凡遇骨折、脱臼之患者亦予治疗，因此在津颇有医声。病好返里，医名大震，毗邻府、县求医者络绎不绝，门庭若市。冯氏临诊术精手巧，操作准确敏捷，患者痛苦少，复位快，虽是复杂性骨折，经他之手也能很快整复。加之，冯不谋财利，收钱较少，遇有平民者则多义务治疗，因此，深得群众信赖。惜英年早逝，其术只传于女冯芝、侄儿媳刘改如。

26. 纪文藻

纪文藻（1897～1974），榆林人。因妻亡于庸医误治，乃立志学医。师承陈金元、手板哥先生。善治妇科、内科、骨伤科疾病，对中药五黄（黄连、黄芩、黄檗、大黄、地黄）应用灵活自如。先在榆林行医，后去银川市红旗医院工作 30 余年，1960 年返回榆林。行医 50 载，颇得患者好评。遗有《医学实验录》十卷，约 30 余万字。

27. 郭金铸

郭金铸（1898～1925），榆林名医。生于医门，天资聪慧，青年成名。长于时病、内科，精于方药。在疫病流行时，整日出入病家，积劳成疾，不幸感染而逝，行医仅 10 年。

28. 尤仙航

尤仙航（1900～1995），又名鸿炳，榆林人，出身于书香门第。博士，教授，主任医师，榆林著名传染病和内科专家，曾任榆林县和陕西省人大代表，榆林县政协第六、第七、第八届副主席。20 世纪 50 年代，被国务院聘为陕北及内蒙古伊盟烈性传染病防治顾问。

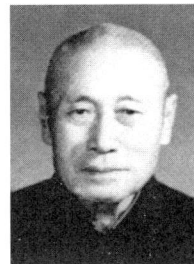

1930 年国立北平大学医学院毕业后，到北平中央防疫处和同仁会北平医院工作，研究细菌学及临床医学。1931～1932 年，陕北流行鼠疫，他被旅居北平的同乡推选为"鼠疫救济会"会长。1931 年，在天津《大公报》、榆林《上郡日报》发表《鼠疫发生的原因、症状、经过、预防及治疗》《组织陕北鼠疫防治处理意见》等文章，并上书南京政府卫生署，呼吁迅速派人到陕北防疫。1932 年，深入鼠疫重病区考察和防治。同年秋天，榆林城区霍乱病流行，他率领防疫工作队员，采取紧急措施，扑灭疫情。1933 年，因他在防疫工作中的贡献，陕西省政府主席邵力子派他公费到日本深造，先后在东京大学医学部和早稻田大学内科部等院校专攻传染病和内科学，获博士学位。1937 年"七七事变"后回国，先后担任陕西省卫生处防疫检验科科长和省立传染病院主任以及西北大学医学系教授等职务。1941 年，在西安市开设弘慈诊所。1946 年回榆行医。1951～1968 年，历任榆林专区人民卫生院、陕西省榆林人民医院、榆林县人民医院、榆林第一医院、榆林县医院院长。撰专业论著 30 多篇（日译 6 篇），科技译文 10 多篇。1989 年被列入《全国医院管理名人引谱》。

29. 袁明一

袁明一（1900～1943），榆林名医。师从叔父袁硕甫，耳提面命，尽得其传。疫病流行时，沿门袭染，接诊不暇，救人无数。终因染疫病故，年 43 岁。

30. 麻厚庵

麻厚庵（1900～1955），字树基，榆林人，麻勃之孙，幼承家学，25 岁开始行医。专长内、妇科，对小儿麻、痧等病，有一定经验。

31. 梁世珍

梁世珍（1903～1948），榆林名医。得其祖父庭辉公教授，专心学医，擅长针灸、儿科，尤以针灸治病更为熟练。自行研制弹簧针管快速进针，减轻疼痛，很受患者欢迎。1942～1948 年任榆林中学校医。

32. 杨蓁

杨蓁（1904～1941），字子春，榆林人。年 18 岁，先后从黄静茹、郭鸿先学医。25 岁开始行医，长于内科，熟悉辨证，精于方药。曾去外省（山西、河北、河南）访师，并为民间医疗。数年后回榆林开业。又拜郭瑞西为师学医。

33. 林懋森

林懋森（1903～1968），名庆堂，榆林人。1940 年前，曾佣工于"松涛斋"。少时宿身祖业"杏林堂"药房为徒，耳濡目染，一边学中药炮制，一边留心经配处方，并详录其要，求得医学知识，熟识中药鉴别、炮制。后专心学医，渐明医理，30 岁后独立行医，长于内科针灸。后又得名医袁硕甫指点，对斑疹、丹痧的辨证施治颇有心得。1957 年经人民政府吸收参加中医联合诊所（后改为中医院）任中医。行医 30 年，医风平易、谦谨，在榆林城内享有声誉。

34. 张培田

张培田（1903～1970），字植卿，榆林人。幼年读书，20 岁从张昆明学医，后随友客居河北唐山、天津一带，1945 年前后回榆行医。1957 年经人民政府录用，分配在横山县医院中医科任中医师。精于《伤寒》《金匮》，善治内科疾病，且多有良效，受到当地人民好评，视为名医。

35. 胡星元

胡星元（1903～1993），旅居香港爱国人士，榆林人。曾任陕西省政协委员、榆林市（今榆阳区）政协名誉主席。胡星元 13 岁辍学去银炉当学徒。15 岁开始在内蒙古揽银活糊口，到神府为税吏，到北京做校工、修理厂当学徒，后开启跑运输行当。1946 年，定居香港。1982 年 9 月 22 日，胡星元回到魂牵梦索的故园，捐资 260 多万元修建星元图书楼。1987 年捐资 180 多万元修建名星元小学。1990 年，捐资修建星元医院，共投资 1300 万元。1999 年，胡星元慈善基金会成立，到 2011 年已累计承办胡星元遗赠 1200 多万元，全部用于榆阳教育、卫生、文化事业发展，奖教助学，扶危济困，泽惠万家，受到社会各界的广泛赞誉。2009 年，胡星元遗产执行人将在港价值 1 亿多元的太极大楼移交榆阳区管理。

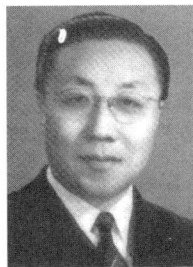

36. 袁明远

袁明远（1907～1945），袁硕甫之子，袁氏医门传人。幼承家学，根基扎实，于温病治疗尤有专攻，而立之后方独立行医。未几，染疫殉身，年仅 38 岁。

37. 高镇南

高镇南（1910～1982），字岳秀，榆林人，瑞堂之子。年轻时从其父瑞堂先生及张紫垣先生习医，因资质聪颖，勤奋好学，故得其传，并有所创新。1950 年参加县卫生工作者协会任理事。1955 年成立县中医联合诊所后，任副主任。1958 年诊所改建为中医院时任副院长，中医内科主治医师。1956 年春，在天鹅海则村出诊时首先发现该村有较多的甲状腺肿患者，并进行初步调查，采用中药昆布、海藻等进行防治，是榆林地方性甲状腺肿防治第一人。1962 年在陕西中医学院师资班深造二年。长于中医内科、妇科、儿科，辨证准确，每获良效。行医 40 余年，在榆林一带享有很高的声誉。著有《简便中医疗法》一书，惜于"文革"期间散佚。

38. 张焕彩

张焕彩（1911～1969），榆林名医。早年为赴蒙"边医"，得治疗梅毒花柳、疔毒疮疡等皮肤、外科病真传，综内服、外治、熏药诸法，取效捷然。曾任陕西省中医研究所特约研究员。

39. 杭逢源

杭逢源（1912～1971），字少泉、神木县高家堡人。陕西省名医。出身儒医家庭。14 岁入其父开设的"仁寿堂"药店学医。年弱冠，因父母双双染疫而殁，杭悲痛万分，悔恨自己医术不精，立志"平生不解名和利，只慕岐黄第一流"，遂发奋习医，研读先

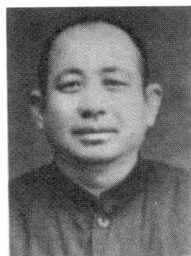

贤遗著及中医经典，颇能融会贯通。至 25 岁在当地已有医名，求诊者甚多。1956 年任榆林人民医院中医科主任，是省中医研究所特约通讯研究员，曾任省政协委员。专长中医内、儿、妇科杂病，中医理论扎实，临证经验丰富，疗效较高，颇有声望，在榆林地区享有盛誉。

40. 王直卿

王直卿（1912～1986），又名宝谔，神木县人。24 岁开始学医，尤其重视对《伤寒杂病论》《温病条辨》《医宗全鉴》等经典的研读。1953 年在陕西中医进修学校深造半年。40 岁起开业应诊，先后在神木、府谷、榆林等县行医。临床善治外感病，能灵活变通应用仲景、鞠通、孟英之方。为医勤谨，颇得患者好评，著有《热性病医案》手稿一札。自创用拔火罐的方法诊察温病传变，有一定实用价值。

41. 康寿天

康寿天（1913～1999），榆林人，主管中药师技术，1933 年榆林"福积生"药房当店员，1937 年任药房经理。1945 年任榆林"永济堂"药房经理，1947 年任"同春房"经理，因经营有道，童叟无欺，在榆林同行和商界享有较高声誉。曾任榆林商会监事、药业同业分会理事长。

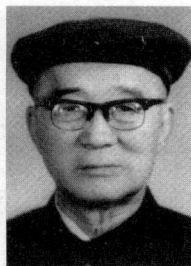

康寿天学有所长，精通业务，善中药材经营管理，种植采集、加工炮制、中成药制剂技术等方面颇有建树。1949 年榆林和平解放后，任国药同业分会主任。1956 年，任榆林公私合营中药商店经理，后任国营榆林县药材公司经理。康寿天是担任历届工商联领导时间最长的党外工商界人士。

历任县工商联第三、四、五、六、七届主任及省工商联第二、三、四、五届会员代表大会代表、执委。市各界人民代表会议第一、二、三届代表，第二、三届常务委员。县第一、二、三、四、五届人民代表大会代表。第九届人大常委会副主任。县政协第一、二、三、四、五、六届委员、常务委员，第七届、八届副主席。省政协第四、五、六届委员。中华全国工商业联合会第五届、第六届会员代表。中国药学会陕西省中药学会委员、中国国医学会陕西省榆林分会常务理事、陕西省科学技术协会榆林地区中药协会常务理事。

42. 张鹏举

张鹏举（1916～1988），乳名善之，字善元，榆林人。中共党员，中医主任医师。

幼年酷爱中医，1936 年入榆林育德药房当学徒，随其伯父张鸿儒先生习医六年，诵读经典医著，博览各家学说。1956 年随山东医学院院长刘惠明先生临证学习六个月，同年入榆林县医院任中医师，后任该院中医科主任。1958 年在陕西中医学院师资班进修二年。同年聘为中华科普协会特约研究员。1977 年选为陕西省政协委员。1979 年选为中华全国中医学会理事，陕西省中医学会副理事长、省中医学会妇科分会会长、《陕西中医》编委，榆林地区中医学会副会长。1980 年调任榆林地区中医院副院长、名誉院长。

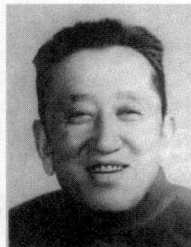

张氏行医 50 余年，擅长中医内科，妇科疾病诊治。1955 年，榆林县政协举办民办中医班义务任教。70

年代始，先后开展中草药避孕、癌症治疗研究。晚年不顾年迈体衰，致力于用验方"神仙双丢拐"治疗地方性氟中毒病之研究工作。"文化大革命"中被勒令停医。1969年，到榆林城关医院以"临时工"的身份看病。1972年，王震将军来榆视察工作，途中得了肠胃炎，沿途多方治疗不效，榆林地委特请张鹏举诊治，他采用温中和胃渗湿之法，以价值两角钱的中药一贴而愈，被传为佳话，名噪三秦。张鹏举先后写出30多万字的笔记，记述了大量的医案、验案。撰写论文先后在《陕西省名老中医经验荟萃》《中国现代名中医医案精华》《近代全国名老中医医案》《名老中医肿瘤验案辑要》等刊物上发表。业绩载入《当代中医名人志》。

43. 雷泽霖

雷泽霖（1918～2006），中医主治医师，榆林市名老中医，曾任榆林县协常委、榆林市老医协常务理事、榆林市职称评定委员会委员。1933年至1940年在育德药房当店员。1940年至1947年在"兴华药房""福寿昌"任协理。1948年至1955年3月开设"霖记药房"任经理，兼坐堂中医，期间被选送到陕西省中医进修学校学习。1954年4月与郭谦亨等7位中医联合创建了榆林城关区中医联合诊所，任副主任兼医务组长。1959年至1966年在中医联合医院任中医临床医生。"文化大革命"期间以莫须有的罪名下放到岔河则公社排则湾大队接受贫下中农监督改造，1979年4月落实政策平反回城，安排到城关医院上班。1979年9月，被评为中医师。长于中医内、妇、儿等杂症，自拟"羚角镇痉汤"，善治小儿惊风。雷氏数十年临床探索所得"惊风穴"，灸治抽搐，多有效验。

44. 郭谦亨

郭谦亨（1920～2004），名襄，榆林人，中共党员，陕西中医学院教授，研究生导师，内科主任医师，首批国家级中医药科学家。历任中华中医学会陕西分会理事，全国高等医药院校教材编审委员会委员，河南仲景国医大学名誉教授，皇甫谧研究会名誉董事长，榆林医药科技顾问委员会名誉主任，榆林市医学科学研究所高级顾问。

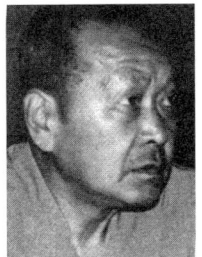

郭谦亨是榆阳郭氏中医世家第四代传人。18岁悬壶塞上，1944年受聘于省立榆林师范学校任校医。1946年《陕北日报》社发起组织"平民医药施诊会"，他被聘为特邀医师。1948年10月，受聘为国民党22军少校军医。1949年6月随军起义。1949年后，任榆林县卫生委员会委员兼防治检疫股副股长，并被推选为县卫生工作者协会副主任和县第一届人民代表大会代表，担任榆林县第一届人民政府委员会委员。1955年倡导创办"榆林县城关区中医联合诊疗所"，任主任。1956年调至陕西省中医进修学校（陕西中医学院前身）执教，并任中医学科委员会主任。1958年参与筹建陕西中医学院。1979年后又历任温病教研室主任，中医基础理论研究室付主任、顾问、医疗系副主任，以及中华全国中医学会陕西省分会一、二届理事等职。先生从事中医医疗、教学及科研已50余年，临证长于内、妇科，对"痨瘵""肝郁""胃脘痛""胸痹""心痛、悸"等病富有经验。在温病诊治研究上造诣尤深，自成一家。担任硕士研究生导师，带教研究生30余名。主要医学论著有：《中医诊断学》《温病学》《中医诊断歌括析义》《温病述评》。主编的医著还有：全国高等医药院校教材《温病学》《中医学多选题题库·温病分册》等，发表的论文50余篇。1982年主持"流行性出血热"的中医药预防科研课题，创制"出血热预防片"。2010年，中国中医药出版社重新整理刊印他的温病论著，定名《郭氏温病学》。

45. 张世雄

张世雄（1920～1994），神木县人，中共党员，副主任医师。榆林市中医学会副会长。榆林地区著名老中医。

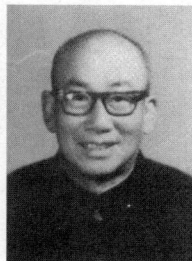

1943年问业于神木县著名老中医刘荣胜门下。1947年在神、府县中西药社业医，任医协会主任。后自攻中医，并受老中医王歧、贾正举指导。1952～1968年，先后任榆林县文卫科卫生科员，县妇幼保健站、防疫站、卫生院、中医院院（站）长。临床擅长中医内、妇科，潜心研讨中医对肿瘤的诊治，自拟灭癌汤、散、丸加减化裁，取得了一定疗效。自创"清醒散""十子汤"治疗肝昏迷、无精子症，应用马钱子治疗小儿麻痹后遗症、乙脑后遗症、脑血管意外、类风湿等，均取得效果。撰写论文20余篇，专著《癌症临床实践》一书约5万字，内部出版交流。因工作突出，多次受到中央、省、地区奖励。1983年省卫生厅授予"全省先进卫生工作者"称号。《人民日报》《陕西日报》连续四次报导其先进事迹，称他为"人民的好医生和人民心连心"。

46. 张龙田

张龙田（1920～1990），榆林人，榆林地区中医院中医针灸副主任医师。50年代初在先父的指导下开始阅读医书，后又多次外出进修学习，业务提高较快。擅长用银针治疗中风、小儿麻痹后遗症等难顽病症。善于通过临床实践，探索总结经验，并将积累的针灸经验、知识热诚地传授给他人，是榆林地区西学中提高班及针灸班深受学员敬佩的老师，他教授的徒弟，分布在地区各县。

47. 柴振国

柴振国（1927～2013），榆林人，中医内科副主任医师。15岁站药铺拜师学习中医，帮师傅炮制中草药。在恩师指点下阅读中医经典著作《内经》《伤寒论》《本草纲目》等。后独立行医，为深造曾到陕西省中医进修学校学习，于1955年毕业。曾就职于工农医院、岔河则地段医院、榆林县城关医院等，任榆林城关医院副院长。从事中医药临床工作60多年，擅长中医内、儿、妇科疑难杂症，对热性病的诊治颇有研究。针对多种疑难杂证，潜心钻研出百余种功效显著的中医处方，辨证施治巧妙，屡治屡验，享榆阳区著名老中医美誉。多数处方被《榆林中医》《榆林验方汇编》等书籍收录。撰写论文及临床经验总结十余篇，其中4篇被《陕西中医汇编》一书采用，获榆林市科技论文二等奖一项。

48. 张毓华

张毓华（1932～1983），榆林人。中共党员，主治军医。1948年到国民党第二十二军野战医院当护士兵。1949年6月1日，榆林和平解放，随军起义，编入中国人民解放军独立第二师卫生连当护士。1951～1956年，兰州军医学校学习，1956年毕业后，被总后卫生部任命为助理军医，自愿到新疆军区喀什地区疏勒十二医院工作，任理疗科主治军医。1982年，被维吾尔族群众推举为"双拥先进代表"出席南疆军分区"双拥"代表大会。1983年，被评为乌鲁木齐部队民族团结先进个人。被维族同胞称为"维吾尔族的白求恩"。曾荣立三等功5次，受嘉奖7次。1983年8月10日牺牲后，南疆军区举行了"全心全意为边疆各族人民服务的好军医张毓华"命名大会，追认他为"民族团结模范"。

49. 高智

高智（1933～1996），榆林人。中共党员，全国优秀领导干部，省劳动模范，享受国务院政府特殊津贴专家。原新疆军垦建设兵团农六师医院副院长，陕西省结核病防治医院原党委书记、院长。1993年10月离职休养。

1948年3月参加革命队伍，先后荣立二等功5次，三等功1次。1949年解放战争胜利前夕为部队卫生员。1951年3月，到西北军区医学院（第四军医大学前身）学习。1953年分配到西北卫生部十二陆军医院工作。1955年，到新疆军垦建设兵团农六师医院工作。1981年5月被调到陕西省结核病防治医院工作，任外科主任、副院长、院长兼党委书记。1995年4月病情恶化后向组织申请将自己的遗体献给第四军医大学做教学标本。1987年荣获陕西省劳动模范称号。1991年被中共中央组织部授予全国"优秀领导干部"光荣称号。1992年被国务院授予享受政府特殊津贴的专家。1996年6月被省卫生厅授予"白求恩精神奖"。1996年11月被卫生部追授"人民健康好卫士"称号。

50. 高玉宽

高玉宽（1940～2007），榆林人，副主任医师。是榆林地区中医学会理事。横山县中医学会副会长。60年代始，先后在横山县医院中医科、榆林市中医院中医科工作，任科主任。从事中医内、妇科临床40余年，同时开展一些研究工作，自拟觅癣合剂、鼻炎灵合剂、止带合剂，临床效果满意。80年代末，开展了对肝、胆疾病的临床研究，取得良好效果。撰写论文10余篇，获榆林地区中医学会中医科研学术活动三等奖1次，榆林地区科协首届科技优秀论文奖1次。多次被评为科研学术活动先进个人、优秀知识分子等称号。1986年，榆林地区行署颁发了"为振兴榆林作出贡献"荣誉证书。

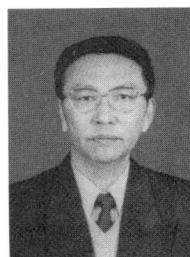

51. 柴兆雄

柴兆雄（1945～2008），榆林人。1970年毕业于西安医学院医疗系。榆林地区第二医院儿科教授，主任医师、院长、榆林地区医学会副会长。曾在国家、省、地医学杂志发表多篇论文。主、参编《基层医院儿科误诊误治病例剖析》《临床医学论文写作方法》两部专著。

52. 樊耀斗

樊耀斗（1945～2005），榆林人。1970年毕业于西安医学院。榆林地区第二医院副院长，外科主任医师。擅长普通外科、泌尿外科。论文《双髂内动脉结扎在盆腔手术128例中应用》《四针法十二指肠残端关闭术》均获榆林地区科技进步二等奖。论文在《中国实用外科》杂志发表。

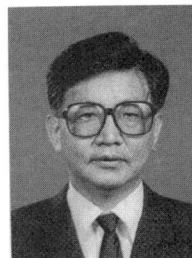

第二章　人物简录

第一节　部厅处级人物

1. 叶瑞禾

叶瑞禾（1904～1991），榆林人。1933年齐鲁大学医学院毕业，获博士学位。大学毕业后返乡，在陕北榆林创办了陕西省第一所公立县卫生院，并任院长兼鼠疫研究所主任。1940年5月加入中国民主同盟会。在西安任广仁医院妇产科主任医师、西北医学院妇产科教授。1950年5月加入中国共产党。曾任山东省卫生厅厅长、卫生部医疗预防司司长和上海科教部部长。历任西安市第四医院院长、西安市人民政府委员、西安市卫生局局长。1958年受命筹建西安第二医学院，任院长。1965年任西安医学院副院长。1964年11月至1967年2月任陕西省卫生厅副厅长，并曾任西安市科协主席。1979年加入中国农工民主党，并当选为农工民主党陕西省委主任委员、农工民主党中央八、九届委员。省人大一、二届代表，省政协五、六届委员。在长期担任行政领导期间仍一直坚持妇产临床工作。

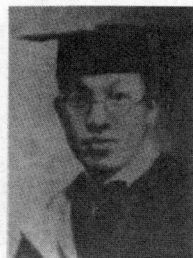

2. 尤祥斋

尤祥斋（1912～2006），曾用名刘芝兰，榆林人。随改嫁米脂的母亲到刘家，系谢子长夫人。1927年就读于米脂三民二中，读书期间，加入学生联合会、妇女促进会等群众组织，同高敏珍等最早打开了米脂妇女运动的局面。1926年加入共产党，1932年至1933年任米脂共青团特别支部组织委员。1933年经组织派遣赴北平做地下工作。1935年5月，到张家口参加了察哈尔省妇女抗敌救亡会的成立大会，并受到冯玉祥将军接见。1936年被捕入狱，1936年出狱，后任环县妇联主任，临县人民医院院长，北京市妇保院院长，1954年任中国中医研究院西苑医院院长，全国第五、六、七届政协委员。全国妇联常委。

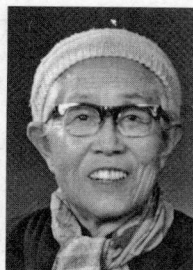

3. 朱庆生

朱庆生，祖籍榆阳区镇川镇朱寨村，1943 年 12 月出生于甘肃省庆阳市。1967 年毕业于上海中国人民解放军第二军医大学，先后就职于沈阳军区旅大警备区二一〇医院、二一五医院军医、南京牛首山铁矿医院、南京鼓楼医院任外科等，任医师、医务处副主任（副处级）、常务副院长（正处级）、院长（副厅级）。其筹建的南京大学医学院，为全国第一所综合大学八年制医学教育的学院。1981 年任南京鼓楼医院院长。1985 年调任南京市卫生局局长、党委书记。1990 年调进北京爱卫会工作，任全国爱国卫生运动委员会办公室副主任（正厅级）。1993 年 2 月至 1998 年 10 月任国家卫生部计划财务司司长、卫生部办公厅主任、卫生部党组成员、副部长，其间，主抓医疗体制改革。1998 年 10 月至 2000 年 4 月兼任国家中医药管理局局长。2004 年退休，担任中国红十字总会副会长、中国农村卫生协会会长等职。

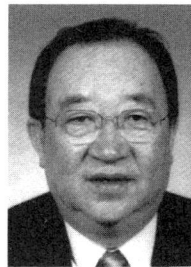

4. 郭锡伍

郭锡伍（1934 ~ 1985），榆林人，中共党员。1946 参加工作，1948 ~ 1949 年 6 月，任中共榆林工委秘书。1949 年 7 月任中共榆林地委宣传部干事、秘书。1951 ~ 1970 年先后任中共榆林地委宣传部副部长、中共榆林地委农工部副部长兼榆林报社社长。1971 ~ 1979 年 2 月任榆林地区革命委员会卫生局副局长、局长。期间，主持开展消灭地方性甲状腺肿五年大会战，成效显著。在调查研究方面，深入全区各地段医院及榆林、神木、佳县，步行对 10 多公社的 30 多个村的卫生情况进行调查，所形成的调查报告在全省卫生工作会议上备受关注。领导全区基础卫生设施建设成效显著。1979 ~ 1983 年任中共榆林地委秘书长、中共榆林地委副书记兼秘书长、中共榆林地委顾问等职。

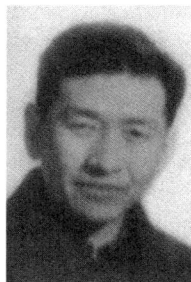

5. 郭冠英

郭冠英，1941 年 9 月出生，榆林人。大学文化，内科主任医师、农工民主党党员。陕西省有突出贡献专家。出身医学世家，高祖、曾祖、祖父、父亲俱为名医。1966 年毕业于西安医科大学医疗系，主攻心血管病、老年病专科。从事临床医疗、医药科研、医学教育 45 年。临床精于诊断，重视身体调理，善于融汇中西医治疗疑难病症。倾心培养后学，门下桃李 2100 余人。致力于医学科研及中药创新研究 20 余年，先后承担省级以上重点科研项目及科技攻关项目 24 项，主持完成 18 项。获陕西省科技进步一等奖 1 项、二等奖 1 项、三等奖 2 项，榆林市科技进步一等奖 2 项、二等奖 2 项。研究的新型中药，取得国药批号 1 种，省级批号 4 种。撰写医学论文 31 篇，主编及参编医学著作 11 部，共约 366 万字。先后创办榆林市（县）卫生学校、榆林市医学科学研究所、榆林市红十字急救中心，并担任多种领导职务、荣誉称号及"促进科技进步奖"等。1999 年被省委、省政府命名为"陕西省有突出贡献专家"。曾任陕西省第七、八、九、十届人大代表，榆林市人大常委会第一届副主任，农工民主党陕西省第一、二、三届委员会委员，农工民主党党全国第十一大、十三大代表。

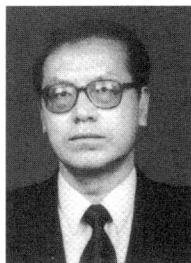

6. 崔志杰

崔志杰，1949 年 9 月出生，榆林人，大专文化，中共党员，陕西省第九届人民代表大会代表。1968 年 9 月参加工作。历任中学团委书记、小学校长、定边县委、县革委会党总支副书记，县委机关党支部书记、共青团定边县委书记、定边县药材公司经理、定边镇镇长、党委书记、子洲县副县长、县委副书记、县长等职。2000～2006 年任榆林市卫生局局长、党组书记，主持抗击"非典"、启动新一轮卫生改革、加快乡镇卫生院建设步伐，先后获到省、市、县党委，政府部门多次表彰奖励。

7. 李瑞

李瑞，1957 年 2 月生，子洲县人，副主任医师，本科学历，无党派。1977 年 2 月参加工作，1986 年创建榆林市痔瘘医院，任院长，擅长中医药治疗痔瘘病，被誉为痔瘘病克星。1997 年任榆林市星元医院首任院长，加快了医院建设步伐，致力医院管理改革，受到国家卫生部的肯定。2013 年选任榆林市星元医院董事会董事长，2014 年 9 月成立榆阳区公立医疗集团理事会任理事长。1992～2001 年任榆林市（今榆阳区）政协副主席。2000 年撤地设市后任榆林市政协副主席，陕西省第八、九、十届政协委员，陕西省第十二届人大代表，陕西省第八、九届青联委员，陕西省中医学会肛肠专业委员会副会长。两次荣获"全国卫生系统先进个人"称号。

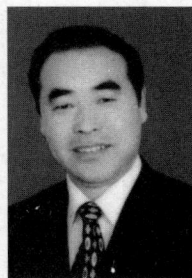

8. 黄立勋

黄立勋，1955 年 9 月生，榆林人，本科学历，副主任医师，中共党员。1974 年 3 月参加工作，1977～1978 年在榆林县计委、科委工作。1983 年延安大学医疗系毕业，1983～1994 年在陕西省结核病防治院任胸外科医师、副主任、副院长。历任陕西省肿瘤医院院长、陕西省中医研究院院长（正厅级）。1997 年 1 月任陕西省卫生厅副厅长、党组成员。分管妇幼保健与社区卫生处、医政与医疗服务监管处、药物政策与基本药物制度处、科技教育处。2008～2012 年兼任陕西省中医药研究院、省中医医院院长。2012 年兼任卫生厅党组付书记。2014 年任卫生计生委副主任、党组副书记。

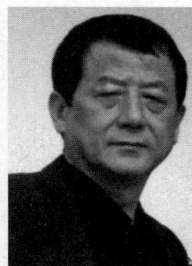

第二节　历任区卫生局局长

1. 王侠

王侠，（1927～2008），绥德县人，中共党员。中共榆林县第五、八届党代会代表。历任县统战部部长、区园艺站主任等，1971～1975 年的"文化大革命"期间，榆林县革命委员会生产组单设卫生局，成为首任卫生局局长。主持组建县卫校，大力开展农村合作医疗建设，全县各大队都成立了合作医疗站。1976 年任县工会主席。1997 年离休。

2. 蔺振祥

蔺振祥（1934～2003），榆林人，中共党员。1949年6月参加革命工作，1976～1979年任榆林县卫生局局长，期间的中心工作是加强基层卫生机构建设，开展了以注射消瘿注射液为主的控制和消灭地方性甲状腺肿大会战，成绩显著。1995年4月离休。离休前任榆林地区政协办公室主任。2003年去世。

3. 艾蓁

艾蓁，1929年生，米脂县人，中共党员，副厅级离休干部。1947年参加工作，曾入延安大学学习，1948年留榆林工委工作。1949年6月榆林和平解放后，历任榆林市委秘书、宣传科长、县委宣传部干事、理论教员、县政府政务秘书、办公室副主任、牛家梁农场办公室主任、副场长、西沙工程指挥部党委书记兼总指挥、县乡企局局长等职。1979～1980年任县卫生局局长，实现了省委地方病防治领小组提出的"五年控制和消灭地方性甲状腺肿"奋斗目标，顺利通过省地验收。1980年后历任县委常委、常务副县长，政府党组副书记，榆林地区供销合作社主任、党组书记。1991年离休，享受副地师级待遇。

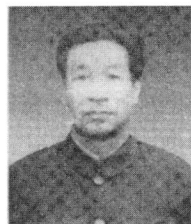

4. 潘高

潘高，1933年生，榆林人，小学文化，中共党员。1955年参加工作，历任信用社会计、公社武装干部、公社党委副书记、书记、公社革委会副主任、主任、榆阳区技术监督局检查员（正科）。1980～1982年任榆林县卫生局局长。期间，重要工作是落实中医政策，恢复县中医院建制，在西沙落实新建中医院用地30亩。成立了榆林县药检所。在三教庵修建住宅区，解决了19户卫技人员的住宅困难等。1983年任县粮食局局长。

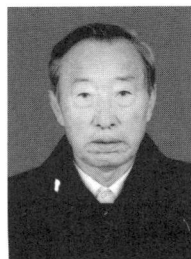

5. 张毛珍

张毛珍，女，1943年8月生，江苏泰州人，大学本科学历，中共党员。曾任中共榆林县第八届代表大会代表、政协榆林县委员会委员。1967年毕业于西安医学院医疗专业。1967～1968年在西安铁路医院工作。1968～1974年在榆林县刘千河公社医院工作。1974～1982年任榆林县卫生局干事、副局长。1982～1996年任榆林县（市）卫生局局长。期间，启动实施了"2000年人人享有初级卫生保健"项目，于1993年提前达标。成立县医科所、东沙医院、痔瘘医院，筹措修建星元医院。在地方病防治工作方面实施了以防氟改水为重点，巩固地甲病防治成果，监测和探索大骨节病成因研究，杜绝鼠疫、布病发生策略，取得显著成效。大胆探索卫生管理体制和运行机制的改革。

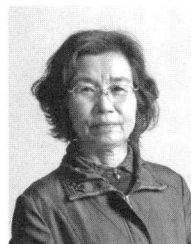

6. 杨德祥

杨德祥，1946年10月生，延川县人，大学文化，中共党员。历任县（市）政协委员，中共榆阳区委候补委员。1970年延安大学化学系毕业，分配到榆林县水泥厂工作，任副厂长、厂长。1984～1996年，历任县轻工局副局长兼手工业联社监事会主任、县

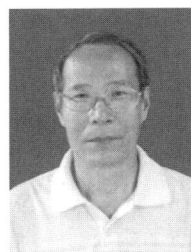

体改委主任、县轻工局局长等职。1996～2002年任市区卫生局局长。期间，面对榆林市医院上划地区、卫生机构财政预算逐年减少、乡政卫生院人财物三权下放、城乡个体办医无证经营等状况，努力促成将乡镇卫生院院长任命、人事调动收归卫生局管理。积极推进星元医院建设，于1999年6月23日开诊运营。采取项目资金和乡镇自筹共建办法，改扩建了马合、小纪汗、余兴庄、芹河卫生院。制定出台《榆林市（县）医疗机构设置规划》，加大医疗市场整顿力度，净化医疗市场取得成效。2006年退休。

7. 李锦明

李锦明，1958年2月生，榆林人，中共党员。1981年，榆林市农业学校林业专业毕业，分配在榆林市园艺站工作，历任榆林市林业局技术干部兼秘书、榆林市市委办公室主任兼机要室主任、刘千河乡党委书记、榆阳镇党委书记。2002～2012年任榆阳区卫生局局长。期间，2003年组织抗击"非典"。2004年完成卫生防疫站转型，组建榆阳区卫生监督所和疾病预防控制中心，修建了疾控大楼。2007年启动新农合、社区卫生体制建设。加强全区基础卫生设施建设。2009年后，启动新一轮卫生改革，筹划新建区人民医院、区妇幼保健院等。2012年11月调任榆林市爱国卫生运动委员会副主任。

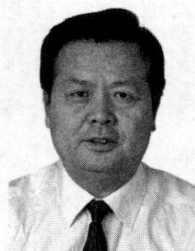

8. 高有华

高有华，1962年10月生，榆林人，中共党员。1983年毕业于陕西商业学校物价系。1983年参加工作。历任榆林县计委干事、榆林县党史办副主任、榆林县文明办副主任、鱼河镇人民政府镇长、刘千河乡党委书记、孟家湾乡党委书记。2001年6月～2012年11月任榆阳区卫生局党总支书记、副局长。2012年11月任榆阳区卫生局局长。期间，巩固和拓展改革成果，全面推行公立医院改革，率先在星元医院实行董事会管理。2014年，成立榆阳区公立医院医疗集团。2015年审校、完善《榆林市榆阳区卫生志》。

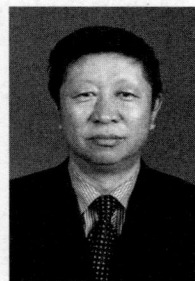

第三节　劳动模范

1. 贺波

贺波，1965年出生，榆林人，管理学硕士（MBA），主任医师，儿科教授。陕西省有突出贡献专家，陕西省"三五"人才，榆林市"一五二"人才。任星元医院副院长、榆林市儿童医院院长。兼任中华儿科学会委员、全国小儿急救专家组成员、《中国实用儿科杂志》编委、陕西省儿科学会副主任委员、陕西省儿保学会常委、榆林市儿科学会主委等职。1988年延安医学院临床医学专业毕业，就职于榆林市第二医院儿科主任、

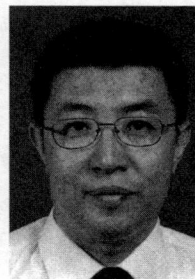

陕西省人民医院儿科。2004 年创建榆林市儿童医院。从事儿科临床工作 20 年，自拟"消颤灵""四白散"等组方，治疗癫痫、百日咳等疾病取得良好疗效。成功治愈重症肺炎合并五个脏器功能衰竭、婴儿颅内出血合并脑症形成等疑难重症患儿 1 万多例，治愈率达 95%。主持开展 62 项新技术，获省、市科技进步奖 8 项，获国家专利 4 项，出版专著 6 部，发表论文 60 多篇。先后荣获"联合国 TIPS 发明创新科技之星奖""陕西省青年科技奖""陕西省优秀科技工作者"等 30 余项奖励及荣誉。2010 年荣获"陕西省劳动模范"称号。2015 年获"全国劳动模范"称号。

2. 贺瑞林

贺瑞林，女 1958 年 8 月生，榆林人。中共党员。本科学历，主任医师。1977 年榆林地区卫校医士班毕业，到榆林县医院工作。历任榆林市二院妇产科主任、院长助理等职。是中国医学会榆林分会理事、陕西省医学会委员、陕西省抗癌协会委员。从事妇产科临床工作 30 余年，主攻妇科疑难杂症，擅长妇科肿瘤及高危妊娠、妇科宫腔镜及腹腔镜的诊断治疗。开展新技术 40 多项，发表论文 10 多篇，获市科技进步奖 3 项、市科研成果奖 3 项。1994 年国家计生委、卫生部授予"万例手术无事故先进个人"称号。2009 年全国妇联授予"全国三八红旗手"称号

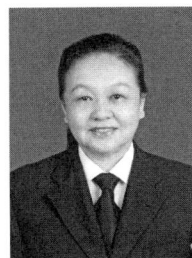

3. 贺清义

贺清义，1938 年 6 月出生，榆林人。大专文化，中共党员，主任医师。1952 年参加工作，从医 55 年。先后就职于榆林县机械厂、榆阳医院、榆林县医院、榆林地区、市第二医院。擅长肝病和胃病治疗，创研出 3 种临床制剂。撰写医学专著两部，发表论文 30 多篇，获榆林市科研奖 2 次，专利 1 项，退休前任榆林市第二医院工会主席、省中西医结合会会员、榆林中西医结合学会理事。是榆林市有突出贡献拔尖人才，获省自学成才奖。1988 年被陕西省委、省政府授予"陕西省劳动模范"称号。榆林市首届"十佳"名老中医之一。

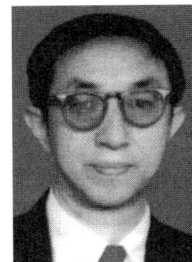

4. 王毓斌

王毓斌，1949 年 1 月生，榆林人，中共党员，副主任医师、副教授。1965 年参加工作，先后在西安大厦、青海省军区大队、陆军四院、兰州军区陆军总院、青海军区医院、兰州军区学校工作，转业后任榆林市二院口腔科任主任。擅长各种牙体病的诊断治疗及可见光固化修复。带领团队开展的腭裂矫治手术、囊状水瘤的切除、光固化用各种牙体病修复、微型钢板在颌面部骨折的应用等新技术 10 余项。获省级科研成果奖 1 项，市级科研成果奖 4 项，发表论文 9 篇。1997 年获"陕西省劳动模范"称号。

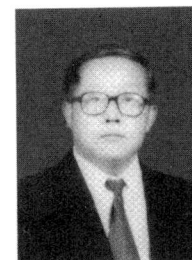

5. 师建军

师建军，1958 年 7 月生，榆林人，中共党员，副主任医师，市人大代表。1976 年参加工作，一直在基层卫生院从事临床诊疗工作。1989 年，任榆阳镇医院院长。经过 16 年的艰苦创业，将一所固定资产不足 2 万元的乡镇卫生院，创办成医疗技术力量雄厚，固定资产达 600 多万元的集医疗、预防保健、社区卫生服务为一体的品牌医院。2005 年任榆阳区医科所所长。先后荣获"优秀共产党员""先进工作者""505 医德奖""白求恩精神奖"等称号。2002 年 4 月，获"陕西省劳动模范"称号。

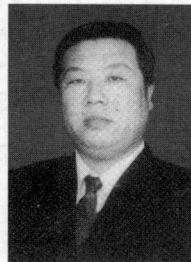

6. 尚正兰

尚正兰，女，1967 年生，米脂县人，大学文化，主任医师，农工民主党党员，政协榆阳区第十二、十三届委员。1990 年毕业于陕西省中医学院针灸系，就职于榆林医科所，从事中医针灸、临床理疗及科研工作 20 多年。擅长传统中医针灸、按摩、拔火罐等传统中医治疗。致力于各种疼痛、康复、减肥及老年病等临床理疗和科学研究，被患者誉为"榆林第一针"。尤其是在脊椎病的诊治总有效率达 98% 以上。主持完成"骨增生'L.L'治疗方案"项目研究。撰写学术论文 10 余篇。曾荣获榆林市首届青年科技奖，2005 年，获"榆林市五一劳动模范"称号。

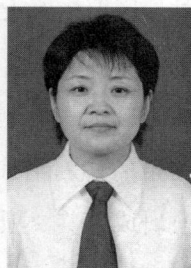

7. 张林华

张林华，1963 年 9 月生，榆林人，中共党员，中专学历，在职本科毕业，主任医师。1983 年 7 月毕业于榆林地区卫生学校医士班，就职于榆林县清泉中心卫生院。1986 ～ 1991 年担任榆林县麻黄梁卫生院院长。1991 ～ 1999 年在榆林市卫生局任初级卫生保健、医政医管干事。1999 年调入星元医院任副院长。2001 年兼任党委副书记。2005 年兼任榆林医科所党支部书记。期间，先后在中央党校进修本科、山东大学临床医学本科学习，获取学历证书。2009 年起担任星元医院党委书记兼副院长。2013 年 7 月任星元医院党委书记兼院长。从事医学管理近 30 年，强力推进医院人事制度、分配制度和运行机制改革，取得成效。曾获陕西省科学技术三等奖 1 项，市科学技术二等奖 1 项。荣获全省卫生系统创先争优活动优秀党务工作者、全市"五一"劳动奖章、全市卫生工作先进个人、榆阳区十佳优秀服务标兵等称号。

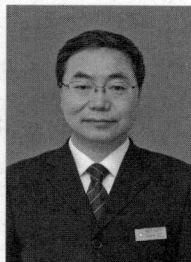

8. 李慧荣

李慧荣，女，1962 年 4 月生，绥德人，本科学历，主任医师，中共党员。1984 年起从事临床医疗、科研工作。2004 年调入星元医院协助创建榆林市儿童医院，任护理科主任、副院长等职。是榆林市唯一的新生儿科及新生儿急救专家。擅长儿科专业，首创全市新生儿专科。相继开展了新生儿换血术、全静脉高营养治疗术。2008 年推出全

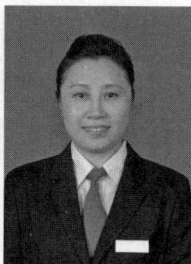

市首家无陪护病床管理。2013年成功抢救650克极低体重早产儿等。发表论文50余篇，出版专著4部。取得多项成果，获国家新型专利7项，省级科技进步奖三等奖1项，市级科技进步二、三等奖4项。先后被评为榆林市"一五二"人才、榆林市有突出贡献拔尖人才、榆林市优秀科技工作者等称号，2015年获"榆林市劳动模范"称号。

9. 高翠莲

高翠莲，女，1966年9月生，榆林人，主任护师，中共党员。1985年7月榆林地区卫校医护班毕业，就职于榆林地区二院儿科，2004年调入星元医院协助创建榆林市儿童医院，任护士长、护理部主任、副院长等职。从事临床护理30年，先后主持开展了气管插管技术，呼吸机使用和机械通气技术，新生儿暖箱应用，早产儿、低体重儿护理技术，小儿桡动脉穿刺技术，深静脉置管术，微量泵注射、外用动静脉同步换血术等20多项护理新技术、新项目。其中有3项达到省内先进水平。配合医疗成功抢救新生儿窒息导致呼吸停止1小时的患儿和650克极低体重早产儿等。发表论文20余篇，出版专著1部，获国家新型专利1项，省级科技进步奖1项，市级科技进步奖5项。2003年评为榆林"一五二"人才，2010年评为榆林市有突出贡献拔尖人才，2013年评为榆林市优秀科技工作者等称号，2015年获"榆林市劳动模范"称号。

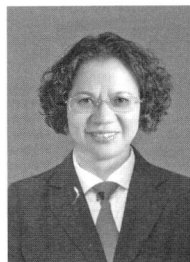

10. 米耀武

米耀武，1964年10月生，本科学历，副主任医师，中共党员。1984年7月榆林地区卫校医士班毕业，先后在马合镇、可可盖乡、芹河乡等基层卫生院工作。1992年6月调入榆林市妇幼保健院。1997年12月任党支部副书记，2003年6月任书记，2010年1月任院长。2013年被榆林市卫生局授予"妇幼卫生工作先进个人"，2014年被国家卫计委授予"妇幼健康服务先进个人"等荣誉称号。2015年获"榆林市劳动模范"称号。

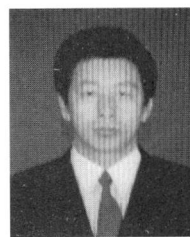

第四节　省管有突出贡献专家

1. 王万富

王万富，1950年10月生，榆林人。骨科主任医师，省管专家，享受国务院政府特殊津贴专家，陕西省"三五人才"工程二层次人员，榆林市有突出贡献拔尖人才。现任榆林市星元医院（第四人民医院）副院长兼骨科主任、陕西省骨科学会常务委员、省脊柱学会常务委员、榆阳区人大常委会常务委员。1971年参加工作。1978年西安医学院毕业后回榆林二院从事外科工作，早期成功开展的各类大型肌皮瓣及肌骨瓣组织替代术，四肢恶性肿瘤瘤段切除肢体灭活再植术等32项操作技术均获新项目奖。研究颈椎

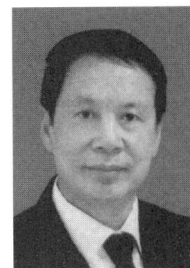

多椎体结核并高位截瘫一次完成多椎体切除、自体骨塑型椎体嵌入植入术获得成功。获陕西省科技进步二等奖 1 项、三等奖 2 项，获国家专利 1 项。撰写论文 20 多篇，其中 8 篇在国际、国家级和省级杂志发表，15 篇在国际、国家级和省级学术会上交流。

2. 刘生荣

刘生荣，女，1952 年 10 月生，神木人，神经内科主任医师，延安大学医学院教授，榆林市有突出贡献的拔尖人才，陕西省有突出贡献专家，享受国务院特殊津贴。星元医院副院长、神经内二科主任。1978 年毕业于西安医科大学，从事神经内科、精神科专业 30 年，开展的"侧脑室引流治疗高血压危象""鞘内化疗治疗结核性脑膜炎"等十多项技术获新技术项目奖。开展的"肉毒素靶肌点注射治疗面肌痉挛及顽固性偏头痛""神经兴奋剂刺激注射治疗难治性面瘫症"等 9 项新技术应用于临床。1995 年率先开展国家攻关课题"微创清除血肿治疗脑出血"项目获得成功。获省科技进步三等奖 1 项、国家专利 1 项，市科技进步二、三等奖各 1 项。多年来，在实验室进行脑脊液细胞学检查标本 10000 多例，将神经内科部分疾病由一般临床诊断提高到细胞学定性诊断水平。2006 年参加了中华医学会神经科分会世界卒中联盟（WSF）"脑卒中早期诊断治疗调查及继续教育"项目研究，于 2007 年完成了病例调查统计任务。撰写论文 20 多篇。

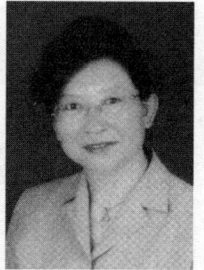

3. 思成怀

思成怀，1951 年生，横山县人，泌尿外科主任医师，享受国务院特殊津贴专家。1975 年西安医学院毕业分配到榆林市第一医院工作，先后任综合外科副主任、主任，后调至榆林市中医院任泌尿外科主任；1999 年调入星元医院任副院长兼泌尿外科、任脑外科主任。在泌尿系统、男科领域内的常见、多发病及疑难病诊治中积累了丰富的经验，通过大胆探索和潜心研究，逐渐在医学领域形成了自己独到的见解。撰写《先天性膀胱颈部梗阻 14 例报告》《输尿管损伤外科报告》《泌尿系统结核晚期并发症处理》以及《回盲肠代输尿管扩大膀胱术治疗结核膀胱挛缩对侧肾积水》等数十篇医学论文。1996 年荣获陕西省技术进步二等奖 1 项、1997 年国务院批准享受政府特殊津贴，同年被中共陕西省委、省政府授于"陕西省有突出贡献"专家称号。

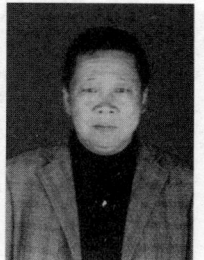

4. 安凤莲

安凤莲，女，1956 年 10 月生，绥德县人。神经内科主任医师、教授，榆林市拔尖人才，享受国务院特殊津贴专家，陕西省医师协会会员、理事，榆林市政协第二届委员会委员，榆阳区政协十三届委员会委员。理论基础扎实，临床经验丰富，率先在全市开展了电生理检查、脑血管病介入检查、睡眠呼吸监测和心理咨询门诊。对治疗头痛、脑血管病、脑炎、癫痫、眩晕等疾病有丰富的临床经验，对神经内科疑难重症如肝豆状核变性、多发性硬化的诊断治疗有独到的 1 疗方法。撰写医学论文 20 余篇。获市级科技进步奖 3 项，省级科技进步奖一项。2008 年被陕西省卫生厅评为卫生系统精神文明建设先进个人。

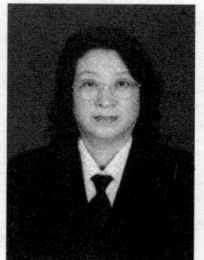

5. 曹绥平

曹绥平，1962 年 7 月生，西安市人，外科主任医师，中共党员，任榆阳镇中心卫生院院长、上郡路社区卫生服务中心主任。长期从事肛肠外科、腹外疝和过敏性疾病等诊治工作。创建的科研制剂室通过 GDP 认证。自主研发的空心组合式挂线探针，获国家医疗器械准字号，解决了高位肛瘘挂线难问题；医用 Z T 胶直肠内固定术微创伤方法，解决了直肠脱垂经肛门手术方案；巴德补片无张力修补术经会阴手术，解决因直肠前突而引起的便秘问题等。主持及组方完成非标准制剂新药 14 项，经陕西省药监局注册，省药监局指定医院推广使用。承担陕西省中医药课题：消痔胶囊治疗肛门病的临床研究，陕西省科技厅课题：便携式痔瘘治疗仪，空心组合式挂线探针等。获得省、市级成果 5 项，获陕西省科技进步三等奖，榆林市科技进步一、二、三等奖各 1 项，2006 ～ 2009 年度主持完成了磁条社区卫生服务证管理社区卫生系统研发，在榆阳区城乡推广使用。2005 年度荣获"陕西省有突出贡献专家"称号，享受国务院特殊津贴。

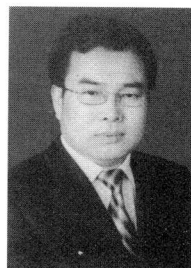

6. 李玲利

李玲利，女，1958 年出生，米脂县人，大专文化，中医内科主任医师，中共党员，榆林市医学科学研究所科研办公室主任。陕西省有突出贡献专家，榆林市"一五二"人才工程第二层次人员，榆林市有突出贡献拔尖人才。1981 年参加工作，长期从事临床诊疗、医药科学研究和新药研制开发。在中医内科疑难病症、肝胆系统疾病的诊治探索中，不遗余力、孜孜以求，特别是在中医药治疗胆石症、病毒性肝炎、脂肪肝等病症方面积累了丰富经验。1990 年起，主要从事新药研发工作，参与研制的国家级治疗胆石症新药"胆石利通片"，列入国家基本用药目录。获陕西省科技进步一等奖 1 项，二等奖 1 项；获榆林市科技进步一等奖 2 项；参与编撰医学著作 3 部，发表医学论文 10 余篇。获"第二届陕西青年科技奖"及"榆林市卫生系统先进工作者"称号。

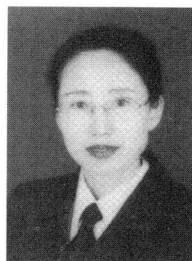

7. 王建睿

王建睿，1974 年 11 月生，府谷县人，医学硕士，中共党员，胸外科主任医师，现任榆林市第四（星元）人民医院纪检书记兼胸外科主任。系陕西省"三五"人才第二层次人才，榆林市"一五二"人才。榆林市第四届人大代表、榆阳执政协委员。多年来一直从事食管、肺、纵隔良恶性肿瘤及胸膜腔疾病的诊治及普通外科部分手术。主持开展电子支气管镜诊疗技术、食管支架及气管支架置入术、胸部肿瘤的血管内介入治疗、引进"隧道式吻合术"治疗食管下段癌及贲门癌、X 线定位下弹枪式肺穿刺活检技术、全麻喉罩三通气导管通气联合高频喷射通气电子支气管镜直视下小儿气管异物取出技术、胸腔镜手术等新技术。主持合作参与医学临床科研 10 余项。获陕西省科学技术三等奖 2 项，榆林市二等奖 2 项，三等奖 4 项。发表医学论文 14 篇，参编《国家基本用药临床手册（2009 版）》。

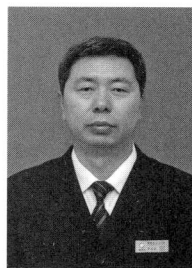

第五节　名老中医

1. 高智

高智，1937年9月生，榆林人。中医内科主任医师，陕西省名老中医，第二届陕西省名老中医带徒指导老师，陕西省中医学会名誉理事、原榆林地区中医院副院长，榆林市首届"十佳"名老中医。出身中医世家，曾祖父、祖父、父亲均为名中医。1965年陕西省中医学院毕业，先后任教于绥德卫校、榆林地区中医提高班。1984年到榆林地区中医医院工作。从事中医教学、科研和临床近50年，擅长不孕不育、乳腺增生、月经不调、糖尿病、高血脂症、脱发病的治疗，由他指导的中医糖尿病科属省级重点专科。其主持的高脂血症专科是榆林市中医院的重点科室。该科通过数万例患者的临床研究，研制出"降脂冲剂"，获国家新药发明专利和国家药品临床批准文件。研制出的"三和糖胶囊"擅治Ⅱ型糖尿病。发表论文10篇。撰写有《高氏医集》一书。

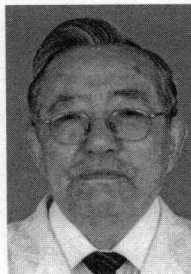

2. 韩增

韩增，1938年10月生，榆林人，中共党员，中医内科主任医师。1963年毕业于陕西中医学院中医医疗专业。先后在神木卫校、榆林卫校从事医学教学工作，编写20余万字《乡村医生教材》。后历任榆林县中医院院长，榆林市中医院副院长。任全国肝胆病研究会会员，陕西中医药学会内科理事会理事，榆林市中医学会副会长，全国第三批老中医药专家学术经验继承指导老师。市中医院省级重点专科肝胆专科学术指导专家。榆林市有突出贡献拔尖人才。他治学认真，诲人不倦，勤于诊务。主张临床细诊详辨，权衡病情，立法选药，合乎规矩，灵活应用，师古不泥。从事中医医、教、研50余年，善治内科杂症。致力于中医专科化，以肝胆病为主，医研并举，自拟肝胆1～6号治疗慢性乙型肝炎取得较好疗效。著有《土单验方集》等，参编了《榆林中医》。曾发表《三金三草汤治疗胆囊炎》"黄芪桂枝五物汤应用举隅""宣肺汤治疗肺燥症100例"等学术论文20多篇。先后荣获榆林地区"白求恩精神奖""榆林市十佳名老中医"等称号。2013年，被陕西省卫生厅、陕西省人力资源和社会保障厅、陕西省中医药管理局授予"陕西省第二届名中医"。2009年评为榆林市首届"十佳"名老中医。

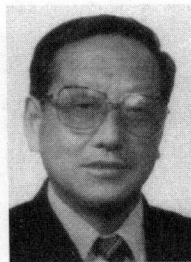

3. 柴有华

柴有华，1938年出生，榆林人，中共党员。中医内科主任医师、教授。历任中华中医药学会会员，陕西省中医药学会肾病专业委员会委员、榆林市中医学会理事。1964年陕西中医学院中医系毕业，从事临床、教学、中草药的研究工作44年。擅长治疗急、慢性肾炎、肾病综合征、急慢性肝炎、肝硬化腹水等疑难病症。创研"两剂一汤"应用于临床。对中医疑难杂症有独到见解，取得满意疗效。对中医验方颇有研究，载入《千家妙方》《方药传真》。著《中医验方选集》，内部发行。他的"经方应用""内伤难症""妇

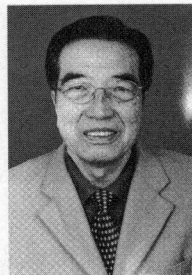

科杂症""用药特色"治疗经验录入《陕西省名老中医经验荟萃》第五辑。2008 年，被陕西省中医药管理局评为省名老中医。2009 年评为榆林市首届"十佳"名老中医。

4. 高万佑

高万佑，生于 1938 年，榆林人，中医儿科副主任医师。1963 年陕西中医学院毕业，分配基层医院工作，从医 45 年。擅长中医儿科、内科疑难杂症治疗。自拟治疗小儿疾病 6 方，其中《清肺养胃汤在儿科临床的应用》获陕西省第四届儿科学术大会三等奖。自创应用中药灌肠治疗痢疾、漏肩风等疾病，疗效显著。独创"冻结穴"，探讨病因机理、治疗方法。发表论文 10 余篇。在临床诊疗的同时，为基层医院培养了一批西学中医师。曾任榆林地区中医学分会理事，1980 年为《榆林中医》编委。业绩载入多部名人辞典中。2009 年评为榆林市首届"十佳"名老中医。

5. 孙德龄

孙德龄，1943 年 10 月生，榆林人，中共党员，主任医师。是中华中医药协会会员、陕西省中医药学会糖尿病专业委员会委员、陕西省保健协会糖尿病专业委员会委员、陕西省医学专科专病专方特色医疗咨询中心会员、中国初级卫生保健基金会肾病委员会委员、榆阳区老科技工作者协会理事。1969 年毕业于陕西中医学院医疗系。在榆阳区中医院工作期间，历任医务科科长、中医内科主任等职。从事中医内科临床工作 40 余年，擅长糖尿病、脾胃病、乙型肝炎、肠炎、乳腺增生及小儿厌食症治疗。曾在北京中医学院、第四军医大学西京医院专修心血管病、糖尿病、肾病。发表《中药治疗小儿肺门淋巴结核》《活络效灵丹新用举偶》等论文多篇，1992 年 10 月《榆林报》《榆林卫生报》先后载文《默默奉献的好大夫——孙德龄》，专题介绍其事迹，2009 年评为榆林市首届"十佳"名老中医。

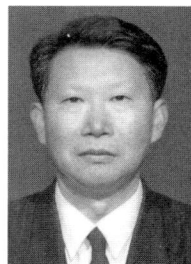

第六节　外埠著名专家代表人物

1. 路游僧

路游僧（1916 ～ 2003），榆林人，中医副主任医师。酷爱中医，曾于榆阳名医袁硕甫、李文正先生门下习医。1946 年前在榆林业医。1946 ～ 1949 年行医于伊盟。1950 年毕业于包头首届中医进修班，先后在包头郊区哈林格尔、全巴图、哈业脑包医院工作。曾为"包头郊区首届中医学习班"讲授中医内科学。1978 年调往包头第四人民医院中医科，任科主任。1981 年晋升为中医副主任医师，任包头青山区中医院常年技术顾问。路氏临床 50 余年，学验丰富，医技颇精。《包头日报》曾多次报道他的医疗事迹，称他为"救死扶伤品德高尚"的好医生。包头青山区委和区政府颁予"妙手自有回天力，德高方赢万人尊"的赠词。临证擅长中医内科杂病，尤以肝肾病、出血病及心脑病的治疗为专长，对活血化瘀法在临床应用上也多有心得。编有《湿瘟、伤寒治疗手册》。撰写"肾水肿病机及治则""中风治验""验方十则"等医学论文，数篇在《内蒙中医》上刊登。

2. 鱼继祖

鱼继祖，1919 生，榆林人。1939～1944 年在省医专学习。1944～1949 年在西安市广仁医院任职。1949 年后，历任西安市安多医院主治医师、市二院医务主任、外科主治医师等。1964 年在西安重新组建以骨科为主的红十字会医院，任大骨科主任医师。1987 年后任红十字会医院骨科技术顾问。发表论文多篇，获省、市优秀论文奖。60 年代成功开创西安市首例断肢再植手术。有《急症医学手册》等译著。

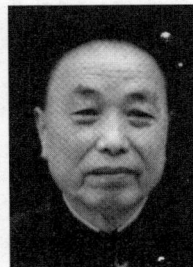

3. 尚崇学

尚崇学，1920 年生，榆林人。云南昆明市眼科研究所原所长，著名眼科专家。1945 年毕业于西北医学院。先后任职于抚顺矿务局医院中国红十字会昆明分会沙眼防治所、云南省红十字会医院，云南省眼病防治研究所。任中华眼科学会云南省分会秘书。1962 年至 1993 年任历届学会副主任委员。

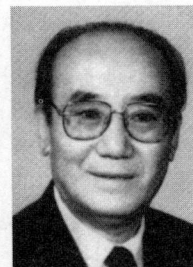

4. 叶映祥

叶映祥，1928 年生，榆林人。1954 年毕业于西北医学院，在该校附属医院任医师、助教。1957～1960 年在苏联莫斯科中央创伤矫形研究所进修，获得博士学位。1962 年前在西安医学院附属一院创伤外科工作。1963 年后调北京海军总医院工作，为中华医学会北京分会骨科学会委员、《人民军医》审编。他对创伤性休克、海水浸泡伤口、开放骨折治疗等研究卓有成效，先后获军内科技进步奖 9 项。撰写各种论文 70 余篇，在国内外发表。

5. 张毕五

张毕五，榆林人。北平国立医学院毕业，外科专家。曾在西安省立医院从事医疗工作，后任榆林军医院院长。

6. 赵健雄

赵健雄，1942 年生，榆林人，中西医结合专家，兰州大学医学院教授。师从岳美中、方药中、时振声。理论功底扎实，临床经验丰富。后致力于敦煌医学研究，受到国内外关注。曾任甘肃省中医学院副院长、兰州医学院院长。著有《敦煌医粹》《博极医源的孙思邈》等。为甘肃省著名中医。

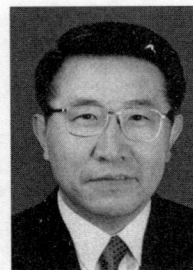

7. 高寰

高寰，1945 年生，榆林人。西安医科大学教授，主任医师，硕士研究生导师，中国农工民主党党员。曾任中华医学会西安外科分会委员。广州市黄埔区第七届政协委员。出身中医世家，祖父、伯父、堂兄均为榆林地区著名中医。1970 年西安医学院毕业，先后任职于神木县基层医疗单位、西安医学院外科，广州经济技术开发区医院。

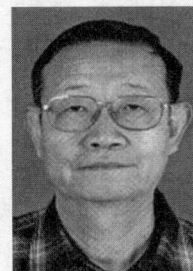

2005 年退休。从事普通外科医疗、教学、科研 40 余年，成功施行肝胆胰外科、甲状腺、乳腺疾病、消化道肿瘤等大、中型手术 5000 余例，组织抢救危重患者 1000 余例。对静脉高压症、胆道疾病、肝脏、胰腺肿瘤等方面的临床和实验研究，取得多项成果，获卫生部重大医药卫生科技进步二等奖 1 项，获省部级科技进步奖 2 项。发表学术论文 30 多篇。参加了《现代肝胆胰脾外科》《腹部外科诊疗参考》等 5 部外科专著的编写。培养硕士研究生 5 名。

他在沙眼防治研究成绩显著。1965 年在第一届全国眼科学会大会上交流《云南省七个县市沙眼防治工作》。80 年代初在云南省内率先开展"闭合式玻璃体切除治疗眼外伤的临床研究"。1979 年"用死婴角膜材料行穿透性角膜移植术的研究"在防盲治盲上取得很大成绩，成为云南省第一个由卫生部评定的防盲先进县。开展了云南省 14 种民族眼外伤盲及低视力的调查，1987 年在第一届国际眼外伤会议作大会交流。获省科技成果二等奖 1 项，三等奖 5 项。发表论著 40 余篇。主编《实用玻璃体手术学》1 部。参编《现代眼科学》。先后荣获"云南省劳动模范""全国卫生文明先进工作者""云南省有突出贡献的优秀专业人才"等称号。1989 年国务院授予"全国先进工作者"称号。1996 年享受国务院政府特殊津贴。

8. 叶国龄

叶国龄，女，榆林人。西安医科大学第二附属医院遗传研究室原主任，著名妇产科专家。

第七节 科别开拓人物

1. 乔荫平

乔荫平（1900～1984），河北省临城人。1949 年随军起义，1951 年 5 月调入榆林市人民医院外科工作。50 年代初，先后成功开展了肠梗阻手术、巨大卵巢囊肿摘除术、阑尾切除术、截肢术等外科手术，轰动榆林全城。是榆林外科开拓人。

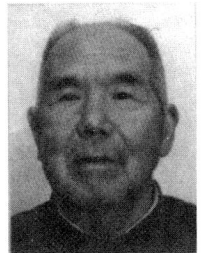

2. 刘岚

刘岚，女，1927 年生，绥德县人，内科主任医师、教授，是榆林内科开拓者和奠基者之一。1960 年毕业于西安医学院。从事临床诊疗工作 30 余年，始终坚持在工作第一线，有良好医德、医风。对心血管疾病有专长，在治疗方面有独特见解。几十年来，曾先后进修学习两次，能及时掌握本专业国内新技术发展，应用于临床工作。以多年来积累的丰富临床经验，热情指导培养和提高科室人员。现任中华医学会陕西分会内科学会会员。

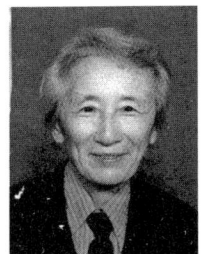

3. 段开时

段开时，西安市人，生于 1931 年。检验副主任技师。1951 年陕西省卫生检验技术人员训练班学习后，一直在陕北从事本专业，为医院检验科的筹建、发展以及专业人员的培训做了大量工作，是榆林检验科开拓者和奠基者之一。根据临床治疗需要，不断学习和吸收国内外检验专业的新知识、新技术，深化检验工作，开展了常规检验和一些难度较大的检验新项目。撰写论文 10 余篇，参与《榆林县乡村医生业务复习题解》编写工作。曾任中华医学会陕西分会检验学会榆林地区检验学组理事。

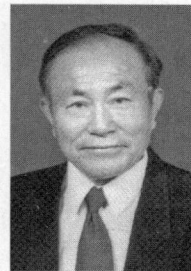

4. 李一生

李一生，1932 年生，佳县人，外科主任医师。1949 年前在部队搞卫生医疗，1950 年毕业于兰州高级护校，在解放战争、西藏平叛、中印反击战中立二等功 1 次，三等功 4 次。工作期间获得深造机会，考入南京铁道医学院，是榆林外（骨）科开拓者和奠基者。擅长骨伤诊疗，探索中草药在外科领域的应用，颇有成效。除在本院指导下级医师和进修医师外，还承担榆林师专生物班的教学任务。获地区论文评选二等奖 1 项。曾任榆林地区医学会副会长。

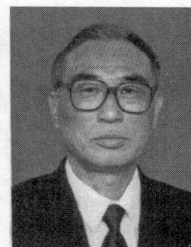

5. 徐华霖

徐华霖，生于 1932 年，榆林人，中共党员，外科主任医师、教授，榆林心胸外科开拓者和奠基者之一。1962 年西安医学院医疗系毕业，一直从事临床诊疗及研究工作。擅长普外、心胸外科的研究和治疗，能施行完成 2mm 以下血管吻合等技术要求极高的手术。临床诊治为做到准确诊断和及时治疗，坚持开展对疑难病人和术前的病案讨论，巧妙地把国内外外科新技术及时应用于工作实践，提高治愈率。曾任中华医学会会员，榆林地区医学会理事，榆林市医学会副理事长及技术委员会组长。1979 年被评为榆林县卫生系统先进个人。

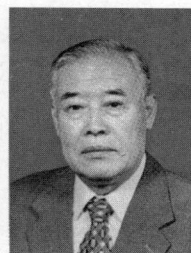

6. 张克妙

张克妙，生于 1932 年，西安市人，中共党员，妇产科主任医师。曾任政协委员，省、地、县医学学会会员，榆林地区、榆林市医学会理事。1950 年西北高级职业助产学校毕业参加工作。1957 年兰州医学院毕业，积极开展新法接生及妇产科门诊，举办首次助产士学习班，培训出榆林第一批助产士。先后开展各类妇产科手术，填补了榆林妇产科医疗史上的多项空白。多次被地、县两级政府被为"先进工作者""三八红旗手""十佳女能人"称号及"白求恩精神奖"获得者。被誉为榆林卫生战线上第一代开拓者，妇产科的主要奠基人之一，事迹曾在《榆林报》《陕西日报》上登载，并录入《高原赞歌》《中国高级技术人才辞典》《中国高级医师咨询辞典》等书籍。

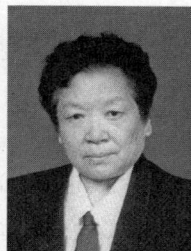

7. 张培基

张培基，生于 1932 年，榆林人，皮肤科主任医师，榆林皮肤科开拓者和奠基者之一。1957 年毕业于西北医学院，从事皮肤病专业 30 余年，参与定题科研项目，在生发丸治疗脱发病的临床观察中，取得可喜成绩，获榆林地区首届自然科学优秀论文二等奖。曾多次参加全国、省、地学术交流活动。编著《国内皮肤病文献索引》（1917 ～ 1979）系国内皮肤病科较为完整的一部检索工具书。编写的《榆林县医院皮肤科 1957 ～ 1977 年门诊人数 15238 例统计报告》荣获榆林地区科学大会科技成果奖。为《榆林地区中医验方选集》献方 75 首。曾任中华医学会陕西分会皮肤科学会委员，中国科学技术学会中西医结合学会会员，中华医学会榆林分会皮肤科学会理事。

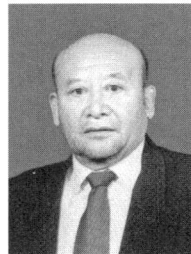

8. 孙兴华

孙兴华，生于 1933 年，河南省济源市人，内科主任医师、教授。榆林内科开拓者和奠基者之一。1949 年参加工作，随即在延安卫生学校医士学习班学习，后在陕西省防疫医疗队、省妇幼工作队、府谷县医院等单位供职。1961 年以优异的成绩毕业于西安医学院，到榆林县医院（榆林市二院前身）工作。曾任榆林市医院副院长、陕西省抗癌协会理事、陕西省中西医结合研究会理事、中华医学会榆林分会副会长、榆林老医协副会长。一生主要从事内科专业，尤其对心内科、风湿、传染病的多发病、常见病的诊治有较深的研究。60 年代初率先引进心电图、A 超诊断新技术。

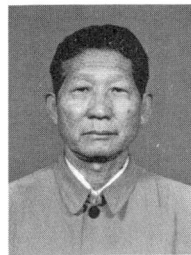

9. 杨锦文

杨锦文，生于 1935 年，榆林人，放射主任技师，榆林放射科开拓者和奠基者之一。1952 年陕西省第二卫生学校医士班毕业，又专修于西北 X 光班。承担过大、中专、进修生、地区放射提高班等教学工作，为基层培养了一批专业人员。在技术运用上有所创新，用黄腊带、石腊修理电缆，用放大纸代替胶片短缺，创制了 X 线投照附件，进行了 X 防护改革。开展胃肠钡气造影及钡气双重灌肠时，自制三通灌肠器，在硫酸钡短缺情况下，采月中药代赭石替代硫酸钡，解决了应急困难，保证了临床工作的顺利进行。撰写论文 30 余篇，曾任中华医学会会员。榆林地区医学分会理事放射学组组长。

第三章　人物名录目录

第一节　先进个人

表 11-1　部省级先进个人名录

姓名	性别	籍贯	工作单位	职务职称	荣誉称号	批准单位及时间
胡志英	女	榆林	榆林县防疫站	科长	贯彻《食品卫生法》先进个人	国家卫生部等10部委1985年8月18日
高福祥	男	榆林	榆林市防疫站	副站长	全国"卫生系统法制宣教""全国结核病防治工作"先进	国家卫生部1996年3月
赵德勇	男	榆林	榆阳区地病办	主任	全国地方病防治先进	卫生部、农业部、水利部、经贸委2002年
李瑞	男	子洲	星元医院	副主任医师	全国卫生系统先进	国家人事部、卫生部2004年
张凯庆	女	西安	榆林县妇保院	副主任医师	全国卫生文明建设先进	卫生部1987年
王玉兰	女	榆林	榆林市妇保院	院长、副主任医师	全国妇幼卫生先进	国家卫生部1996年12月13日
高军强	男	榆林	榆榆市妇保院		全国归侨侨眷先进	国务院侨办、侨联1999年2009年
王强	男	榆林	榆阳区卫监所		2008～2009全国无偿献血铜奖	国家卫生部、红会等2010年
陈琳	女	榆林	榆阳区妇保院		全国农村妇女两癌免费检查工作先进个人	中华全国妇女联合会2013年3月
米耀武	男	榆林	榆阳区妇保院	副主任医师	妇女健康服务先进个人	国家卫生计生委2014年

榆林市一五二人才（卫生人员）工程名录

第一层次人员：王万富　贺波

第二层次人员：李玲利　师建军　王建睿　李慧荣　陈宏雄

第三层次人员：冉红军　尚正兰　曹绥平　张小龙

1980年表彰全省五年地甲病防治先进个人

王志义　李彦华　高双喜　高兰英　左怀刚　杨永生　李志春

1996 年表彰 10 年全省地方病防治先进个人

李银栋

1997 年表彰全省"补碘增智"大行动先进个人

2006 年表彰全省"十五"地方病防治先进个人

2011 年省政府表彰为全省地方病防治先进个人

毛永飞

第二节　代表、委员

1. 中国农工民主党全国代表大会代表

第十一、十三届：郭冠英

2. 中国共产党各级历届代表大会代表

陕西省

第十届：王毓斌

榆林市

第一届：马莲芳　崔志杰　王毓斌

第二届：马莲芳

第三届：李玲利

榆阳区

第一届：何长仁

第五届：张世雄　徐华霖　席永康

第八届：张毛珍

第十届：杨德祥

第十一届：李锦明　张林华　刘艳萍

第十三届：张林华　王丽丽

3. 各级历届人民代表大会代表

陕西省

第一、二、三、五、六届代表：尤仙航

第七、八、九、十届人民代表：郭冠英

第十二届代表：李瑞

榆林市

第一届代表：郭冠英（常委）

第二届代表：师建军

第三届代表：师建军　张小龙

榆阳区

第二、三、四届各界代表：康寿天　尤仙航

第七届各界代表：康寿天　尤仙航　郭谦亨

第一届人民代表：康寿天　尤仙航

第二届人民代表：康寿天　尤仙航　乔荫萍　赵光明

第三、四届人民代表：康寿天　尤仙航　乔荫萍　高镇南

第五届人民代表：康寿天　尤仙航　乔荫萍　高镇南　艾绳光

第六届人民代表：康寿天　尤仙航　艾绳光

第八届人民代表：折建生　王　侠　尤仙航　张鹏举　高文礼　席永康

第九届人民代表：康寿天　尤仙航　韩　增　赵文德　白登科

第十届人民代表：康寿天　尤仙航　潘　高　郭文广　李星慧

第十一届人民代表：郭冠英

第十二届人民代表：郭冠英　贺清义　张毛珍

第十三届人民代表：郭冠英　李　瑞　高启眛

第十四届人民代表：郭冠英

第十五届人民代表：师建军　史志宏　王万富

第十六届人民代表：师建军　王万富　杨德祥

第十七届人民代表：师建军　王万富　谢　磊　高炳伟　高军强　王志清

4. 各级历届政治协商会议委员

陕西省

第二届：杭逢源　李文正

第三届：杭逢源　李文正

第四届：张鹏举　康寿天

第五届：康寿天　张鹏举

第六届：康寿天

第八届：李　瑞

第九届：李　瑞

第十一届：高军强

榆林市

第一届：思成怀　李　瑞

第二届：李　瑞　高军强

第三届：尚正兰　李　瑞　高军强

第四届：高军强

榆阳区

第一届：高镇南、乔荫苹、张鹏举、马世昌

第二届：高镇南、张鹏举、马世昌、张培田

第三届：高镇南、张鹏举、张培田、尤仙航、杭逢源、白玉昆

第四届：高镇南、张鹏举、尤仙航、杭逢源、白玉昆、乔荫苹

第五届：高镇南、张鹏举、尤仙航、杭逢源、白玉昆、乔荫苹

第六届：尤仙航、雷泽霖、杜登举、刘岚（女）、孙兴华

第七届：雷泽霖、杜登举、张克妙（女）、孙兴华、林玉章、柴振国

第八届：雷泽霖、杜登举、张克妙（女）、孙兴华、林玉章、柴振国、郭维一、李敏才、郭冠英、王哲勖

第九届：张毛珍（女）、班世民、张克妙（女）、郭维一、李敏才、郭冠英、王哲勖、杨国宁、陈德智、李　瑞、杜达荣、王文清、朱兰芳（女）

第十届：张毛珍（女）、班世民、郭维一、李敏才、郭冠英、王哲勖、杨国宁、陈德智、李　瑞、杜达荣、王文清、朱兰芳（女）、杨永生、李星慧、李霞云、张凯庆

第十一届：杨德祥、郭冠英、杨国宁、杜达荣、杨永生、李星慧、史志宏、宋玉英（女）

第十二届：李锦明、曹　辉、宋玉英（女）、张亚飞、王湘兰（女）、薛建堂、张小龙、尚正兰（女）、宋政琴（女）、高军强

第十三届：张小龙（常委）、尚正兰、宋政琴、李平书、赵奋伟、思成怀、王湘兰（女）安凤莲（女）杨黎明、赵德勇、曹宏尚、罗致军、郭世英、曹绥平、高军强

联谊会员（杨德祥、杨永生、宋玉英（女）、杨国宁）

第十四届：张小龙（常委）、李平书、尚正兰（女）、曹宏尚、霍　利（女）、刘爱玲（女）、张　梅（女）、郭世英、赵永亚、牛玉红（女）、纪东世、冉红军、王湘兰（女）、白应海、任改霞（女）、贺　波、特邀文史委员杨永生。

第三节　外籍来榆卫技工作者

马世昌	马幼波	马晓春	王　斌	王志义	王松年	王哲勖	王康世	古培兰	田玉霞	白庆云
包钟奇	吕仁钰	吕公正	朱凤珍	乔荫萍	任建山	刘建生	刘俊杰	米蕙兰	许芝兰	孙　静
孙大学	孙洽熙	杨天朋	杨遇春	李大立	李文正	李成荫	李守延	吴建生	宋秀娥	张毛珍
张吉琳	张光儒	张仲龙	张庆高	张志扑	张秀容	张凯庆	张秦川	张效宁	陈永贵	陈秀馥
陈宗璧	邰　鑫	周玉浩	周毓枢	郑永慧	赵光明	胡饶周	段开时	袁云思	高启昧	高蕊莲
席永康	诸锦文	黄静波	曹道隆	崔桂兰	智志权	舒万杰	雷　智	薛兆庭	薛兆隆	魏秀英
魏宗义										

（此名录以姓氏笔画为序）

第十二篇　大事记篇

　　榆阳区卫生大事记，从远古河套人开始记录卫生事件，但着重记录了明、清、民国、中华人民共和国在榆阳区卫生事业的大事件，计300余条。集中地反映了明设医学、药局、养济院官办机构。也记录了清御医朱豁嘴在榆林行医授徒；总兵刘厚基设种痘局。从民国开始记录西医迅速发展，也记录了中药行、军政公务员集会打扫街道卫生等。民国23年（1934）榆林创办了全省第一所公立县卫生院，院长叶瑞禾。从1949年榆林解放后到2015年，记录了卫生机构建设，爱国卫生、卫生防疫、妇幼保健、医疗卫生改革等发生的大事、新事及重要事件。

第一章 远古至清代末年

约 7 万～14 万年前

榆阳区是远古河套人生存活动地域，1922 年法国古人类学家桑志华在与榆林靖边县接壤的今内蒙古乌审旗萨拉乌苏大沟湾发现了著名的"鄂尔多斯牙齿"，"河套人"由此得名，距今约 7 万～14 万年前，先民已用火照明、取暖、烧烤食物，这是最早养生保健的方法。

约 5 千年前

史前榆林先民已经广泛使用砭石、骨针"刺病"，也懂得用加热的"熨石"疗疾。

约公元前 1 千年前后

商周时期出土文物中，即有陶制的唾盂。

约公元前 300 年前后

战国时期及秦在上郡（榆林）筑长城，部队内设"方士二人，主百药，以治金疮，以痊万病。"

约公元 100 年前后

榆林出土了东汉神农氏采药画像石。

明洪武三年（1370）

祖籍安徽凤阳蒙城纪二翁随大将军徐达戍绥德卫，为随军医官，子孙后落籍绥德、榆林。一家四代为医，皆名医。

正统年间（1436～1449）

浙江钱塘人太医院御医张红郎因被人诬陷获罪，一族百余口被贬至榆林寨，世代为医，并先后开设"积善堂药祠""万和堂药店老局"。

正统十年（1445）

榆林卫、常乐堡、双山堡，建安堡、保宁堡、归德堡、鱼河堡、镇川堡各设医1人。

成化七年（1471）

祖籍安徽凤阳蒙城淳化乡世医纪溁"应例输边"，从绥德迁居榆林行医。

成化九年（1473）

延绥镇治所由绥德卫迁榆林卫，都御史余子俊奏疏榆林卫设卫学、阴阳学、医学各一所。

成化中

文庙尊经阁内藏医学书籍有《医学》一本、《心学图》一本、《千金要方》二十本、《急救仙方》二本。《外科秘方》二本、《肘后备急方》四本、《痘疹一班》一本、《经验痘书》一本。

成化十六年（1480）

准都御史余子俊奏疏，榆林卫设医学，置教授1人，吏1人。后设药局、养济院二。

弘治六年（1441）

山两武姓人（越南武元甲先人）来榆林开办保元堂药店。

正德九年（1514）

纪二翁曾孙纪溁，医名更甚，7月5日疾卒于家正寝，葬三岔湾之原，享年66岁。

万历元年（1573）

巡抚张公改置药局于右将军署之南，建医学坊，贮布政司解到年例川、广诸药料。榆林地有药材64种。

万历三十七年（1609）

巡抚涂宗浚委官即旧局施药。

万历三十八年（1610）

大旱，饥民多疫死。

崇祯九年（1636）

大疫。

崇祯十六年（1643）

大疫。

清（1644～1911）

榆林府置医学正科，绥德州置医学典科，其余各县设医学或医学训科，并有医官负责。人事代有更迭，建制延续不废。

康熙年间

名医张汉辅（张红郎之后）知识渊博，医技超群，赐封五品医官，用满、汉、蒙、藏文编修《唐恭药典》。

乾隆年间

山西平遥武姓人在榆林开设保元药堂，孝义人董学文开设"万全堂""万和堂"，均有坐堂医生诊病售药。

嘉庆年间

《榆林地方简志》记录：王兴，榆林医官。

道光二年（1822）夏

大疫，民多疫死。

道光十年（1830）秋

大疫。

道光年间

御医朱胤因故逃离太医院，改姓隐居榆林城南太白庙行医授徒，人称御医朱豁嘴。

同治七年（1867）后

总兵刘厚基开设牛痘局，为民种牛痘。

同治八年（1868）秋

大疫。

同治年间

高王氏事孕产妇接生，人称"接生婆"或称"老娘婆"。

光绪三年（1877）

荒疫交作饥病而死者十有六七。总兵谭仁芳捐五万两大赈。

王太和，光绪初榆林医官；安汝祥，光绪末年医官。

清末民国初

种痘医生景贤（1882～1943），每年春季用人痘落痂溶解后为儿童种痘，以防天花。

第二章 民国时期

民国 9 年（1920）

驻榆林城井岳秀部队军医首用西医西药给部队官兵治病。

民国 14 年（1925）

西班牙传教士伯金福、殷嘉伯在县城天神庙巷天主教堂内开设教会西医诊疗所。

民国 16 年（1927）

为迎接省府要员，榆林南大街新明楼牌楼前，驻榆军政人员肩扛扫帚、铁锹举行隆重的讲究卫生、防止疾病集会，参加的单位有国民革命军第二集团军第九路军第一师司令部、榆林县禁烟局、榆林县财政局、榆林县公安局等，有数千人参加了集会。

民国 19 年（1930）

6 月，清泉乡张圪村女村民杨珍为鼠疫首发病例随即流行附近乡村，波及本县石窑坪、苏石畔、王峁、史家沟、大王庄、崔家坪、付家畔等 8 个村，发病共 106 人，死亡 96 人，疫情"由骆驼夫从绥远带菌而来"。

民国 20 年（1931）

5 月 28 日，余兴庄乡曹家城村的李旺为鼠疫当地首例发病，病前见有死鼠，随即鼠疫在本村扩散，共 38 人发病，死亡 35 人；不久疫病在附近乡村流行，本县寨峁山、石畔、姜家沟 3 村发病共 82 人，死亡 69 人。7 月，巴拉素武培滩村 10 人染疫，全部死亡，疫情由靖边县传入。

鼠疫流行期间，在北京求学的本籍学生尤仙航与旅北京同乡学友组织了"陕北鼠疫救济会"，尤仙航任会长。四处奔走相告，呼吁政府及社会各界扑灭鼠疫。尤仙航翻译了《鼠疫发生原因、症状、经过、预防与治疗》一文，发表在天津《大公报》上，并将此文章印刷 1 万多份小册，寄回家乡宣传；同时上书南京政府卫生署，请求速派防疫人员赴陕北防疫；并代驻榆林井岳秀草拟了《组织陕北鼠疫防疫处意见》。

为防范鼠疫，创立民办、公勋"榆林民众医院"，设在城内宽巷（即钟楼巷）王麟辉的院内，利用旧房十余间，作为办公、诊疗室。由高崇任董事长，聘请王瑞图任院长，尚启贤主管财务，尤仙航为医务主任。

本县城乡霍乱疫病蔓延流行，仅榆林城和鱼河堡一带死于霍乱病者达 300 多人。

民国 21 年（1932）

2 月，尤仙航参加了陕北防疫调查组，他只身深入疫区历时半年进行调查。

9 月，镇川樊河畔村民樊培秀在米脂染鼠疫，回村后致全家及邻近 12 人发病，11 人死亡。

秋，榆林霍乱流行，中医郭瑞西用中药"伏虎神效散"及内服大蒜、水缸投放苍术、贯众等预防治疗，仅榆林城死于霍乱病者达数百人。

11 月至次年春，陕西省卫生处先后派防疫员李忠贤及医师赵简修等到榆林查询疫情和防治。

民国 22 年（1933）

尤仙航因灭鼠疫有功，官派到日本东京大学医学部进修，先后在早稻田内科及板口康藏内科和传染病研究室学习，至 1937 年获博士学位，是成为榆林首位医学出国留学生。

民国 23 年（1934）

全国经济委员会西北办事处在榆林建立模范卫生院，由毕业于齐鲁大学本籍外科医生叶瑞禾任院长，新聘医师有白庆云、张秀容夫妇，选址南大街定慧寺。与民众医院合并改名为榆林县卫生院。

县境内首次接种牛痘疫苗 438 人。

民国 24 年（1935）

榆林卫生院院长叶瑞禾到西安、南京多方活动，中央卫生署特拨给榆林卫生院建设费银币 1 万元，用以购置药品、医疗器械和修建用房 50 间。新建手术室、化验室、养病室、西医房。内设临时鼠疫防治研究所，从济南聘来鼠疫专家陈文贵，开展鼠疫防治和疫苗接种工作。

榆林卫生院县城开展新法接生，召集接生婆举办新法接生训练班，多次召开母亲会，宣传新法接生、妇幼保健等卫生知识。

民国 25 年（1936）

夏季，霍乱又一次流行，榆林卫生院购回一批痧药、霍乱药水、霍乱症疫苗等药物进行防治，疫势逐渐减退。

榆林卫生院配备 2 名卫生稽查员，负责卫生防疫稽查和管理。农村由各乡镇保长、镇长或小学校长负责上报疫情。并建立了专员、县长每周上街检查食品、环境卫生一次的制度。

民国 27 年（1938）

榆林县卫生院统计：民国 17～37 年（1928～1938）本县传染病发病率高的有霍乱、赤痢，次有伤寒、天花、流脑、麻疹、疱疹等。

由省立家畜保畜所医员强义、防疫专员办公处助理医员高通领队，乘国际联盟防疫委员会汽车，从西安出发，沿途进行防疫工作，至榆林于 8 月 7 日结束，历时 115 天，实施防治和调查宣传，接种霍乱伤寒混合疫苗、牛痘苗。

外籍医生舒万杰来榆林开办眼科诊所。

民国 28 年（1939）

4 月，西北卫生处拨往榆林鼠疫疫苗 4000 瓶，由驻榆部队军车运回。

民国 31 ～ 34 年（1942 ～ 1944）

县卫生院和县卫生委员会联合首次举办卫生展览会，设展览馆 2 处，内容有昆虫类、环境、卫生统计、防疫、生活用品等 16 个展室，每次为期 5 ～ 7 天，参观人数累计达 5 万多人次。卫生院推行传染病防疫，对传染病患者施行隔离治疗及开展灭虱等预防措施。

天花在县境内农村流行较广。种牛痘疫苗 3187 人。

民国 32 年（1943）

榆林县卫生院有医务人员 17 人，其中医师 4 人，护士 4 人。在县城开展新入学少年儿童健康检查。对屠宰场宰前宰后检疫猪羊 15.4 万只。为产妇产前检查 180 人次，接生 32 人，产后护理 136 人，家庭妇幼保健访视 384 人次。始对榆林城中西药店（堂）、医药摊贩和民间游医售药实施医药管理等。

民国 33 年（1944）

城内 21 家中药店（堂）发给执照准许营业的 17 家，发给中医执照 18 人，西医 4 人，准许行医。

民国 34 年（1945）

榆林县卫生院院长胡文光起草制定《榆林县卫生防疫大纲》。县境内麻疹流行，发病 3310 人，小儿死亡甚多。牛家梁卫生所成立。

据统计：民国 29 ～ 34 年（1940 ～ 1945）本县流行过的急性传染病有：病毒性肝炎、疟疾、结核病、蛔虫病、砂眼病、白喉、流行性脑脊髓膜炎、百日咳、腥红热、麻疹、流行性感冒、细菌性痢疾、阿米巴痢疾、伤寒、副伤寒、肩髓灰质炎、流行性乙型脑炎、斑疹伤寒、回归热、布鲁氏杆菌病、炭疽等。

民国 35 年（1946）

《陕北日报》社长高宗山在榆林城医药界发起成立平民医药施诊会，由榆绥党务办事处、陕北日报社、职业中学每月各捐资 1 万元法币，为本城无钱治病的平民免费诊治；参加义务诊疗的医生有高瑞堂、郭谦亨、梁世珍、李文正、高镇南、李甫、张培田、高济生、麻厚庵、林润生等。平价售药的有福寿昌（雷泽霖等开设）、长春堂（景恕堂开设）、同寿堂（景兰亭开设）等药店。

10 月，镇川、鱼河、上盐湾、清泉一带解放，设镇川县，成立县卫生委员会，对各项卫生规则进行监督实施。组建镇川县卫生院。

民国 37 年（1948）

县境刘千河一带发生黑热病，有不少人因此死亡。

榆林县（镇川）成立了县卫生防疫委员会，由七人组成，主任贺治国（副县长）、申彪（一科长）、张予华（保安科长）、石如珊（宣传部长）、叶旺元（市长）、王志道（贸易经理）、马幼波（医生）为委员。

镇川、鱼河天花流行，仅 1 ～ 5 月统计，死亡 51 人。开始普种牛痘苗。

第三章　中华人民共和国时期

1949 年

6 月 1 日，榆林和平解放，军事管制委员会代表雷治接管榆林县卫生院，改名"榆林市人民医院"，白金壁任院长，下设医务、行政、总务三处，尤仙航为医务主任，曹道隆任秘书，黄静波任总务主任。编制为 25 人，病床 10 张。同年 9 月改名为"榆林县人民卫生院"，马幼波任院长，高照桂任副院长

7 月 13 日，贯彻陕甘宁边区政府发出《关于夏令卫生防疫工作的通知》，榆林县政府开展了防疫工作。

1950 年

5 月 31 日，常乐区 6 个乡发生疟疾流行，发病 760 人。

6 月，陕西省第四防疫队成立，队长白金碧，编制 15 人，地址在今解放上巷 8 号罗家院。1951 年下放为陕西省榆林防疫分队，由地区管辖，1952 年撤销，人员分配各县。

本年　根据《陕西省卫生防疫组织通则》，榆林县人民委员会成立榆林县防疫委员会，主任委员由各级行政正职领导兼任。并按《陕西省县、区卫生所暂行通则》要求，区卫生所开设了门诊业务，区属各乡设卫生委员 1 名，各村设不脱产卫生员 1 名。

陕西省榆林人民医院医师乔荫萍等在局麻下开展了肠梗阻手术。

1951 年

本年　全县开始实行传染病报告制度。首次注射伤寒、霍乱混合疫苗 4581 人。

本年　榆林城关区接生站成立，站长聂永贞。培训妇幼保健员和新法接生员 30 余人，新法接生 121 人。

本年　榆林市人民医院开展了阑尾切除、截肢、剖腹探查等手术。

1952 年

3 月，陕西省妇幼工作队撤销，由队员米蕙英、古培兰、崔桂兰三人组建榆林县妇幼保健站，张世雄兼站长。

6 月，榆林市人民医院改名为陕西省榆林人民医院，直接由省卫生厅领导。榆林县卫生院成立。时有 X 光机 1 台、显微镜 2 台、血压计 3 具、高压消毒锅 2 个、电疗器 1 台。X 光机因无电不能工

作，1953 年送杨锦文、康儒到延安学习操作知识，1954 年安装发电机，1955 年正式发光工作，成立放射科。

7 月，镇川、清泉、鱼河、安崖、小纪汗五个区卫生所相继成立。

12 月 13 日，榆林县接生婆参加榆林专区妇幼工作队举办的新法接生训练，共 23 人。

本年　榆林县人民委员会设文卫科，张世雄任科员，隶属卫生机构有县卫生院 1 个、县保健站 1 个、区卫生院 5 个，共有卫生人员 51 人。

本年　成立街道卫生防疫委员会 12 个，区卫生防疫委员会 9 个，村设防疫组。

1953 年

1 月，成立县爱国生运动委员会，取代了县人民防疫卫生委员会职能。李志洁县长兼任首任主任。

10 月 20 日，陕西省卫生厅首任厅长陈纯炳来榆林检查指导工作，历时 1 月余。

10 月 27 日，省卫生厅拨款，投资 5100 万元（旧币），购买铺产院 1 处，房 24 间为县妇幼保健站办公用房（民国年间为山西临汾商人公理会房产），地址在榆林县城关镇北大街 223 号。

12 月 30 日，县妇幼保健站举办第一届新法按生训练班结业，共 36 人。

本年　榆林县人民委员会的卫生工作由文教科接管，增设文卫科长 1 名，由张世雄担任。

1954 年

秋，将榆林县卫生院防疫部分与榆林专区医防队合并为榆林县卫生防疫站，有工作人员 28 人，地址在北大街 223 号，负责全专区的疫病防治。设防疫、卫生、检验、总务四个股，张世雄兼任站长，何长仁任副站长。

本年　安崖、金鸡滩黑热病流行，仅安崖乡发病 30 多例。9 月成立县黑热病防治领导小组，相继在 9 个区、乡设立黑热病防治站（所）开展防治。

1955 年

4 月，中医郭谦亨、高镇南、雷泽林、黄炳华、张九霄、柴振国、张龙田 7 人组成榆林县城关中医联合诊疗所，主任郭谦亨，副主任高镇南，设内、妇、儿、针灸科及简易外科。地址在南大街盐市巷口南（今榆林餐厅）。

8 月 11 日，榆林人民医院乔荫萍主刀，成功为 25 岁患者行 38 磅重的卵巢浆液腺囊瘤摘除术。

本年　镇川、安崖、马合、孟家湾、鱼河办起区、乡接生站 5 个，培训接生员 141 人。

本年　全县开展农村不脱产卫生保健员、接生员培训工作，在孟家湾、金鸡滩、马合、巴拉素、双山、牛家梁等区乡边远村庄相继开办了村级保健站，推广普及新法接生，治疗小伤小病。

本年　榆林县医院将乙醚麻醉应用于临床，并由王松年执刀施行了首例剖腹产手术，麻醉张宏道。

1956 年

4 月，省卫生厅将陕西省榆林人民医院管理权下放榆林县，更名为榆林县人民医院。院长尤仙航，支部书记先后由冯卫民、叶旺元、艾龙飞担任。

春，鱼河、余兴庄，郭家湾等村发生群众称"爬床病"流行。10月，鱼河卫生院院长刘兆雄首先诊断为疑似布鲁氏菌病，采血经省防疫站化验确诊为布鲁氏菌病流行。

榆林县中医联合诊所所长高镇南首次在天鹅海则村发现地方性甲状腺肿流行，并做了初步调查，采用消瘿盐（碘盐）、中药昆布、海藻等进行防治。

本年　县卫生科、县政协共同举办中医学习班，邀请中医李文正、高瑞堂、高镇南等讲授中医。至1958年共举办4期，培养、培训中西人员100多人。

榆林县城关镇联合诊所主任高镇南以带徒方式培训58名中医人员。

榆林县选送张鹏举、高镇南、雷泽霖、柴振国等中医人员去省中医进修学校进修学习。

由榆林县人民医院马世昌首次行胃大部切除术。

1957 年

榆林县黑热病防治站成立，免费治疗黑热病患者。

春，榆林县郭家湾、余兴庄布鲁氏菌病暴发流行，5～8月，陕西省防疫站、西安第四军医大学、中国科学院陕西分院流行病学微生物学研究室、陕西省兽医诊断室等单位19名专家学者组成榆林县布病联合调查工作队，在郭家湾，余兴庄等村进行布病流行病学调查时，人、畜间分别分离出羊型布鲁氏杆菌4株、5株。两村共计107户，发病61户检出患者97例发病率为27%。榆林县成立鼠疫、布病防治领导小组。

1958 年

12月，全县"人民公社"化，机构调整设文教卫生部，艾绳光任榆林县文教卫生部部长。各区、乡卫生所更名为公社卫生院，全县医疗、防疫、妇幼保健网点基本形成。各厂矿、学校、农场相继办起医务室。全县办起托儿所124个，各幼儿园相继建立适合儿童营养食谱和卫生健康检查制度。

县人委决定，榆林县成立县级中医院，将榆林城关中医联合医院改名榆林县中医联合医院，属集体所有制单位。1960年7月与天主教堂诊疗所合并，1966年3月与县卫生院合并，改称榆林县工农医院。

1959 年

3月13日，榆林县与横山县合并，县级卫生机构实行"三合一"，即防疫站、妇幼站合并到县医院，称榆林县第一医院。县文教卫生部下设教育局、卫生局。

6月，布病疫区4万多重点高危人群首次开展布鲁氏菌苗普种工作。

本年　县中医联合医院组织老中医编印《中医治疗经验集》。

1960 年

11月，县商业局将所经营新药业务交县卫生局管理。1962年7月，设立中国医药公司陕西省榆林县药品器械公司，隶属县卫生局。

本年　镇川、鱼河、清泉、安崖、青云（设在古塔）、马合、孟家湾、巴拉索8个区卫生院改制为全民所有制地段医院。

1961 年

5 月，榆林县卫生防疫站与榆林县第一医院分开独立办公，地址仍在该医院内，编制 20 人。

9 月 6 日，榆林县防疫站奉命上划为陕西省榆林卫生防疫站，地址在二街西，新明楼下巷口南，站长马季。

10 月，榆林卫生院成立，承担榆林县卫生防疫工作。

12 月，马建雄任榆林县文卫局局长。榆林县医院由榆林专区管理，改称为榆林专区人民医院。院长尤仙航，支部书记王逢耀。省卫生厅配置救护车 1 辆。

本年　全县对小儿佝偻病、营养不良等进行查治，调查 12 岁以下儿童 1561 名，查出患病儿 789 名，患病率达 50.54%。对所查出的病儿，均采取了药物、调整营养及指导育儿方法等综合治疗措施。重点对妇女子宫脱垂、闭经等妇科病进行查治，在 5644 名妇女中，查出 Ⅱ 度子宫脱垂 712 人，闭经 756 人。

1962 年

榆林县医院孙兴华等引进心电图、H 超声波应用于临床。

1964 年

6 月 15 日，中共榆林县委鼠疫、布病防治领导小组成立，杜存歧任组长。

榆林县医院张鹏、徐华霖、包钟奇、李金祥先后开展了纵膈肿瘤、肾结核、肺叶等切除术。

1965 年

4 月、6 月、9 月，乔公增、王进德、郭文广先后任榆林县文卫局局长。

本年　为了巩固布病防治成果，中共陕西省委地方病防治领导小组办公室将榆林县列为布病防治重点病区，免费提供布病菌苗 53000 人份。

1966 年

3 月 30 日，陕西省榆林地区人民医院下放为榆林县人民医院。

6 月，省防疫站对榆林县鼠疫历史疫情进行回顾调查。

11 月，县卫生院与工农医院合并，称榆林县工农医院。

本年　"文化大革命"开始，卫生工作基本瘫痪。

1968 年

4 月，榆林县革命委员会成立，卫生工作由生产组管理。

10 月，县工农医院、县药材公司并入县人民医院，成立革命委员会，称榆林县人民防治院革命委员会。

1969 年

本年 全县推广农村合作医疗站和"赤脚医生"经验，首先在牛家梁、镇川等公社推广。全县有"赤脚医生"767 人。

1970 年

8 月，榆林县制药厂建成投产，生产葡萄糖注射液、复方氯化纳注射液等。

本年 榆林县城关镇清洁大队成立。有清洁工人 100 多名。

本年 榆林县中西医结合领导小组成立，推动中西医结合医疗工作。至 1975 年，县医院、县卫校相继举办"西学中"学习班、进修班 12 期。至 1978 年，全县 90% 以上西医人员轮训学过中医。

1971 年

9 月，恢复防疫站建制，为事业科级编制。工作人员有任廷山、吕公正、刘运隆、申运昌、马晓春。由李志春负责筹建防疫站，选址在三教庵下旧农校斜对面，投资 40800 元。

10 月，王侠任榆林县卫生局局长。

1972 年

春，安崖公社安崖大队发生布病流行。

6 月 15 日，中共榆林县委鼠疫防治领导小组成立，组长刘进宝。在与内蒙古接壤地区各乡村由卫生局牵头，由地病办组织实施了大规模的鼠疫防范工作。

1973 年

8 月，组建计划生育领导小组，下设办公室，配备 2 名工作人员，与县卫生局合署办公。12 月 3 日，调整中共榆林县委鼠疫防治领导小组，改称中共榆林县委北方防治地方病领导小组，主任刘进宝。

1974 年

6 月，榆林县医院发现首例本地发病的大骨节患者。10 月，经调查，排除了榆林县大骨节病区与克山病并存现象。

7 月，榆林县革命委员会决定：由韩增、郭冠英、柴兆雄筹建榆林县卫生学校及卫校附属医院，称南郊职工医院，选址南郊，占地 50 亩。

榆林县医院儿科医师褚锦文为陕西省第四批援助非洲苏丹医疗队队员。

1975 年

4 月 23 日，调整中共榆林县委北方防治地方病领导小组，组长刘进宝。

4 月 29 日，榆林县防疫站对大河塔公社后畔村调查时，首次发现地方性克汀病患者。

5 月，开始筹建榆林县南郊职工医院，筹建领导小组组长折建生。

7 月 10 日，中共榆林县委响应陕西省委"用五年时间，控制和消灭地方病甲状腺肿"的号召，在全县范围内开展地方性甲状腺肿大的普查普治工作。

1976 年

2 月，由 39 人组成的北京三〇九医院医疗队来榆林县岔河则等地，为群众防病治病。

8 月，蔺振祥任榆林县卫生局局长。

9 月，陕西省卫生厅为榆林县防疫站装备南京跃进牌救护车一辆。

12 月，榆林县副食公司食用碘盐加工实现了机械化。

本年　恢复县妇幼保健站建制，与县防疫站合署办公，配置医务人员 4 名。

本年　根据省卫生厅指令，榆林地区药品检验所在榆林县督查时，停止种植波叶大黄 408 亩，停止收购波叶大黄。并将县药材公司库存 3 万公斤波叶大黄报废处理 2200 公斤，其余作化染使用。

至 1977 年，对 60 岁以下的育龄妇女进行全面的妇女病普查。26 个公社（镇）普查 2.06 万人，检出各种妇女病患者 1.1 万人，患病率达 53.04%。1976 年牛家梁公社卫生院推广手帕式月经带。1980 年将此经验在全县推广，全县 70% 的妇女使用新式月经带。

本年，农村因吃病死畜肉引起食物中毒一起，患病 83 人，死亡 1 人。

1977 年

5 月，榆林县爱国卫生委员会恢复，办公室设在钟楼下巷 3 号。

5 月 25 日至 6 月底，为落实周总理生前关于"对肿瘤应研究根治办法"的指示精神和省卫生厅的部署，榆林县进行了 1973 ～ 1975 年三年恶性肿瘤死亡回顾调查，并首次排列了榆林县的疾病谱和死因谱。三年恶性肿瘤死亡率为 114.53/10 万。

6 月，人民煤矿职工因吃变质猪下水致 230 人食物中毒，无死亡。

7 月，榆林县防疫站检验科首次采用茜素磺比色法，对南部山区引用水源进行氟含量检测。

8 月 5 日，调整中共榆林县委北方防治地方病领导小组，组长姚崇华。

1978 年

6 月 30 日，青云公社崔家畔大队从地区肉联厂购回未摘除甲状腺的熟猪喉头肉 520 斤，分给社员食用，造成 423 人甲状腺素中毒，严重者 98 人，经抢救治疗全愈，无死亡。县人民委员会对县肉联给予全县通报。

9 月，309 医院医疗队来榆林县医院指导工作。

10 月，首次召开计划免疫工作培训会议，全县推行计划免疫工作。

1979 年

5 月，艾秦任榆林县卫生局局长。

7月，首次进行全县生活饮用水卫生学抽样检测，抽取各类水样 100 份，基本掌握了全县各类水源水质的本底情况。

8月30日，调整中共榆林县委北方防治地方病领导小组，组长张保贞。

12月，贯彻中央《有条件的地区成立中医院》的指示，恢复县中医院建制。

本年　全县 26 个公社卫生院成立了防保组，组长由卫生院院长兼任，配备防疫、妇幼专干各 1 名。装备 30 个防疫专柜，配备接生包 646 套。

本年　全县合作医疗站发展至 361 个，有赤脚医生 675 人，其中三分之二人员经过专业培训。共设中、西药房 418 个。

1980 年

1月21日，榆林县地方病防治所成立，设防疫站内为股级单位，申明昌兼任所长。

3月，榆林县药品检验所成立，为股级单位，由王文斌负责，地址三教庵 1 号。

5月，榆林县达到陕西省基本控制和消灭地方性甲状腺肿病区标准，在中共陕西省委地方病防治领导小组召开的"陕西省控制和消灭地方性甲状腺肿表彰大会"上，授予榆林县 3 个先进集体奖及李志春、杨永生等 7 人获先进个人奖。

5月4日，榆林县首次对饮用水高氟水源的 11 个公社开展了地方性氟中毒普查工作。

5月，公安局幼儿园 50 多名儿童饮用牛奶发生葡萄球菌毒素污染中毒。无死亡。

11月，为了巩固地甲病防治成果，省地病办决定在榆林县地甲病病区首次施行注射碘化油防治措施和疗效观察研究工作。

本年　榆林县被省卫生厅列为全省卫生三分之一重点建设县。

县医院引进内窥镜。相继开展了颅脑外科、癌症根治术和脊椎外科。

1981 年

4月1日，在全省卫生系统卫生技术人员的职称晋升中，尤仙航晋升为主任医师，张鹏举为副主任医师，地区卫生局晋升主治（管）医师 33 人。

9月，为了辅导乡村医生参加统考，县卫生局组织编辑出版了《乡村医生业务复习题解答》一书。11月，首次实行赤脚医生统一考试，考试合格者发给乡村医生证书。

1982 年

1月，潘高任榆林县卫生局局长。

5月2日，调整中共榆林县委北方防治地方病领导小组，组长刘哲。

6月，县妇幼保健站改为县妇幼保健所，租占用北大街 190 号原农机站用房，首次开设妇幼专科门诊，设妇产科病床 10 张，开诊运营。

8月2日，榆林县首次开展了地方性克汀病普查工作。

本年　陕西省卫生厅将榆林县医院定为陕西 13 个重点建设县医院之一，拨款 35 万元，县财政拨款 5

万元，新建砖木混凝土结构的三层门诊楼，总建筑面积 2500 平方米，水暖电齐全。1989 年底，医院共有建筑面积 12500 多平方米，占地总面积 12000 多平方米。

本年　《中华人民共和国食品卫生法（试行）》颁布，防疫站成立食品卫生科，任命食品监督员 5 名。

夏季，榆林城区发生水源型伤寒病流行，波及 8 个公社，发病 214 例。

1983 年

7 月，榆林县医学科学研究所成立，同榆林县卫生学校合署办公。所长郭冠英。

1984 年

1 月，张毛珍任榆林县卫生局局长。

4 ～ 5 月，中共榆林地委、榆林毛纺厂职工灶因食用大麻油发生食物中毒，发病 125 人。

6 月 13 日，调整中共榆林县委北方防治地方病领导小组，张巨奎任组长。成立专职办公室，为科级事业单位，主任由卫生局局长兼任，编制 4 人，驻三教庵 1 号。

9 月，陕西省卫生厅、劳人局、总工会授予榆林县防疫站"全省职业病建档建卡工作先进集体"称号。

12 月 3 日，榆林县布病防治工作达到陕西省基本控制病区标准。

本年　榆林县东沙医院成立，为股级事业建制。高栓华任院长。

1985 年

6 月 30 日，榆林师范东沙分校学生灶发生 1 起由变形杆菌污染而引起的食物中毒，发病 276 人，无死亡。

8 月 18 日，胡志英获卫生部等十部委授予的贯彻《食品卫生法》先进个人荣誉称号。

12 月 30 日，榆林县地方病防治所撤销。

本年，省卫生厅计划免疫冷链设施装备项目启动，先后为县防疫站装备了罗马牌冷链运输车、冰柜、电冰箱、冷藏箱、冰排速冻器等，总价值 10 万元。

1986 年

3 月，县中医院痔瘘科迁入榆林东郊医院合署开诊，对外称榆林县痔瘘医院，共有医务人员 32 人。1968 年东郊医院撤销，任命李瑞任榆林县痔瘘医院院长。

5 月 27 日，农工党榆林支部委员会成立，党员以卫生界别文中收知识分子为主，主任委员郭冠英。

5 月，地甲病病区首次采取口服碘油丸防治措施，县财政拨款 2 万元，各乡镇筹资 1 万元，购买口服碘油丸 26 万粒，供碘缺乏病区 7 ～ 45 岁 5 万易感人群服用。省地病办给予 5000 元奖励。

5 月，榆林县医院与总后 309 医院实行军民共建，309 医院派出周仁森教授等专家先后四批来医院进行技术指导，周仁森教授被县政府聘为医院顾问。

本年　榆林县中医院搬迁至西沙长乐路新建门诊住院大楼，占地 5 亩，建筑面积 1879.5 平方米。

本年　乡镇卫生院的人事、经费权交由乡镇政府管理，实行了全额管理，60% 差额补助，剩余部分由卫生院自负盈亏。卫生局仅负责业务指导。

1987 年

6月，榆林县开展了地道药材和中药专业人才情况调查。本县野生的地道药材有：款冬花、菟丝子、远志、银柴胡等30余种。家种家养的黄芪、枸杞、党参、冬花等20余种，经鉴定和临床使用，完全符合药典规范。1987年，县乡级医疗单位共设中药房10个，中西药混合药房29个，共有中药从业人员180余人。

8月9～13日，中共榆林地委、行署召开卫生工作会议。会议期间，地委、行署、省卫生厅副厅长雷自申等领导同与会人员参观了榆林县芹河乡、镇川镇的农村医疗网点建设，并做出了《关于加强卫生工作的决定》。

12月14日，调整中共榆林县委北方防治地方病领导小组，改称中共榆林县委地方病防治领导小组，张巨奎任组长。

1988 年

1月1日，医科所入驻医学科技大楼，地址新建北路2号，总建筑面积2600平方米。

1月9日，中共榆林县委常委会议研究决定，将地方病防治领导工作交由县政府领导和管理。4月30日，榆林县人民政府地方病防治领导小组成立，刘启文任组长。

8月23日，金鸡滩乡古墓梁庙会一个体户销售1605农药污染的熟羊杂碎中毒34人，死亡5人。

12月，榆林县医院贺清义被授予"陕西省劳动模范"称号。

本年　原城关清洁大队改称榆林市环境卫生所，相继配备洒水车、倒垃圾车共12辆，清洁工45人，专职环卫管理人员20人，负责城区垃圾清扫和环境卫生的管理。

本年，榆林县顺利通过以省为单位计划免疫"四苗"全程接种率达85%以上目标验收评估。本年，榆林县改为榆林市。

1989 年

8月，榆林市人民医院上划榆林地区管辖，称榆林第二医院。

本年　榆林市被省卫生厅列为初级卫生保健试点县。市政府成立了初级卫生保健领导小组，副市长刘启文任组长，办公室设卫生局。

1990 年

8～10月，榆林市人民政府发出榆政字〔1990〕22号文件：榆林籍香港人士胡星元先生最近又几次来电提出捐资修建医院，经市政府常务会议研究并征求有关方面意见后，同意接受其捐资200万人民币，在榆林市建设综合医院一所。

本年　榆林市通过陕西省"以县为单位计划免疫四苗全程接种率达85%以上"目标验收评估。

本年　联合国儿童基金会、人口基金会的"加强中国基层妇幼卫生／计划生育服务"合作项目启动。

1991 年

6月，榆林市防疫站高福祥被评为儿童计划免疫先进个人，受到省政府奖励。

本年，省政府将胡星元捐资待建的医院定名为星元医院。

1992 年

6月8日，全国政协副主席、农工党中央主席卢嘉锡在考察榆林时，参观了榆林市医院。

6月23日，榆林市委、市政府举行星元医院奠基仪式。

本年　利用报废煤矿改建为水厂供秦庄梁、南郊一带近4万人饮用，发生了群众饮用后引起腹泻、制作豆腐不成形等，引起群众多次上访。

本年　榆林市红山医院建立，为股级事业建制，编制8人，设中西医内、妇、儿等科室，设病床20张。

本年　榆林市初级卫生保健工作"2000年人人享有初级卫生保健"15项主要卫生指标提前达标。受到省卫生厅的表彰。

本年　榆林市召开榆林医药科技顾问委员会成立大会。

1993 年

2月25日，榆林市布病防治达到稳定控制病区标准。

8月9日，胡星元先生病逝，不能继续投资。星元医院主体楼竣工后因投资缺口达619万元，医院建设工程暂时搁浅。

1994 年

本年　历时10年，《榆林中医》文献研究项目完成。《榆林中医》面世后，卫生部胡熙明副部长评价说"你们为国内区域性整理中医药文化开了先河"。抽调榆林市30多名中医约工作者，郭冠英任主编。

本年　积极筹措"三项建设"资金，使农村绝大多数医疗机构逐步实现无危房，做到设备、人才配套、技术和管理水平提高。共筹集89.2万元，其中自筹44.2万元，红石桥、巴拉素、镇川、孟家湾、大河培、补浪河、榆阳乡等医院新建和改建危房面积789平方米。

1995 年

6月，榆林地区榆林市（县）大骨节病儿童监测结果，榆林市（县）X线监测患病率高达50.00%以上，病村增加11个，是全国儿童患病率最高地区。全国大骨节病专家呼吁高度重视榆林大骨节病情活跃继续上升的趋势。

本年　医科所"胆石利通片临床研究""利脉饮冲剂抗凝降脂效果临床研究""卡脉利通胶囊新药研制与临床研究"分别获1995年中国新技术新产品博览会金奖。

本年　完成了全市卫生人员职称晋升的考核、推荐、评审工作，共晋升中级职称124人、初级职称219人。还进行了计划生育手术人员"四项"手术考核、考试工作。通过考试、考核，共换发证131人。

继 1993 年考试后又有 54 人通过了省乡村医生中等水平考试。全市乡村医生中有 246 人达到中专水平。

10 月，妇幼保健院改、扩建的门诊住院大楼开诊投入使用，建筑面积 1740 平方米。顺利通过陕西省卫生厅五年项目工作的终期审评。

本年　加强专科专病建设，全市有专病专科 13 个。市医科所、痔瘘医院制剂室成为生产型企业雏型。

"八五"（1991 ～ 1995）期间，全市在"三项建设"中，新增病床 100 张，新、扩建综合医院 1 所，妇保院 1 所，乡镇卫生院 12 所，总建筑面积 20226 平方米，总投资 1579 万元，其中自筹资金 1433 万元。

1996 年

3 月，卫生部授予高福祥全国卫生系统（1991 ～ 1995）法制宣教先进个人称号。6 月，杨德祥任榆林市卫生局局长。

8 月，卫生部办公厅授予高福祥"全国结核病防治工作先进个人"称号。

8 月 30 日，陕西省政协副主席孙天义一行 11 人，专程到榆林市视察地方病防治工作。

12 月 5 日，中共榆林地委书记高仰秀、行署专员马铁山在第三次脊髓灰质炎强化免疫期间，到鼓楼办事处防保组给孩子们喂服糖丸。

12 月，榆林市顺利通过陕西省以村为单位计划免疫"四苗"接种率达 85% 以上目标验收评估。

12 月，《陕西省卫生志·人物》载录：榆林市名医、劳模 11 人。

本年　联合国儿童基金会后续"国际妇幼卫生合作项目"、创建"爱婴医院"工作同时启动。至 1999 年 12 月，市妇幼保健院、市中医院、榆阳镇卫生院、镇川镇卫生院、余兴庄卫生院、孟家湾卫生院、巴拉素卫生院、金鸡滩卫生院、星元医院先后通过国家卫生部《爱婴医院》工作评估。

本年　贯彻卫生部《采供血液管理办法》，成立了血液质量管理委员会，严格执行血液"三统一"规定，保证用血安全。

本年　根据国务院《医疗机构管理条例》和榆政发〔1996〕50 号《榆林市人民政府批转市卫生局关于进一步加强我市医疗市场管理意见的通知》，对城区医疗市场进行了整顿。共处罚 161 户次，强制取缔 2 户。关闭了无证行医 69 户，没收药品 670 种次，价值 1.5 万元；没收宣传广告 2000 余份，扣押录像机、电视机、B 超机各 1 台，中药斗二副。罚款 2.4 万元。

1997 年

3 月 5 日，调整榆林市地方病防治领导小组，组长刘启文。

3 月，榆林市中医院被省卫生厅批准为陕西省第四批重点中医院建设单位。项目投资分两个部分，其中医疗设备 14.5 万元，基建（住院楼工程）90 万元，其中省级投资 10 万元，地级市投资 10 万元，县级市投资 20 万元。

5 月，卫生部授予防疫站"全国计划免疫工作先进集体"称号。

9 月 2 日，成立榆林市星元医院，为科级事业单位，隶属市卫生局，经费实行差额预算，李瑞任院长。星元医院建设工程重新启动。

9月25日，调整榆林市地方病防治领导小组，市长贾亮晓任组长。

10月23日，陕西省副省长赵德全亲临牛家梁镇转龙湾小学查看了学生大骨节病和碘缺乏病防治情况。

本年 经榆林市政府批准，医科所自筹资金组建了榆林市红十字急救中心，开通了"120"急救特服电话，填补了榆林无院前急救的空白。

本年 医科所国家新药研究项目，"胆石利通片"获卫生部新药证书（[97]卫药准字z-065号）与生产批号。

本年 乡镇卫生院、街道办事处防保所的人事、经费、业务管理统一交市卫生局管理，行政由乡镇政府管理，经费实行差额预算。

本年 卫生局制订了《榆林市医院分级管理评审制度计划》，完成申报了二级甲等医院1所，一级甲等医院3所。

本年 卫生局在牛家梁乡边墙村、大伙场村，安崖乡韩家坡村进行合作医疗试点。

本年 市中医院列入全省重点中医院建设，争取到重点建设经费10万元，落实配套资金5万元，科研经费6万元，增设男性病、皮肤病特色专科。

1998 年

1月，《关于星元医院管理体制及经营机制构想报告》（讨论稿）出台。

3月，市委、市政府召开了榆林解放以来规格最高，规模最大的首次全市卫生工作会议。出台了《中共榆林市委、榆林市人民政府关于卫生改革与发展的决定》等文件，明确了全市卫生事业今后的发展方向和奋斗目标。

3月14日，省政协副主席苏明率省政协委员在政协地区工委主任赵兴国等地区、市领导陪同下视察星元医院。建设情况。

3月26日，榆林市政府出台了《关于在全市推行碘盐配给制的实施方案》，各乡镇于5月份付诸实施，碘盐到户率达95%以上。

6月，榆林市中医院与西安菲尼克期医疗器械公司合作引进二手匹克120型CT机，价值100万元，成立CT室，11月运行。是榆林地区首家使用该设备的医院。

11月7日，全国人大副委员长、中国农工民主党主席蒋正华在榆林考察生态环境建设期间，视察了上盐湾乡卫生院。

11月，省级重点中医院建设项目完成。县中医院共落实配套资金110.67万元。其中省级10万元，市政府贴息贷款35万元，自筹65.67万元。用于购买医疗器械68.11万元，新建沿街门市，基建费37.56万元，人员进修费5万元。

本年 世界银行贷款卫生Ⅶ计划免疫子项目启动，总投资91.7万元（含乡、村冷链装备）。防疫站装备了计算机、复印机、打印机、彩色电视机、投影仪、放像机等。

本年 医科所承担的国家新药研究项目"胆石利通片新药研制与临床研究"获陕西省科技进步一等

奖。成果转化盈利 900 多万元。

本年 市卫生局在牛家梁乡卫生院开展乡、村一体化管理试点工作。

1999 年

春，卫生部副部长兼国家中医药管理局局长朱庆生首次回镇川朱寨寻亲拜祖，调查医疗体制改革，为镇川卫生院落实基建款 30 万元。

4 月 17 日，程安东省长、贾治邦副省长一行在李雄梧副专员陪同下，专程视察了星元医院建设情况。随后，副省长潘连生，省长助理李谠，省政协副主席蔡竹林、苏明，榆林地委书记马铁山，行署专员张智林，副专员李雄梧、李涛等领导先后亲临视察、指导医院的建设工作。省长程安东题写院名。

6 月 23 日，榆林星元医院隆重举行开诊典礼、纪念胡星元先生诞辰 96 周年以及胡星元纪念馆揭牌、胡星元雕像揭幕仪式。结束了榆林市没有综合医院的历史。全国政协副主席胡启立亲笔题写"胡星元先生纪念馆"。

8 月 26 日至 28 日，医科所承办的"西部开发与医药科技发展学术研讨会"隆重召开，来自全国 12 个省、市、自治区 108 个医药研究院所、高等医药院校、临床医院、新药开发机构及新闻媒体的 100 多名专家学者出席了大会。

2000 年

11 月 8 日，陕西省卫生厅厅长李鸿光到榆阳区防疫站、星元医院和牛家梁卫生院视察工作。

本年，全国人大常委会颁布新的《药品管理法》，药品监督管理主体由卫生行政部门变更为药品监督管理局。2004 年 4 月，榆林市药品监督管理局药品监督员办公室更名为榆林市药品监督管理局榆阳区分局。2009 年 4 月，下划成立榆林市榆阳区食品药品监督管理局，为区政府职能部门，编制 19 人。2010 年 7 月，成立榆阳区食品药品稽查大队，科级事业单位，编制 25 人。

本年 中医院、妇保院、医科所分别在三个街道办事处开展"社区卫生服务"试点工作，分别成立了社区卫生服务科。

"九五"期间，为改变乡镇卫生院落后面貌，从省、地等渠道落实建设资金 126 万元。完成了 11 所卫生院"三项"建设。

2001 年

4 月 19 日至 21 日，卫生部副部长朱庆生一行 6 人在省卫生厅厅长李鸿光、榆林市委副书记王鹏、副市长高拴平的陪同下，深入榆林市医疗单位，乡镇卫生院进行调查研究。

7 月 10 日，榆林某饮食业服务责任有限公司涮锅城职工灶 22 人发生四季豆食物中毒，无死亡。

7 月 17 日至 19 日，根据省、市的通知精神，首次联合组织 7 家医疗机构集中招标采购药品。共招标了 205 种药品，中标药品的平均价格下降了 37%。推行了药品集中招标采购和医院药品收支两条线管理。

9 月 10 日，成立榆阳区卫生监督所，为科级事业建制，编制 45 人，赵永亚任所长，2002 年正式挂牌对外办公。地址在肤施路榆阳镇医院 4 楼。

9月13日，星元医院率先在陕北地区（首家）投资600万元购置的美国GE核磁共振投入使用。

10月，卫生部授予榆阳区防疫站"全国消灭脊髓灰质炎工作先进集体"称号。

12月，赵德勇荣获卫生部、农业部、水利部、经贸委授予的"全国地方病防治工作先进个人"称号。

本年　区卫生局按照《医疗规构管理条例》规定的审批权限，对区辖的各级各类医疗机构进行了营利性和非营利性认定，共认定营利性医疗机构58个，非营利性医疗机构69个。

2002 年

3月，李锦明任榆阳区卫生局局长。

8月，为配合市政建设"世纪广场"，医科所大楼拆除，搬迁至肤施路肤施桥南租赁办公。占地面积2000平方米，建筑面积3500平方米，业务用房3200平方米。

10月1日，区中医院新建住院楼正式启用。建筑面积3956平方米，总投资258万元，床位150张。

2003 年

春，全区掀起了以抗击"非典"为重点的爱国卫生活动，参与义务清理卫生达3.2万人次，出动机动车辆1860辆次，清除垃圾3800多吨，埋压垃圾堆3100多吨，清洗野广告及乱贴乱画26000多张处，清挖渠道2100米，维修厕所38座。同时开展了食品卫生大检查。乡镇集市、学校、医院、车站等公共场所进行预防性喷洒消毒，消毒率达95%以上。元"非典"传入。

3月，区卫生局出台了《榆阳区深化卫生事业单位人事分配制度改革的实施意见》，制定了改革的目标措施：努力做到"不养一个懒人，不留一个闲人，不亏一个能人"。乡镇卫生院人、财权统一收归卫生局管辖。

4月18日，省政协副主席李雅芳视察榆阳区卫生工作。

7月，医科所专程赴北京慰问在抗"非典"工作中做出突出贡献的"北京三零九"协作医院，送去绿豆等慰问品。

本年　市委、市政府提出：到2008年把榆林建成省级卫生城市的奋斗目标。为此，区政府成立了创建省级卫生城市领导小组，调整充实了爱卫会部门成员，出台了《榆阳区创建省级卫生城市实施方案》。

本年　榆阳区启动了"降低孕产妇死亡率和消除新生儿破伤风"项目，区妇保院为合作执行单位。

本年　成立了由卫生、物价、监察、政府采购办公室负责人参加的榆阳区药品集中定点采购领导小组，下设专门的办公室负责药品集中定点采购管理日常工作。出台了《榆阳区公立医疗单位药品实行集中定点公开采购的管理办法》，从4月份起在全区公立医疗机构推行。

2004 年

4月，师建军荣获"陕西省劳动模范"称号。

8 月，新建榆阳区疾病预防控制中心综合办公楼在西沙经济开发区榆溪大道西段破土动工，建筑面积 5883 平方米，总投资 944.5 万元。2006 年迁入运营。

9 月 26 日，星元医院承办"全省县级医院工作会议暨二级医院第 13 届管理学术会议"在榆林宾馆举行。省、市、区有关领导及参会的二级医院院长参加了开业剪彩仪式，参观了医院特需高档住院楼、医药超市和在建的儿童医院。

10 月 22 日，医科所孟昭中、牛玉红医师检出一例疑似艾滋病病例，经省血液中心确诊为艾滋病，这是我市检出的第一例确诊上报的艾滋病。

11 月 10 日，榆阳区防疫站更名为榆阳区疾病预防控制中心。为正科事业编制，经费全额预算，定编 70 人，高福祥任主任。

2005 年

5 月 1 日，《榆林日报》登载：尚正兰获市委、市政府授予的"榆林市劳动模范"荣誉称号。

5 月 3 日，驻红石桥乡某建工集团第七分公司食堂就餐食物沙门氏菌属污染中毒 66 人，无死亡。

6 月 23 日，星元医院举行榆林市儿童医院开诊仪式。儿童医院举办"陕西省儿科新技术新进展学习班"，特邀澳大利亚儿科教授大为先生、省人民医院儿科主任焦富勇教授授课，参加人员达 200 多人。

7 月 30 日，榆阳区发生布病暴发流行，发病 163 人，发病率为 38.15/10 万，区政府召开区长办公会议，专题研究布病防治工作，财政拨款 50 万元用于布病防治工作。区长刘俊民，副区长万玉林、尤新年深入布病病区看望慰问布病患者。

9 月，省卫生厅厅长李鸿光就榆阳区疾控中心建设来榆林与区委书记杨树业、副区长万玉林作了研究安排。省、市人大代表 30 多人相继视察疾控中心综合大楼建设情况。

12 月，自 2003 年世界银行英国赠款卫 X 中国结核病控制项目和陕西省疾控机构装备项目先后启动，4 年投资 118 万元，为区疾控中心装备千元以上仪器 69 台件，其中万元以上 28 台件，大型器械有：德国全自动血液分析仪、全自动尿液分析仪、500 毫安 X 机等。

本年　痔瘘医院引进全市首家德国百康生物共振过敏原检测仪，可检测 491 种过敏源，对已检测出的过敏源可进行脱敏治疗。自主研发的"空心组合式挂线探针……便携式红外线痔疮热疗仪"，获得国家专利，国家医疗器械注册证书，获省科技进步三等奖。

本年　区政府将乡镇卫生院的性质全部调整为全民所有制单位，区编制委员会核定编制和经费，其人事、经费和业务统一由卫生局管理，实行全额预算，全额拨款。

2006 年

4 月，榆阳区疾病预防控制中心迁入新楼。5 月 8 日正式对外办公。

9 月 25 日，副省长罗振江、卫生厅长李鸿光等，在市委常委、区委书记刘汉利，副市长井剑萍，副区长王成继、万玉林等有关领导的陪同下视察了榆阳区疾控中心。

本年　星元医院贺海龙创办心内科，率先开展介入疗法。

2007 年

2月8日，榆阳区被列为全省第三批推行新型农村合作医疗试点，组建了办公室。全区农民自愿参加新型合作医疗人数达到了260725人，参合率为86.2%。参合农民从1月1日起，在定点医院任院治疗可享受70%以上的补助。

3月9日，榆阳区城市社区卫生服务体系建设项目启动。11月9日，副区长雷亚成在"榆阳区社区卫生服务工作大会"上为航宇路、青山路、崇文路、上郡路、驼峰路、新明楼、鼓楼7个社区卫生服务中心授牌。同时成立25个社区卫生服务站。

4月8日，星元医院被陕西省委、省政府授予"陕西省先进集体"荣誉称号。

4月27日，省卫生厅厅长刘少明到星元医院视察新合疗工作，对医院工作给予很高的评价。

7月19日，调整榆阳区防治地方病治领导小组，李爱珍任组长（后由雷亚成接任）。

7月23日，榆阳区人民政府地方病防治示范县（区）建设领导小组成立，区长刘俊民任组长。出台《榆阳区地方病防治示范县（区）建设实施方案》，榆阳区地方病防治示范县（区）建设全面达标。

12月26日，农村计划生育户在乡镇卫生院住院正常分娩实行费用减免政策。

本年，区卫生局安排区属医疗单位开展卫生支农工作，要求每年对口支援5所卫生院，三方签订了支农工作协议书，确定了培育技术项目。同时推行了卫生局8名业务干部包干帮扶8个乡镇卫生院工作。卫生局严格按照支农天数和支农效果兑现支农补助经费。

自2005年以来，市、区为乡镇卫生院建设总投资344.5万元，新建9所，维修16所。

2008 年

11月12日，星元医院院长李瑞、副院长王来林，在北京人民大会堂参加卫生部召开的颁奖大会，医院荣获"全国卫生系统思想政治工作先进单位"。

市、区政府自2005年以来，累计完成投资42.48亿元，历时3年，创建省级卫生城市的10个基本条件初步达标。

本年　乡镇卫生院启动心电、B超、X光机、常规检验四项技术作为卫生院考核和装备工作。

本年　开展了食用含三聚氰胺奶粉婴幼儿患泌尿系统结石症患儿的专项检查诊治工作，全区共检查患儿3028个，确诊26个，住院治愈14个。

本年　成立了榆阳区住院分娩补助项目实施领导小组办公室，出台了《榆阳区计划内住院分娩补助项目实施方案》，截至年底，城区共补助孕产妇110人，补助金额5.5万元。农村共补助孕产妇1736人，补助金额133.7万元。

本年　全区24个乡镇聘用了49名助理卫生监督员，负责辖区内的日常卫生监督。同时又为487个行政村聘用了487名卫生监督信息员，负责本村食品卫生的监督和信息报送任务，同时对餐饮单位进行了量化分级管理，全面加大卫生监督执法力度。

2009 年

2 月，中华全国妇女联合会、全国妇女"巾帼建功"活动领导小组授予星元医院"巾帼文明岗"荣誉称号。

3 月 5 日，榆阳区中医院孙德龄主任医师被市卫生局评为"榆林市十佳名老中医"。

4 月 23 日，国家新型农村合作医疗技术指导组专家成员、省卫生厅农卫处处长石崇孝在市卫生局副局长余凤兰、区卫生局局长李锦明及区农合办负责人的陪同下，检查指导了我区新农合工作。

9 月 8 日，榆林市编办发文批复星元医院加挂"榆林市第四人民医院"牌子。市编办为第四（星元）医院下拨 200 名人员编制，解决了医院管理人员和技术骨干的身份之忧。

9 月 23 日，陕西省副省长郑小明，省卫生厅厅长刘少明，榆林市委常委、副市长井剑萍，市委常委、榆阳区委书记刘汉利，区长王成继，市卫生局长王存田等领导视察榆阳区卫生工作。

10 月下旬，在榆林市卫生局举办的卫生系统岗位练兵技术比武活动中，星元医院获团体第一，5 名医生获个人第一、三、四、五名。

12 月，榆阳区社区卫生服务中心为城区 10000 多名 60 岁以上老年人进行健康体检，由政府出资。农村 60 岁以上老年人体检 20141 人次，体检率 60%。同时对体检对象建立了健康档案。新农合办根据区人大代表建议，开展了农村已婚参合妇女健康体检工作，共体检 20226 人，补偿体检费用 118.97 万元。共检出患病人数 14457 人，患病率高达 71.5%；检出疾病病种 60 种，其中有 39 人患有妇科癌症。

本年　市儿童医院承办了"全国小儿获得性肺炎学术研讨会"。参加会议的有儿科呼吸系统专家及儿科医生共 400 余人，参加本次大会的还有上海儿童医院院长陆权教授，浙江医学重点学科——儿科学（呼吸）带头人李昌崇教授，西安儿童医院副院长闫晓莉教授等多名国内知名儿科专家。

2010 年

1 月，榆阳区被省上确定为新农合第二批试点县区，落实专项资金 135 万元，举办网络培训班 3 期，完成了 25 个乡镇卫生院的新农合网络对接。区农合办被省卫生厅评为"卫生监督规范年活动先进集体"。

3 月 29 日，设在区人民医院的"120"急救指挥中心正式上交市属管理，"120"特服电话从 4 月 1 日起切换上划到市急救指挥中心。星元医院、区人民医院设立市"120"急救指挥中心统一管理下的急救站。区中医院、妇幼保健院、痔瘘医院医疗单位配备救护车 1 辆。

6 月 23 日　星元医院建院十一周年，医院举行了"三级乙等医院"挂牌、榆林市第四人民医院挂牌、西安交大二附院协作医院挂牌、大型医疗设备美国 GE 公司 1.5T 核磁共振、德国西门子 64 排 128 层螺旋 CT 运营剪彩活动。

8 月 4 日，副省长郑小明来榆阳区调研社区卫生服务工作。

8 月 9 日，区政府决定，将榆林医学科学研究所由医学科学研究机构转型为综合临床医疗医院，更名为"榆阳区人民医院"。

8 月 28 日，卫生部部长陈竺在榆阳区考察调研公立医院改革时，参观了驼峰路社区卫生服务中心，与全体工作人员合影留念。

8月，全区 25 个乡镇卫生院、320 个标准化村卫生室、7 个社区卫生服务中心、28 个社区卫生服务站执行国家基本药物制度，实行零差率销售。

12月，区卫生监督所王强荣获卫生部、中国红十字会、解放军总后授予的"2008 ～ 2009 年度全国无偿献血奉献奖"铜牌。

本年　榆阳区卫生局李锦明局长在全国社区卫生工作会议上做经验交流。

本年　区卫生局组织社区卫生服务中心参加省卫生厅举办的陕西省社区卫生岗位技术比武大赛，荣获团体二等奖，个人优胜奖。

榆阳区社区卫生管理办公室成立，尹庆龙任主任。

本年　区政府出台了《关于深化卫生体制改革，加快全区卫生事业发展的实施意见》。

本年　全区率先推行乡镇卫生院财务区管乡用工作，乡镇卫生院会计核算管理中心成立。

本年　出台了《榆阳区卫生系统职工绩效工资考核分配实施方案》，各医疗卫生单位正职领导的绩效工资由卫生局年底考核兑现。积极推行乡镇卫生院院长公开竞聘工作，出台了《乡镇卫生院院长公开竞聘实施方案》。

本年　卫生局编印出台了《榆阳区基本公共卫生服务均等化项目指导方案》，确定城乡公共卫生 12 个服务项目，由城乡基层医疗机构为居民免费提供服务。8月份组织召开了全区农村公共卫生工作推进会，全区村卫生员和乡镇卫生院公卫人员共 600 多人参加会议。

本年　区属医疗医院等级评审工作顺利通过验收评估，星元医院评为"三级乙等"，区妇保院、中医院评为"二级甲等"，区人民医院评为"二级乙等"。

本年　儿童医院举办"全国小儿腹泻病规范诊治学习班"，参加本次学习班的有来自各医院的儿科医生共 400 余人，国内知名儿科专家有浙江大学医学院附属儿科医院消化科主任陈洁，唐都医院儿科主任、硕士生导师王宝西教授等。

2011 年

1月27日，区政府常务会议同意星元医院招聘 186 名工作人员，符合免试条件的 99 人，择优考试 87 人。

4月7日，调整榆阳区地方病防治领导小组，李建林任组长。

7月5日，郑晓明副省长来榆阳区检查调研新农合工作，主要检查市级统筹后新农合政策执行情况。

8月5日，国家疾控中心对榆阳区国家扩大免疫规划工作进行了督导检查。疾病预防控制中心通过了艾滋病初筛实验室资质认证。

8月14日，由省医学会儿科分会、省医学会新生儿分会主办，市儿科学会、市儿童医院承办的"陕西省小儿急危重症学术研讨会"在市儿童医院隆重召开。来自市、区、县各级医院儿科骨干约 110 余人参加了本次学术研讨会。

11月5日至6日，省卫生厅副厅长黄立勋带领专项督导组专家到星元医院检查"三好一满意""医疗质量万里行"开展情况。

2012 年

6 月 16 日，区人民医院承担"神九"发射整流罩回落急救保障任务。

6 月 12 日，区妇幼保健院迁建项目开工仪式在新院址隆重举行。陕西省卫生厅副厅长黄立勋、市、区领导莅临现场。迁建项目投资 1.6 亿元，总建筑面积 3 万平方米，选址东山银沙路。

8 月 9 日，苏州援榆专家来区人民医院指导工作，先后分 4 批，每批工作 4 个月，对重点科室采取传帮带指导工作。

9 月 16 日，中华医学会党委书记、国务院医改专家咨询委员会委员、卫生部陈竺部长改革顾问饶克勤教授，在市卫生局王存田局长、区卫生局高有华副局长等陪同下，对星元医院专题调研公立医院改革情况。

11 月，高有华任榆阳区卫生局局长。

12 月，人力资源社会保障部、卫生部、国家中医药管理局授予星元医院"全国卫生系统先进集体"荣誉称号。

12 月，上郡路社区卫生服务中心成功创建为国家级示范中心。青山路社区卫生服务中心授予创建"省级示范中心先进工作单位"。

2013 年

1 月 22 日，市委书记胡志强，市委常委、市委秘书长刘春桥，在市卫生局王存田局长的陪同下来儿童医院视察工件，慰问坚守在医疗一线的医务工作者。

2 月 1 日，"榆林市儿童医院矮小病门诊"成立仪式隆重举行。"寻找榆林市最矮儿童大型公益活动"启动。儿童医院矮小病专科门诊通过开展营养、心理、环境、行为和医疗相结合的综合预防和诊疗模式，为患儿提供科学诊断和专业化治疗。

4 月 3 日，区长办公会同意：成立星元医院改革领导小组、星元医院率先实行董事会管理模式、区卫生局关于《星元医院实行法人治理公立医院改革方案》《星元医院扩建项目实施方案》。

6 月 11 日，"神十"发射，整流罩回落，区人民医院承担保障任务。

4 月 16 日，区中医院脾胃科、针灸科被榆林市卫生局评审为榆林市重点中医专科，脾胃科获省卫生厅批准列入 2013 ～ 2016 年省级重点专科建设项目。

5 月 20 日，榆阳区中医院建成国家中医药适宜技术推广远程视频培训基地，每年开展远程培训 40 余次。

8 月 17 日，区中医院顺利通过了国家级二级甲等中医医院的创建验收工作，成为全市第一批二级甲等中医医院。

6 月 21 日，区政府同意星元医院设备采购项目《申报 2013 年外国政府贷款意向项目的方案》。项目贷款 2128 万美元，贷期 8 年，年利率 3.5%；项目贷款采取区政府担保、星元医院偿还本金、区财政贴息的方式。

6 月 23 日，星元医院举行儿童医院扩建项目开工仪式。副市长马秀岚出席并宣布开工，区委书记王成继讲话，区长苗丰主持了开工仪式。并为项目奠基。

7月9日，苗丰区长主持召开第5次区政府常务会议，原则同意《星元医院实行法人治理结构公立医院改革方案》《星元医院董事会章程》和星元医院董事会组成人员建议名单，按规定程序批复实施。

8月5日、6日，星元医院参加省卫生厅举办的"弘扬职业精神　放飞青春梦想"主题演讲比赛，获三等奖。

8月31日，榆林市儿童医院承办"全国儿科新进展高峰论坛"，参加会议的有来自全国的儿童专科医院及综合医院的儿科专家共600多人。国内外知名的儿科专家教授有胡仪吉、宋国维、王颖、严晓莉、倪黎明、焦富勇等，副市长马秀岚，市政协副主席、星元医院董事长李瑞出席开幕式。

11月5日，《榆林日报》载文："市儿童医院拒收红包30余万元"。

12月28日，榆林市专家工作站在榆阳医院挂牌。

2014 年

7月，区卫生监督所获"全国职业健康状况调查工作做出突出贡献荣誉奖"。

8月14日：受省卫生厅委托，区疾病预防控制中心举办"全省基层鼠防工作会议"，出席会议的全省基层鼠防代表现场观摩了"榆阳区人间输入性鼠疫疫情防治模拟演练"。

8月21日，榆阳区公立医疗集团成立，集团成员单位有：星元医院、儿童医院、人民医院、区中医院、区妇幼保健院、区痔瘘医院。10月30日，理事会举行"榆阳区公立医疗集团揭牌暨人民医院落成仪式"，榆阳区区委书记苗丰、区长贺利贵到会祝贺，副区长杨文慧主持大会。

11月20日，全国爱卫办专家组到星元医院检查"双创"工作，

2015 年

1月1日，榆阳区人民医院整体搬迁到西沙青山路新址，开诊运营。4月底，市儿童医院整体迁入区人民医院合署办公，实行一体化管理。

3月，儿童医院院长贺波获"全国劳动模范"荣誉称号。

6月6日，星元医院在中华预防医学会第24次全国医院感染学术年会暨第11届上海国际医院感染控制论坛2015年联合会议上荣升国家感控专业学组委员单位。

4月22日，全省启动全国听力障碍与耳病调查工作，榆阳区社区卫生管理办公室积极组织社区卫生服务机构专业技术人员赴省参加相关业务知识培训。城区五个社区卫生服务中心、六个社区服务站对600户居民作为抽样调查对象开展调查工作。8月19日至22日国家和省级调查组专家对榆阳区听力障碍和耳病调查工作进行了全面调查验收。

6月18日，宋庆龄基金会一行参观儿童医院，捐赠价值2万元儿童益智设备。

7月22日，星元医院为出生的四胞胎举行"恩泽雨露、爱的奉献"捐赠仪式，捐赠钱物价值达2万余元。

9月7日，第三届全国医院品管圈大赛陕西在预选赛暨陕西省第一届医院品管圈大赛中，星元医院

内一科"呼啦圈"、血液净化中心"流速圈"分别荣获三等奖和优秀奖。系全市唯一获奖医院。此外，急诊科"救生圈"、内二科"星心圈"、神经内一科"天使圈"分别入围。10月，星元医院内一科"呼啦圈"代表榆林市参加了在深圳会展中心举行的第三届全国医院品管圈大赛，荣获全国三级医院护理组优秀奖。

12月9日，在由华商报主办的"2015榆林市民最满意医院评选"活动颁奖典礼上，星元医院荣获"市民最满意医院"奖励。

区妇幼保健院院长米耀武，市儿童医院副院长李慧荣、高翠莲三人荣获市级劳动模范称号。

附　录

一、碑文、墓志

1. 明故敕封征仕郎中舍人纪翁墓志铭

光禄大夫、柱国少傅兼太子太傅吏部尚书武英殿大学士、知制诰兼经筵官石淙杨一清撰；光禄大夫、柱国太子太保户部尚书兼武英殿丈学士国史京口靳贵书；荣禄大夫、太子太保礼部尚书兼文渊阁大学士知制浩经筵国吏官东莱毛纪篆。

锦衣千户纪君世椿，谒余为父封中书舍人容菴翁请撰墓志铭。予弘治间，与翁之兄故太仆少卿宗直（纪温）交往，因与翁子世梁、世楹并世椿、世禄通还往，且总制陕西，念闻翁行谊有可述者，铭不忍辞。按翁讳滦，字宗太，别号容菴。世为凤阳蒙城淳化乡人。高祖讳二翁，国初隶大将军麾下，成绥德卫，子孙遂家于绥，生子信，信生献，号澹菴，翁父也。纪氏自二翁以医名世，而治疾往往有奇验。翁少从澹菴，能世其业，每居善药，凡负疴求疗者，不问疏亲贱贵，致之辄往，投之剂，无不弗愈者，且不责报。故人人德之，至称为纪一帖云。镇巡边备者当路多忘，贵势礼接之，或赠之诗文，奖与甚重。孝慈友爱，出于天性，理家政以勤俭为族人先。壮强时，商游淮扬间，克力干蛊，家日饶裕焉。尝慨然以万金让其昆弟。有无赖子加之非礼，容弗与校。乐为义举，遇贫不能婚丧者，出资助之，旅困无所于归者，资给遣之，负贷不能偿者，辄焚其券，盖虽不废债殖，而恒持信义，义名满江湖，彻于朝省。子信化之有弗尔者，人曰独不愧容菴乎？榆林卫学宣圣庙灾，翁戚然谓事莫急于此者矣，遂市材木百余株，鸠工物以倡导一方之人，厥工用成。成化辛卯应例输边，授七品散官。弘治乙丑以世梁贵，被敕封征仕郎中书舍人，又以世椿武阶，诰封武略将军锦衣千户。正德九年七月五日以疾卒于家正寝。距其正统已巳得年六十有六。配阎氏封宜人，有淑行。子男四，世梁其长，终于太常寺丞；次世椿、次世楹累军功，拜都指挥金事充右参将分守延绥；次世禄，扬州带衔指挥使，今为少卿。公后女三，长适游击将军都指挥朱銮，次适延安卫都指挥周瑭，次适绥德卫千户周文臣。男孙九，女孙一。墓在榆林山岔湾之原，其葬则卒之年九月十一日也。

铭曰，不泪于利，而徇之义，善不以伐，才而不试，纪有世业，日精轩岐，翁得其传，厥闻四驰，博施廉职，以遗厥子，洗洗膝前，惟金与紫，有丘岿然，榆阳之原，春秋霜露，百祀弗谖。

注：该墓志 1978 年在三岔湾村出土，现存市文管会。

2. 星元医院碑记

胡星元先生榆林人。早年离乡，历尽坎坷。后定居香港，艰辛创业，成就斐然。1982年近80高龄回乡探亲，有感于故乡巨变，激于爱国热忱，捐资70万元修图书楼一座；1988年又捐90万元再建小学一处。1990年起，先后捐资1000万元，建市级综合医院一所。医院于1992年奠基。其间香港嘉宾殚精竭虑运筹于前，各级政府社会贤达关创支持后。医院于1999年6月23日先生96诞辰之际开诊。全院占地17000平方米，建筑面积22000平方米。设计病床300张。陕西省政府命名"星元医院"，省长程安东欣然题写院名。

先生晚年曾立遗嘱：将上亿元遗产捐赠家乡，继续造福桑梓。感此，政府组成"胡星元慈善基金会"，促使之发挥最大社会效益。

先生高风亮节、德望懿行、爱国义举、世人敬仰。值此特设"胡星元纪念馆"，敬雕肖像以启迪后人。

榆林市人民政府　一九九九年六月二十三日

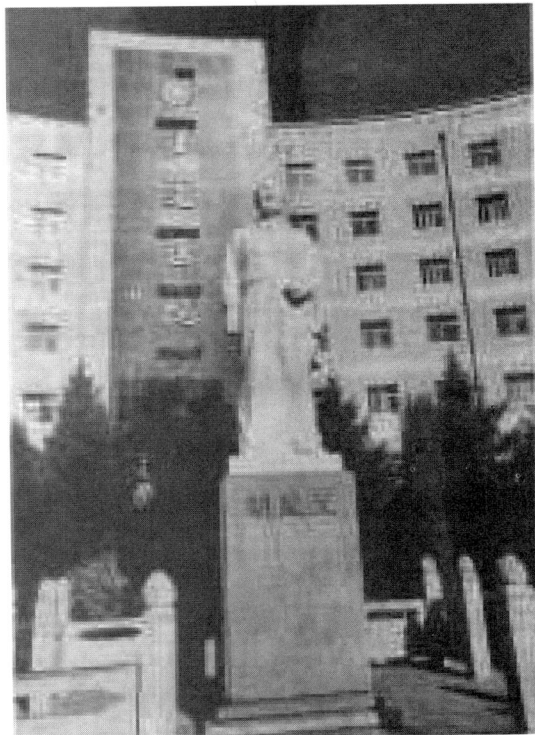

胡星元纪念碑

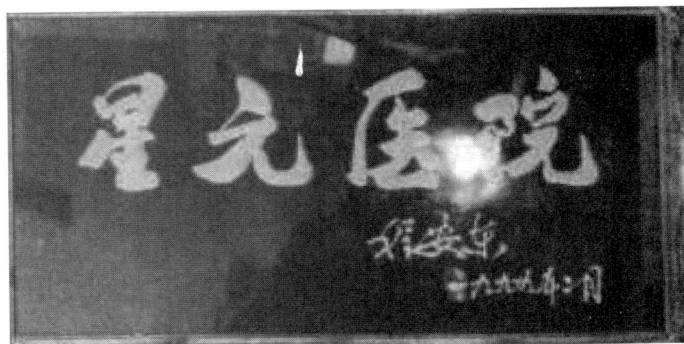

陕西省省长程安东亲笔题写星元医院院名

3. 鹏举先生立碑记

1988年9月12月午夜，陕北一代名医张鹏举先生溘然长逝，享年73岁。

为先生出殡的场面，可称是古城榆林殡葬史上的奇观。花圈列阵，挽悼如云，长长的送葬队伍逶迤了半条街。更有那无数相识的和不相识而景仰先生的群众街头肃立，为先生作最后告别。先生虽逝，但他的医德医术留在人间。

1991年冬，为使先生功德不泯，有先生生前好友、同人、学生几经磋商，决定在先生葬地旁为先生立一路碑，以表示深切的怀念。并公推艾建国君为之主持筹备诸事。一时间响应者甚众，北京、西安等地医界名流也来函致意支持此议程，遂于1992年春开始拟碑文、择良匠、勘地望、仗数月工夫，各项准备工作大体就绪。五月初破土动工，数日而成。

碑位于先生界地大梁湾榆佳公路北侧面南而立，下设砖基，上饰十字起脊兽头碑楼，覆以简瓦。碑青石质地，碑额为二龙戏珠浮雕。碑阳镌文如下。

张鹏举先生纪念碑

张先生讳鹏举陕西榆林人生于一九一六年五月七日卒于一九八八年九月十二日享年七十三岁曾任榆林中医院名誉院长中华医学会理事陕西中医学会副会长省政协委员等职榆林中医源远流长自明以来名医代出先生青年时就业于育德药房受业于伯父张鸿儒后进修于陕西中医师资班曾随全国名医刘惠民先生临床学习得其真传教十年如一日孜孜钻研医学经典博采众长终成陕北医林承前启后之一代宗师先生临床经验丰富且处方严谨辗转西北治病活人为世人所爱戴一九七零年为王震将军以小半夏茯苓汤治腹泻一剂见效晚年致力于疑难杂症的研究曾以活血化瘀理论治癌症以补肾原则自制除氟壮骨丸治氟骨症均取得良效先生医德高尚凡应诊者不问贫贱均悉心治疗古稀之年尚跋涉于三边氟病区其仁爱之心为医林所推崇社会各界所景仰殁后有医案论文笔记堆积成篑先生历经艰辛笃行道义楷模堪足式杏林溢馨香为弘扬其德激励后学特立是碑以资纪念

公元一九九二年五月七日

碑文系榆林名流刘哲先生书丹，刘哲与先生生前交往甚密，其时不顾沉疴体弱抱病执毫，书成不久亦辞世，此为刘哲先生绝笔矣！

碑阴为北京、西安、榆林诸立碑人姓名共52人，不论职务高下，均以长幼为序。榆林一栏为民主人士康寿天先生年事最高而名列榜首。

碑两面各镌楹联。由笔者拟联撰文，榆林著名书法家王亦群书丹。

一为：

良方济世名播杏林
妙术医人德满山川

一为：

正道至今犹在
清名终古常存

五月七日九时许，揭幕仪式在碑前举行，是日天高云淡，乾坤朗朗，立碑诸人与先生遗属均出席。司仪仍为艾君建国，先向先生致礼，再述其立碑经过及其意义；由地区中医院张治中院长揭幕；由著名中医、先生弟子韩增即席演说，缅怀先生功德；由笔者汇报经费募捐与开支情况。会毕，先生家人去坟茔祭奠。至此，为先生立碑一事圆满结束。

由民间公众自发集资为已故名人立碑，在榆林历史上尚属新鲜。此举既寄托了生者的思念。亦令逝者含笑于九泉，更使后学者仰其德，迫其业，造福于社会，其功德无量也。流年似水，逝者如斯；故撰此文记述，以补地方史志之阙如。

1994 年 3 月 18 日于听风楼

二、重要文献及信函

1. 开设学校疏　明·余子俊

榆林城坐落绥德迄东 520 里之远。永乐、宣德年间，镇守都指挥在于绥德操练军马，守御地方，河冻之后不时出哨至榆林城而止。正统年来，侵犯日甚，命镇守总兵巡抚内外。官员将军马挪出榆林城常住，节制东西二路车马，以为久远御备之计。即今东、西二路城堡陆续增至 29 处，榆林城实居其中。近已开设榆林一卫，生齿浩繁，子弟率多美质，尽堪教养。况时常迎接诏敕并进表笺，无人供事，及照军中凡遇卜日、用药亦各缺人。臣等议得，榆林卫实当万年镇御重地，合照正统年间凉州、眺州二卫添设学校事例，开设儒学及阴阳、医学各一所，设教授一员，吏一名，生员于本城并东、西二路俊秀子弟内选充，其科贡等项事宜并该训导候有成效之日，另行酌量，会奏定夺；阴阳、医学各设官一员，于民间访保术业精通者送部考用。乞敕礼部详议可否，奏请开设。原载《延绥镇志》。

2. 胡星元捐资修建医院信函

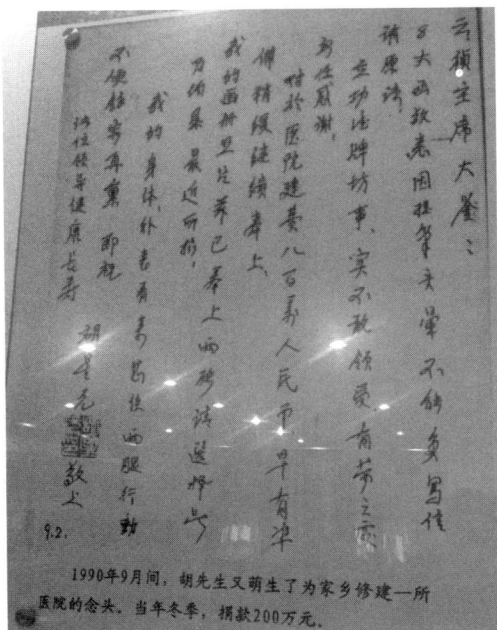

1990年9月间，胡先生又萌生了为家乡修建一所医院的念头。当年冬季，捐款200万元。

1990年9月间，胡星元先生又萌生了为家乡修建一所医院的念头，当年冬季捐款200万元。照片为1991年9月2日写给榆林市政协主席李云祯的信函，其内容如下。

云祯主席大鉴：

大函致表，因提笔头晕不能多写信，请原谅。

立功德牌坊事，实不能领受，有劳之处，表示感谢。

对于医院建费八百万元人民币早有准备，随后继续奉上。

我的画册照片，前已奉上两张，请选择。此乃均是最近所拍。

我的身体，外表看来甚佳，两腿行动不便　　　再禀

即祝　诸位领导健康长寿　　　　　　胡星元敬上　　　9.2

三、卫生文化

1. 中医医事杂记

张鹏举老中医为王震副主席治病。1970年8月，王震将军来华北和西北部分省区视察工作，从北京动身到西安的途中，得了肠炎？慢性腹泄，经随身保健医生和沿途的省级大夫多次治疗无效，来到陕北榆林后，榆林地委特请张鹏举切脉诊治，他采用温中和胃渗湿之法，用小半夏茯苓汤（茯苓30克、半夏12克生姜10克）一服见效，价值1角5分钱，被传为医林佳话，名噪三秦。第二年，王震副主席把张鹏举大夫请到北京，除给王震将军看病外，还给中央其他领导看了不少病。

2. 卫生节日

1月的最后一个周日——国际麻风日

2月4日——世界抗癌日

3月3日——中国爱耳日

3月8日——世界肾脏日

3月21日——世界睡眠日

3月22日——世界水日

3月24日——世界结核病防治日

每年4月——全国爱国卫生月

4月11日——世界帕金森病日

4月15～21日——全国肿瘤防治宣传周

4月25日——全国预防接种宣传日

同日——世界哮喘日

5月8日——世界红十字日

5 月 12 日——国际护士节

5 月 15 日——全国碘缺乏病宣传日

5 月 16 日——国际牛奶日

5 月 20 日——中国母乳喂养日

同日——中国学生营养日

5 月 31 日——世界无烟日

6 月 5 日——世界环境日

6 月 6 日——全国爱眼日

6 月 26 日——国际禁毒日

7 月 11 日——世界人口日

8 月第一周——世界母乳喂养日

9 月 12 日——中国预防出生缺陷日

9 月 20 日——全国爱牙日

9 月 25 日——世界心脏日

9 月 30 日——世界聋人节

10 月 1 日——国际老人节

10 月 8 日——全国高血压日

10 月 10 日——世界精神卫生日

同日——世界居室卫生日

10 月 12 日——世界关节炎日

10 月 15 日——国际盲人节

10 月 20 日——世界骨质疏松日

10 月 22 日——世界传统医药日

同日——全国男性健康日

每年 11 月——全球肺癌关注月

11 月第一周——全国食品卫生法宣传周

11 月 14 日——世界糖尿病日

11 月 20 日——世界慢阻肺日

12 月 1 日——世界艾滋病日

3. 卫生标志图

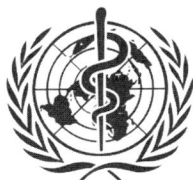

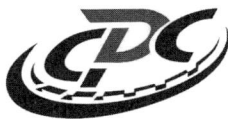

卫生行政机构　　　　　疾病预防控制　　　　　妇幼保健

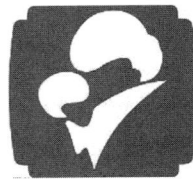

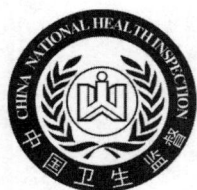

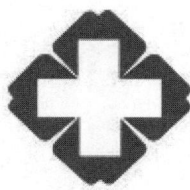

卫生监督　　　　综合医疗机构　　　　中医医疗机构

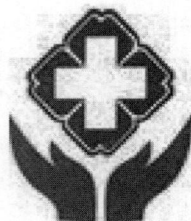

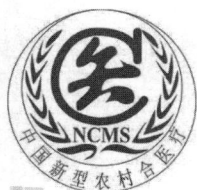

新型农村合作医疗　　儿童计划免疫　　　社区卫生服务

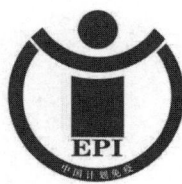

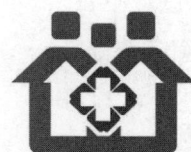

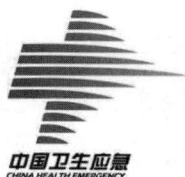

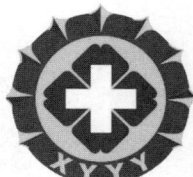

卫生应急　　　　榆阳区星元医院院徽

四、史料辑录

《延绥镇志》摘录

《延绥镇志》(万历版)公署载：医学。右游击府南。养济院二。一榆林卫局西；一管粮厅北。贮所载：药局。在镇城抚院门西。万历元年，巡抚张公改置右将署之南，建医学坊。贮布政司解到年例川、广诸药料，以医军中之有疾者。今万历三十七年，巡抚涂公委官即旧局施药。物产载：药草有：百合、大黄、黄精、大戟、紫苏、薄荷、车前子、茵陈、防风、三棱、益母草、葶苈、白蒺藜、苍耳、瞿麦、扁竹、知母、生地黄、浮萍、夏枯草、泽兰、破故子、芫荑、柏子、秦艽、杏桃仁、松香、夜明砂、石膏、漏芦、柏油、苍术、半夏、墓头灰、瓜篓、鹿角、崴蕤（芫荑以下诸药，柏林以上诸堡出）。细辛、木瓜、柴胡（鱼河川及境外驼山尤佳）。盐根、蕤仁（三山尤佳）。苦参、枸杞子、寒水石、黄芩、款冬花（双山尤佳）。地骨皮、草乌（高家堡佳）。菊花、罂粟、牵牛、黑白、菟丝子、郁李仁、红娘子、白芨、小茴香、荆芥、榆钱、海金砂、紫花地丁、臭灌子。即马兜铃，畜药。

《延绥镇志》(康熙版)建置志载：养济院二。一榆林卫局西，今废；一管粮厅北，今卫署之东，康熙十二年城堡同知谭吉璁重修。

五、2015 年榆阳区卫生系统职工名录

1. 区属机构

卫生技术人员

丁　芳	丁利霞	卜祝艳	于晓波	万　青	万　姣	万　媛	万和平	万治东	万艳丽
万艳利	万艳利	万晓莉	卫春社	小　艳	马　丹	马　廷	马　伟	马　旭	马　芳
马　芳	马　丽	马　玲	马　茜	马　荣	马　娇	马　艳	马　艳	马　艳	马　涛
马　静	马　静	马少波	马少玲	马文进	马文进	马玉祥	马玉萍	马巧瑜	马巧瑜
马世芳	马旦旦	马旦旦	马仕银	马永强	马刘伟	马志玲	马园媛	马张鹏	马虎林
马和平	马治娥	马建红	马妮妮	马美林	马美美	马艳艳	马艳梅	马莲芳	马莹峰
马换换	马玺昭	马海燕	马娟娟	马彩云	马彩萍	马彩霞	马清霞	马琴琴	马惠媛
马婷婷	马蓉蓉	马新凯	马慧媛	马燕燕	王　飞	王　飞	王　云	王　丹	王　玉
王　乐	王　宁	王　亚	王　刚	王　伟	王　欢	王　丽	王　丽	王　利	王　利
王　宏	王　玮	王　转	王　波	王　波	王　姗	王　妮	王　茜	王　荣	王　恺
王　娇	王　娜	王　娜	王　娜	王　艳	王　艳	王　莹	王　峰	王　悦	王　娟
王　娟	王　菊	王　梅	王　梅	王　焕	王　琪	王　琪	王　越	王　喆	王　雄
王　斌	王　强	王　瑞	王　瑞	王　瑞	王　静	王　静	王　翠	王　蕊	王　磊
王万富	王小梅	王小梅	王小梅	王小瑜	王凤琴	王文文	王文文	王引弟	王孔艳
王巧利	王巧英	王世青	王世宽	王冬梅	王立岗	王立新	王亚亚	王亚斌	王仲雄
王兴恒	王江宏	王军炜	王远超	王志辉	王花敏	王丽丽	王丽娟	王邑鑫	王利娟
王宏红	王阿梅	王贤丽	王建飞	王建伟	王建华	王建睿	王妮妮	王春平	王春平
王春霞	王荣荣	王俊霞	王俊霞	王彦东	王彦恩	王彦强	王宣懿	王娇娇	王艳芬
王艳青	王艳梅	王艳慧	王秦川	王换梅	王换霞	王换霞	王晓梅	王倩倩	王爱芳
王恋恋	王高艳	王海华	王海霞	王绥绒	王绥绒	王培秀	王梦碧	王彩林	王康社
王焕梅	王清清	王鸿雁	王琴琴	王紫仙	王晶晶	王晶晶	王斌杰	王湘兰	王媛媛
王媛媛	王靖靖	井宁宁	韦　俊	韦　艳	韦苗苗	支田军	尤　蓉	尤予希	牛　艺
牛　文	牛　娇	牛　艳	牛　艳	牛　莉	牛　婕	牛小燕	牛玉红	牛向宏	牛宇颉
牛素云	牛雄芳	牛锦龙	牛锦龙	毛　毛	毛永飞	文　雯	文志强	亢艳云	方　娜
方荣荣	尹　汐	尹　瑜	尹　瑜	尹余余	尹晓艳	艾　文	艾　芳	艾　爱	艾　惠
艾　媛	艾玉梅	艾显生	艾咪咪	古丹恒	左　涛	石　蓉	石　静	石玉玲	石艳慧
石笑笑	卢正枝	卢琴琴	申　玲	申小钰	申阳春	申志军	申志军	申迎春	申岩梅
申炎溶	申春蕾	申晓燕	叶　军	叶　妮	叶　敏	叶广平	叶小萍	叶永华	叶丽丽
叶武成	叶晶晶	叶斌斌	叶鹤鹤	田　园	田凤英	田永康	田慧甜高	史津霞	史晓艳

史慧平	冉 瑛	冉红军	冉艳梅	冉艳梅	付 娟	付小霞	付永波	付永波	付胜微
白 芸	白 劼	白 革	白 艳	白 艳	白 艳	白 艳	白 莹	白 娟	白 琴
白 琴	白 越	白 婷	白 慧	白 慧	白丁丁	白卫兵	白马恒	白天利	白玉琼
白世宏	白汉斌	白永彪	白永霞	白亚亚	白红艳	白芳芳	白丽蓉	白利青	白希娟
白应海	白改花	白治英	白建芳	白姣姣	白娜娜	白艳芬	白艳丽	白晓慧	白海兰
白海利	白海英	白雪梅	白彩云	白彩凤	白彩霞	白婵娟	白晶晶	白景芳	白媛媛
宁春苗	冯 伟	冯 朵	冯 丽	冯 侠	冯 祥	冯 啸	冯 琬	冯 惠	冯 瑞
冯 黎	冯 毅	冯小容	冯小容	冯江红	冯苗苗	冯宝琴	冯建龙	冯春霞	冯胜菊
冯美丽	冯艳宁	冯继红	冯斐斐	冯晶晶	边 婷	边小梅	边永茹	边红英	边志丽
边志丽	边利萍	边登峰	邢小利	邢永军	邢庆媛	邢秀峰	毕何霞	师文娜	师咪咪
师雪艳	师雪艳	吕 芳	吕乐乐	吕芳媛	吕建国	吕美美	吕海瑞	朱 宁	朱 英
朱 虹	朱 洁	朱 娜	朱 繁	朱丹娜	朱巧丽	朱永飞	朱光贤	朱聿凤	朱志荣
朱苗苗	朱苗苗	朱建霞	朱彦堂	朱艳梅	朱桂芳	朱桂芳	朱晓飞	朱晓飞	朱爱霞
朱爱霞	朱媛媛	朱婷婷	朱婷婷	乔 尖	乔 娅	乔 莉	乔 瑜	乔小娜	乔永军
乔光娥	乔秀兰	乔战生	延亦凡	任 娟	任 静	任文文	任玉艳	任巧宁	任宇晨
任春梅	任彩波	任慧朵	庄媛媛	刘 力	刘 凤	刘 玉	刘 永	刘 伟	刘 华
刘 华	刘 江	刘 军	刘 芳	刘 芳	刘 芳	刘 彤	刘 苗	刘 英	刘 学
刘 波	刘 茜	刘 荔	刘 柯	刘 盼	刘 咪	刘 洋	刘 娅	刘 娇	刘 艳
刘 莹	刘 哲	刘 峰	刘 娥	刘 娥	刘 甜	刘 渊	刘 婧	刘 婧	刘 琦
刘 琦	刘 媛	刘 媛	刘 媛	刘 媛	刘 瑞	刘 瑞	刘 蓉	刘 颖	刘 静
刘 静	刘 慧	刘 璇	刘 璇	刘 蕊	刘 璐	刘 霞	刘士福	刘飞飞	刘飞霞
刘小飞	刘小利	刘小艳	刘小艳	刘云霞	刘文秀	刘文静	刘文霞	刘玉珍	刘玉香
刘玉锋	刘巧芬	刘生荣	刘冬宇	刘亚芳	刘亚利	刘光莲	刘竹梅	刘华荣	刘会芳
刘宇芳	刘宇奇	刘宇静	刘阳焕	刘红岩	刘红梅	刘红翠	刘志兰	刘丽梅	刘利昉
刘秀玲	刘宏艳	刘宏艳	刘环环	刘虎林	刘虎堂	刘佳佳	刘宝莲	刘建国	刘建建
刘建梅	刘绍康	刘春艳	刘春梅	刘玲霞	刘香慧	刘秋娥	刘剑锋	刘美玲	刘美美
刘美景	刘娜娜	刘艳霞	刘夏木	刘振英	刘振英	刘晓利	刘晓春	刘晓荣	刘晓娜
刘晓莉	刘晓荷	刘晓峰	刘晓露	刘倩倩	刘倩倩	刘爱玲	刘海燕	刘娟娟	刘娟娟
刘娟娟	刘梦雨	刘彩宁	刘彩琴	刘彩霞	刘清亮	刘清亮	刘琪峰	刘惠霞	刘雅姝
刘雅淑	刘瑞宁	刘锦芳	刘鹏军	刘睿妮	刘慧英	刘慧梅	刘增亮	刘增亮	刘德海
闫 杰	闫 洁	闫 鹏	闫 鹏	闫小艳	闫永宏	闫亚慧	闫宏梅	闫锦学	米 昭
米 艳	米 媛	米文琳	米红艳	米翠娥	米熹熹	米耀武	安 宁	安 倩	安利利
祁小宁	祁彩珍	许 敏	许 瑶	许冰佳	许春燕	许春燕	许玲莉	许梅林	许银梅
许晶晶	羽 莉	纪东世	纪恬恬	纪艳艳	纪焙洁	孙 华	孙 丽	孙 婕	孙 蓉
孙成军	孙欢欢	孙良波	孙国珍	孙建国	孙美生	孙姣姣	孙海潮	孙彩霞	严晓霞

苏　华	苏　雅	苏加萍	苏亚利	苏宏林	苏波莉	苏姗娜	苏春雨	苏艳霞	苏慧荣
苏慧霞	苏慧霞	杜　丽	杜　苗	杜　娜	杜　娜	杜　娟	杜　娟	杜　瑞	杜卫芳
杜双艳	杜成锋	杜军军	杜芳庭	杜园园	杜鹏荣	杨　飞	杨　帆	杨　阳	杨　利
杨　秀	杨　青	杨　青	杨　凯	杨　欣	杨　欣	杨　周	杨　妮	杨　玲	杨　涛
杨　娟	杨　敏	杨　蓉	杨　霞	杨广荣	杨小洁	杨风林	杨文学	杨世宏	杨旭旭
杨利丹	杨国强	杨忠林	杨治国	杨迦童	杨美玲	杨艳华	杨艳丽	杨素芳	杨海娥
杨海燕	杨培忠	杨梦鸿	杨喜银	杨智泉	杨舒媛	杨新伟	杨新华	杨静波	李　飞
李　丹	李　玉	李　东	李　达	李　过	李　冰	李　军	李　远	李　芳	李　芳
李　轩	李　枢	李　雨	李　凯	李　鱼	李　炜	李　波	李　妮	李　珍	李　娜
李　娜	李　勇	李　艳	李　莲	李　峰	李　圆	李　悦	李　悦	李　浪	李　娟
李　娟	李　娟	李　萍	李　梅	李　梅	李　敏	李　婧	李　婧	李　瑛	李　强
李　媛	李　婷	李　塬	李　勤	李　蓉	李　鹏	李　静	李　静	李　慧	李　慧
李　霞	李　霞	李　霞	李　霞	李卫勤	李飞翔	李小利	李小利	李小妹	李小艳
李小艳	李小娟	李小娟	李小梅	李云霞	李云霞	李丹丹	李文娟	李双芬	李双芬
李玉洁	李玉婷	李巧秀	李巧娥	李平书	李生旺	李生斌	李冬梅	李发江	李辽波
李亚和	李亚娥	李吊如	李江莉	李江莉	李宇翔	李红艳	李红梅	李红梅	李红霞
李志兰	李志阳	李花花	李丽玲	李丽萍	李利利	李利利	李宏利	李英英	李转琴
李明明	李忠利	李凯琦	李金霞	李周周	李治平	李宝玲	李宝玲	李建军	李春玲
李玲玉	李茸茸	李盼盼	李星妮	李秋蓉	李秋霞	李彦廷	李美玲	李艳飞	李艳华
李艳红	李艳丽	李艳娥	李艳梅	李艳梅	李艳梅	李艳琴	李艳霞	李晓龙	李晓龙
李晓红	李晓芳	李晓慧	李海龙	李海青	李海霞	李调利	李娟娟	李雪晴	李彩云
李婵婵	李琴女	李雅娇	李婷婷	李婷婷	李婷婷	李勤慧	李蓉蓉	李蓉蓉	李锦茹
李鹏飞	李嘉欣	李翠翠	李慧荣	李慧蓉	李耀章	豆　峰	连　娇	连　娇	肖建平
吴　丹	吴　桃	吴　娟	吴　琼	吴　博	吴　瑞	吴　静	吴苏亚	吴园园	吴咏梅
吴佳妮	吴学功	吴宝成	吴春雷	吴贺焕	吴艳玲	吴彩斌	邱国玲	邱榆程	何　雨
何　蓉	何　蕾	何小英	何小英	何玉卿	何巧利	何世伟	何冬梅	何竹林	何欢欢
何香莲	何海革	何海革	余　佳	余　静	余永峰	余莉莉	余菊林	余鲜鲜	汪　娟
汪丹丹	汪世强	汪辰瑶	沈　杨	宋　波	宋　娜	宋　艳	宋　娟	宋一帆	宋公成
宋东亚	宋宁宁	宋志丽	宋宝山	宋美娥	宋娇娇	宋艳军	宋艳林	宋海英	宋焕焕
宋焕焕	宋鸿雁	宏　英	张　弋	张　弋	张　凡	张　丹	张　乐	张　伟	张　伟
张　伟	张　旭	张　兴	张　江	张　弛	张　芳	张　丽	张　丽	张　丽	张　苗
张　林	张　枭	张　枭	张　怡	张　妮	张　玲	张　勃	张　勋	张　娅	张　姣
张　艳	张　艳	张　艳	张　艳	张　艳	张　艳	张　艳	张　艳	张　莉	张　倩
张　郭	张　悦	张　浩	张　娟	张　雪	张　捷	张　敏	张　婕	张　晶	张　锐
张　强	张　婷	张　婷	张　婷	张　瑞	张　瑞	张　蓉	张　楠	张　静	张　瑶

张　瑶　张　慧　张　慧　张　慧　张　蕊　张　鹤　张　燕　张广明　张小红　张小荣
张小艳　张小琴　张云云　张五娃　张月逍　张丹丹　张文华　张文芳　张文勇　张玉春
张巧凤　张世荣　张生东　张生利　张永斌　张亚芬　张亚妮　张亚琴　张仲龙　张向阳
张宇航　张红梅　张红梅　张丽华　张丽丽　张利宁　张利艳　张利萍　张利霞　张秀英
张宏伟　张宏艳　张改过　张改艳　张咏梅　张佳佳　张学萍　张宝艳　张建兵　张春龙
张春界　张春界　张春辉　张春雷　张星宇　张秋艳　张彦娥　张美蓉　张美霞　张娜娜
张逊凯　张艳利　张艳玲　张艳荣　张艳荣　张艳萍　张振亮　张晓宁　张晓红　张晓玲
张晓玲　张晓玲　张晓艳　张晓艳　张晓莉　张晓梅　张晓瑞　张郭艳　张海霞　张润梅
张继河　张菁霞　张梦鸽　张雪梅　张盘伟　张彩虹　张彩虹　张清岚　张雅清　张婷婷
张榆霞　张照亮　张照娥　张鹏飞　张新爱　张稳存　张潇戈　张翠平　张翠芳　张磊磊
张燕子　张燕子　陈　江　陈　宇　陈　丽　陈　苗　陈　娇　陈　艳　陈　艳　陈　倩
陈　琳　陈　琳　陈　强　陈玉平　陈伟华　陈伟珍　陈伟强　陈丽霞　陈利霞　陈宏雄
陈宏雄　陈苗苗　陈艳伟　陈艳艳　陈海英　陈海英　陈甜甜　陈焕林　陈慧慧　武　婧
武小花　武玉兰　武亚敏　武希苗　苗　林　苗　婧　苗伶俐　范　静　范　静　杭　婷
杭海金　拓小华　拓凤凤　拓布芬　拓步芬　拓海波　尚　倩　尚　鑫　尚凤林　尚巧梅
尚正兰　尚宏亮　尚姣姣　尚姣姣　尚晓梅　尚晓霞　尚盛梅　尚琳琳　尚德华　呼在平
呼延佳　呼延佳　呼延美　罗　静　罗　静　罗　慧　罗巧英　罗巧英　罗树林　罗致军
罗腾芬　罗腾燕　周　丹　周　乔　周　洁　周　娜　周　婷　周　瑞　周　蓉　周小利
周文娟　周巧云　周白云　周令霞　周永峰　周利平　周利平　周佳敏　周玲玲　周茜茜
周娅楠　周喜斌　郇丽艳　郇丽艳　鱼慧峰　郑　瑞　郑小丽　郑丽花　郑丽娜　郑丽霞
郑改琴　郑春艳　郑娟娟　房子强　房艳子　屈红梅　屈保芹　屈艳飞　屈振壮　项宏利
项春霞　项莉霞　赵　侠　赵　欣　赵　波　赵　峥　赵　洋　赵　勇　赵　莉　赵　峰
赵　瑞　赵　瑜　赵　静　赵　慧　赵反宁　赵丹妮　赵玉荣　赵玉香　赵巧文　赵永军
赵发明　赵宇凤　赵军茹　赵红利　赵红梅　赵芳芳　赵昌宝　赵金华　赵珊珊　赵姣姣
赵姣梅　赵艳霞　赵　莉　赵莉莉　赵莎莎　赵晓霞　赵爱芳　赵爱瑛　赵海青　赵海燕
赵菊梅　赵彩花　赵晶晶　赵婷婷　赵婷婷　赵榆莲　赵慧杰　赵慧杰　郝　飞　郝　娜
郝　琴　郝凡莹　郝小霞　郝东娜　郝亚楠　郝芳云　郝李东　郝拖霞　郝拖霞　郝金萍
郝艳霞　郝晓霞　郝清萍　郝嫣晴　郝嫣晴　郝燕玲　胡　杨　胡　利　胡　瑞　胡巧玲
胡成明　胡成明　胡武铭　胡媛媛　胡增美　胡雕雕　柳　妮　柳青梅　柳英英　柳英英
柳恒飞　思玉楼　思成怀　思志飞　思希尧　思希尧　思希利　思海琳　思耀芬　钞丁祥
钞晓荣　钟　娜　钟　艳　段艳霞　段梦宇　段锦玉　侯　雨　侯　颖　侯　慧　侯　霞
侯　霞　侯小峰　侯丰忠　侯羿如　侯媛媛　侯新莉　施亚琴　姜　冲　姜　博　姜正平
姜亚坤　姜媛媛　宫　娜　祝玉平　祝玉平　姚子玉　姚子玉　姚巧燕　姚红梅　姚宏来
姚彦娥　贺　飞　贺　朵　贺　英　贺　波　贺　波　贺　娜　贺　哲　贺　婷　贺　婷
贺　慧　贺小庆　贺月晴　贺文姝　贺乐乐　贺亚萍　贺竹梅　贺宇航　贺利荣　贺宏利

贺金金	贺珊萍	贺茸茸	贺秋园	贺振宣	贺晓晓	贺海龙	贺梅梅	贺银州	贺银洲
贺瑞宁	贺瑞林	贺瑞玲	贺蓉蓉	贺蕊蕊	艳乔娅	秦亚文	秦春芳	秦美美	秦美美
秦晓莉	班　丽	袁平年	袁鱼鱼	袁建宏	袁保国	聂小莲	贾　倩	贾　瑞	贾　瑞
贾　瑶	贾贝贝	贾振纲	柴　锋	柴小雨	柴小雨	柴美娟	党丽丽	党金娥	党培业
钱学渊	候晓虹	徐　涛	徐　瑛	徐广智	徐凤琳	徐红梅	徐建华	徐美林	徐娟娟
徐惠惠	奚利娥	高　飞	高　平	高　东	高　弘	高　宇	高　芹	高　丽	高　妍
高　英	高　英	高　欣	高　祎	高　虹	高　剑	高　洋	高　娇	高　娜	高　娜
高　娜	高　娟	高　菲	高　菊	高　萍	高　梅	高　梅	高　梅	高　晨	高　敏
高　焕	高　婧	高　博	高　婷	高　婷	高　瑞	高　瑞	高　鹏	高　静	高　巍
高　鑫	高二祥	高万梅	高小利	高子成	高月华	高月琼	高月琼	高丹凤	高玉梅
高占娥	高乐军	高永华	高辽辽	高亚飞	高亚飞	高成宝	高全有	高会堂	高兴蓉
高军强	高阳阳	高欢欢	高红宇	高红梅	高红梅	高玛利	高芳芳	高步生	高园园
高利娥	高利梅	高利霞	高英英	高国梅	高朋霞	高建荣	高练练	高春林	高荣荣
高荣鹏	高树林	高树清	高咪咪	高秋霞	高保玉	高美玲	高美艳	高美蓉	高炳伟
高娜娜	高娜娜	高艳丽	高艳珍	高艳玲	高艳艳	高艳梅	高艳梅	高振敦	高晓云
高晓宁	高晓丽	高晓林	高晓翠	高爱芳	高海霞	高崇静	高彩卫	高彩卫	高彩云
高彩丽	高彩霞	高彩霞	高清华	高随琴	高晶晶	高翔翔	高媛媛	高鹏举	高翠莲
郭　行	郭　苗	郭　苗	郭　佳	郭　桃	郭　娥	郭　菊	郭　琴	郭　婷	郭　瑞
郭　雷	郭　蕊	郭大茸	郭云丽	郭文媛	郭米香	郭丽云	郭应林	郭春燕	郭春燕
郭艳芳	郭艳芳	郭晓雨	郭晓明	郭海涛	郭海霞	郭娟娟	郭娟娟	郭彩凤	郭清云
郭涵媚	郭媛媛	郭箫箫	郭慧霞	郭增燕	郭霞霞	席　艳	席　艳	席　娥	席　娥
席　菊	席飞彪	席亚妮	席亚妮	席旺荣	席培艳	席焕霞	陶明亮	陶誉丹	姬　翠
姬亚梅	姬利华	姬秋菊	黄　佩	黄　婵	黄田田	黄田田	黄永华	黄光琳	黄来祥
黄园丽	黄建国	梅　琴	梅艳霞	梅艳霞	曹　元	曹　宇	曹　军	曹　芳	曹　宏
曹　苗	曹　政	曹　虹	曹　娜	曹　倩	曹　烨	曹　萍	曹　雪	曹　瑞	曹　静
曹月春	曹凤莲	曹田田	曹汉昌	曹民旭	曹宇芳	曹宇佳	曹宇靖	曹红纳	曹志坚
曹志清	曹建军	曹建梅	曹荣荣	曹亭亭	曹艳利	曹艳莉	曹素清	曹振飞	曹振飞
曹换玲	曹晓云	曹晓妮	曹海燕	曹润梅	曹继林	曹继峰	曹崇玲	曹崇革	曹锦飞
曹锦阳	曹锦慧	曹璐燕	曹璐燕	曹璐燕	盛亚妮	常　圣	常　帆	常　红	常　娥
常　静	常　璇	常文利	常东霞	常永妮	常岐岐	常莉莉	常晓瑞	常晓瑞	常浩腾
常瑞丽	常蓉蓉	常慧娜	崔　炜	崔　静	崔　巍	崔小丽	崔小霜	崔志雄	崔佳雨
崔春晓	崔振国	崔雪芳	崔雪芳	崔雪娇	崔静静	符艳霞	康　亚	康　慧	康小兰
康红梅	康建国	康莉莉	康莉莉	康海荣	康彩花	康蓉蓉	阎　菲	淡利军	梁　晶
梁广余	梁文杰	梁茸茸	寇小荣	续　静	续雅芳	彭政东	葛　倩	葛　新	葛卉林
葛昌甫	董文文	董文文	董旭娇	董宝珍	董建红	董艳芬	蒋　倩	蒋占好	韩　莲

韩 燕	韩小玲	韩红梅	韩志江	韩利朵	韩宏明	韩建秀	韩恒国	韩爱国	韩清清
惠 霞	惠 霞	惠小菊	惠小菊	惠文文	惠世军	惠西明	惠玲利	景永宏	黑小宁
黑如娅	黑宝宁	程丽丽	焦丽娟	童广渔	童绪烨	谢 阳	谢 洁	谢 娜	谢 勇
谢 雲	谢 磊	谢小利	谢小利	谢红娥	谢志胜	谢怀国	谢咏梅	谢妮妮	谢春梅
谢娇娇	谢晓丽	谢晓雅	谢海军	谢娟娟	强召展	强霞霞	蒲 娟	甄怀伟	甄海洋
雷 云	雷 丽	雷 丽	雷 荣	雷 敏	雷小霞	雷升宁	雷月萍	雷亚利	雷声云
雷丽丽	雷鸣有	雷艳萍	雷艳萍	雷晓盼	窦小兵	慕小夏	慕思思	慕思思	慕秋霞
慕艳萍	慕鹏莺	蔡 毅	蔡妮妮	蔺 啸	蔺鸿儒	漆若毅	樊 妮	樊 妮	樊 荣
樊 莹	樊 莹	樊 雄	樊 雄	樊 瑞	樊元莉	樊红卫	樊春海	樊艳丽	樊艳梅
樊福祥	潘治军	燕 翔	燕云云	燕云云	薛 宁	薛 炎	薛 峰	薛 涛	薛 涛
薛 敏	薛 蕊	薛 蕊	薛月青	薛玉宁	薛旭刚	薛丽萍	薛改卫	薛改卫	薛武荣
薛泳升	薛晓慧	薛娟娟	薛婧婧	薛维艳	薛瑞艳	薛慧芳	薛翻翻	薛维艳	霍 莉
霍亚宁	霍芳芳	霍建丽	霍建丽	霍海泉	魏 叶	魏 叶	魏艳华	魏晓晔	魏福平

行政后勤人员

丁 帅	丁 楠	卜毓媛	于 江	于国富	万 晶	马 芬	马 丽	马 玲	马 勇
马 敏	马 媛	马 腾	马女娃	马飞娥	马春玲	马美娜	马桂红	马爱军	马爱梅
马鸿波	马瑞江	王 飞	王 飞	王 林	王 艳	王 彬	王 清	王 惠	王 婷
王 蔚	王 慧	王小燕	王亚利	王亚雄	王亚雄	王成才	王庆虎	王来林	王利芳
王秀玲	王秀莲	王宏艳	王君玉	王虎成	王建新	王春利	王贵平	王娇娇	王姣姣
王艳云	王艳林	王莎莎	王爱民	王爱霞	王彩花	王慧涛	韦 艳	韦 毅	尤 惠
尤志刚	尤隆隆	牛素云	文 丽	尹庆龙	尹艳霞	艾 青	艾 倩	申改琴	申益敏
叶 玮	叶巧丽	叶庆祥	田小林	付焕英	白凤莲	白永亮	白永彪	白亚伟	白英香
白治梅	白春芹	白爱元	白海霞	白浪浪	冯 慧	冯二林	冯和平	冯佳林	冯治珍
冯科翔	师 凯	师 峰	朱东奇	朱志飞	朱治强	乔 媛	乔素娥	乔晓瑜	任 宏
任 娟	任 强	任利利	任秀琴	任改霞	任宝彦	任建斌	任陕榆	任晋东	任晓伟
刘 欢	刘 洋	刘 悦	刘 婧	刘 婕	刘 鹏	刘 慧	刘 慧	刘 磊	刘 鑫
刘 鑫	刘月娥	刘巧燕	刘生勇	刘兰梅	刘尚珍	刘建军	刘春峰	刘彦东	刘美雲
刘艳萍	刘艳梅	刘艳霞	刘振银	刘晓梅	刘海宁	刘彩艳	刘智文	关 涛	关美军
关美丽	安树花	孙 宁	孙 波	孙 涛	孙占前	孙保峰	芦菊梅	苏华英	苏玲霞
杜 江	杜 杰	杜 玲	杜 艳	杜 琼	杜 鹃	杜小波	杜小菊	杜文博	杜成平
杜成兰	杜苗苗	杨 咪	杨 斌	杨 溪	杨 静	杨文芳	杨文清	杨刚晓	杨军贵
杨国峰	杨金霞	杨建成	杨树胜	杨秋爱	杨晓萍	杨爱英	杨粉如	杨海燕	李 飞
李 云	李 帅	李 军	李 芳	李 园	李 娜	李 艳	李 莉	李 晔	李 涛
李 祥	李 娥	李 娥	李 梅	李 梅	李 惠	李 锐	李 瑜	李 楠	李 聪
李元丽	李长国	李长梅	李凤梅	李玉智	李正源	李立泉	李宁珍	李辽远	李亚林

李亚萍	李向荣	李兴治	李安利	李良才	李建强	李春娥	李芊芊	李贵姐	李贵梅
李思聪	李保卫	李保华	李艳玲	李埃玉	李晓龙	李晓萍	李海霞	李润梅	李润铭
李彩霞	李维亮	李喜艳	李喜霞	李福清	李慧荣	吴　静	吴建平	何文祥	何春芳
何爱连	何爱秀	沈亚轩	沈亚威	宋　茜	宋玉香	宋彩霞	宋雄飞	宏　梅	张　平
张　江	张　江	张　宇	张　春	张　荣	张　洁	张　娜	张　莉	张　峰	张　峰
张　航	张　梅	张　敏	张　婵	张　惠	张　晶	张　瑜	张　磊	张小龙	张小梅
张凤业	张玉华	张东华	张立荣	张永宁	张永连	张芝国	张芝梅	张有斌	张红霞
张红霞	张志录	张茂温	张林华	张林阳	张国伟	张治军	张建军	张建国	张建斌
张艳玲	张艳萍	张素棠	张莉萍	张晓玲	张海波	张梦鸽	张锦瑞	张鹏辽	张鹏治
张潇戈	张磊磊	陆清昭	陈　涛	陈月贵	陈宏东	陈晓玲	陈福林	武正梅	武光梅
武丽娜	杭金栋	尚巧玲	尚艳霞	呼克梨	呼艳飞	罗　玺	周　帅	周　婷	周元洲
郇绳飞	郑　洁	郑秋霞	房倚田	赵　阳	赵　娜	赵　倩	赵　静	赵卫军	赵东升
赵永亚	赵亚林	赵秀英	赵建政	赵彦萍	郝　琴	郝万利	郝月飞	郝江峰	郝慧灵
胡艳娥	胡素媛	胡彩林	柳建功	柳艳梅	咸凤英	思存爱	思雪艳	钟艳梅	侯　琴
侯玉花	侯世芳	姜　华	姜　娜	姜良和	姜海云	姜彩艳	姚跃飞	贺　波	贺　艳
贺　清	贺　斌	贺兴卫	贺艳艳	贺艳格	贺艳霞	贺晓琴	贺海燕	贺彩霞	贺富国
贺腾飞	秦飞飞	秦小超	秦宇明	秦宇明	秦培发	秦翠芳	袁　媛	党　欢	党晨晨
候元彪	徐　辽	徐改强	徐招霞	徐润梅	徐慧峰	殷　毅	殷志龙	高　屿	高　勇
高　萍	高　瑛	高　媛	高　媛	高　鹏	高　腾	高广霞	高小荣	高双禄	高玉国
高世宏	高有华	高全花	高利娥	高国平	高明强	高浩伦	高海玲	高培军	高彩平
高彩霞	高彩霞	高维莲	高翠莲	高翠粉	郭　青	郭　雨	郭　涛	郭　菁	郭　强
郭　强	郭　榛	郭　磊	郭秉宸	郭建文	郭建芳	郭晓斌	郭喜牛	郭登来	姬　燕
姬文尚	黄　鹂	黄　婷	黄　慧	黄小刚	黄国英	梅　丽	梅艳丽	曹　琍	曹　静
曹　璞	曹小兰	曹云云	曹玉平	曹玉露	曹民旭	曹庆林	曹宇亚	曹纪莲	曹雪洁
曹琴如	常　红	常云云	常秀芬	常鹏升	常新利	常馨予	续小英	崔　昺	崔艳慧
康　俊	康世杰	康壮壮	阎晓燕	梁蒲英	续　婷	景艳春	景海涛	崔爱玲	蒋彩琴
韩　茜	韩文斌	韩国荣	韩莉莉	惠粉娥		程　璐	谢　飞	谢红霞	蒋彩琴
谢雨薇	谢拴奎	谢艳玲	谢瑞泉	蒲新春	雷彩虹	窦晓娟	蔡永兰	裴婷婷	樊小艳
薛　宁	薛　梅	薛元霞	薛长武	薛玉琴	薛丕丽	薛建云	薛艳琴		

离退休人员

万来栋	马永春	马高才	王九润	王风云	王玉兰	王玉英	王世芳	王世宽	王红霞
王志琦	王俊敏	王艳霞	王润华	王榆芳	支美林	车增民	艾天霞	艾彩华	申　云
申　玲	申宏昌	申慧娥	叶秀琴	田志清	史艳娥	付玉芳	白　忠	白马罗	白云秀
白秀芳	白素英	白登科	冯云艳	冯柳林	冯振贵	师立侠	师建军	朱开萍	朱聿萍
朱芳琴	朱丽华	朱瑞兰	乔思勇	任　莉	任燕飞	刘文秀	刘世昌	刘加福	刘向萍

刘安芝　刘秀兰　刘宝芝　刘艳平　刘桂芳　刘晓梅　刘海梅　刘清莲　刘智文　刘翠华
刘德华　刘德芹　闫利英　闫银芳　纪兆千　孙爱华　孙爱琴　孙德龄　苏忠祥　杨永生
杨永红　杨亚莉　杨作强　杨国宁　杨敏德　杨锦标　李　宏　李　静　李士哲　李子平
李凤娥　李世彬　李生旺　李有成　李秀芳　李秀莲　李秀琴　李玲利　李美兰　李艳霞
李桂兰　李桂芳　李菊梅　李银栋　李敏才　李德信　李燕雪　李霞云　肖庆堂　宋力梅
宋玉英　宋改琴　张　健　张　萍　张万银　张云霞　张月玲　张红霞　张改兰　张凯庆
张彦祥　张振仁　张爱芬　张爱英　张彩凤　张彩莲　张彩莉　张清莲　张榆霞　陆爱华
陈忠华　陈艳芳　陈淑英　陈锦玲　陈德智　林美珍　拓月华　尚玉茹　罗玉娥　郑彩萍
屈明芳　项振秀　赵匀霞　赵英利　赵爱芳　郝月娥　郝振功　胡仲雄　胡志英　胡艳华
柳美兰　段秀珍　姚庆莲　姚改莲　姚淑贞　贺　军　贺林华　贺树元　贺振轩　班国彦
袁香莲　晋丽娜　柴玉芳　柴翠华　高文礼　高文芳　高玉华　高志琴　高忠珍　高建萍
高素娥　高栓华　高培祥　高福祥　郭　莉　郭存德　郭米香　郭金莲　郭宝明　郭春萍
郭香莲　郭湘榆　郭翠莲　席自才　席自祥　姬亚梅　黄志宏　黄美萍　黄艳飞　曹丕彦
曹志诚　曹国平　常秀兰　常春兰　常维山　崔香茹　康海荣　梁蒲英　寇国屏　彭建忠
韩志江　韩金芳　韩彩平　惠义贵　景　玲　童　清　童维华　谢怀国　蒲艾芳　雷鸣霞
雷春云　慕榆萍　蔺叶红　薛小利　薛兰英　薛宁萍　薛玲丽　薛玲萍　薛爱云　霍莉蓉
魏东亚　魏志宏　魏秀英　魏宗义

故逝人员

王小平　王长发　王世爱　王占彪　王和平　王荣才　王哲勋　王维国　杜海英　杨秦军
李志远　李锦春　张　霞　张振业　尚文平　郝俊林　柳志红　秦子荣　秦希林　贾文祥
黄启华　梅随华　常　飞　崔　智　薛兆龙

2. 乡镇社区机构

卫生技术人员

卜焕平　于全瑞　万　鹏　万东梅　万永华　万秀玲　弓娅娅　马　玲　马仲华　马利平
马宏飞　马建飞　马春霞　马星星　马艳艳　马焕珍　马鹏程　王　伟　王　利　王　剑
王　敏　王　婧　王　琛　王　喆　王　婷　王　瑞　王　静　王　静　王　静　王巧飞
王发堂　王红梅　王志清　王克元　王丽萍　王虎栓　王国华　王春梅　王赵云　王艳莉
王艳榆　王晓刚　王晓梅　王晓敏　王爱林　王爱爱　王培华　王梅玲　王彩林　王焕霞
王清清　王媛媛　王睿平　王睿平　王谯钰　王耀武　尤　静　尤凤华　尤虎艳　牛桂珍
牛喜军　文晓飞　文晓凤　方银霞　尹菊梅　艾小楠　卢　俊　卢大雄　卢艳芳　申瑞玉
叶　青　叶　盛　叶　斌　叶小梅　叶长佳　叶文红　叶永峰　叶晓燕　叶娟娟　田占军
田治美　田娟娟　付　娇　付永拖　付守霞　付红梅　付虎成　白　云　白　岩　白　涛
白　锐　白　磊　白二怀　白成峰　白美云　白莉莉　白桂琴　白晓燕　白瑞瑞　冯　钰
冯　斌　冯利利　冯青梅　冯媛媛　边永智　边红艳　边步新　边琳雁　边燕丽　匡元元

吕孝国	朱 江	朱 军	朱 娜	朱小利	朱元章	朱聿良	朱丽蓉	朱佳佳	朱晓菊
朱梦宇	朱蓉蓉	乔 媛	乔文梅	乔兴学	乔丽叶	任 花	任 铭	任玉晶	任兴芬
任丽霞	任春梅	任艳娥	任艳燕	任能利	刘 飞	刘 云	刘 丹	刘 丹	刘 仙
刘 伟	刘 花	刘 丽	刘 栋	刘 星	刘 俊	刘 俊	刘 健	刘 娟	刘 娥
刘 嵘	刘 强	刘 婷	刘 静	刘 磊	刘 霏	刘 霞	刘玉刚	刘世华	刘生荣
刘永庆	刘永鑫	刘存慧	刘军华	刘红斌	刘志芳	刘奋阳	刘春燕	刘彦军	刘艳娥
刘艳萍	刘晓琦	刘雪妮	刘雪梅	刘雪梅	刘焕梅	刘登成	刘慧云	闫 晓	闫琼琼
闫潇沁	米 娟	米文琳	米海妮	许 华	许冬梅	纪 玲	纪玉梅	纪建军	孙华涛
孙慧慧	杜明珈	杜建强	杜彦艳	杨 荣	杨广平	杨文慧	杨芙蓉	杨改艳	杨绘绘
杨祥祥	杨朝霞	李 旭	李 严	李 苗	李 拖	李 艳	李 艳	李 莉	李 涛
李 能	李 梅	李 强	李 慧	李 慧	李 燕	李文忠	李冬云	李发江	李亚军
李利平	李伶俐	李虎义	李春雨	李树斌	李彦飞	李彦彦	李艳江	李艳萍	李艳梅
李艳霞	李艳霞	李晓莉	李晓峰	李晓霞	李润祥	李梦媛	李彩云	李彩萍	李清平
李清兰	李斌斌	李富梅	李谢英	李瑞海	李锦荣	李鹏飞	李慧娥	吴 华	吴 荣
吴 琳	吴 婷	吴进林	何 艳	何 莉	何江江	余 宁	余 瑞	余小莉	余龙龙
余红斌	余换琴	余堡山	宋 琳	宋媛媛	张 小	张 军	张 英	张 玲	张 莉
张 莉	张 涛	张 娥	张 超	张 晶	张 腾	张小龙	张天达	张元馨	张云慧
张兮木	张玉鹏	张世文	张亚梅	张廷仁	张兴华	张丽丽	张利琴	张拥军	张虎林
张春仁	张玲梅	张彦雄	张姣姣	张艳芬	张莉丽	张夏君	张晓艳	张钰淑	张粉霞
张堆宏	张跃军	张鹏飞	张鹏飞	张霞霞	张鑫华	陆改利	陈 飞	陈 余	陈 娇
陈 峰	陈 斌	陈 强	陈 静	陈 震	陈 灏	陈士清	陈广荣	陈小刚	陈小军
陈小霞	陈志卿	陈利梅	陈国祯	陈国强	陈思媛	陈美云	陈莉华	陈海波	武海鱼
杭艳林	尚 青	尚和平	尚春芳	呼海林	罗 芳	罗月梅	罗玉梅	罗巧英	罗志强
罗怀林	罗艳丽	罗银霞	周 健	周广华	周听听	周艳梅	庞生锦	单永平	屈守敬
赵 娜	赵 艳	赵 静	赵 燕	赵凤霞	赵立平	赵如梅	赵志新	赵君劼	赵换苗
赵敏敏	赵锦军	赵鹏程	郝 丹	郝光彩	胡 玥	胡飞霞	胡子祥	胡志刚	柳 莹
柳永录	柳瑞华	思志慧	钟凡玲	段玉平	段世明	段梦宇	段梦莹	侯冬梅	姜 涛
贺 毛	贺 娟	贺玉霞	贺妮妮	贺崇玲	贺喜荣	秦 奋	秦虎伟	秦秋娥	秦谋富
秦耀红	袁 静	贾俊霞	徐 娟	徐 瑞	徐茂虎	徐美琳	徐候梅	高 岩	高 艳
高 琼	高 静	高文军	高石锁	高生智	高囡囡	高仲强	高志赟	高丽娜	高怀兰
高转转	高春荣	高艳霞	高振卫	高振生	高晓燕	高海霞	高培岚	高萍英	高雁飞
高晶晶	高慧霞	高霞霞	郭 煜	郭子运	郭永红	郭丽丽	郭青霞	郭春梅	郭艳妮
郭爱莲	郭梅利	郭彩瑞	席晓丽	姬 艳	姬红亮	梅雪梅	曹 芬	曹 改	曹 改
曹元龙	曹凤娥	曹文良	曹宇娥	曹宇娥	曹宏尚	曹建国	曹建霞	曹艳飞	曹桂军
曹倩梅	曹绥平	常 英	常 亭	常凤凤	常巧丽	常红艳	常鹏升	崔 静	崔妮妮

康 伟　康建飞　康建军　康海霞　阎 菲　葛英飞　葛晓明　葛激光　蒋占好　蒋亚平
蒋春霞　韩 芳　韩小兰　韩元国　韩永强　韩玲霞　韩振英　韩振国　韩晓萍　韩彩云
惠金艳　景 鹏　程阿丽　程岩涛　焦 磊　谢 玲　谢小玲　谢鸿梅　谢智丰　甄志鹏
甄怀宏　甄富荣　雷 英　雷鸣有　慕 秋　慕容梅　蔡欣雨　樊明艳　樊艳萍　潘治斌
薛 丹　薛 丽　薛 珊　薛 晶　薛万霞　薛丰良　薛孝明　薛芳林　薛秀芳　薛美丽
薛艳芳　薛艳妮　薛清峰　薛媛媛　魏元位　魏保存

行政后勤人员

马宝飞　王永宏　王怀礼　艾 瑜　申前前　田雨苗　白虎威　白照河　冯 璐　刘文霞
刘喜才　李 烨　张小莉　张艳梅　贾亚林　柴玉娇　高锦梅　姬 勇　黄广平　曹启爱
曹绒绒　崔润宁　傅海萍

离退休人员

万艳萍　马满明　王 斌　王 霞　王永利　王有明　王锦英　王翠英　方翠莲　卢正浩
叶应树　叶霞玲　白焕清　乔 芳　乔广艳　乔小莉　乔金霞　任健廷　任海江　刘 艳
刘凤兰　刘巧玲　刘仲山　刘全秀　刘志英　刘荣华　刘美峰　刘桂萍　米凤霞　米爱芳
杨发玲　杨秀珍　杨国萍　杨春山　李 艳　李生锦　李秀华　李艳萍　李葆利　沙润玲
张 虹　张立志　张仲龙　张爱英　张彩芳　陈利霞　陈海鱼　陈清芳　武永增　尚喜堂
房宏银　赵玲丽　郝汉远　胡春芳　胡雅玲　钟 梅　段云甫　段慧珍　袁 鹏　高 鸣
高志国　高秀霞　高艳珍　高培兰　高培宏　高彩霞　郭芳梅　梅尚华　曹元尚　曹文占
曹兰英　曹抗美　曹国录　崔志雄　崔建梅　康玉祥　阎华美　梁爱芳　蒋学政　傅海萍
霍正英

故逝人员

王立君　石振国　任向东　刘正东　刘境升　杨 红　杨俊峰　张学友　陈茂春　贾长风
柴振国　黄菊芳　慕仰新

3. 社会机构

卫生技术人员

马 兰　马 盼　马 敏　马竹君　马春娥　马娇娇　马彩宁　王 向　王 艳　王 桃
王 娟　王 婷　王 璐　王 霞　王 霞　王开霞　王凤琴　王芬芬　王利娜　王拖拖
王彦军　王勇晨　牛 彤　牛 俊　牛美鉴　毛佳娜　文 芳　尹彩琴　艾东莉　申 蕾
申丹丹　申余伟　申国琴　田遥遥　史 娟　付永高　付秋莉　白 欢　白 艳　白 峰
白 瑜　白元元　白巧慧　白姣姣　白素梅　白焕焕　冯 倩　冯 倩　冯园园　冯晓旭
司 萍　加巧欢　朱 明　朱 佳　朱军胜　朱静蓉　乔国忠　延艳云　任美琴　刘 宇
刘 欢　刘 英　刘 玲　刘 茸　刘 虹　刘 姝　刘 娜　刘 桥　刘 菊　刘 婵
刘 雄　刘小梅　刘子龙　刘贝贝　刘立功　刘庆庆　刘宇梅　刘茂如　刘英杰　刘国峰
刘亮亮　刘耕余　刘艳霞　刘晓庆　刘菊梅　刘裕瑜　刘腾娇　刘靖宇　闫 甜　安东丽

安占英	安树英	红 菊	纪艳艳	孙秀秀	孙学巧	杜芳霞	杜鹏举	杨 花	杨 妮
杨 敏	杨大卫	杨兴瑞	杨丽萍	杨秀永	杨改宁	杨彩花	李 娇	李 娜	李 艳
李 艳	李 倩	李 梅	李 雄	李 楠	李 霞	李卫娥	李元波	李巧娥	李巧霞
李亚慧	李红娟	李春兰	李俊娥	李剑侠	李艳霞	李晓玲	李晓萍	李峰利	李海艳
李娟梁	李彩娜	李惠惠	李锦翠	李新芳	折 苗	吴 芳	吴五女	吴海燕	时林月
何亚丽	何海海	辛 菊	汪蝉军	宋 娟	宋小燕	张 月	张 帅	张 宁	张 芳
张 敏	张 琴	张 瑜	张 璐	张贝贝	张世生	张亚妹	张廷荣	张宇丽	张金娥
张晓绒	张粉林	陈 令	陈文琴	陈安平	陈甫玲	陈虎林	陈建玲	陈栋训	陈蓉梅
邵海霞	武庆庆	武英英	拓改梅	尚 军	尚江凤	尚芳英	罗 刚	罗天香	周 旋
周双双	周芳莲	周培军	鱼 程	鱼 静	郑长久	郑东霞	赵 明	赵 亮	赵 婕
赵 斌	赵 瑗	赵 蓉	赵 鹏	赵小艳	赵世平	赵世平	赵亚军	赵竹青	赵丽霞
赵拖艳	赵春泉	赵淑娴	郝亚琴	郝延梅	郝素平	相艳玲	段新华	姚 帆	贺 香
贺小青	贺玉孝	贺乐乐	贺若丹	贺陪宏	袁香莲	耿生明	贾广智	贾文琴	顾应平
徐三芳	高 丽	高 娜	高 娜	高 婷	高 蓉	高 慧	高之君	高卫卫	高文慧
高玉凤	高秀英	高学章	郭改琴	郭章国	姬随平	黄金忠	曹 丽	曹小艳	曹抗美
曹改合	曹振艳	曹彩虹	曹婷婷	常亚梅	崔志家	康 辽	寇耀时	彭友江	韩 丽
韩 能	韩飞燕	韩艾春	焦雪梅	谢 鸿	谢 磊	雷 刚	雷升慧	雷洁月	鲍术泽
蔡梅梅	谭 果	谭雪之	樊 佳	樊 蕾	樊月月	樊晓玲	樊菊莲	薛永婵	薛秀秀
薛灵芝	薛甜甜	霍慧敏	魏美美						

行政后勤人员

白东芳	冯利霞	吕琴琴	乔艳平	刘 祥	刘小雪	刘富荣	苏青芳	李占琴	李永永
李庆宁	赵世妥	思艳艳	侯 宁	贺 娜	高拖琴	康海涛	韩明军	慕建英	薛鑫磊

（此名录以姓氏笔画为序）

编志始末

《榆林市榆阳区卫生志》早在 1986 年，由榆林县卫生局就组织人员开始编纂卫生志，但由于种种原因，未能成书。时隔 25 年后，随着第二轮《榆阳区志》和第二轮《陕西省志·卫生志》编纂工作的启动和要求，2012 年 3 月，区卫生局成立了编纂领导小组和委员会。在李锦明组长领导下，区卫生局、星元医院、区人民医院、医中医院、区疾控中心、妇保院、卫生监督所等各入编单位收集资料数百万字。将明～2010 年有关卫生医药资料，由杨永生编辑，于 2012 年 7 月，完成了《榆阳区志·卫生篇（1994～2011 年）》初稿，约 5 万字。2013 年 7 月，完成了《榆林市榆阳区卫生志（明～2010 年）》初稿，约 15 万字。2015 年 12 月，区卫生局决定编辑出版《榆林市榆阳区卫生志》，再次成立编委会，在编委会主任高有华的领导下，把编纂任务落实到老科协卫生分会，主编杨永生，将卫生志延伸为由远古～2015 年，于 2016 年 8 月完成了《榆林市榆阳区卫生志》初稿。

为了确保卫生志编辑质量，在名誉主编杨德祥统一安排下，卫生分会组织了 6 名专家对卫生志进行校阅。杨德祥负责机构、人物篇；赵德勇负责管理篇；高福祥负责疾病预防、大事记篇；史志宏负责中医中药、医疗技术篇；刘艳萍负责基层卫生、科教、卫生状况篇；王晓惠负责妇幼卫生、卫生运动篇。原老科协会长尤忠义为特邀编校负责该志质量和审校及整体结构等。2016 年 10 月 13 日，区卫生局召开初审会议。2017 年 5 月送区志办复审和终审，于 2017 年 7 月 18 日原则通过。

历时五年多，五修篇目，七易其稿，从远古旧石器时代的河套人开始，重点记述了明、清、中华民国、中华人民共和国至 2015 年底的榆阳区卫生事业始端、发展、转折及目前状况的过程。全书冠以概述、凡例、附录及后记，共 12 篇、38 章、101 节，制表 80 个，插图 211 幅，共 400 余页，40 余万字。其卫生人物篇、中医中药篇，部分摘自《榆阳文史资料》《榆林中医》《榆林百年医粹》；其照（图）片，摘自《百年榆林影像》《榆林百年医粹》及各入编单位供稿，一并在此致谢。本书错误在所难免，欢迎批评指正。

编者

2017 年 12 月

榆阳区乡镇办事处卫生院分布示意图

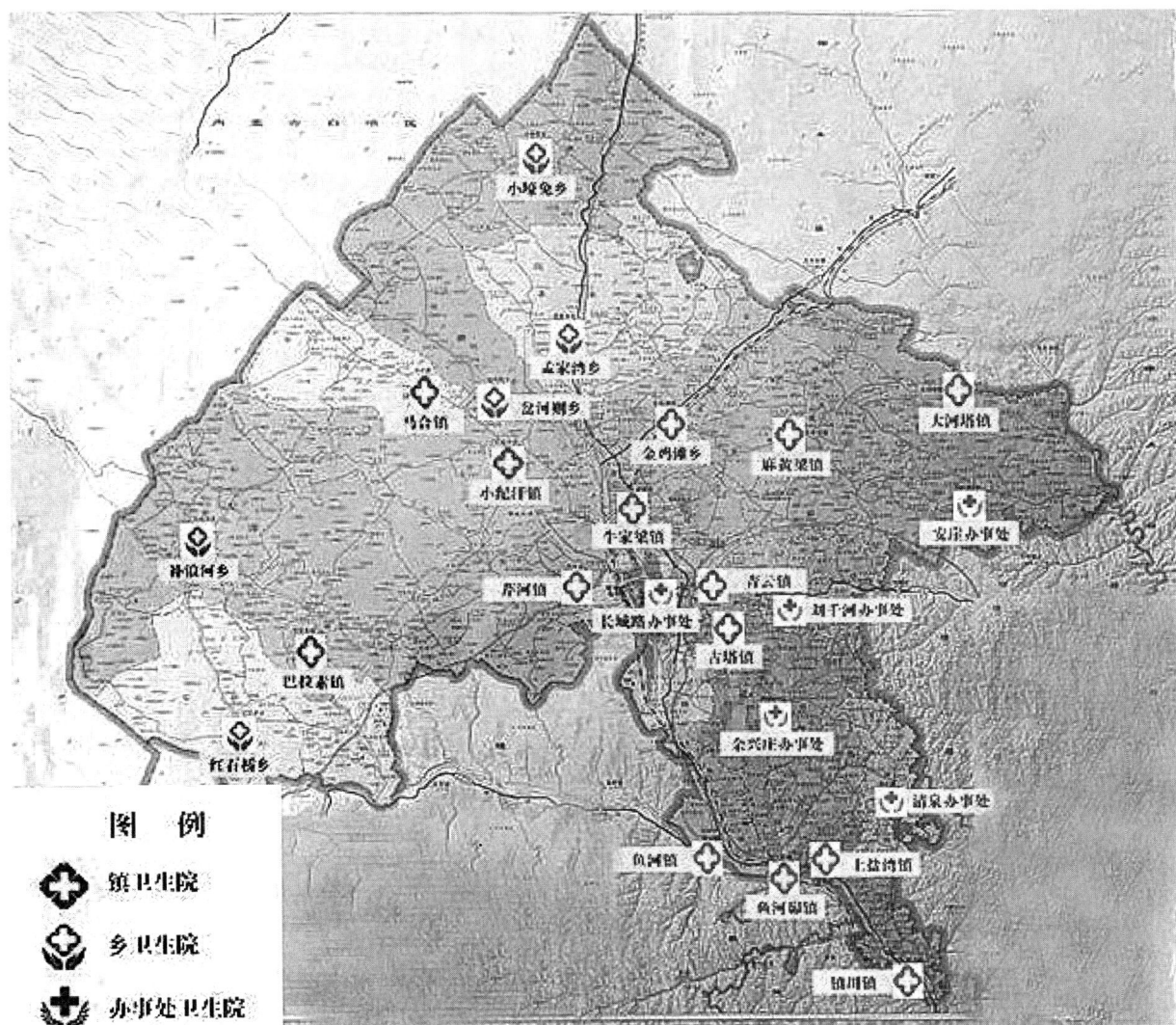

图例

镇卫生院　　乡卫生院　　办事处卫生院

1 巴拉素镇卫生院　2 马合镇卫生院　3 小纪汗镇卫生院　4 金鸡滩镇卫生院　5 麻黄梁镇卫生院　6 大河塔镇卫生院　7 牛家梁镇卫生院　8 芹河镇卫生院　9 青云镇卫生院　10 古塔镇卫生院　11 鱼河镇卫生院　12 鱼河峁镇卫生院　13 上盐湾镇卫生院　14 镇川镇卫生院 15 小壕兔乡卫生院　16 孟家湾乡卫生院　17 岔河则乡卫生院　18 补浪河乡卫生院　19 红石桥乡卫生院　20 长城路办事处榆阳医院　21 安崖办事处卫生院　22 刘千河办事处卫生院　23 余兴庄办事处卫生院　24 清泉办事处卫生院

榆林市城区医疗卫生机构分布示意图

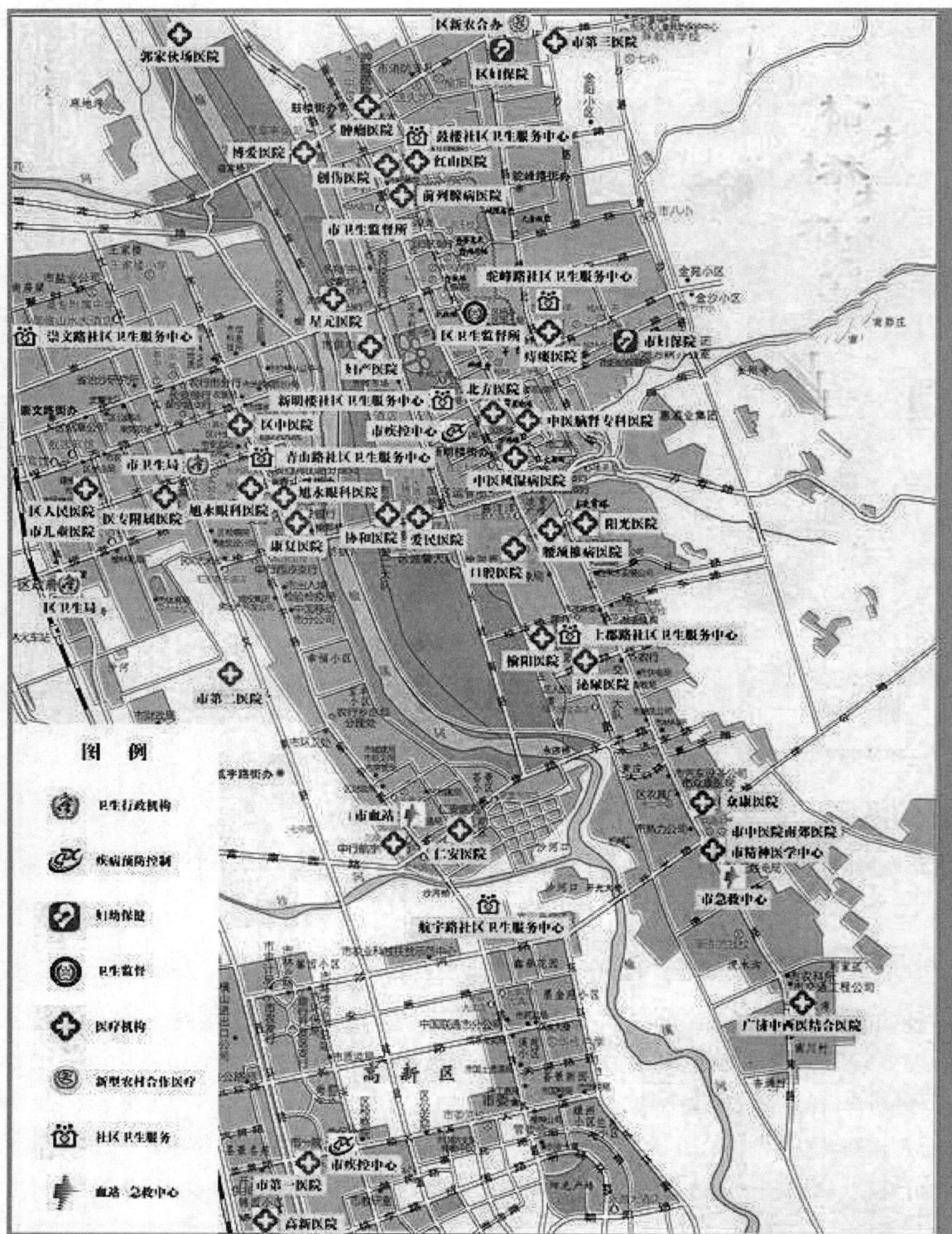